常用中草药 **425 种**

图文对照形式编排

药材原植物形态与药材或饮片

同步展示

扫一扫二维码

获取数字增值服务

——野外采集认药视频

国家中医药管理局
郑小吉全国老药工传承工作室支持

第2版

常用中草药识用图谱

Atlas of the Commonly Used Chinese Herbal Medicine

主　编　郑小吉　谭晓玉　解玉良
谭银平　鞠　康

副主编　张馨方　欧阳霄妮　刘慧华
吴春德　韩兴东　邸晓莅
彭秀丽　王海霞　刘　杨

人民卫生出版社
·北　京·

图书在版编目（CIP）数据

常用中草药识用图谱 / 郑小吉等主编. -- 2 版.
北京 ：人民卫生出版社，2026. 1. -- ISBN 978-7-117-38934-1

I. R282-64

中国国家版本馆 CIP 数据核字第 202501FU77 号

人卫智网	www.ipmph.com	医学教育、学术、考试、健康，购书智慧智能综合服务平台
人卫官网	www.pmph.com	人卫官方资讯发布平台

常用中草药识用图谱

Changyong Zhongcaoyao Shiyong Tupu

第 2 版

主　　编：郑小吉　谭晓玉　解玉良　谭银平　鞠　康
出版发行：人民卫生出版社（中继线 010-59780011）
地　　址：北京市朝阳区潘家园南里 19 号
邮　　编：100021
E - mail：pmph @ pmph.com
购书热线：010-59787592　010-59787584　010-65264830
印　　刷：人卫印务（北京）有限公司
经　　销：新华书店
开　　本：710 × 1000　1/16　　印张：27.5
字　　数：507 千字
版　　次：2015 年 11 月第 1 版　　2026 年 1 月第 2 版
印　　次：2026 年 2 月第 1 次印刷
标准书号：ISBN 978-7-117-38934-1
定　　价：129.00 元
打击盗版举报电话：010-59787491　E-mail：WQ @ pmph.com
质量问题联系电话：010-59787234　E-mail：zhiliang @ pmph.com
数字融合服务电话：4001118166　E-mail：zengzhi @ pmph.com

编委（以姓氏笔画为序）

万　颂　广州市花都市人民医院
弓迎宾　山西卫生健康职业学院
王　昊　天津生物工程职业技术学院
王　悦　黑龙江护理高等专科学校
王海霞　海南职业技术学院
刘　华　河北北方学院
刘　杨　成都铁路卫生学校
刘相国　湛江中医学校
刘慧华　中山市美太保健制品有限公司
孙惠君　抚州市妇幼保健院
李鑫辰　天津生物工程职业技术学院
吴玉红　江西省中西医结合医院
吴春德　玄易道国学（厦门）文化科技研究院
吴敬昌　开平市敬德堂中医诊所
吴雅茵　广州华立科技职业学院
何　永　华佗福星（广州）养生膳食文化有限公司
邸向东　甘草医庐中医诊所
邸晓莅　青岛甘草教育文化科技有限公司
辛晓伟　山东药品食品职业学院
张小红　广东省食品药品职业技术学校
张　婷　萍乡卫生职业学院
张茹萍　广东江门中医药职业学院
张馨方　天津生物工程职业技术学院
陈红波　保山中医药高等专科学校
陈航萍　广东茂名健康职业学院
欧阳若水　广东江门中医药职业学院
欧阳霄妮　广东江门中医药职业学院
周　敏　赣南卫生健康职业学院
郑小吉　广东江门中医药职业学院
涂爱国　抚州医药学院
黄文华　抚州市中医药发展中心
黄燕秋　广东江门中医药职业学院
彭秀丽　广东江门中医药职业学院
韩兴东　黑龙江圣方园中医馆
解玉良　西安市周至县玉良中医门诊部
蔡佳梓　广东江门中医药职业学院
谭志灿　广州市医药职业学校
谭晓玉　广东江门中医药职业学院
谭银平　佛山市南海区卫生职业技术学校
谭湘德　河源市卫生学校
鞠　康　亳州职业技术学院

编写秘书（兼）

张馨方　天津生物工程职业技术学院

数字资源编委会

主　编

黄永昌　饶　军　敬美莲　吴春德　王海霞

副主编

黄燕秋　黄文华　涂爱国　孙惠君　王晓涛　华舟洋

编　委（以姓氏笔画为序）

弓迎宾　山西卫生健康职业学院
王　昊　天津生物工程职业技术学院
王军东　江门市嘉誉堂中医药有限公司
王晓涛　河南百方千草实业有限公司
王海霞　海南职业技术学院
华舟洋　赣州济民大药房连锁有限公司
行冰玉　西安职业技术学院
刘　杨　成都铁路卫生学校
孙惠君　抚州市妇幼保健院
李鑫辰　天津生物工程职业技术学院
吴春德　玄易道国学（厦门）文化科技研究院
何　永　华佗福星（广州）养生膳食文化有限公司
邸向东　甘草医庐中医诊所
张茹萍　广东江门中医药职业学院
欧阳霄妮　广东江门中医药职业学院
赵梅梅　陕西省中医医院
饶　军　东华理工大学
高　妮　广州市医药职业学校
涂爱国　抚州医药学院
黄文华　抚州市中医药发展中心
黄永昌　广东江门中医药职业学院
黄静怡　广东江门中医药职业学院
黄燕秋　广东江门中医药职业学院
敬美莲　广东江门中医药职业学院
蔡佳梓　广东江门中医药职业学院
鞠　康　亳州职业技术学院

前言

本书坚持以实用为宗旨的理念，共收载常用中草药 425 种，采取图文对照的形式编排，每种中草药除列出中药名称、别名、来源、植物识别要点、性味、功效外，还有采制、生长环境内容。此外，中草药配有二维码，扫描二维码即能获取数字增值服务。数字资源内容为编者深入全国名山大川、道地产区进行野外采集的认药视频。

本书是国家中医药管理局全国老药工郑小吉从事中药工作四十三年野外采药认药的实践积累，编写组成员除来自郑小吉全国老药工传承工作室成员外，还有全国大中专院校、医药企业和医疗机构人员，他们从事中医药工作多年，具有丰富的中草药研究和治学经历。本书取材广泛而精心，配以丰富且精美的图片，内容严谨而权威，其编纂、收集、筛选、拍摄等一系列过程历时多年。从专业内容到摄影技艺，均展现出高超的水准，每种药材的原植物形态与药材或饮片同步展示，不仅实用性强，更兼具极高的收藏价值。

本书适合高等、中等中医药院校中药学、中药制药、中医学等专业学生，以及中医药工作者野外采药识药使用，是学习中草药和识药、辨药的实用工具书。

本书的编写工作得到了国家中医药管理局郑小吉全国老药工传承工作室全体工作人员支持，同时获得了广东江门中医药职业学院、天津生物工程职业技术学院、中山市美太保健制品有限公司、黑龙江圣方园中医馆、青岛甘草教育文化科技有限公司、河南百方千草实业有限公司的大力支持，在此表示感谢！

由于编者的知识水平有限，书中难免存在错误和缺点，希望读者给予批评指正，以便提高和完善。

编委会

2025 年 12 月 1 日

目录

一枝黄花

【别名】野黄菊、山边半枝香、千斤癀、兴安一枝黄花。

【来源】为菊科植物一枝黄花 *Solidago decurrens* Lour. 的干燥全草。

【植物识别要点】多年生草本，茎光滑，分枝少，基部带紫红色。单叶互生，卵圆形、长圆形或披针形，边缘有锐锯齿，上部叶锯齿渐疏至全近缘，初时两面有毛，后渐无毛或仅脉被毛，头状花序，花黄色，花药先端有帽状附属物。瘦果圆柱形，冠毛白色。

【生长环境】生于阔叶林缘、林下、灌丛中及山坡草地上。

【采制】秋、冬二季采收，洗净，鲜用或阴干。

【性味功效】辛、苦，凉。清热解毒，疏散风热。

【应用】用于喉痹，乳蛾，咽喉肿痛，疮疖肿毒，风热感冒。

【选方】**治扁桃体炎**　一枝黄花、白毛鹿茸草各30g。水煎服。(《全国中草药汇编》)

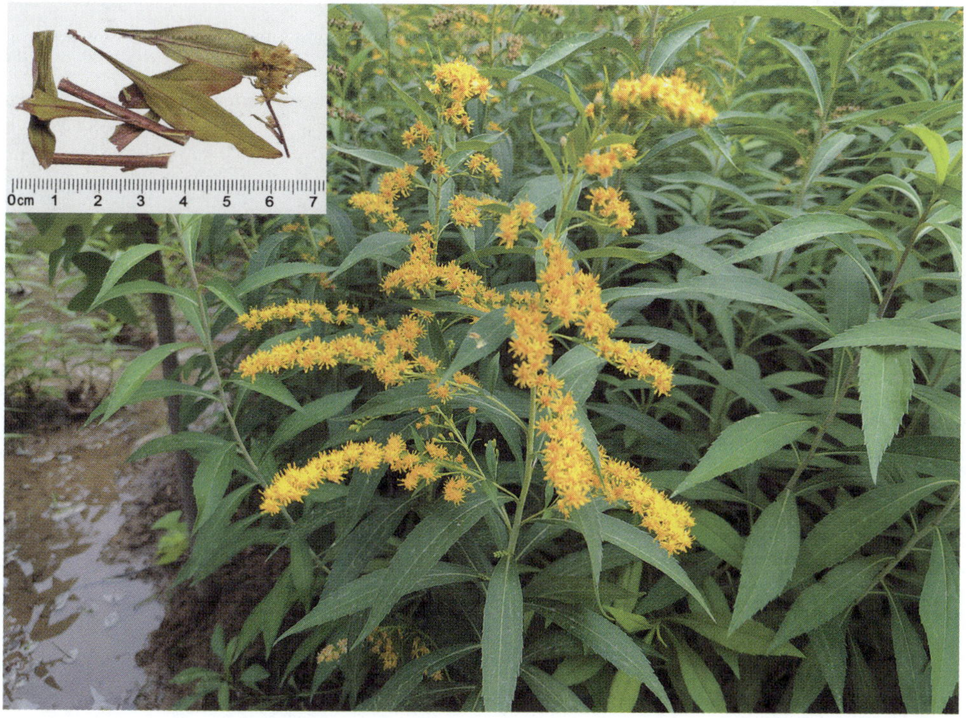

一点红

【别名】羊蹄草、叶下红、红背叶。

【来源】为菊科植物一点红 *Emilia sonchifolia*（L.）DC. 的全草。

【植物识别要点】一年生草本。茎直立，紫红色或绿色，被疏毛，时有分枝。上部的叶较小，全缘或具锯齿，基部叶耳状，多数抱茎；茎下部通常卵形，琴状分裂或具钝齿，无柄，叶背常为紫红色，花期长，春末至冬初开放，头状花序顶生，具长柄，花枝通常二歧分枝。苞片矩圆形，1 列，绿色，约与花冠同长；花紫色，全为两性管状。

【生长环境】山坡荒地、田埂、路旁。

【采制】夏、秋二季采收，去杂质洗净，鲜用或晒干。

【性味功效】辛、微苦，凉。清热解毒、散瘀消肿。

【应用】用于上呼吸道感染、咽喉肿痛、口腔溃疡、急性肠炎、痢疾、泌尿系感染、疮疖肿毒、乳腺炎。孕妇慎用。

【选方】1. 治大叶性肺炎　一点红、岗梅各 30g，十大功劳 15~30g。水煎，分两次服，每日 1 剂。（《全国中草药汇编》）

2. 治睑腺炎（俗称麦粒肿）　一点红、千里光、野菊花各 15g。水煎，分两次服，每日 1 剂。（《全国中草药汇编》）

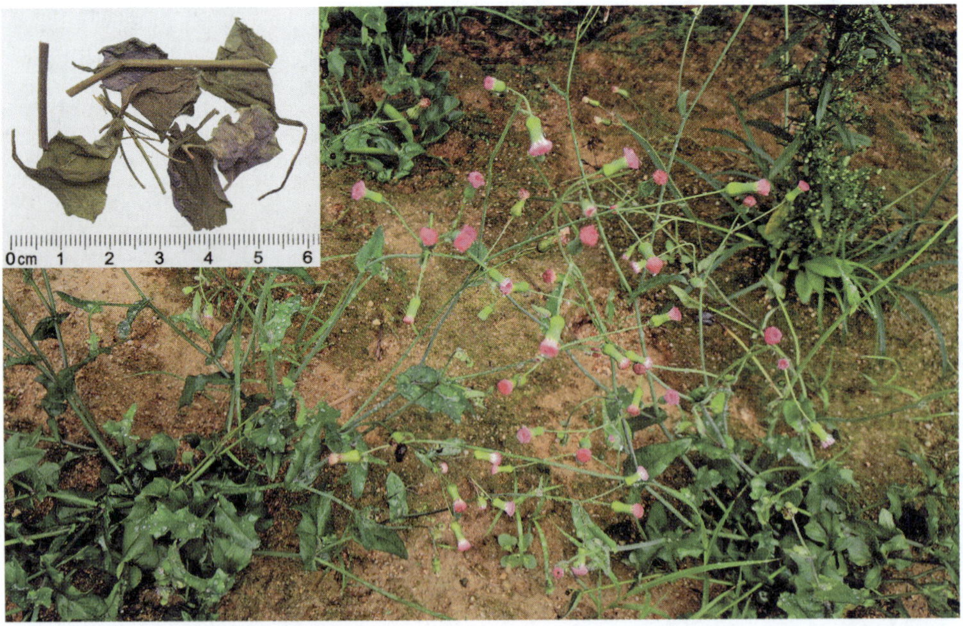

十大功劳

【别名】老鼠刺、猫刺叶、细叶十大功劳。

【来源】为小檗科植物狭叶十大功劳 *Mahonia fortunei*(Lindl.) Fedde 的干燥根、茎、叶。

【植物识别要点】常绿灌木。茎木材黄色。单数羽状复叶,厚革质,卵形,顶生小叶较大,基部宽楔形或近圆形,每边有2~8刺锯齿,边缘反卷,总状花序顶生而直立,6~9个簇生;萼片9,排为3轮,浆果卵形,有白粉。

【生长环境】生于山坡林下及灌木丛中。

【采制】秋、冬二季砍茎秆挖根,晒干后炕干。叶全年可采。

【性味功效】苦,寒。清热,补虚,止咳化痰。

【应用】用于肺痨咳血,骨蒸潮热。外用治眼结膜炎,痈疖肿毒,烧、烫伤。

【选方】**治湿热黄疸**　十大功劳根30g,茵陈15g。水煎服。(《福建药物志》)

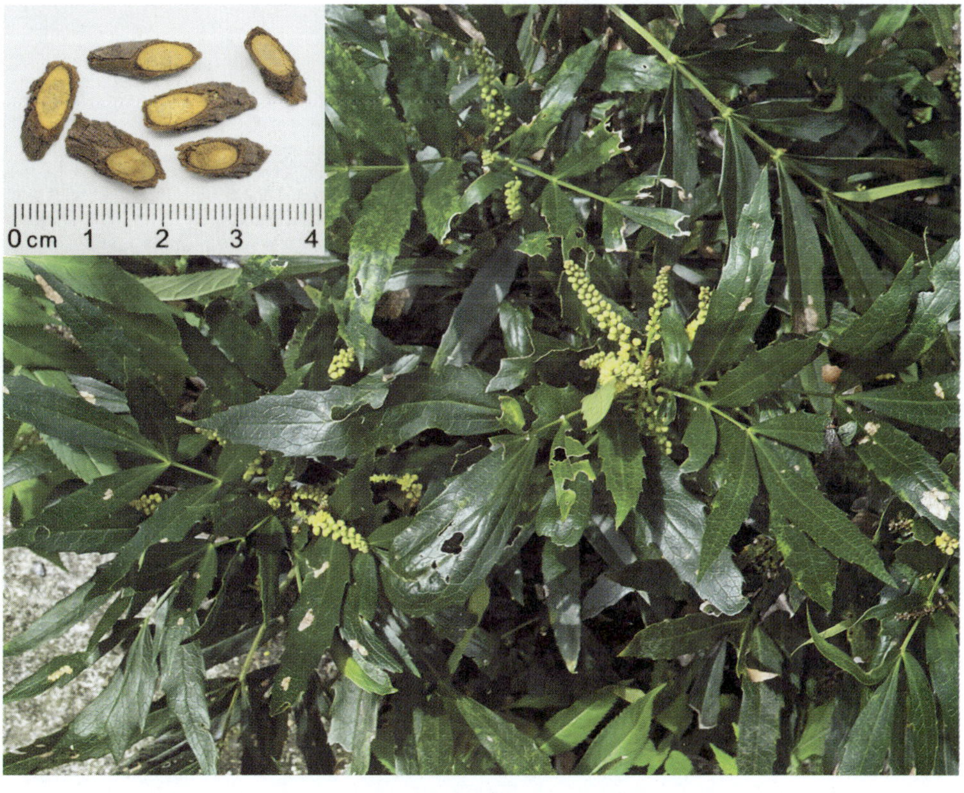

七爪风

【别名】 七裂叶悬钩子、七指风、红泡刺。

【来源】 为蔷薇科植物深裂锈毛莓 *Rubus reflexus* Ker. var. *lanceolobus* Metc. 的干燥根。

【植物识别要点】 落叶灌木。枝、叶上面脉上和下面、叶柄、托叶、花序密生锈色茸毛，皮刺散生。单叶互生，宽卵形，先端钝圆或锐尖，基部近心形，边缘5~7中裂，有不规则锯齿，基出5脉，上面脉上有柔毛，下面有灰色茸毛，中脉及叶柄常有小钩刺；叶柄长，托叶线形，贴生于叶柄上。花单生或数朵生于小枝上，白色；萼片5，外面有毛；花瓣5，长圆形；雄蕊多数，分离。聚合果熟时鲜红色，多汁。

【生长环境】 生于向阳山坡、溪边、灌丛中。

【采收】 秋季采收。

【性味功效】 苦、涩、酸，平。祛风除湿，活血通络。

【应用】 治疗风寒湿痹，四肢关节痛，中风偏瘫，肢体麻木，活动障碍。

【选方】 **治血崩** 七爪风（红泡刺）根30~60g，切片炒焦，水煎服。（《中国瑶药学》）

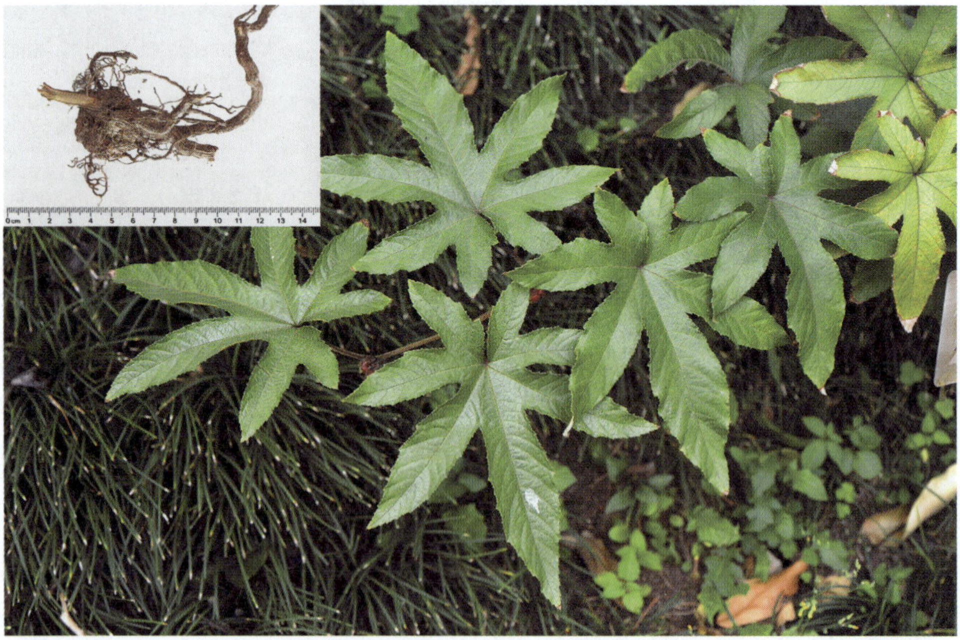

七星莲

【别名】蔓茎堇菜、须毛蔓茎堇菜、光蔓茎堇菜、短须毛七星莲。

【来源】为堇菜科植物七星莲 *Viola diffusa* Ging. 的全草。

【植物识别要点】一年生草本植物，匍匐枝先端具莲座状叶丛，通常不定根。根状茎短，基生叶多数，叶片卵形或卵状长圆形，幼叶两面密被白色柔毛，叶柄具明显的翅，通常有毛；托叶基部与叶柄合生，线状披针形，先端渐尖，花较小，淡紫色或浅黄色，花梗纤细，萼片披针形，先端尖，子房无毛，花柱棍棒状，蒴果长圆形，3—5 月开花，5—8 月结果。

【生长环境】生长于山地林下、林缘、草坡、溪谷旁、岩石缝隙中。

【采制】全草入药。

【性味功效】苦，寒。清热解毒，消肿排脓，清肺止咳。

【应用】用于疮毒疔痈，毒蛇咬伤，小儿久咳音嘶，风热咳嗽，顿咳，肺痈，目赤，跌打损伤。

【选方】**1. 治小儿感冒发热，肺炎** 全草水煎服。(《桂药编》)

2. 治跌打损伤，毒蛇咬伤 调米酒敷患处。(《桂药编》)

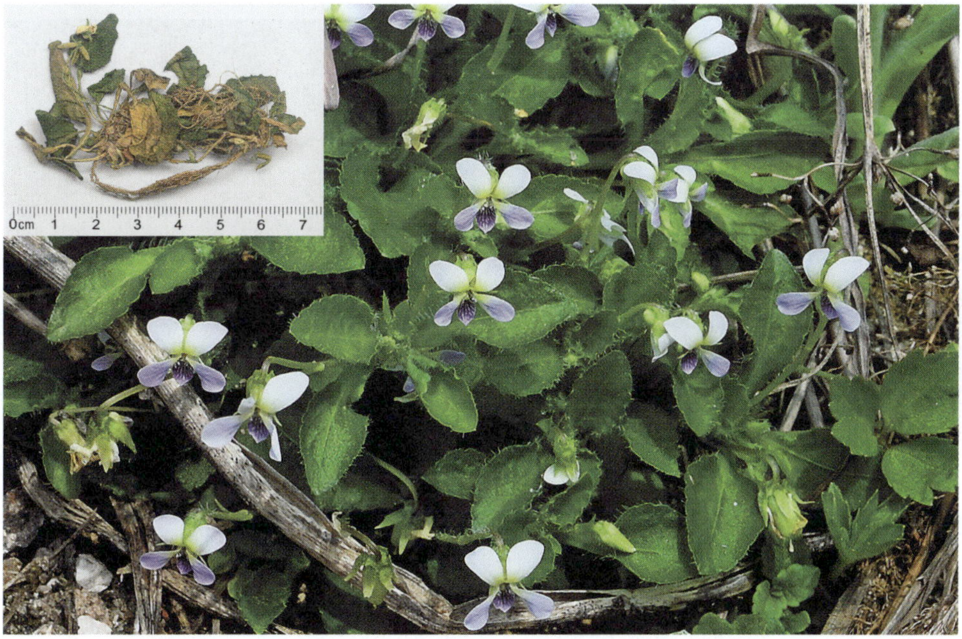

八角枫

【别名】华瓜木、白龙须、木八角、橙木。

【来源】为八角枫科植物八角枫 *Alangium chinense* (Lour.) Harms 的干燥侧根、须状根(纤维根)或叶、花。

【植物识别要点】落叶乔木或灌木，高3~5m，稀达15m，小枝略呈“之”字形，幼枝紫绿色，无毛或有稀疏的疏柔毛，冬芽锥形，生于叶柄的基部内，鳞片细小。聚伞花序腋生，核果卵圆形，长约5~7mm，直径5~8mm，幼时绿色，成熟后黑色，顶端有宿存的萼齿和花盘，种子1颗。花期5—7月和9—10月，果期7—11月。

【生长环境】阳性树，稍耐阴，对土壤要求不严，喜肥沃、疏松、湿润的土壤，具一定耐寒性，萌芽力强，耐修剪，根系发达，适应性强。

【采制】根全年可采，夏、秋采叶及花。

【性味功效】辛、苦，温。祛风除湿，舒筋活络，散淤止痛。

【应用】用于风湿痹痛，肢体麻木，跌打损伤。

【选方】**1. 治风湿关节痛** 八角枫侧根1两，白酒2斤。浸7天，每日早晚各饮酒5钱。(《全国中草药汇编》)

2. 治精神分裂症 八角枫须状根粉，每服5~8分(切勿过量)。每日3次。(《全国中草药汇编》)

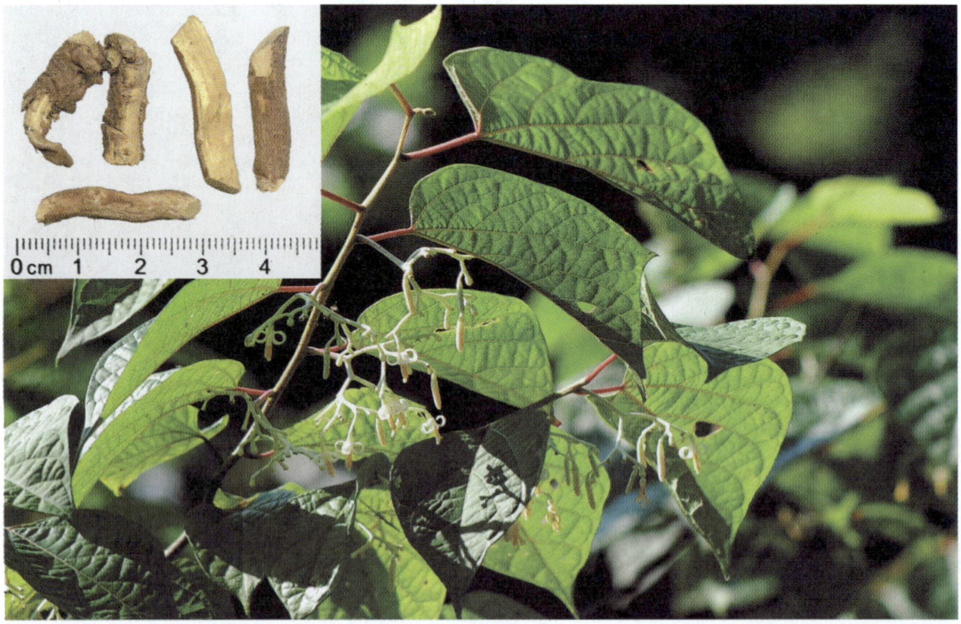

八角茴香

【别名】大茴香、八角。

【来源】为木兰科植物八角茴香 *Illicium verum* Hook. f. 的干燥果实。

【植物识别要点】常绿乔木，叶椭圆形或长椭圆状披针形，有透明油点。花单生于叶腋，花被7~12；轮状排列。聚合果由8~9个蓇葖果组成，呈八角形，顶端钝，稍弯。

【生长环境】生于温暖湿润的山谷中。

【采制】秋、冬二季果实由绿变黄时采摘，置沸水中略烫后干燥或直接干燥。

【性味功效】辛，温。温阳散寒，理气止痛。

【应用】用于寒疝腹痛，腰膝冷痛，胃寒呕吐，脘腹疼痛，干湿脚气。

【选方】**治痛经** 八角茴香、香附各10g，吴茱萸3g，延胡索5g，水煎服。(《全国中草药汇编》)

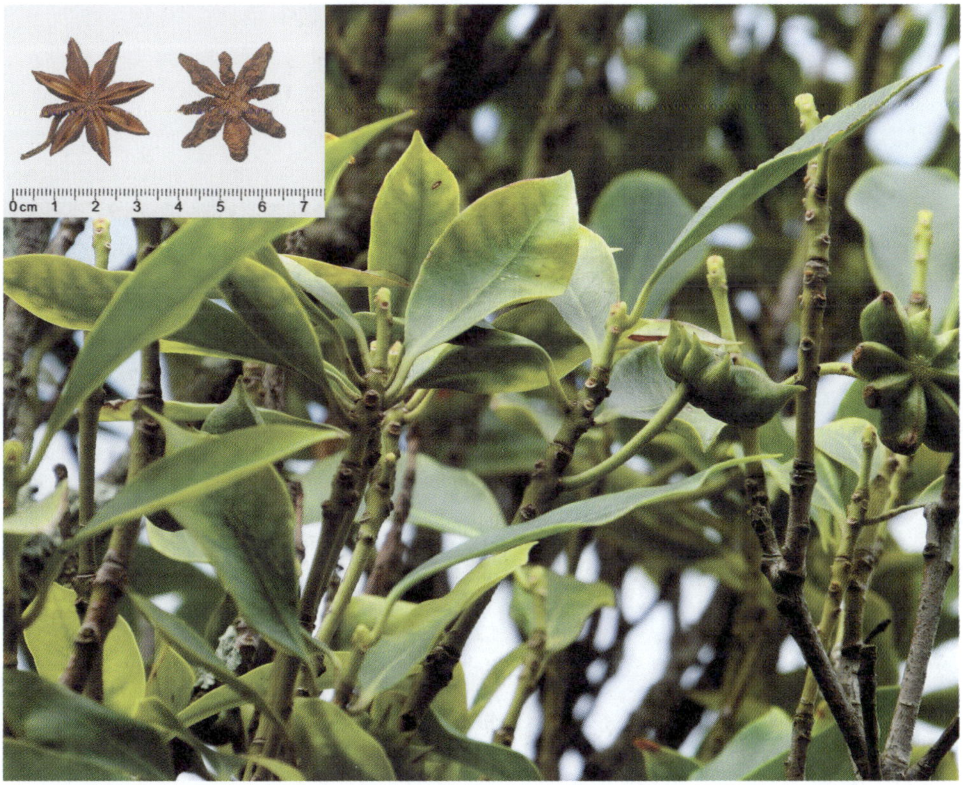

八角莲

【别名】一把伞、六角莲、独叶一枝花、独脚莲。

【来源】为小檗科植物八角莲 *Dysosma versipellis*(Hance) M. Cheng 的干燥根茎。

【植物识别要点】多年生草本，植株高 40~150cm。根状茎横生粗状，多须根；茎生叶薄纸质，近圆形，裂片阔三角形，卵形或卵状长圆形，上面无毛，叶脉明显隆起，边缘细齿；花梗纤细，花深红色，萼片长圆状椭圆形，花瓣勺状倒卵形，无毛；花丝短于花药，子房椭圆形，浆果椭圆形，种子多数。

【生长环境】生于山坡林下、灌丛中、溪旁阴湿处、竹林下或石灰山常绿林下。

【采制】9月至10月上旬，浆果零落时采收。

【性味功效】甘、苦，凉。有小毒。清热解毒，活血化瘀。

【应用】用于毒蛇咬伤，跌打损伤；外用治虫蛇咬伤，痈疮疖肿，淋巴结炎，腮腺炎，乳腺癌。

【选方】**1. 毒蛇咬伤** 八角莲、七叶一枝花、白马骨、飞来鹤、防己各9g，水煎服。外用阴行草、白马骨、柳叶白前、蛇葡萄各适量，煎水冲洗；再用鱼腥草、杠板归、星宿菜、葎草等鲜草捣烂敷患处周围。(《全国中草药汇编》)

2. 疖肿 八角莲研粉，加凡士林 90%，调成软膏敷患处。(《全国中草药汇编》)

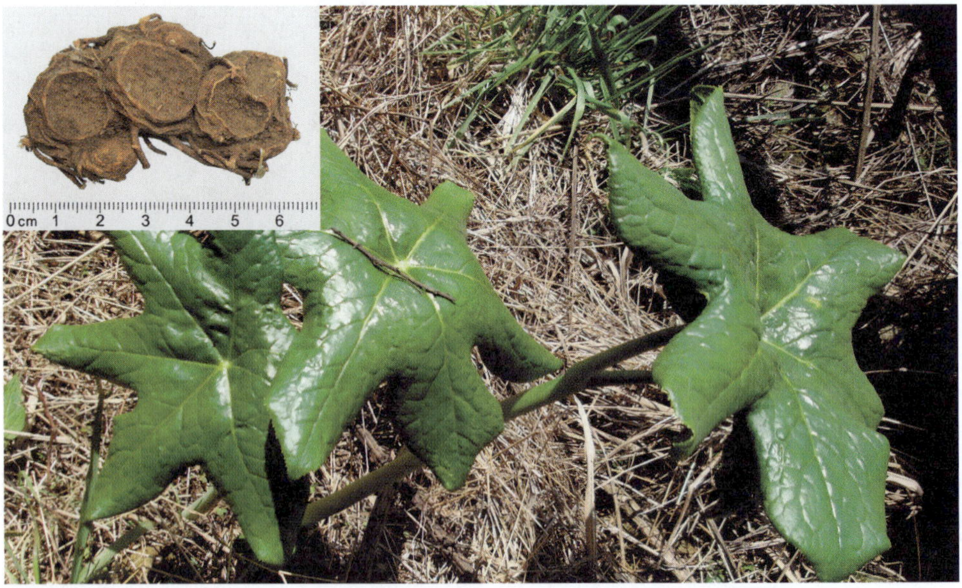

人参

【别名】 园参、棒槌、人衔、神草、土精、地精。

【来源】 为五加科植物人参 *Panax ginseng* C. A. Mey. 的干燥根和根茎。

【植物识别要点】 多年生草本。细根上有小疣状突起(珍珠点),5 小叶复叶,上面脉上疏生刚毛,下面无毛。伞形花序单个顶生,花小,淡黄绿色,萼片、花瓣、雄蕊均为 5 数;子房下位,2 室,花柱 2。浆果状核果,红色扁球形。

【生长环境】 生于山坡密林中。

【采制】 多于秋季采挖,洗净经晒干或烘干。

【性味功效】 甘、微苦,微温。大补元气,复脉固脱,补脾益肺,生津养血,安神益智。

【应用】 用于体虚欲脱,肢冷脉微,脾虚食少,肺虚喘咳,津伤口渴,内热消渴,气血亏虚,久病虚羸,惊悸失眠,阳痿宫冷。

【选方】 **治气阴两伤,口渴多汗,气短喘促** 人参 5g,麦冬 15g,五味子 5g,水煎服。(《全国中草药汇编》)

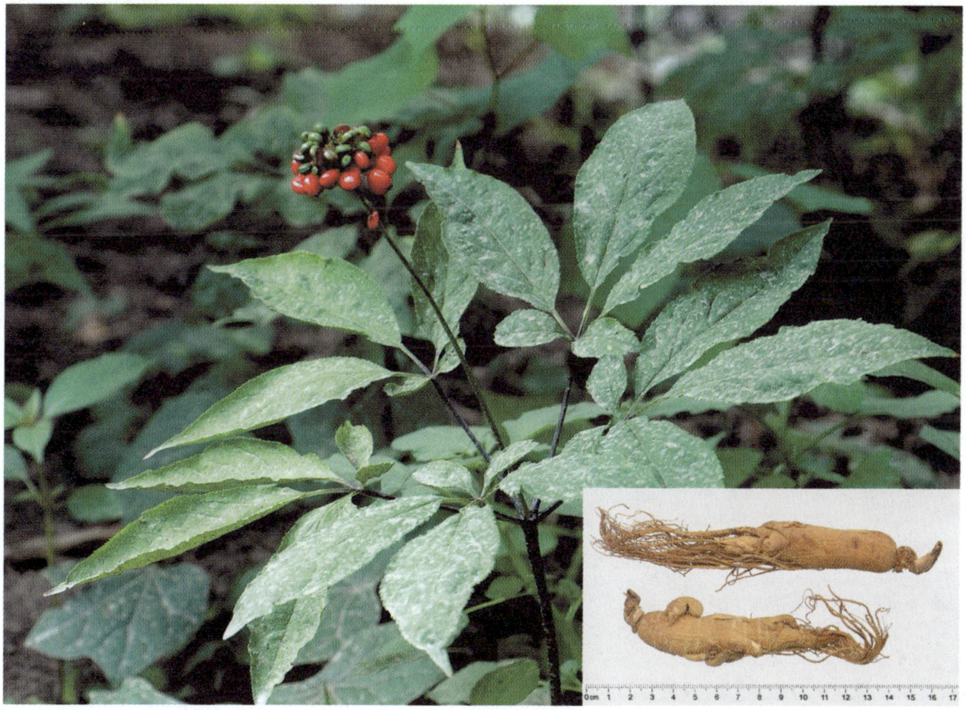

九头狮子草

【别名】 咳嗽草、六角英、观音草、广西山蓝。

【来源】 为爵床科植物九头狮子草 *Peristrophe japonica*(Thunb.) Bremek. 的全草。

【植物识别要点】 多年生草本。根细长,须根黄白色。茎直立,四棱形,节显著膨大。叶对生,具短柄,叶片纸质,椭圆形或卵状长圆形。聚伞花序短,集生于枝梢的叶腋;每萼 5 裂;花冠淡红紫色,下部细长筒状,上部二唇形;雄蕊 2,雌蕊 1,子房 2 室,胚珠多数,柱头 2 裂。蒴果窄倒卵形,成熟时纵裂,将种子弹出。种子坚硬,褐色,有小瘤状突起。

【生长环境】 生于路边,草地或林下、溪边等阴湿处。

【采制】 夏、秋二季采收。鲜用或晒干。

【性味功效】 辛、微苦,凉。疏风清热,解毒消肿,凉肝定惊。

【应用】 用于感冒发热,肺热咳嗽,肝热目赤,小儿高热惊风,咽喉肿痛,痈肿疔毒,毒蛇咬伤,跌打损伤。

【选方】 **1. 治肺热咳嗽** 鲜九头狮子草,加冰糖水煎服。(《福建中草药》)

2. 治小儿惊风 鲜九头狮子草捣绒,兑淘米水服。(《贵阳民间草药》)

3. 治毒蛇咬伤 鲜九头狮子草捣汁加食盐敷于患处。(《战备草药手册》)

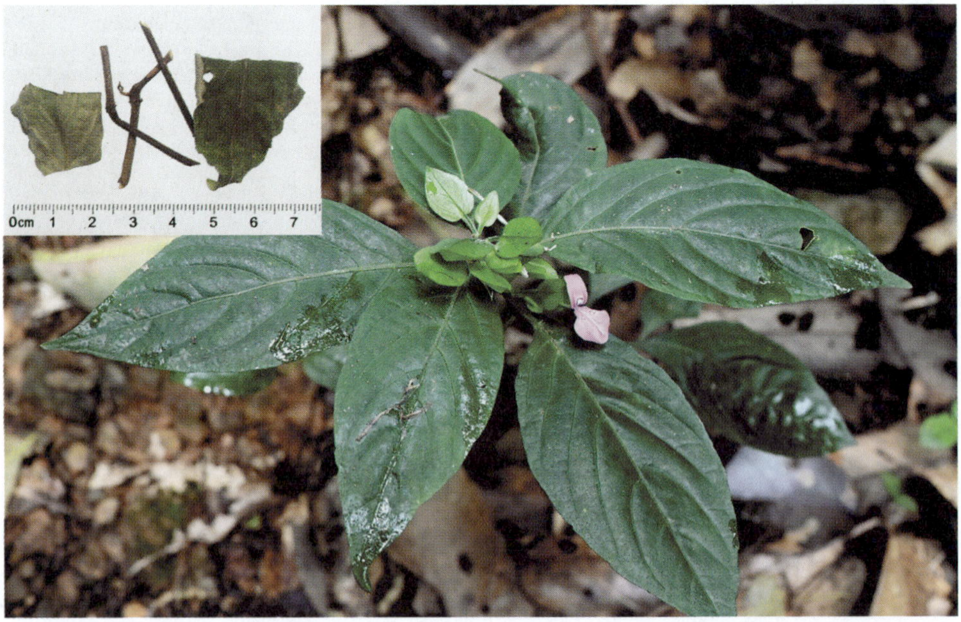

九里香

【别名】 千里香、过山香、山黄皮、石辣椒。

【来源】 为芸香科植物九里香 *Murraya exotica* L. 的干燥叶或带叶嫩枝。

【植物识别要点】 常绿灌木，多分枝。单数羽状复叶互生，叶面深绿色有光泽。花大而少，花极芳香，萼片、花瓣各5。聚伞花序顶生或腋生。浆果大小不一，卵形或球形，熟时朱红色。种子有绵毛。

【生长环境】 生丁离海岸不远的平地、缓坡、小丘的灌木丛中，喜向阳地方。

【采制】 枝条、叶茂盛时期采收。

【性味功效】 辛、微苦，温。有小毒。行气止痛，活血散瘀。

【应用】 用于胃痛，风湿痹痛；外治牙痛，跌扑肿痛，虫蛇咬伤。

【选方】 1. **治湿疹** 九里香鲜枝叶，水煎，擦洗患处。（《福建中草药》）

2. **治风湿骨痛** 九里香、五色梅根、龙须藤根各15g。炖猪骨或浸酒服。（《全国中草药汇编》）

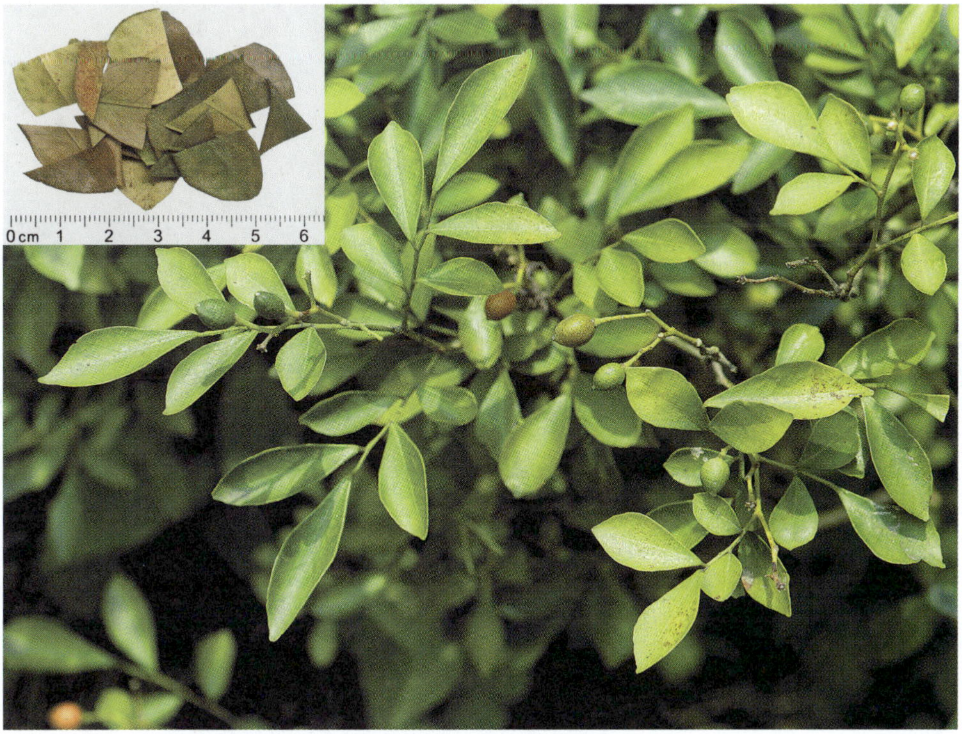

了哥王

【别名】地棉根、山雁皮、九信草、南岭荛花。

【来源】为瑞香科植物了哥王 *Wikstroemia indica*(L.) C. A. Mey. 的干燥茎叶、根和根皮。

【植物识别要点】灌木,高 30~100cm。枝红褐色,无毛。叶对生,长椭圆形,全缘。花黄绿色,数朵组成顶生短总状花序;总花梗长 6~10mm;花梗长 1~2mm;花萼管状,被疏柔毛,裂片 4,卵形;雄蕊 8,2 轮,花丝甚短;花盘鳞片 4,通常两两合生;子房椭圆形,顶部被疏柔毛,柱头近球形,花柱极短。核果卵形,熟时暗红色至紫黑色。

【生长环境】生长于山坡灌木丛中、路旁。

【采制】夏季采叶,秋季采根及根内皮。

【性味功效】苦、微辛,寒。有毒。清热解毒,消肿散结,止痛。

【应用】用于瘰疬、痈肿、风湿痛、百日咳、跌打损伤。

【选方】**1. 治痰火疬** 了哥王叶,加入食盐少许,共捣烂敷患处。(《岭南草药志》)

2. 治鹤膝风 南岭荛花、接骨草。水煎,对酒服。(《湖南药物志》)

3. 治疔疮肿毒,跌打损伤,蛇虫咬伤,小儿头疮 鲜了哥王茎叶,捣烂外敷或挤汁外涂。(广州部队《常用中草药手册》)

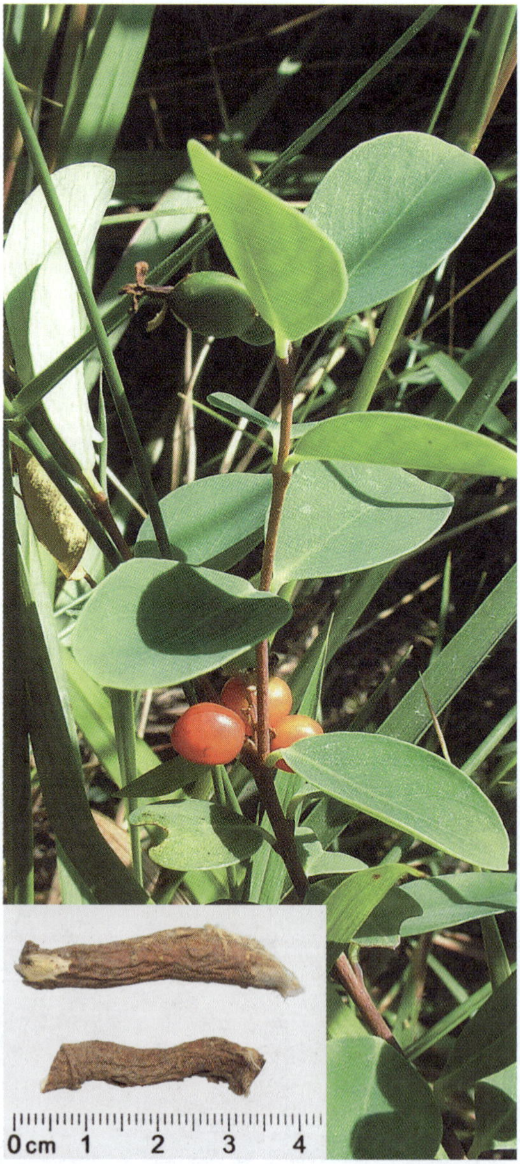

三七

【别名】田三七、参三七、旱三七、田七、滇七。

【来源】为五加科植物三七 *Panax notoginseng* (Burk.) F. H. Chen 的干燥根和根茎。

【植物识别要点】多年生草本，高 20~60cm。茎直立，单生，不分枝，近圆柱形，有纵条纹。掌状复叶 3~6 片轮生茎顶，具长柄；小叶通常 5~7 片，膜质，边缘具细密锯齿，两面脉上有刚毛。夏季开淡黄绿色花，伞形花序单生于茎顶叶丛中，总花梗长达 30cm。果扁球形，熟时红色。种子扁球形，1~3 粒。

【生长环境】生于山坡丛林下。

【采制】秋季花开前采挖，洗净，分开主根、支根及根茎，干燥。

【性味功效】甘、微苦，温。散瘀止血，消肿定痛。

【应用】用于体内外各种出血证；跌仆肿痛。

【选方】**治吐血，衄血，大、小便出血**　三七 3g，花蕊石、血余炭各 1.5g，研末，分 4 次吞服，每日 2 次。（《全国中草药汇编》）

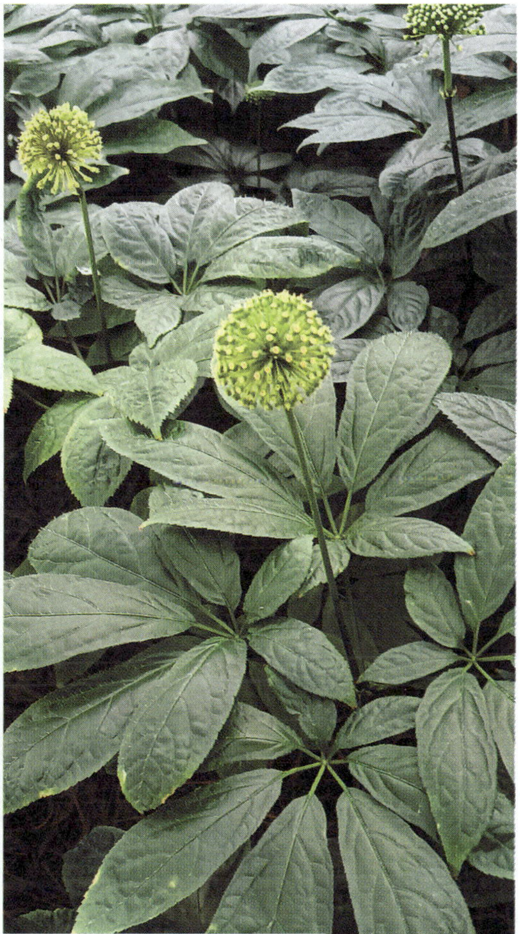

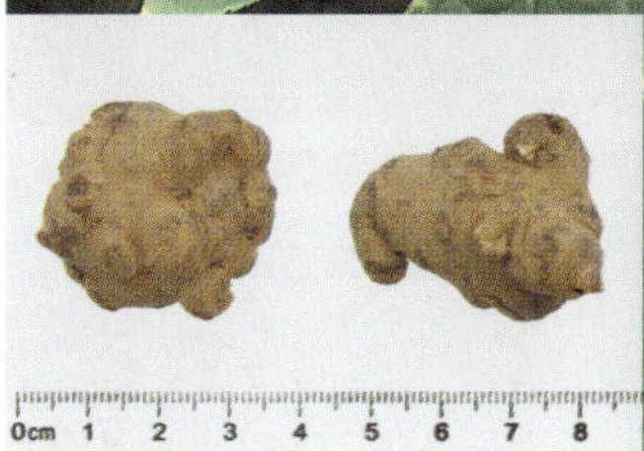

三白草

【别名】塘边藕、水木通、三点白、白叶莲。

【来源】为三白草科植物三白草 *Saururus chinensis* (Lour.) Baill. 的干燥根茎或全草入药。

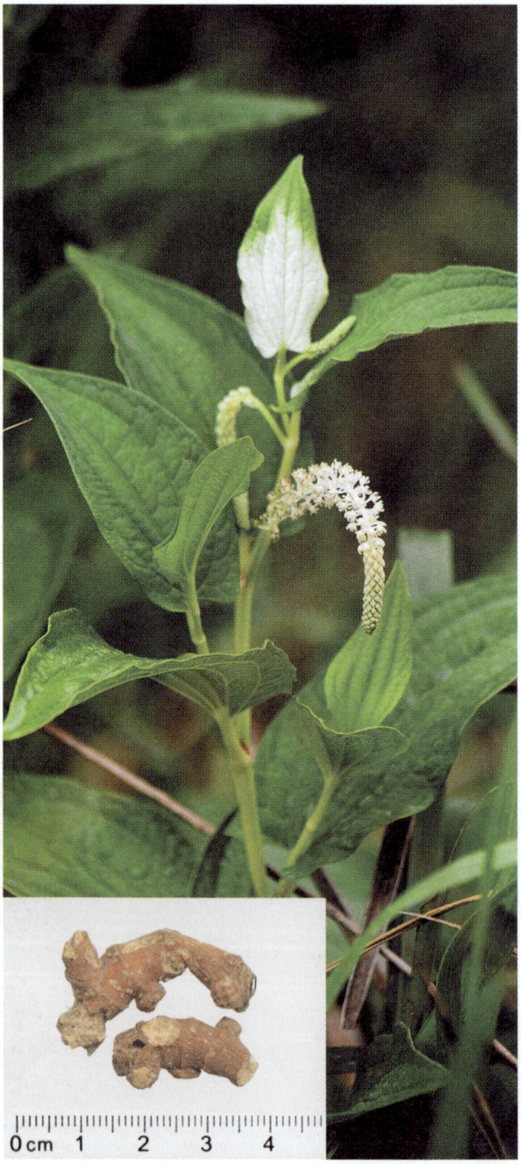

【植物识别要点】湿生草本。单叶互生，纸质，密生腺点；基部与托叶合生成鞘状；叶片阔卵状披针形，基部心形；花序下的2~3片叶常于夏初变为白色，呈花瓣状。总状花序生于茎上端与叶对生，白色；蒴果近球形。

【生长环境】生于沟旁、沼泽等低湿处。

【采制】全年均可采收。除去杂质，洗净，切段，晒干。

【性味功效】甘、辛，寒。利尿消肿，清热解毒。

【应用】用于水肿，小便不利，淋沥涩痛，带下；外治疮疡肿毒，湿疹。

【选方】1. 治尿路感染(热淋)、血淋　三白草15g，车前草、鸭跖草、白茅根各30g，煎服。(《安徽中草药》)

2. 治细菌性痢疾　三白草、马齿苋各30g，煎服。(《安徽中草药》)

三尖杉

【别名】 藏杉、桃松、狗尾松、三尖松、山榧树。

【来源】 为三尖杉科植物三尖杉 *Cephalotaxus fortunei* Hook. f. 的干燥枝、叶及根皮。

【植物识别要点】 多年生常绿乔木。叶螺旋状着生，排成二列，线形，稍镰状弯曲，中脉在叶面突起，叶背中脉两侧各有1条白色气孔带。雄球花8~10聚生成头状，生于叶腋，种子核果状长卵形，熟时紫色。

【生长环境】 生于阔叶树、针叶树混交林中。

【采制】 全年或夏、秋二季采收，晒干。

【性味功效】 甘、涩，平。润肺，消积，杀虫。

【应用】 用于蛔虫病，钩虫病，食积。

【选方】 **治产后腹胀**　三尖杉枝叶9g，四面风9g，岩附子9g，槟榔4.5g，山楂9g，当归6g，木通6g，血泡木6g。水煎服。(《湖南药物志》)

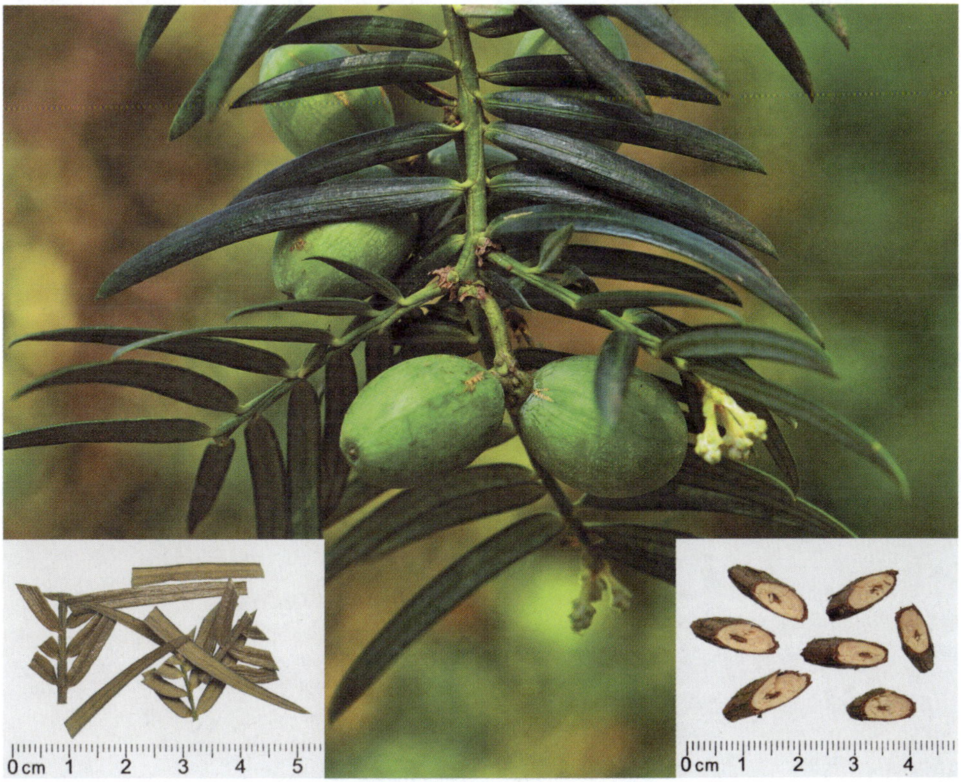

三桠苦

【别名】三叉苦、三叉虎、鸡骨树、三丫苦。

【来源】为芸香科植物三桠苦 *Melicope pteleifolia*（Champ. ex Benth.）Hartley 的干燥茎叶。

【植物识别要点】常绿灌木或小乔木，全株味苦。茎粗大，多分枝。3 小叶复叶对生，小叶纸质，矩圆状披针形，全缘或不规则浅波状，两面光滑无毛。伞房状圆锥花序腋生，花单性。蓇葖果 2~3，外果皮半透明，有腺点。种子卵状球形，黑色。

【生长环境】生于平地至海拔 2 000m 山地，常见于较荫蔽的山谷湿润处，阳坡灌木丛中偶有生长。

【采制】枝条、叶茂盛时期采收。

【性味功效】苦，寒。清热解毒，散瘀止痛。

【应用】用于治疗外感风热、发热、咳嗽、喘促、咽喉肿痛、肺痈、疟疾寒热、风湿痹痛、胃脘疼痛、虫蛇咬伤、痈肿疮疔等症。

【选方】**1. 预防流行性脑脊髓膜炎、流脑、流感** 三叉苦 20g，野菊花、金银花各 15g，水煎服，每日 1 次，连用 3~5 天。（《全国中草药汇编》）

2. 治感冒高热、流行性感冒 三叉苦根或茎、鸭脚木根或茎各 500g，加水煎取 300ml，过滤，浓缩至 1 000ml。每次服 60ml，每日 1~2 次。（《全国中草药汇编》）

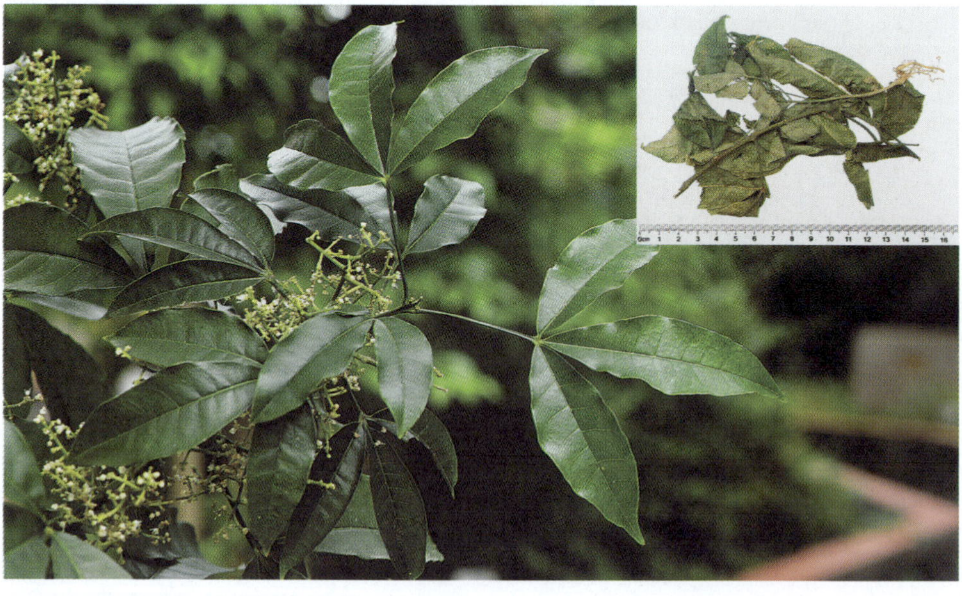

土人参

【别名】栌兰、假人参、瓦参、土洋参。
【来源】为土人参科植物土人参 *Talinum paniculatum* (Jacq.) Gaertn. 的干燥根和叶。

【植物识别要点】多年生常绿草本。根粗壮，旁生纤细的侧根，全体肉质。单叶互生，肉质，倒卵形或倒卵状长椭圆形，全缘，两面绿色而光滑。淡紫红色小花，圆锥花序，多呈二歧分枝。蒴果近圆球形，熟时灰褐色。种子细小，多数黑色。

【生长环境】生于田野、路边、墙脚石旁、山坡沟边等阴湿处。

【采制】秋、冬二季采收，挖出后，洗净，除去细根，刮去表皮，蒸熟晒干。

【性味功效】淡，平。补中益气，润肺生津。

【应用】用于脾虚劳倦，泄泻，肺劳咳痰带血，眩晕潮热，盗汗自汗，月经不调，带下。

【选方】**1. 治虚劳咳嗽** 土洋参、隔山撬、通花根、冰糖。炖鸡服。(《四川中药志》)

2. 治劳倦乏力 土人参五钱至一两，或加墨鱼干一只。酒水炖服。(《福建中草药》)

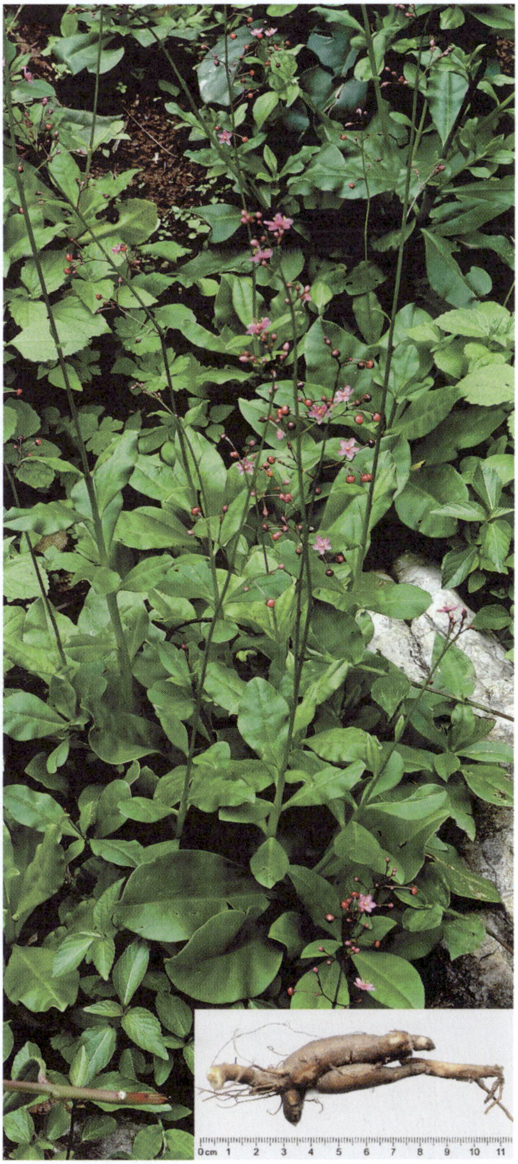

土牛膝

【别名】倒扣草、倒扣簕、粗毛牛膝、倒钩草。

【来源】苋科植物土牛膝 *Achyranthes aspera* L. 的干燥根或根茎。

【植物识别要点】多年生草本。茎直立，四方形，节膨大；叶对生，全缘，上面绿色，下面常呈紫红色。穗状花序腋生或顶生，花多数；苞片 1，先端有齿；小苞片 2，刺状，紫红色，基部两侧各有 1 卵圆形小裂片；花被 5，绿色，线形，具 3 脉；雄蕊 5，花丝下部合生，退化雄蕊方形，先端具不明显的齿。胞果长卵形。

【生长环境】生于沟边、路旁、荒地灌木中。

【采制】夏、秋采收，除去茎叶，晒干。全草晒干则为倒扣草。

【性味功效】苦、辛，寒。清热解毒，活血祛瘀，利尿。

【应用】用于感冒、扁桃体炎、白喉、流行性腮腺炎、疟疾、风湿性关节炎、跌打损伤、泌尿系结石、肾炎水肿。孕妇忌用。

【选方】**1. 治血滞经闭** 鲜土牛膝一至二两，或加马鞭草鲜全草一两。水煎，调酒服。（《福建中草药》）

2. 治风湿性关节痛 鲜土牛膝六钱至一两（干的四至六钱）和猪脚一个（七寸），红酒和水各半煎服。（《福建民间草药》）

3. 治急性中耳炎 鲜土膝适量，捣汁，滴患耳。（《江西草药》）

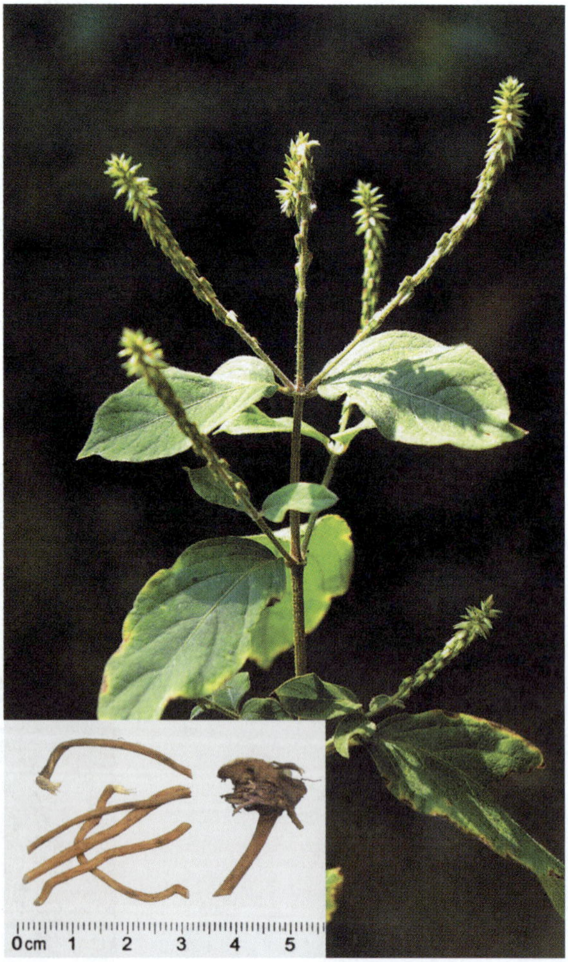

土荆芥

【别名】臭草、臭藜藿、杀虫芥、钩虫草。
【来源】为藜科植物土荆芥 *Dysphania ambrosioides* (L.) Mosyakin & Clemants 的干燥全草。

【植物识别要点】一年生或多年生草本，高达 1m。茎直立，多分枝，有棱，无毛或有腺毛，揉之有强烈的气味。单叶互生，具短柄；叶片长圆形至长圆状披针形，下面密被黄色腺点，沿脉疏生柔毛。开绿色小花，穗状花序腋生，苞片叶状。胞果膜质，扁球形，包藏于花被内。种子细小，红棕色、光亮。

【生长环境】喜生于村旁、路边、河岸等处。北方各省常有栽培。

【采制】四季可采，除去杂质及根，切细。

【性味功效】辛、苦，微温。有小毒。祛风除湿，杀虫，止痒。

【应用】用于蛔虫病，钩虫病，蛲虫病；外用治皮肤湿疹，瘙痒，并杀蛆虫。

【选方】**治钩虫、蛔虫、蛲虫** 土荆芥叶、茎、子阴干研末，酌加糖和米糊为丸，如绿豆大，每次用开水送下一钱，早晚各一次。(《福建民间草药》)

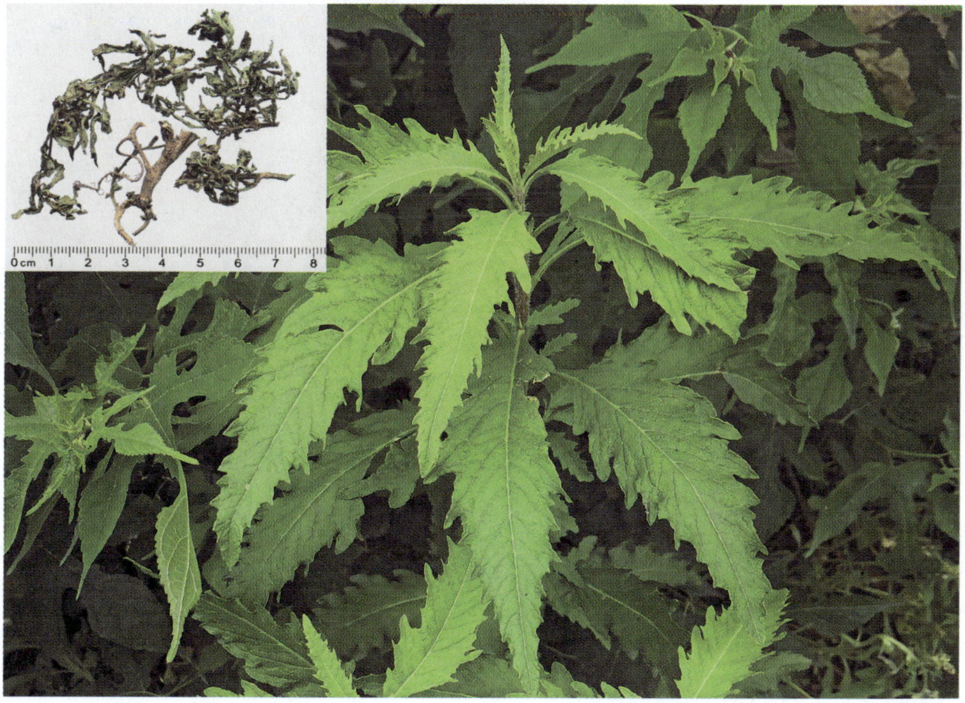

土茯苓

【别名】冷饭团、红土苓、山猪粪、毛尾薯。

【来源】为百合科植物光叶菝葜 *Smilax glabra* Roxb. 的干燥根茎。

【植物识别要点】多年生攀缘灌木，茎无刺。根状茎横生于土中，细长，生多数须根，每隔一段间距生一肥厚的块状结节，质颇坚实，外皮坚硬，褐色，凹凸不平，内面肉质粉性，黄白色，密布淡红色小点。单叶互生，革质，长圆形至椭圆状披针形，下面有白粉，主脉3条显著，细脉网状；托叶卷须状。小白花，花单性，腋生，雌雄异株。浆果球形，熟时紫红色，外被白粉。

【生长环境】生于山坡林下、路旁丛林及山谷向阳处。

【采制】全年可采挖，洗净浸泡，切片晒干或放开水中煮数分钟后，切片晒干。

【性味功效】甘、淡，平。解毒，除湿，通利关节。

【应用】用于梅毒及汞中毒所致的肢体拘挛，筋骨疼痛；湿热淋浊，带下，痈肿，瘰疬，疥癣。

【选方】**治杨梅疮毒**　土茯苓一两或五钱，水酒浓煎服。(《滇南本草》)

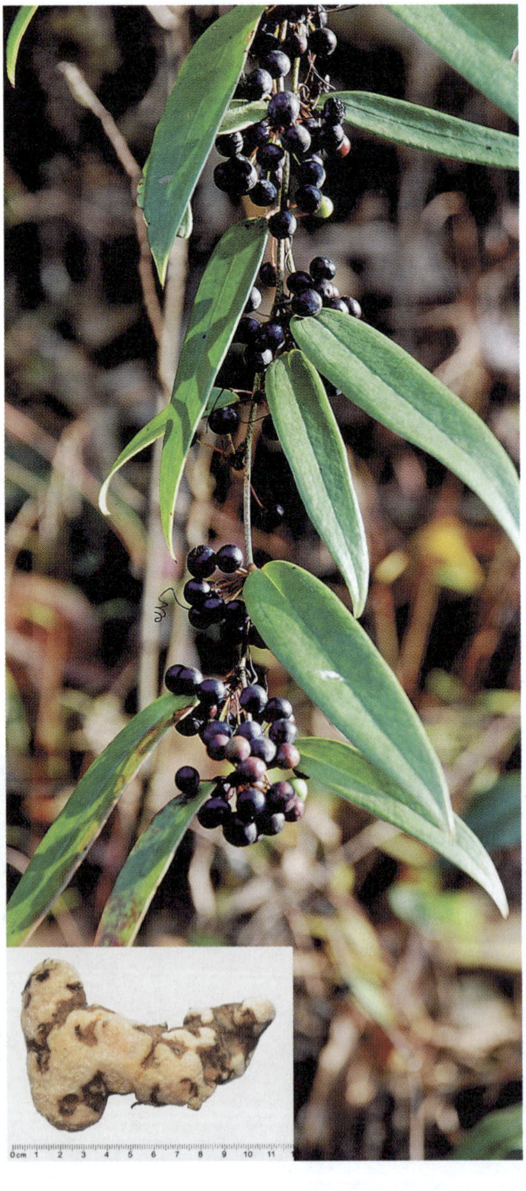

大戟

【别名】邛巨、红芽大戟、紫大戟、下马仙。

【来源】为大戟科植物大戟 *Euphorbia pekinensis* Rupr. 的干燥根。

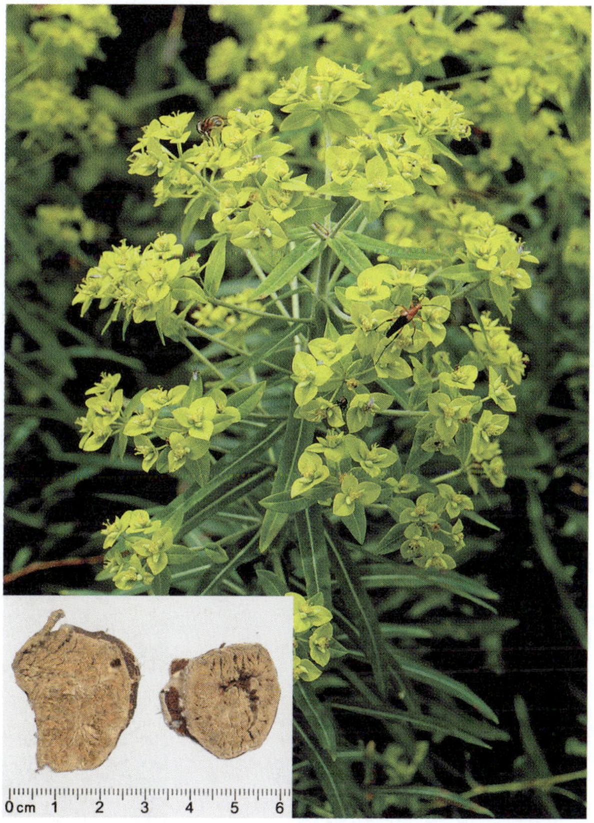

【植物识别要点】多年生草本。全株含白色乳汁。根粗壮，圆锥形，有侧根。茎自上部分枝，表面被白色短柔毛。单叶互生；几无柄；叶片狭长圆状披针形，先端钝或尖，基部渐狭，全缘，具明显中脉，上面无毛，下面在中脉上有毛。杯状聚伞花序顶生或腋生；苞叶卵状长圆形，先端尖；雌雄花均无花被；雄花多数，花丝基部较花梗稍粗壮，两者之间有关节。蒴果三棱状球形，密被刺疣。种子卵形，光滑。

【生长环境】生于山坡、路旁、荒地、草丛、林缘及疏林下。

【采制】秋季地上部分枯萎后至早春萌芽前，采挖，洗净，切片晒干或烘干。

【性味功效】苦、辛，寒。有毒。泻水逐饮，消肿散结。

【应用】主治水肿，胸腹积水，痰饮积聚，二便不利，痈肿，瘰疬。

【选方】**1. 治水肿** 枣一斗，锅内入水，上有四指，用大戟并根苗盖之遍，盆合之，煮熟为度，去大戟不用，旋旋吃，无时。（《活法机要》）

2. 治通身肿满喘息，小便涩 大戟（去皮，细切，微炒）二两，干姜（炮）半两。上二味捣罗为散，每服三钱匕，用生姜汤调下，良久，糯米饮投之，以大小便利为度。（《圣济总录》大戟散）

大蓟

【别名】大刺儿菜、大刺盖、地萝卜。

【来源】为菊科植物蓟 *Cirsium japonicum* Fisch. ex DC. 的干燥地上部分。

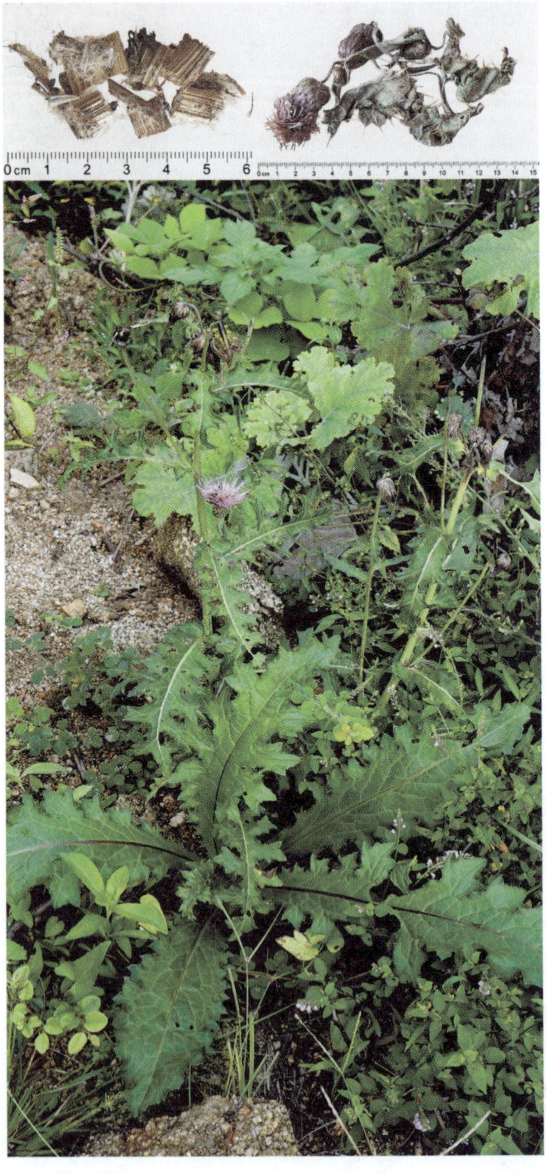

【植物识别要点】多年生草本，鲜时折断可见橙红色油滴渗出。茎基部被白色丝状毛。叶羽状深裂，齿端具针刺，茎生叶互生，基部抱茎。头状花序，总苞片多层，外层顶端有刺，花冠紫红色。瘦果椭圆形。

【生长环境】生于海拔 400~2 100m 山坡林中、林缘、灌丛中、草地、荒地、田间、路旁或溪旁。

【采制】夏、秋二季花开时采割地上部分，除去杂质，晒干。

【性味功效】甘、苦，凉。凉血止血，散瘀解毒消痈。

【应用】用于衄血，吐血，尿血，外伤出血，痈肿疮毒。

【选方】**1. 治心热吐血、口干** 刺蓟叶及根，捣，绞取汁，每服一小盏，频服。(《太平圣惠方》)

2. 治吐血衄血，崩中下血 大蓟一握。捣，绞取汁，服半升。(《本草汇言》)

3. 治肺热咳血 大蓟鲜根一两。洗净后杵碎，酌加冰糖半两，和水煎成半碗，温服，日服两次。(《福建民间草药》)

大血藤

【别名】血藤、红藤、槟榔钻、大血通。
【来源】为木通科植物大血藤 *Sargentodoxa cuneata*(Oliv.) Rehd. et Wils. 的干燥藤茎。

【植物识别要点】落叶攀缘灌木。茎褐色,圆形,有条纹,光滑无毛。3 出复叶,互生;叶柄长,上面有槽;中间小叶菱状卵形,先端尖,基部楔形,全缘,有柄;两侧小叶较中间者大,斜卵形,先端尖,基部两边不对称,内侧楔形,外侧截形或圆形,几无柄。花单性,雌雄异株,总状花序腋生,下垂,具苞片,花多数,芳香。浆果卵圆形。种子卵形,黑色,有光泽。花期 3—5 月。果期 8—10 月。

【生长环境】生于深山疏林、大山沟畔肥沃土壤的灌木丛中。

【采制】8—9 月采收,晒干,除去叶片,切段或切片。

【性味功效】苦,平。清热解毒,活血,祛风止痛。

【应用】用于肠痈腹痛,热毒疮疡,经闭,痛经,跌扑肿痛,风湿痹痛。

【选方】1. 治跌打损伤　大血藤,骨碎补各适量共捣烂,敷伤处。(《湖南农村常用中草药手册》)

2. 治血虚经闭　大血藤五钱,益母草三钱,叶下红四钱,香附二钱。水煎,配红砂糖适量调服。(《闽东本草》)

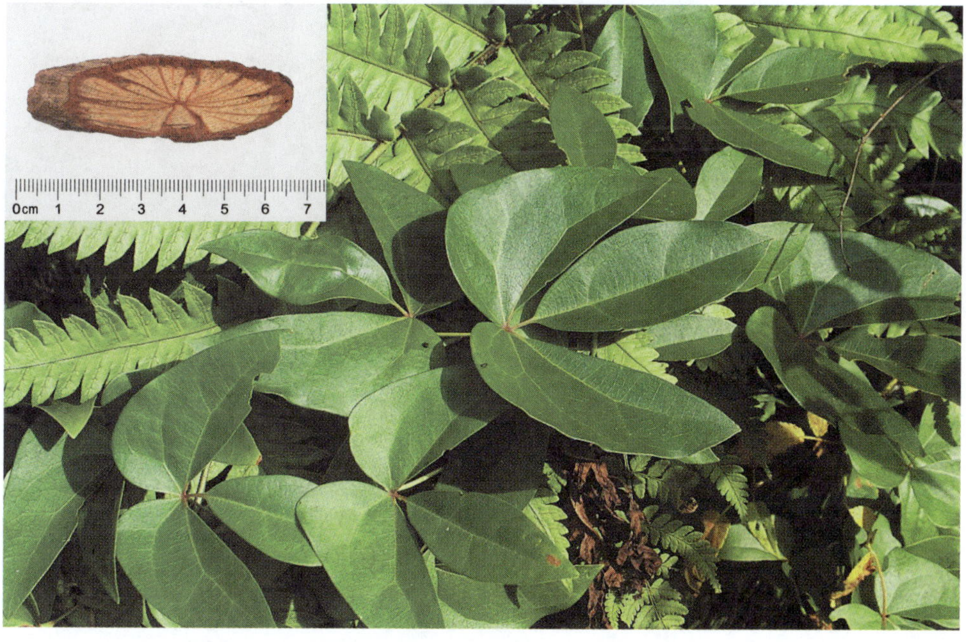

大皂角

【别名】皂荚、皂角、皂荚树、牙皂。

【来源】为豆科植物皂荚 *Gleditsia sinensis* Lam. 的干燥成熟果实。

【植物识别要点】乔木。刺粗壮，圆锥状。一回羽状复叶，小叶纸质，卵状披针形至长圆形。花杂性，黄白色，总状花序腋生或顶生，被短柔毛。荚果带状，果瓣革质，褐棕色或红褐色，常被白色粉霜；种子长圆形或椭圆形，棕色，光亮。

【生长环境】生于路边、沟旁等附近。

【采制】秋季果实成熟时采摘，晒干。

【性味功效】辛、咸，温。祛痰止咳，开窍通闭，杀虫散结。

【应用】用于中风口眼歪斜，头风头痛，咳嗽痰喘，肠风便血，下痢噤口，痈肿便毒，疮癣疥癞。

【选方】**治风癣疥癞或皮肤麻木，死肌，风痹顽皮等证** 大皂荚二十条(去皮、子、弦)；切碎，水十五碗，熬成稠膏；每日用少许搽患处；再以十茶匙枸杞子汤调服。(《马敬思自得录方》)

【附注】皂角刺为本植物的干燥棘刺。辛，温。消肿托毒，排脓，杀虫。用于痈疽初起或脓成不溃；外治疥癣麻风。

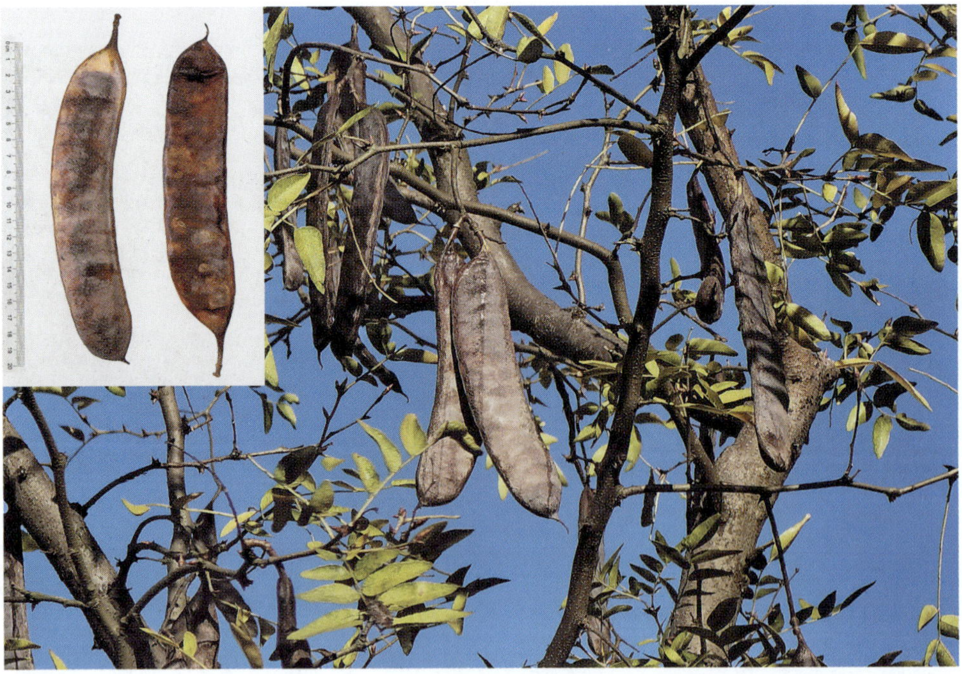

万年青

【别名】斩蛇剑、冬不调草、铁扁担、九节连。

【来源】为百合科植物万年青 *Rohdea japonica*(Thunb.)Roth. 的根状茎或全草。

【植物识别要点】多年生常绿草本。根状茎粗短，叶自根状茎丛生，质厚，披针形或带形，边缘略向内褶，直出平行脉多条，花多数，丛生于顶端排列成短穗状花序；浆果球形，橘红色。

【生长环境】生于海拔 750~1 700m 的林下、山谷阴湿草。

【采制】全年均可采，挖取根及根茎，洗净，去须根，鲜用或切片晒干。

【性味功效】苦、甘，寒。有小毒。清热解毒，强心利尿。

【应用】用于咽喉肿痛，细菌性痢疾；外用治跌打损伤，毒蛇咬伤，烧烫伤。

【选方】痔漏　万年青叶取汁，如无汁，即用根水少许，同捣取汁搽。(《本草纲目拾遗》)

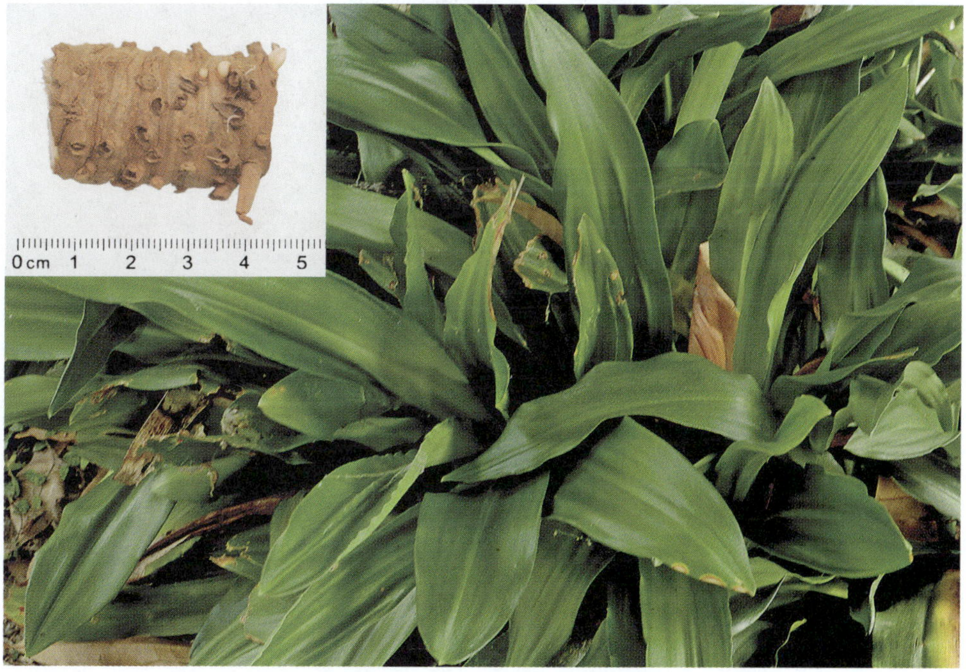

小驳骨

【别名】驳骨丹、接骨草、小还魂、小叶金不换。

【来源】为爵床科植物小驳骨 *Gendarussa vulgaris* Nees 的干燥地上部分。

【植物识别要点】多年生草本或亚灌木，直立，无毛；茎圆柱形，节膨大，枝多数，对生，嫩枝常深紫色。叶纸质，狭披针形至披针状线形，顶端渐尖，基部渐狭，全缘；中脉粗大，上面平坦，背面呈半柱状凸起，均呈深紫色或有时侧脉半透明。穗状花序顶生，下部间断，上部密花；花冠白色或粉红色，上唇长圆状卵形，下唇浅3裂。蒴果长1.2cm，无毛。花期春季。

【生长环境】生于村旁或路边的灌丛中，亦有栽培。

【采制】全年均可采收，除去杂质，晒干。

【性味功效】辛，温。祛瘀止痛，续筋接骨。

【应用】用于跌打损伤，筋伤骨折，风湿骨痛，血瘀经闭，产后腹痛。

【选方】**1. 治风湿痛**　小驳骨、大风艾、过山香、水菖蒲、红鹰不扑各适量。用水煲，熏洗患处。(《广西民间常用草药》)

2. 治四肢神经痛　小驳骨、枫寄生、埔银、土烟头、钮子茄及一条根各20g。水煎服。(《台湾植物药材志》)

3. 治痛经　小驳骨40g。水煎服。(《台湾植物药材志》)

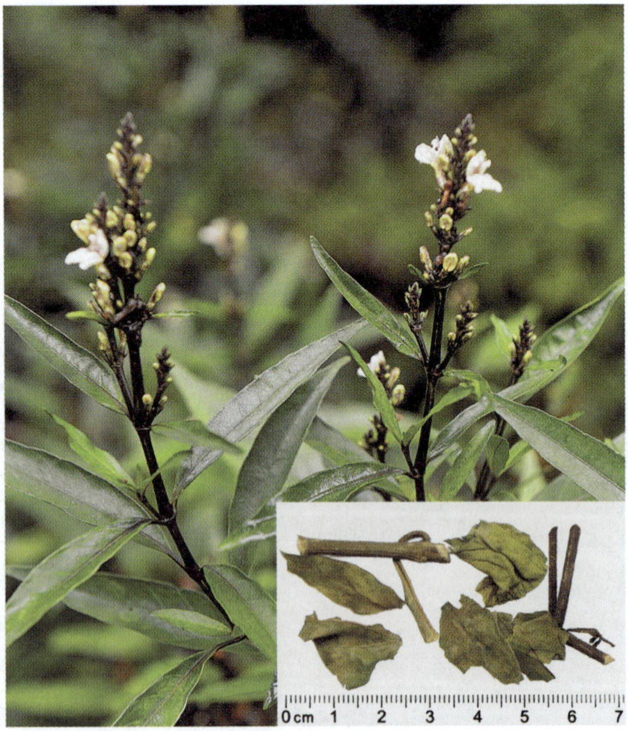

小茴香

【别名】谷茴香、谷茴。

【来源】为伞形科植物茴香 *Foeniculum vulgare* Mill. 的干燥成熟果实。

【植物识别要点】多年生草本，全株有粉霜，有强烈香气，茎有棱。叶互生，2~4 回羽状细裂，最终裂片丝状，基部鞘状抱茎，上部叶的柄一部或全部成鞘。复伞形花序顶生，双悬果矩圆形，果棱尖锐，具有特异芳香气。

【生长环境】生于土壤湿润、气候凉爽地区。

【采制】秋季果实初熟时采割植株，晒干，打下果实，除去杂质。

【性味功效】辛，温。散寒止痛，理气和胃。

【应用】用于寒疝腹痛，睾丸偏坠，痛经，少腹冷痛，脘腹胀痛，食少吐泻。

【选方】**治胃痛，腹痛** 小茴香子、良姜、乌药根各 6g，炒香附 9g。水煎服。(《江西草药》)

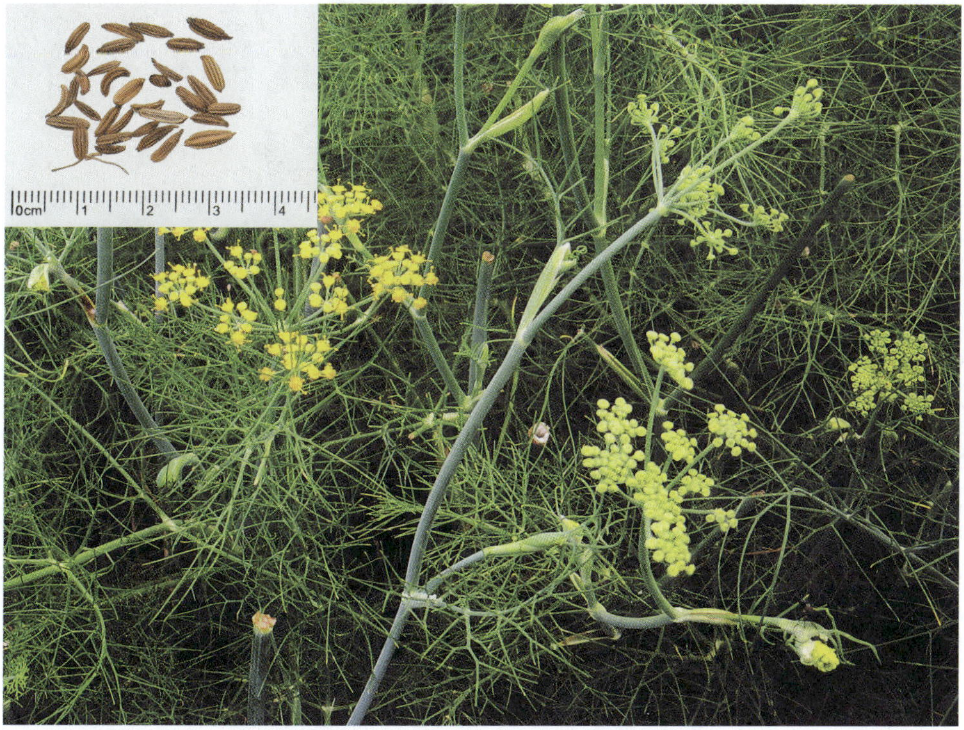

山药

【别名】薯蓣、土薯、山薯蓣、怀山药、白山药。

【来源】为薯蓣科植物薯蓣 *Dioscorea opposita* Thunb. 的干燥根茎。

【植物识别要点】多年生缠绕草本。根状茎肉质肥厚，茎细长，有棱线，叶腋常生珠芽名“零余子”，俗称“山药豆”。花雌雄异株，黄绿色，蒴果有 3 棱，呈翅状，种子扁圆形，有宽翅。

【生长环境】生于山野向阳处。

【采制】冬季茎叶枯萎后采挖，切去根头，洗净，除去外皮和须根，干燥，习称“毛山药”；或除去外皮，趁鲜切厚片，干燥，称为“山药片”；也有选择肥大顺直的干燥山药，置清水中，浸至无干心，闷透，切齐两端，用木板搓成圆柱状，晒干，打光，习称“光山药”。

【性味功效】甘，平。补脾养胃，生津益肺，补肾涩精。

【应用】用于脾虚食少，久泻不止，肺虚喘咳，肾虚遗精，虚热消渴。

【选方】**1. 治心腹虚膨，手足厥冷，或饮过苦涩凉剂，晨朝未食先呕，或闻食即吐，不思饮食，此乃脾胃虚弱** 山药一味，锉如小豆大，一半炒热，一半生用，为末，米饮调下。(《普济方》)

2. 补下焦虚冷，小便频数，瘦损无力 薯蓣于沙盆内研细，入铫中，以酒一大匙，熬令香，旋添酒一盏，搅令匀，空心饮之，每旦一服。(《太平圣惠方》)

3. 治诸风眩运，益精髓，壮脾胃 薯蓣粉，同曲米酿酒；或同山茱萸、五味子、人参诸药浸酒煮饮。(《本草纲目》山药酒)

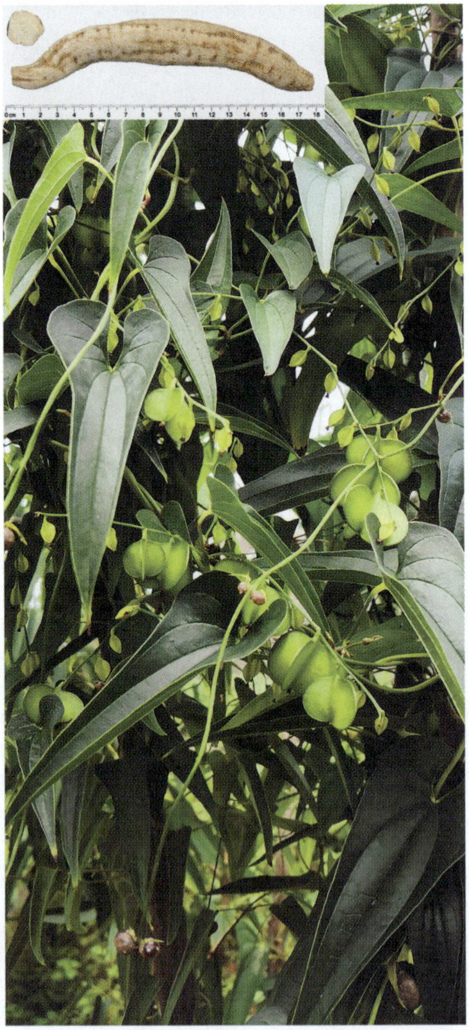

山柰

【别名】 沙姜、山辣。

【来源】 为姜科植物山柰 *Kaempferia galanga* L. 的干燥根茎。

【植物识别要点】 根茎块状，单生或数枚连接，淡绿色或绿白色，芳香。叶通常 2 片，贴近地面生长，近圆形，无毛或于叶背被稀疏的长柔毛，干时于叶面可见红色小点，几无柄。花朵顶生，半藏于叶鞘中；苞片披针形；花白色，有香味，易凋谢；花萼约与苞片等长；花冠管裂片线形；侧生退化雄蕊倒卵状楔形；唇瓣白色，基部具紫斑；雄蕊无花丝，药隔附属体正方形，2 裂。

【生长环境】 生于热带、南亚热带平原或低山丘陵。

【采制】 冬季采挖，洗净，除去须根，切片，晒干。

【性味功效】 辛，温。行气温中，消食，止痛。

【应用】 用于胸隔胀满，脘腹冷痛，饮食不消。

【选方】 **治心腹冷痛**　山柰、丁香、当归、甘草等分。为末，醋糊丸，梧子大。每服三十丸，酒下。（《濒湖集简方》）

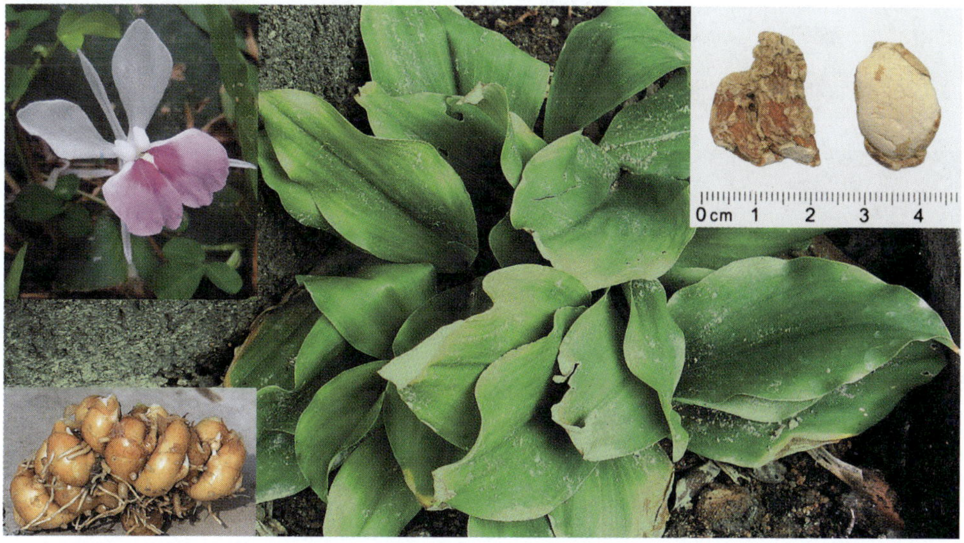

山楂

【别名】红果子、山梨、酸楂。

【来源】为蔷薇科植物山楂 *Crataegus pinnatifida* Bge. 等的干燥果实，其根叶也入药。

【植物识别要点】为落叶乔木或大灌木，分枝多。单叶互生，有长柄。托叶镰形，较大，边缘有齿，叶片广卵形或菱状卵形，边缘有羽状裂叶 5~9，常稍偏斜。花呈伞房花序。梨果球形，深亮红色，有黄白色小斑点，深端留一深洼，小核 3~5。

【生长环境】生于山坡林边或灌木丛中。

【采制】秋季果实成熟时采收，切片，干燥。

【性味功效】酸、甘，微温。消食健胃，行气散瘀，化浊降脂。

【应用】用于肉食积滞，脘腹胀痛或泄泻等。

【选方】1. 治一切食积　山楂四两，白术四两，神曲二两。上为末，蒸饼丸，梧子大，服七十丸，白汤下。（《丹溪心法》）

2. 治食肉不消　山楂肉四两，水煮食之，并饮其汁。（《简便单方》）

3. 治诸滞腹痛　山楂一味煎汤饮。（《方脉正宗》）

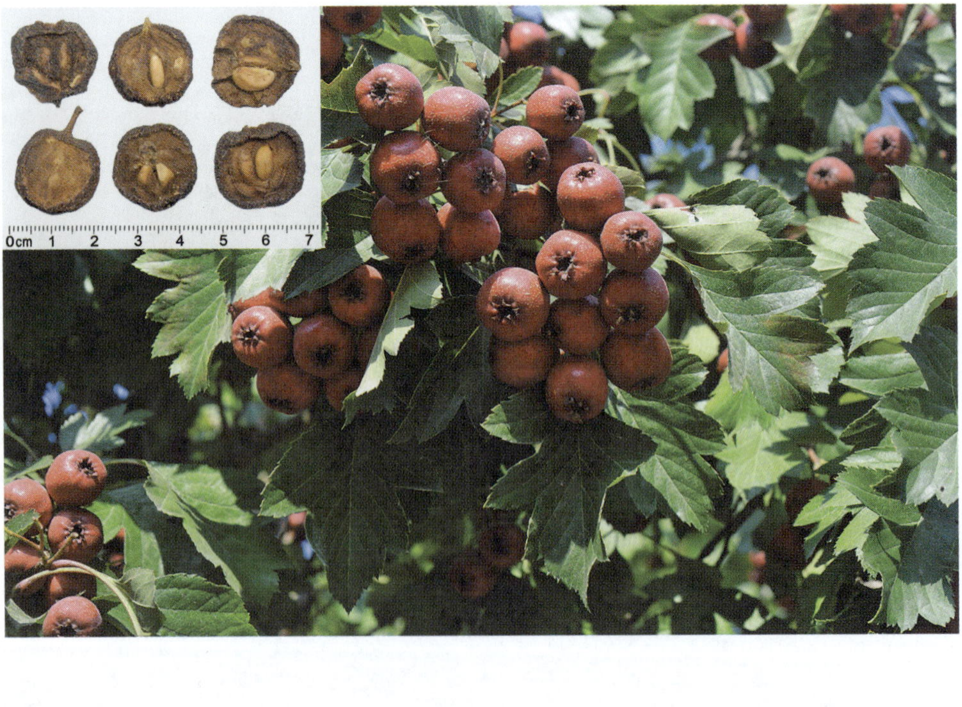

山芝麻

【别名】大山麻、石秤砣、山油麻、坡油麻。

【来源】为梧桐科植物山芝麻 *Helictercs angustifolia* L. 的干燥根或叶。

【植物识别要点】小灌木,小枝被灰绿色短柔毛。叶狭,矩圆形或条状披针形,顶端钝或急尖,基部圆形,上面无毛或几无毛,下面被灰白色或淡黄色星状茸毛,间或混生纲毛。聚伞花序有 2 至数朵花;花瓣 5 片,不等大,淡红色或紫红色,比萼略长。蒴果卵状矩圆形,顶端急尖,密被星状毛及混生长绒毛;种子小,褐色,有椭圆形小斑点。花期几乎全年。

【生长环境】为我国南部山地和丘陵地常见的小灌木,常生于草坡上。

【采制】夏、秋采挖,洗净切片晒干。

【性味功效】苦、微甘,寒。有小毒。清热解毒,止咳。

【应用】用于感冒高烧,扁桃体炎,咽喉炎,腮腺炎,麻疹,咳嗽,疟疾;外用治毒蛇咬伤,外伤出血,痔疮,痈肿疔疮。

【选方】1. **治毒蛇咬伤** 山芝麻根二至三两。用酒煎饮;另搽擦患处。(《岭南草药志》)

2. **治蛇头疔** 山芝麻鲜叶和红糖捣烂敷患处。(《福建中草药》)

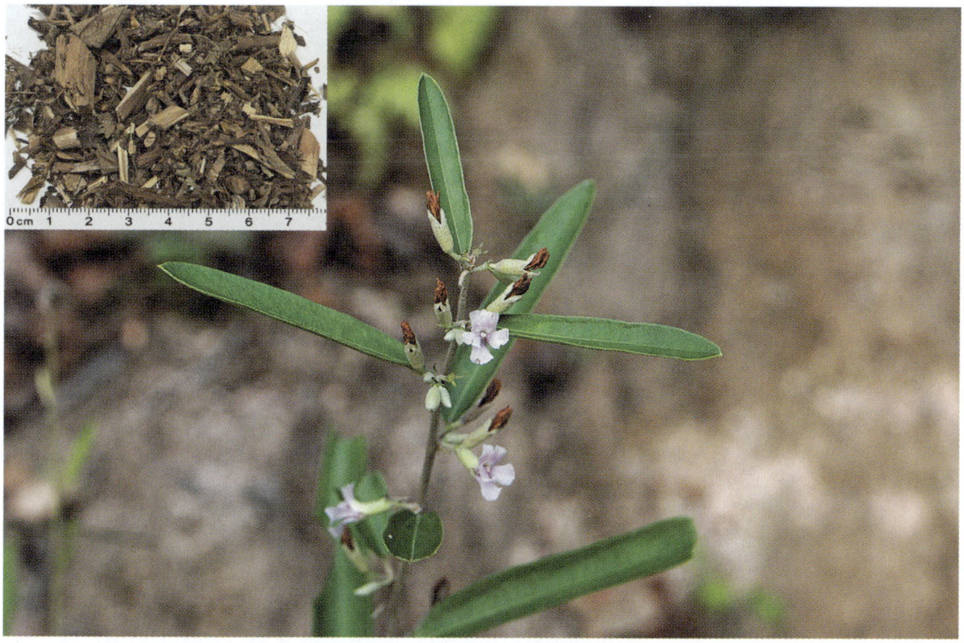

山血丹

【别名】 细罗伞树、小罗伞、血党、活血胎。

【来源】 为紫金牛科植物山血丹（沿海紫金牛）*Ardisia punctata* Lindl. 的干燥根、叶、果或全株。

【植物识别要点】 灌木或小灌木，叶片革质或近坚纸质，脉隆起，亚伞形花序，单生或稀为复伞形花序，着生于侧生特殊花枝顶端；花瓣白色，雌蕊与花瓣等长，子房卵珠形，果球形。

【生长环境】 生于海拔 270~1 150m 的山谷、山坡密林下，水旁和阴湿处。

【采制】 秋季采挖，去除杂质，晒干。

【性味功效】 苦、甘、辛，温。活血调经，祛风除湿。

【应用】 用于经闭，痛经，风湿痹痛，跌打损伤。

【选方】 **1. 治痛经**　血党、姜黄、茜草、槟榔、黄花到水莲。煎服。（《广西实用中草药新选》）

2. 治跌打损伤　山血丹适量，鲜品捣烂外敷。（《中华本草》）

3. 祛风湿　山血丹 9g，煎服。（《中华本草》）

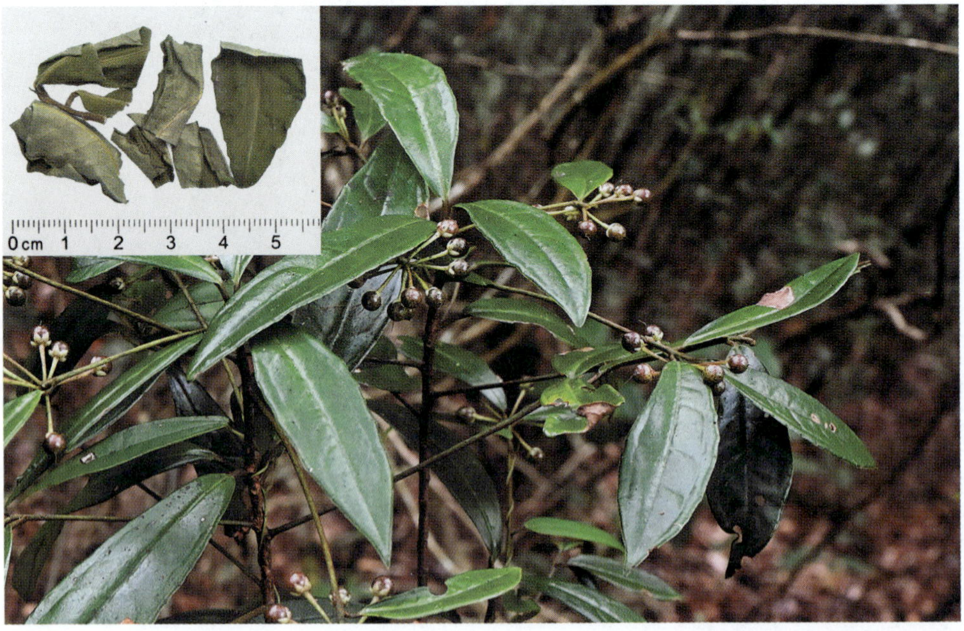

山麦冬

【别名】 麦门冬、鱼子兰。

【来源】 为百合科植物湖北麦冬 *Liriope spicata* (Thunb.) Lour. var. *prolifera* Y. T. Ma 等的干燥块根。

【植物识别要点】 多年生常绿草本。须根中部膨大呈纺锤形的肉质块根。叶线形、丛生，稍革质，基部渐狭并具褐色膜质鞘。花葶自叶丛中抽出，总状花序，花淡紫色或近白色。浆果圆形，蓝黑色。

【生长环境】 生于海拔 50~1 400m 的山坡、山谷林下、路旁或湿地；为常见栽培的观赏植物。

【采制】 夏初采挖，洗净，反复暴晒、堆置，至近干，除去须根，干燥。

【性味功效】 甘、微苦，微寒。养阴生津，润肺清心。

【应用】 用于肺燥干咳，虚劳咳嗽，津伤口渴，心烦失眠，肠燥便秘。

【选方】 **1. 治燥伤肺胃阴分，或热或咳者**　沙参 15g，山麦冬 15g，玉竹 10g，生甘草 5g，冬桑叶 7.5g，扁豆 7.5g，花粉 7.5g。水五杯，煮取二杯，日再服。(《温病条辨》沙参山麦冬汤)

2. 治热伤元气，肢体倦怠，气短懒言，口干作渴，汗出不止，脚攲眼黑，津枯液涸　人参 25g，麦门冬(去心) 15g，五味子 10g(碎)。水煎，不拘时温服。(《千金方》生脉散)

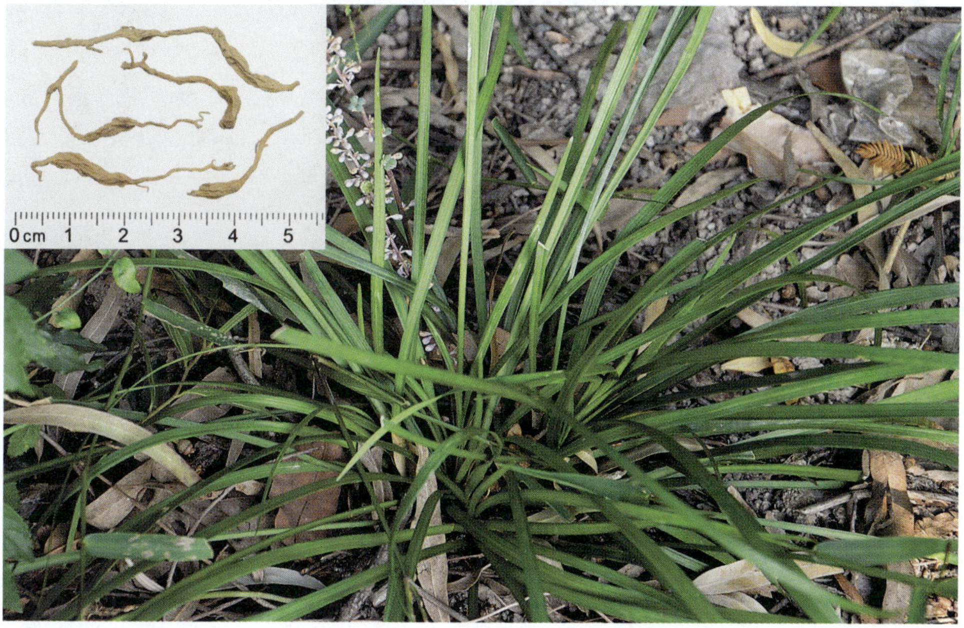

山豆根

【别名】山豆根、日本山豆根、三小叶山豆根。

【来源】为豆科植物越南槐 *Sophora tonkinensis* Gapnep. 的干燥根和根茎。

【植物识别要点】灌木，小枝被灰色柔毛或短柔毛。羽状复叶，基部稍膨大，下面被紧贴的灰褐色柔毛，中脉下面明显隆起，总状花序或基部分枝近圆锥状，花萼杯状，花冠黄色，龙骨瓣最大，常呈斜倒卵形或半月形，荚果串珠状，稍扭曲，种子卵形，黑色。

【生长环境】生于石山脚下、岩缝或灌木丛林缘。

【采制】秋季采挖，除去杂质，洗净，干燥。

【性味功效】苦，寒。清热解毒，消肿利咽。

【应用】用于咽喉肿痛，喘满热咳，痔疾，热肿，秃疮，疥癣，蛇、虫、犬咬伤。

【选方】**1. 治疗齿痛**　山豆根一片含于痛处。(《肘后备急方》)

2. 治喉中发痛　用山豆根，磨醋噙之，追涎即愈，势重不能言者，频以鸡翎扫入喉中，引涎出。(《永类钤方》)

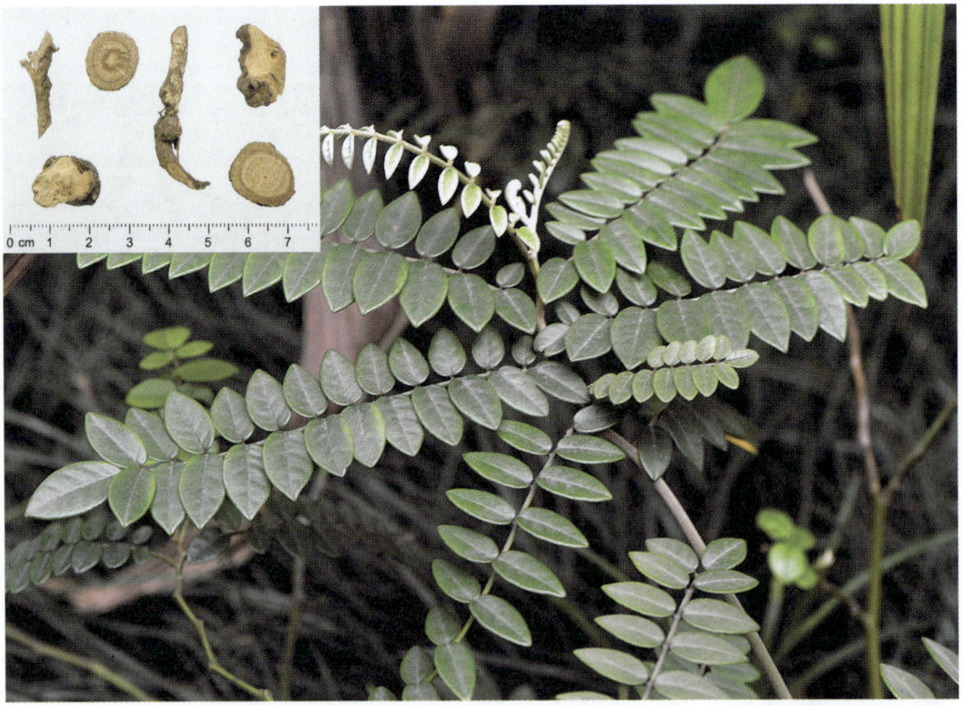

山鸡椒

【别名】毕澄茄、山香椒、木姜子、山苍子。

【来源】为樟科植物山鸡椒(山苍子) *Litsea cubeba*(Lour.) Pers. 的果实。

【植物识别要点】落叶灌木或小乔木，有强烈姜香。叶互生，叶片长圆状披针，春季先叶开淡黄色小花，雌雄异株，花序每梗顶端有苞片4，果球形如黄豆大，香辣，基部有6齿状宿存花被。

【生长环境】生于向阳的山地、灌丛、疏林或林中路旁、水边。

【采制】秋季果实成熟时采收，根、叶全年可采，除去杂质，晒干。

【性味功效】辛、苦，温。祛风散寒，理气止痛。

【应用】用于胃寒呕逆，脘腹冷痛，寒疝腹痛，感冒头痛，胃痛。

【选方】**1. 治单纯性消化不良** 山苍子6g，茶叶3g，鸡矢藤9g。水煎服，每日1剂，分3~4次服。(《全国中草药汇编》)

2. 治胃痛(虚寒型) 山苍子、香附各15g，樟木子9g。水煎服。(《全国中草药汇编》)

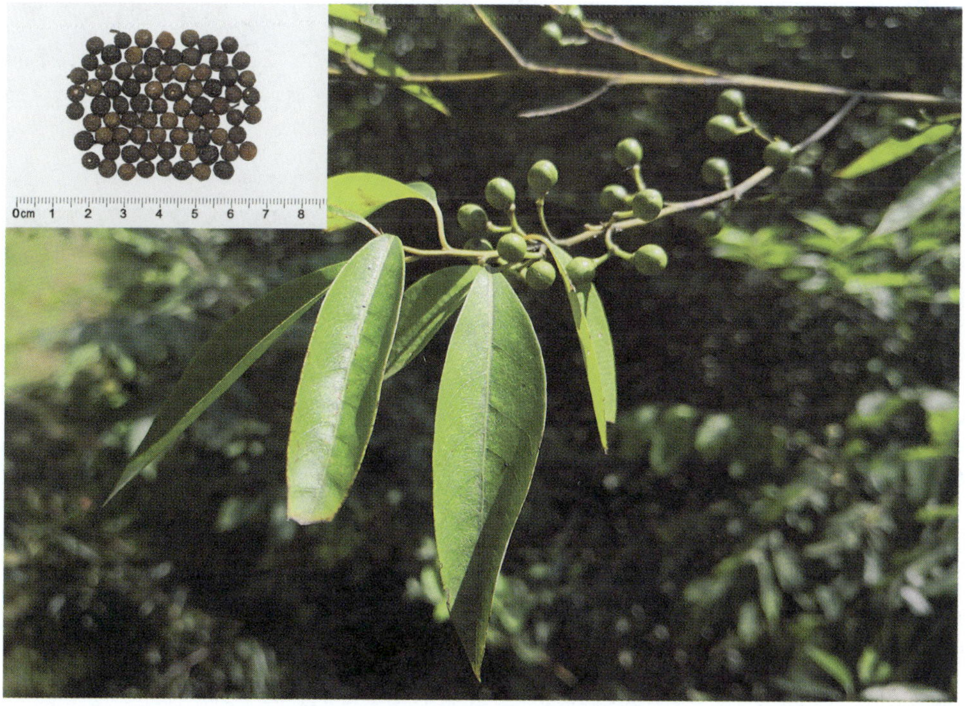

山茱萸

【别名】蜀枣、山萸肉、枣皮、药枣、红枣皮。

【来源】为山茱萸科植物山茱萸 *Cornus officinalis* Sieb. et Zucc. 的干燥成熟果肉。

【植物识别要点】落叶小乔木，单叶对生；脉腋有黄褐色毛丛，弧形平行排列；花先叶开放，成伞形花序，簇生于小枝顶端，核果长椭圆形，成熟后红色，种子长椭圆形，两端钝圆。

【生长环境】生于山坡中下部地段，阴坡、阳坡、谷地以及河两岸等地。

【采制】秋末冬初果皮变红时采收果实，用文火烘或置沸水中略烫后，及时除去果核，干燥。

【性味功效】酸、涩，微温。补益肝肾，收涩固脱。

【应用】用于眩晕耳鸣，腰膝酸痛，阳痿遗精，崩漏带下，内热消渴。

【选方】**1. 治五种腰痛，下焦风冷，腰脚无力** 牛膝一两(去苗)，山茱萸一两，桂心三分，上药捣细罗为散，每于食前，以温酒调下二钱。(《太平圣惠方》)

2. 益元阳，补元气，固元精，壮元神 山茱萸(酒浸)取肉一斤，破故纸(酒浸一日，焙干)半斤，当归四两，麝香一钱。上为细末，炼蜜丸，梧桐子大。每服八十一丸，临卧酒盐汤下。(《扶寿精方》草还丹)

3. 治脚气上入，少腹不仁 干地黄八两，山茱萸、薯蓣各四两，泽泻、茯苓、牡丹皮各三两，桂枝、附子(炮)各一两。上八味，末之，炼蜜和丸梧子大，酒下十五丸，日再服。(《金匮要略》崔氏八味丸)

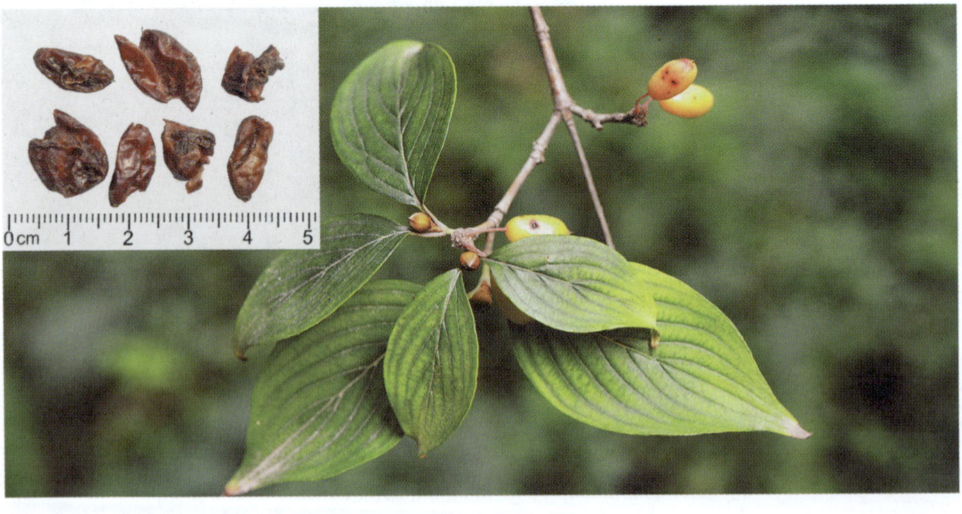

山菅兰

【别名】山猫儿、山大箭兰、老鼠砒、桔梗兰。

【来源】为百合科植物山菅兰 *Dianella ensifolia*（L.）DC. 的干燥根。

【植物识别要点】多年生草本。根状茎横生，结节状，黄白色，节上生纤细而硬的须根。叶二列互生，条状披针形，边缘有时具稀疏粗糙的小锯齿，基部鞘状，向内对折而合生。夏季开青紫或绿白色花，小花梗短，苞片匙形；花被裂片6，二轮，披针形，内轮3片外曲；雄蕊6，花药线形，顶孔裂；子房上位，花柱线状。浆果紫蓝色。

【生长环境】山坡草地或疏林中。

【采制】四季可采，洗净，切片晒干用。

【性味功效】甘、辛，凉。有大毒。拔毒消肿。

【应用】外用于痈疮脓肿，癣，淋巴结结核，淋巴结炎。

【选方】外治痈疮脓肿，癣，淋巴结结核，淋巴结炎　根粉适量，醋调敷患处。（《全国中草药汇编》）

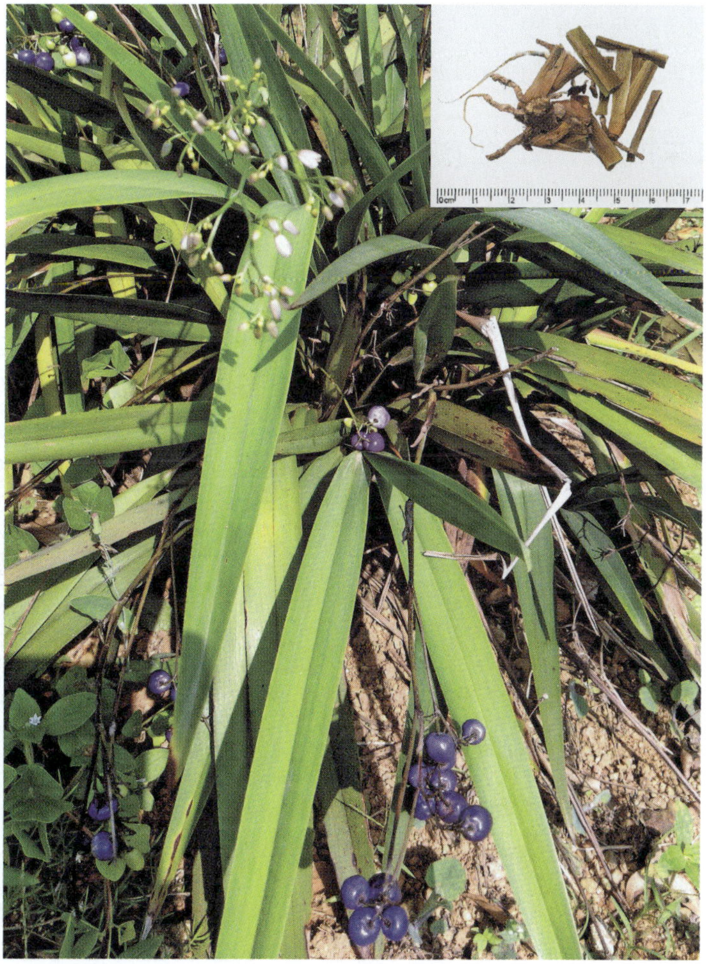

山银花

【别名】菰腺忍冬。

【来源】为忍冬科植物红腺忍冬*Lonicera hypoglauca* Miq. 等的干燥花蕾或带初开的花。

【植物识别要点】落叶藤本；幼枝、叶柄、叶下面和上面中脉及总花梗均密被上端弯曲的淡黄褐色短柔毛。叶卵形至卵状矩圆形。萼筒无毛，先端5裂，裂片长三角形，被毛，开放者花冠下唇反转，花柱无毛。

【生长环境】生于溪边、旷野疏林下或灌木丛中。

【采制】夏初花开放前采收，干燥。

【性味功效】甘，寒。清热解毒，疏散风热。

【应用】用于痈肿疔疮，丹毒，热毒血痢，风热感冒，温病发热。

【选方】**治发背，恶疮，托里，止痛，排脓**　山银花120g，甘草30g（炒）。上为粗末，每服12g，水、酒各一盏，煎至一盏，去渣，稍热服之。（《卫生宝鉴》）

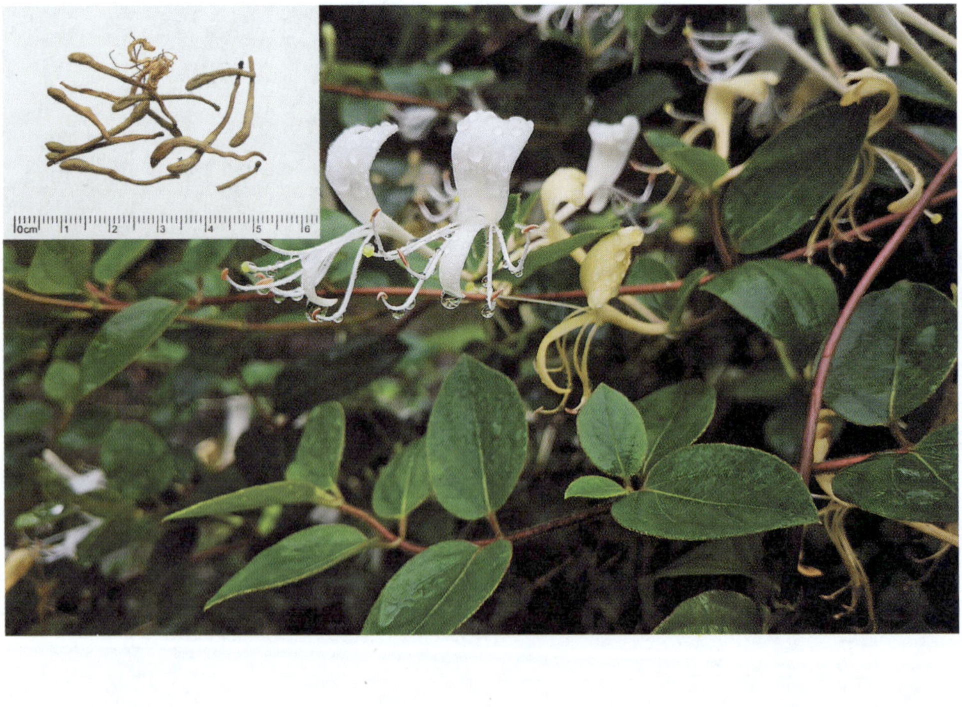

千斤拔

【别名】老鼠尾、一条根、千斤坠、蔓性千斤拔。

【来源】为豆科植物千斤拔 *Flemingia philippinensis* Merr. et Rolfe 的干燥根。

【植物识别要点】直立或蔓生半灌木。嫩枝被短柔毛。叶互生，被长茸毛；托叶 2 片，三角状；三出复叶，顶生小叶长椭圆形或卵状披针形；先端钝或急尖，基部圆形或楔形。上表面被稀疏短柔毛；下表面密被锈色贴伏柔毛；总状花序腋生；花密生；花冠紫红色；雄蕊二体；荚果椭圆状，被短柔毛；种子 2 颗，近圆球形，黑色。

【生长环境】生于山坡、草地、灌木丛。

【采制】四季可采，洗净或趁鲜切片，干燥。

【性味功效】甘、微涩，平。补脾胃，益肝肾，强腰膝，舒筋络。

【应用】用于脾胃虚弱，气虚脚肿，肾虚腰痛，手足酸软，风湿骨痛，跌打损伤。

【选方】**1. 治风湿痹痛，腰肌劳损，四肢痿软，跌打损伤，咽喉肿痛**　内服：千斤拔煎汤，15~30g。外用：磨汁涂；或研末调敷。（《痰湿一去百病消》）

2. 治牙痛，牙痈　千斤拔一至二两，蜂房三至五钱，水煎服。（《福建中草药》）

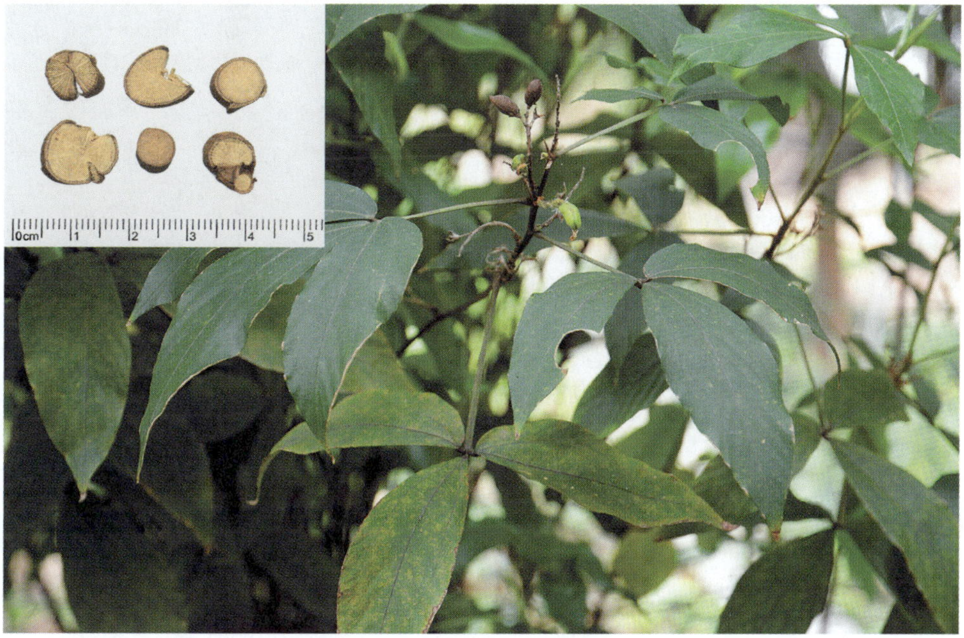

千年健

【别名】一包针、千年见、千颗针、丝棱线。

【来源】为天南星科植物千年健 *Homalomena occulta* (Lour.) Schott 的干燥根茎。

【植物识别要点】多年生草本。根茎匍匐,肉质根圆柱形,密被淡褐色短绒毛。鳞叶线状披针形,向上渐狭,锐尖。叶片膜质至纸质,箭状心形至心形;花序1~3,生鳞叶之腋,花序柄短于叶柄。佛焰苞绿白色,长圆形至椭圆形,花前席卷成纺锤形,盛花时上部略展开成短舟状,具长约1cm的喙。肉穗花序具短梗或否;种子褐色,长圆形。

【生长环境】生于沟谷密林下,竹林和山坡灌丛。

【采制】10—12月采收,割下根茎,削去茎尖、须根,洗净晒干用。

【性味功效】苦、辛,温。祛风湿,壮筋骨。

【应用】用于风寒湿痹,腰膝冷痛,拘挛麻木,筋骨痿软。

【选方】**治风寒筋骨疼痛、拘挛麻木** 千年健、地风各30g,老鹳草90g。共研细粉。每服3g。(《全国中草药汇编》)

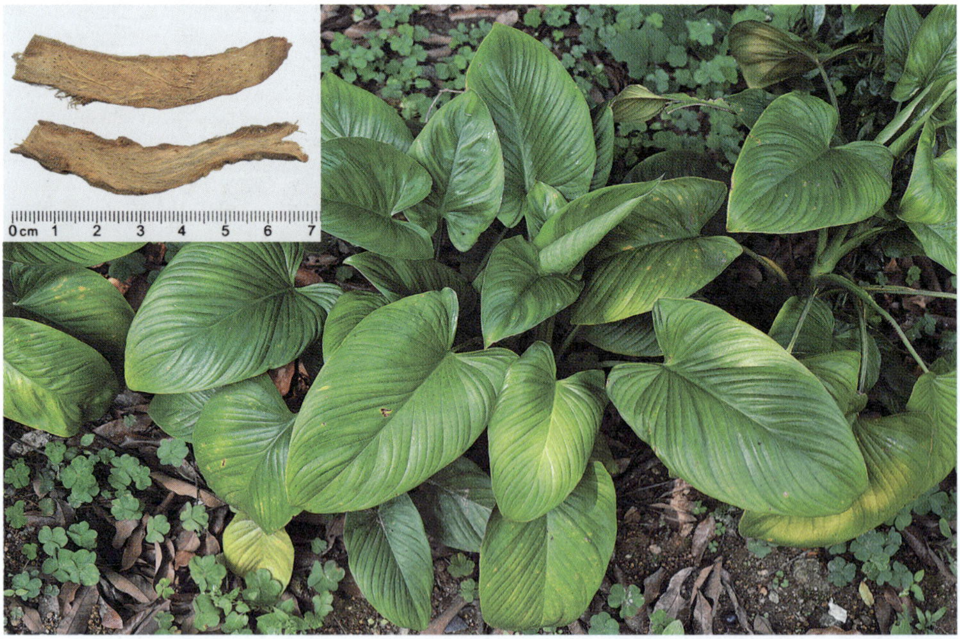

千里光

【别名】千里及、黄花演、眼明草、九龙光。

【来源】为菊科植物千里光 *Senecio scandens* Buch. Ham. 的地上部分。

【植物识别要点】多年生攀缘草本，根状茎木质。叶片卵状披针形至长三角形，顶端渐尖，基部宽楔形，截形，戟形或稀心形，通常具浅或深齿，稀全缘，两面被短柔毛至无毛。头状花序；总苞钟形；花黄色至棕色，冠毛白色。瘦果圆柱形，被柔毛。

【生长环境】生于路旁及旷野间。

【采制】9—10月收割全草，晒干或鲜用。

【性味功效】苦，寒。清热解毒，明目，利湿。

【应用】用于痈肿疮毒，感冒发热，目赤肿痛，泄泻痢疾，皮肤湿疹。

【选方】**1. 治风火眼痛** 千里光二两，煎水熏洗。(《江西民间草药》)

2. 治阴囊皮肤流水奇痒 千里光捣烂，水煎去渣，再用文火煎成稠膏状，调乌桕油，涂患处。(《浙江民间常用草药》)

3. 预防中暑 千里光五至八钱。泡开水代水饮。(《福建中草药》)

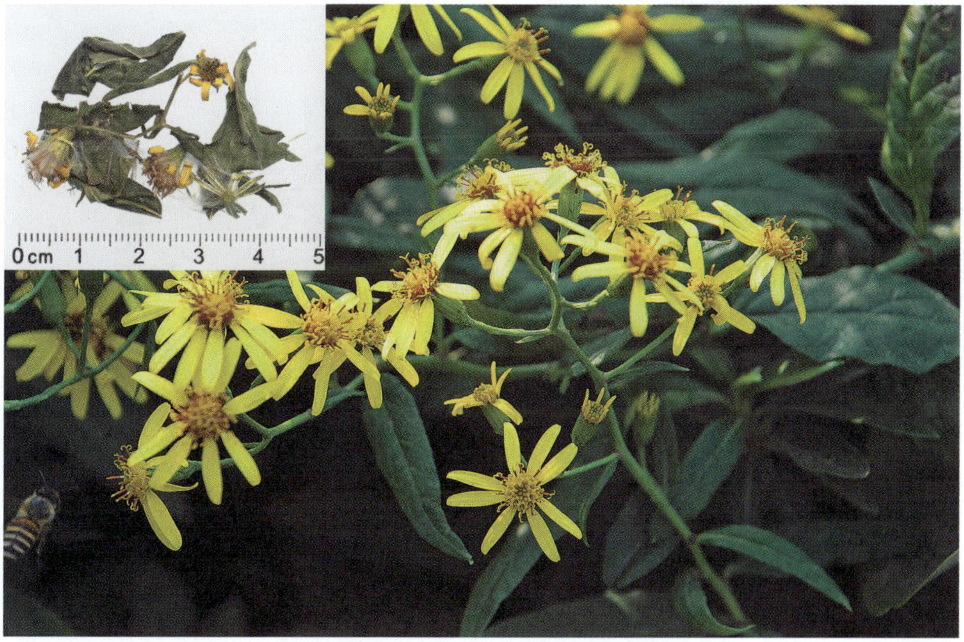

千金子

【别名】 千两金、菩萨豆、续随子。

【来源】 为大戟科植物续随子 *Euphorbia lathylris* Linn. 的干燥成熟种子。

【植物识别要点】 二年生草本。全株无毛,微被白粉,含白色乳汁。单叶对生,线状披针形,无柄,叶片广披针形,顶端锐尖,基部近心形,全缘。总花序顶生,伞状。花序总苞杯状,花单性,每花有雄蕊1枚,雌花1朵。蒴果近球形。种子短圆形。

【生长环境】 生于海拔200~1 020m的潮湿之地、田边草丛或路边草丛。

【采制】 夏、秋二季果实成熟时采收,除去杂质,干燥。

【性味功效】 辛,温,有毒。泻下逐水,破血消癥;外用疗癣蚀疣。

【应用】 用于水肿,痰饮,积滞胀满,二便不通。

【注意事项】 体弱便溏者及孕妇忌服。

【选方】 **1. 治阳水肿胀** 续随子(炒,去油)二两,大黄一两。为末,酒、水丸绿豆大。每服以白汤送下五十丸,以去陈莝。(《摘元方》)

2. 治小便不通,脐腹胀痛不可忍 续随子(去皮)一两,铅丹半两。上二味,先研续随子细,次入铅丹,同研匀,用少蜜和作团,盛瓷罐内密封,于阴处掘地坑埋之,上堆冰雪,惟多是妙,腊月合,至春末取出,研匀,别炼蜜丸如梧桐子大。每服十五丸至二十丸,煎木通汤下,不拘时,甚者不过再服,要效速,即化破服。病急旋合亦得。(《圣济总录》续随子丸)

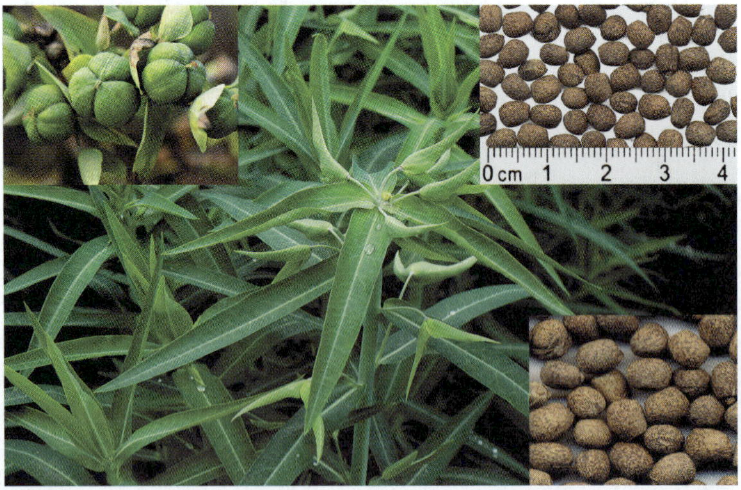

川楝子

【别名】金铃子、川楝实。

【来源】为楝科植物川楝*Melia toosendan* Sieb. et Zucc. 的干燥成熟果实。

【植物识别要点】落叶乔木。树皮有纵沟纹，幼嫩部分密被星状鳞片。叶互生，二至三回单数羽状复叶，小叶基部圆形，两侧常不对称。紫色花，为腋生圆锥状排列的聚伞花序。核果大，椭圆形或近圆形，黄色或栗棕色，有棱，种子3~5粒。

【生长环境】生于疏林中潮湿处。

【采制】冬季果实成熟时采收，除去杂质，干燥。

【性味功效】苦，寒，有小毒。疏肝泄热，行气止痛，杀虫。

【应用】用于胃痛，虫积腹痛，疝痛，痛经。

【选方】**1. 治热厥心痛，或发或止，久不愈者**　金铃子、玄胡索各一两。上为细末，每服二三钱，酒调下，温汤亦得。(《活法机要》金铃子散)

2. 治寒疝，以及偏坠，小肠疝痛　川楝子三钱，小茴香五分，木香一钱，淡吴茱萸一钱。长流水煎服。(《医方简义》导气汤)

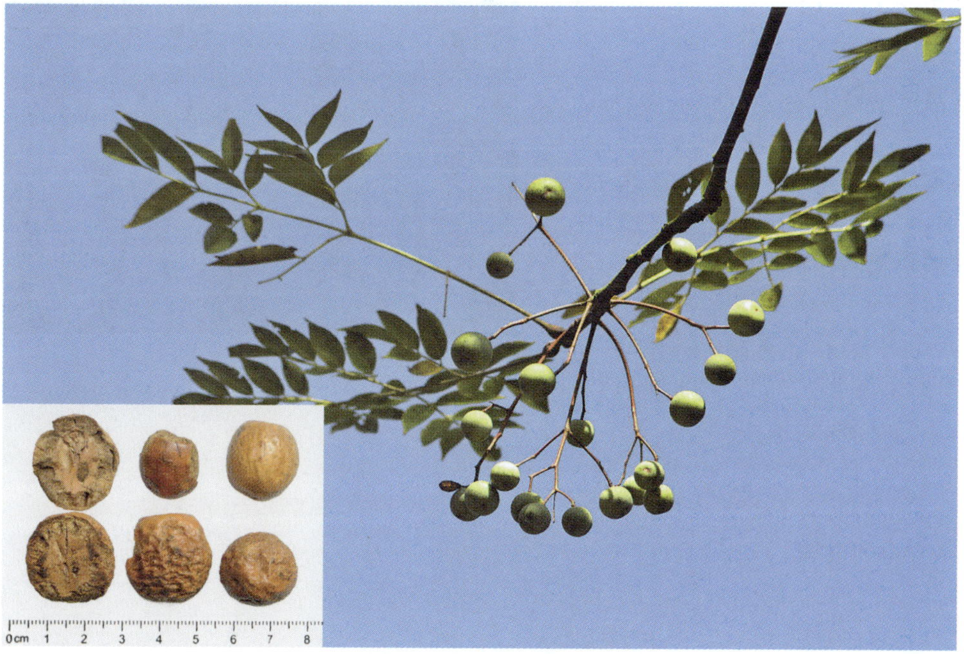

广防己

【别名】防己、木防己、百解头、墨蛇胆。

【来源】为马兜铃科植物广防己 *Aristolochia fangchi* Y. C. Wu ex L. D. Chow et S. M. Hwang 的干燥根。

【植物识别要点】木质藤本；块根条状，长圆柱形，灰黄色或赭黄色，断面粉白色；嫩枝平滑或具纵棱，密被褐色长柔毛。叶互生，密生褐色绒毛；叶片长圆形或卵状长圆形，先端渐尖或钝，基部心形或圆形，全缘，主脉3条，基出。花单生于叶腋；花被筒状，紫色，上有黄色小斑点；蒴果；种子多数。

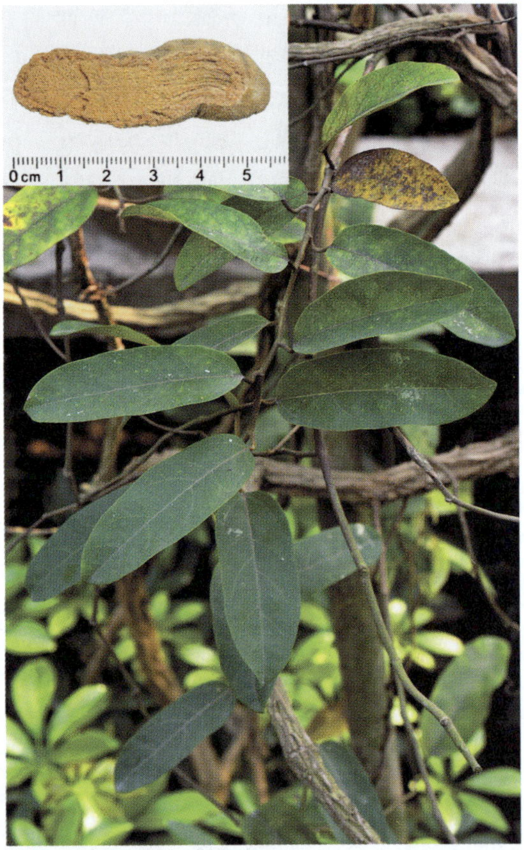

【生长环境】生于山坡密林或灌丛中。

【采制】9—10月采挖，切段，粗者纵剖为两半，晒干。

【性味功效】苦、辛，寒。祛风止痛，清热利水。

【应用】用于湿热身痛，风湿痹痛，下肢水肿，小便不利。

【选方】**1. 治身痛、关节痛** 广防己15g，威灵仙12g，蚕沙10g，鸡血藤15g，水煎服。(《全国中草药汇编》)

2. 治水肿、小便不利 广防己、黄芪各15g，白术10g，甘草5g，生姜10g，大枣3枚，水煎服。(《全国中草药汇编》)

广金钱草

【别名】 铜钱草、马蹄香、假花生、落地金钱。

【来源】 为豆科植物广金钱草 *Desmodium styracifolium* (Osb.) Merr. 的干燥地上部分。

【植物识别要点】 半灌木状草本。枝条密被黄色长柔毛。叶互生，有披针形托叶 1 对，叶片近圆形，先端微缺，基部心形，上面无毛，下面密被平贴金黄色绢质绒。总状花序腋生或顶生，苞片卵状三角形，每个苞内有两朵花；花萼钟状；花冠紫色。荚果具 3~6 荚节，一侧平直，另侧节间呈波状收缩，被有短柔毛和钩状毛，每节有肾形种子 1 粒。

【生长环境】 生于山坡、草地、土坎或灌木丛中。

【采制】 7—10 月采割，晒干。

【性味功效】 甘、淡，凉。利湿退黄，利尿通淋。

【应用】 用于黄疸尿赤，热淋，石淋，小便涩痛，水肿尿少。

【选方】 **1. 治泌尿系感染**　广金钱草 24g，车前草、海金沙、金银花各 15g。水煎服，每日 1 剂。(《全国中草药汇编》)

2. 治膀胱结石　广金钱草 60g，海金沙 15g。水煎服。(《岭南草药志》)

3. 治荨麻疹　广金钱草鲜全草 750g，生盐 30g。共捣烂外搽。另取全草 60g，水煎服。(《广西本草选编》)

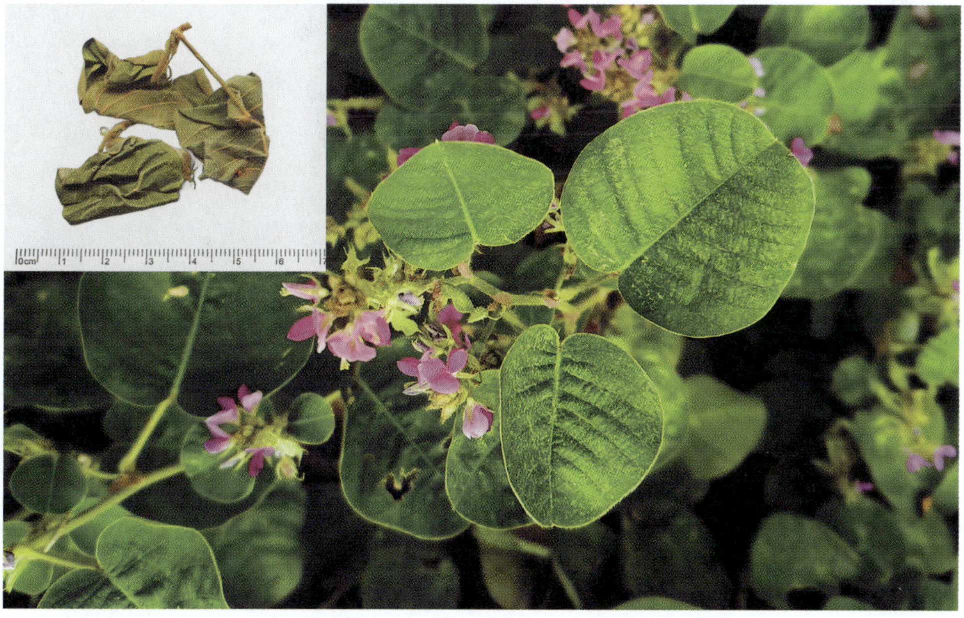

广藿香

【别名】藿香、海藿香。

【来源】为唇形科植物广藿香 *Pogostemon cablin*(Blanco) Benth. 的干燥地上部分。

【植物识别要点】一年生草本。叶对生;叶柄揉之有清淡的特异香气;叶片卵圆形或长椭圆形,叶缘具不整齐的粗钝齿,两面皆被毛茸,下面较密。轮伞花序密集,组成顶生和腋生的穗状花序式,具总花梗;花萼筒状;花冠伸出萼外。

【生长环境】以疏松肥沃、排水良好、微酸性的沙壤土栽培为宜。

【采制】水田栽培6—8月、坡地栽培8—11月收割。

【性味功效】辛,微温。芳香化浊,和中止呕,发表解暑。

【应用】用于湿浊中阻,脘痞呕吐,暑湿表证,湿温初起,发热倦怠,胸闷不舒,寒湿闭暑,腹痛吐泻,鼻渊头痛。

【选方】1. **治暑月吐泻** 滑石(炒)二两,藿香二钱半,丁香五分。为末,每服一二钱,淅米泔调服。(《禹讲师经验方》)

2. **治香口去臭** 藿香洗净,煎汤,时时噙漱。(《摘玄方》)

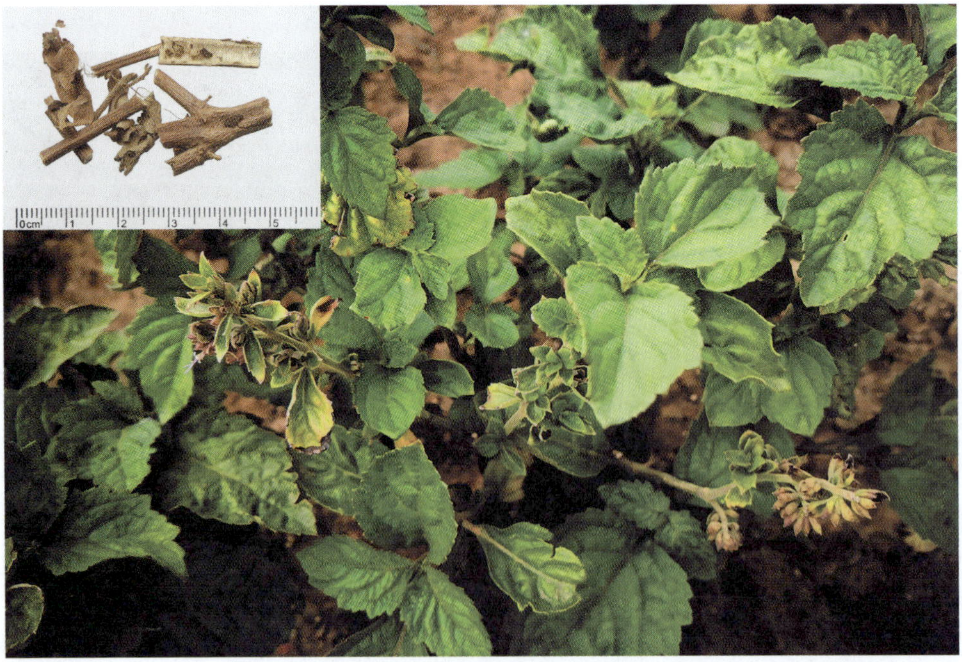

卫矛

【别名】鬼箭羽、鬼箭、六月凌、四面风。

【来源】为卫矛科植物卫矛 *Euonymus alatus*（Thunb.）Sieb. 具翅状物的枝条或翅状附属物。

【植物识别要点】灌木。小枝常具 2~4 列宽阔木栓翅。叶卵状椭圆形，边缘具细锯齿，两面光滑无毛，聚伞花序 1~3 花，花白绿色。蒴果 1~4 深裂，裂瓣椭圆状，种子椭圆状或阔椭圆状，种皮褐色或浅棕色，假种皮橙红色，全包种子。

【生长环境】多生长于山坡、沟地边沿。

【采制】割取卫矛的枝条，拭去赤毛，同时除去嫩枝及叶，干燥。

【性味功效】苦，寒。破血通经，解毒消肿，杀虫。

【应用】用于经闭，癥瘕，产后瘀滞腹痛，虫积腹痛。

【选方】**1. 治疗腹内包块** 卫矛 6g，赤芍 9g，红花 9g，赤木 3g。煎服。（《辽宁常用中草药手册》）

2. 治疗经闭、瘀血腹痛 鬼箭羽（卫矛的别名）9g，丹参 15g，赤芍 12g，益母草 30g，香附 9g。煎服。（《山东中草药手册》）

3. 治疗月经不调 卫矛茎枝 15g。水煎，兑红糖服。（《湖南药物志》）

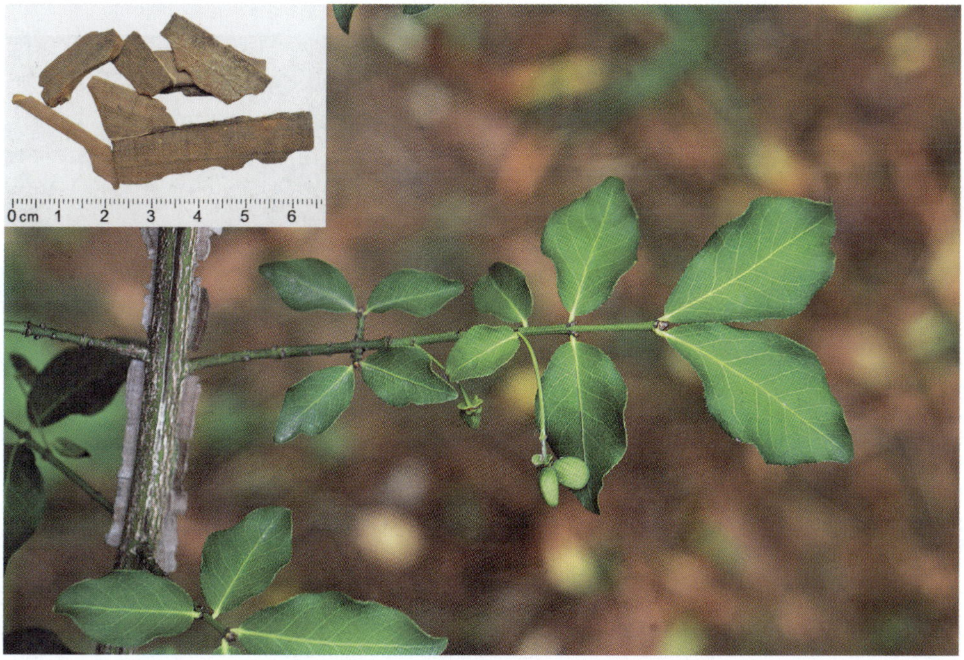

女贞子

【别名】冬青子、鼠梓子、爆格蚤、白蜡树子。

【来源】为木犀科植物女贞 *Ligustrum lucidum* Ait. 的干燥成熟果实。

【植物识别要点】常绿大灌木或乔木。树干直立，具明显皮孔，单叶对生，叶片革质，卵形至卵状披针形。夏季开白色小花，圆锥花序顶生，花芳香，密集，花萼及花冠钟状。浆果状核果，果肾形或近肾形，深蓝黑色，成熟时呈红黑色，被白粉。

【生长环境】生于疏林或密林中，亦多栽培于庭院或路旁。

【采制】冬季果实成熟时采收，除去枝叶，稍蒸或置沸水中略烫后干燥，或直接干燥。

【性味功效】甘、苦，凉。滋补肝肾，明目乌发。

【应用】用于肝肾阴虚，眩晕耳鸣，腰膝酸软，须发早白，目暗不明，内热消渴，骨蒸潮热。

【选方】1. 治阴虚骨蒸潮热　女贞子、地骨皮各9g，青蒿、夏枯草各6g。煎服。（《安徽中草药》）

2. 治口腔炎　女贞子9g，金银花12g。煎服。（《安徽中草药》）

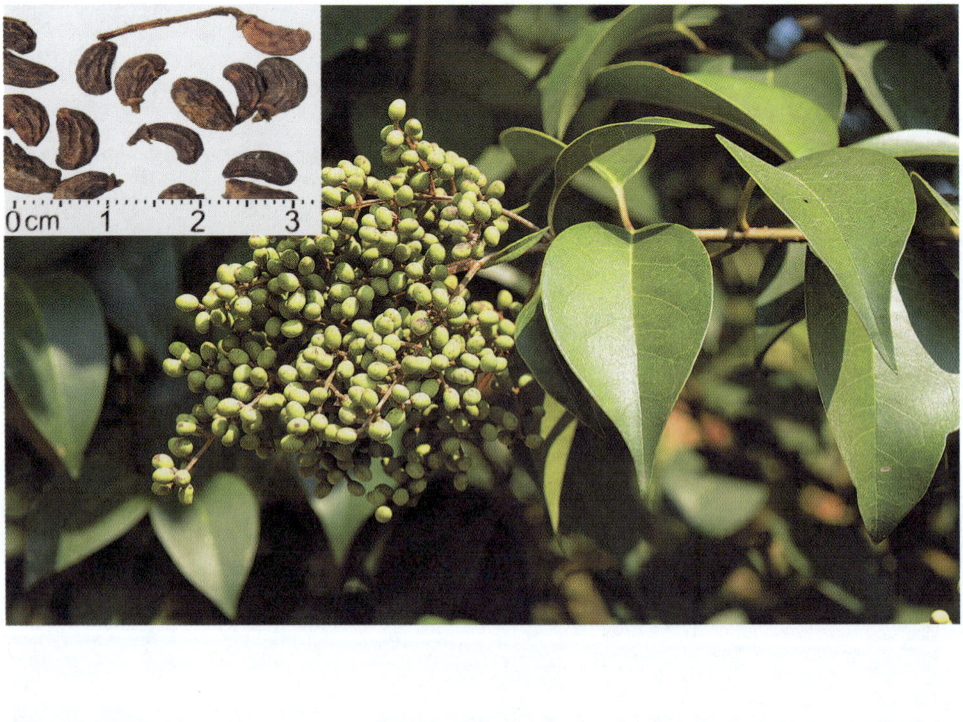

飞扬草

【别名】大飞扬、节节花、大乳汁草。

【来源】为大戟科植物飞扬草 *Euphorbia hirta* L. 的干燥全草。

【植物识别要点】一年生草本。根纤细，茎单一、易折断，断面中空，地上部分被长粗毛。叶对生，皱缩，展平后叶片椭圆状卵形或略近菱形，有三条较明显的叶脉。聚伞花序密集成头状，腋生。蒴果卵状三棱形。种子近圆状四棱，每个棱面有数个纵槽，无种阜。

【生长环境】生于向阳山坡、山谷、路旁或丛林下，多见于砂质土。

【采制】夏、秋二季采挖，洗净，晒干。

【性味功效】辛、酸，凉，有小毒。清热解毒，利湿止痒，通乳。

【应用】用于肺痈，乳痈，疔疮肿毒，牙疳，痢疾，泄泻，热淋，血尿，湿疹，脚癣，皮肤瘙痒，产后少乳。

【选方】1. **治细菌性痢疾，急性肠炎，消化不良，肠道滴虫**　飞扬草 60~300g。水煎，分 2~4 次口服。(《全国中药材汇编》)

2. **治脚癣**　飞扬草 330g，白花丹 220g，小飞扬、乌桕叶、五色梅、杠板归各 110g。水煎 2 次，过滤去渣，浓缩成 1 000ml。搽患处。(《全国中药材汇编》)

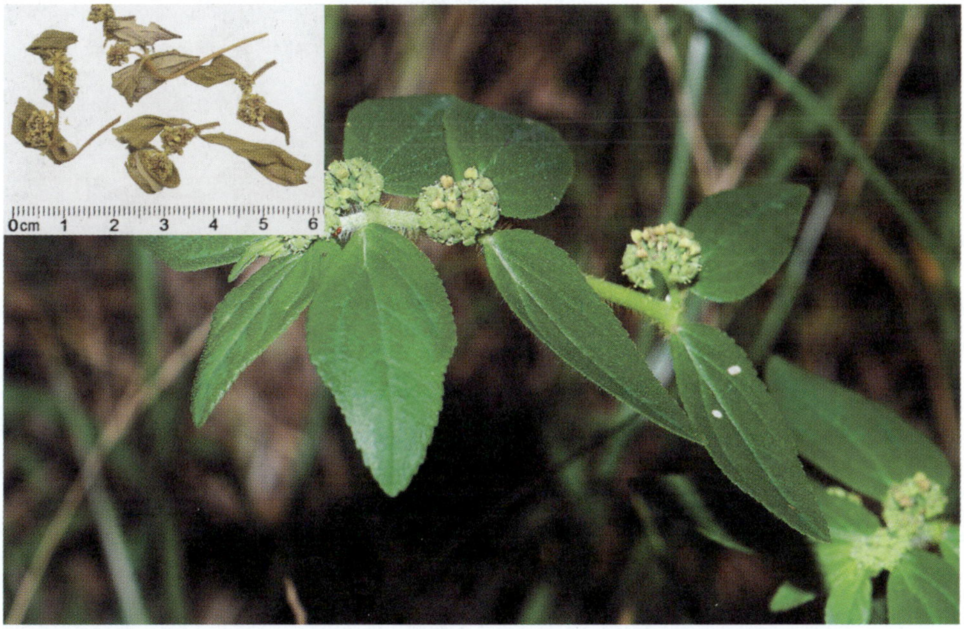

马兰

【别名】 马兰头、田边菊、路边菊、鱼鳅串、蓑衣莲。

【来源】 为菊科植物马兰 *Kalimeris indica* L. 的干燥全草。

【植物识别要点】 多年生草本。单叶互生，叶片倒卵形、椭圆形至披针形。头状花序呈疏伞房状，总苞半球形，花托圆锥形，舌状花 1 层，浅紫色，管状花被短密毛，黄色。瘦果倒卵状矩圆形，褐色。

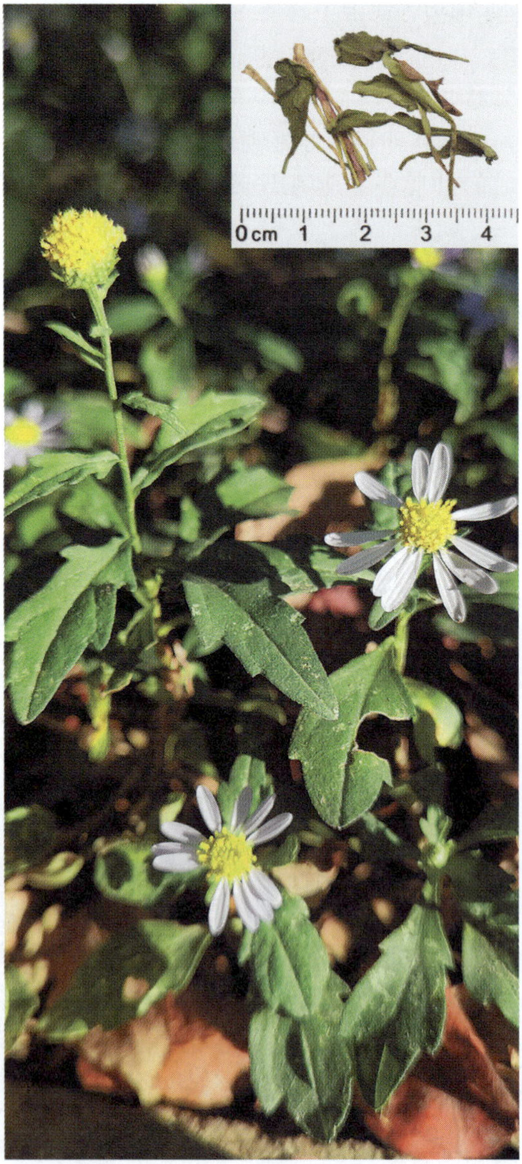

【生长环境】 多生于低山区、平坝或丘陵的潮湿地带。

【采制】 在夏、秋两季采收，去除杂质，洗净，鲜用或晒干。

【性味功效】 辛，凉。清热解毒，利湿消食。

【应用】 用于疮痈肿痛，疔疮炎肿，淤热吐衄，利小便。

【选方】 **1. 预防流行性感冒** 马兰 9g，紫金牛 12g，大青木根、栀子根、金银藤各 15g，水煎服，每日 1~2 次。于流行期间连服 3~5 日。（《全国中草药汇编》）

2. 治疗外伤出血 鲜马兰适量，捣烂敷局部。（《全国中草药汇编》）

马勃

【别名】灰包、马粪包。

【来源】为灰包科真菌脱皮马勃 *Lasiosphaera fenzlii* Reich.、大马勃 *Calvatia gigantea* (Batsch ex Pers.) Lloyd 或紫色马勃 *Calvatia lilacina* (Mont. et Berk.) Lloyd 的干燥子实体。

【植物识别要点】马勃担子果球形、梨形、陀螺形、扁圆形；外包被常有小疣或小刺等纹饰，成熟时脱落，纸质或膜质；顶端不规则开口或闭合；假根明显或无，成熟时固定于着生处或与地面脱离；孢体粉末状，成熟时孢子随风扩散至外界；孢丝无隔；孢子表面有不明显纹饰。

【生长环境】喜砂壤土和腐朽树木、落叶、粪草等有机质物质，喜高温高湿环境，其子实体基部有根状菌丝索固着砂土上。

【采制】夏、秋二季子实体成熟时及时采收，除去泥沙，干燥。

【性味功效】辛，平。清肺利咽，止血。

【应用】用于风热郁肺咽痛，喑哑，咳嗽；外治鼻衄，创伤出血。

【选方】1. **痧麻初起，恶寒发热，咽喉肿痛，妨于咽饮，遍体痛，烦闷呕恶** 连翘，桔梗，前胡，荆芥，淡豆豉，炒牛蒡子，姜竹茹，蝉蜕，射干，甘草，葛根，马勃，炒僵蚕，浮萍。水煎煮，每日一剂，分三次服。(《丁氏医案》)

2. **治口舌溃烂，并一切疮毒、痈疽、发背，脓溃毒尽，未全完口者** 西牛黄二分，明血珀二分，生珍珠一钱二分，朱砂一钱二分，儿茶一钱二分，人中白二钱(煅)，马勃八分，滴乳石一钱六分。上药各为细末，和匀，研至无声为度。掺膏上贴之。(《古方汇精》)

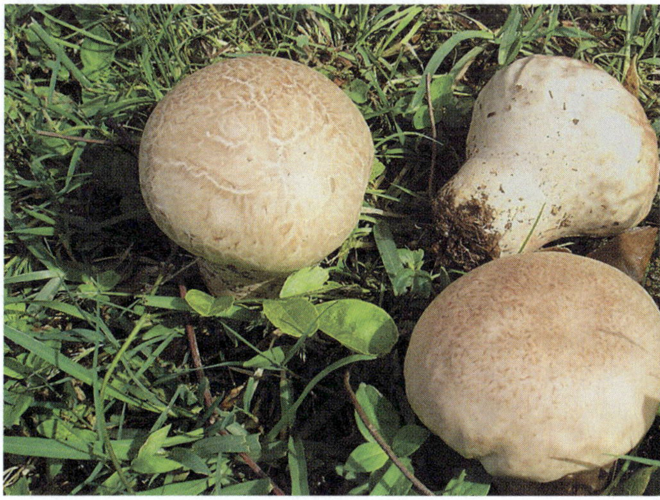

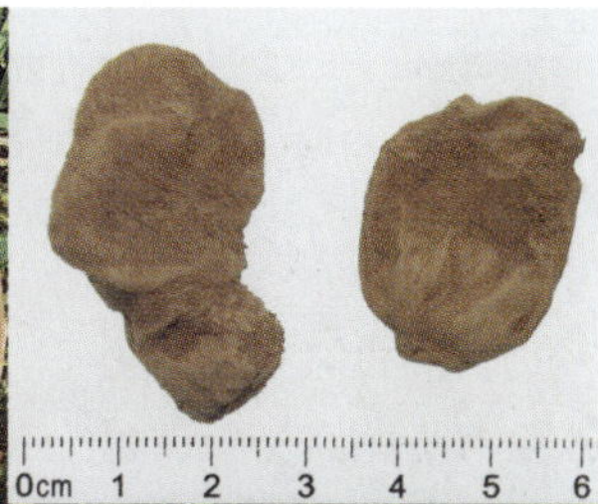

马齿苋

【别名】马苋、五行草、长命菜、五方草、瓜子菜。

【来源】为马齿苋科植物马齿苋 *Portulaca oleracea* L. 的干燥地上部分。

【植物识别要点】一年生草本。茎平卧或斜倚，有明显纵沟纹。叶对生或互生，叶片扁平，肥厚，倒卵形，叶柄粗短。花小，花瓣5，稀4，黄色。蒴果卵球形，种子细小，具小疣状凸起。

【生长环境】生于菜园、农田、路旁。

【采制】夏、秋二季采收，除去残根和杂质，洗净，略蒸或烫后晒干或鲜用。

【性味功效】酸，寒。清热解毒，凉血止血，止痢。

【应用】用于热毒血痢，痈肿疔疮，湿疹，丹毒，蛇虫咬伤，便血，痔血，崩漏下血。

【选方】**1. 治细菌性痢疾，肠炎**　马齿苋（鲜草）750g。先经干蒸3~4分钟，捣烂取汁150ml左右。每服50ml，每日3次。（《全国中草药汇编》）

2. 治产褥热　马齿苋120g，蒲公英60g。水煎服。（《全国中草药汇编》）

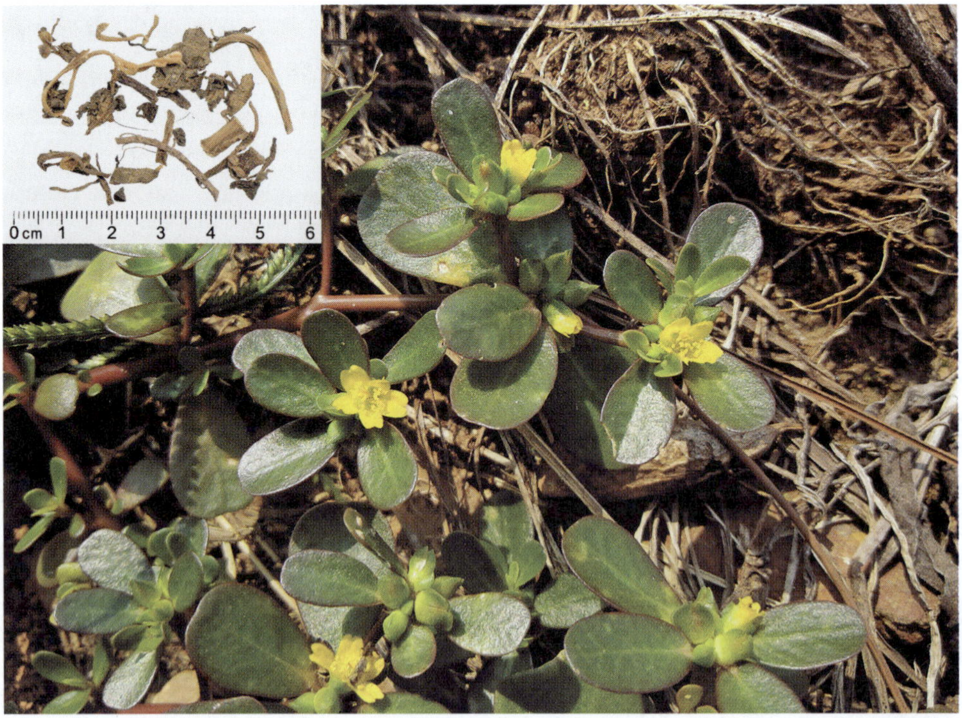

马兜铃

【别名】兜铃根、青木香、蛇参果、三百银药、野木香根。

【来源】为马兜铃科植物马兜铃 *Aristolochia debilis* Sieb. et Zucc. 的干燥成熟果实。

【植物识别要点】草质藤本。茎柔弱，有腐肉味。叶互生，纸质，卵状三角形。花单生叶腋，花被基部球状，中部管状，上部成一偏斜的舌片。蒴果近球形，种子三角形，扁平而薄，有宽翅，有胚乳。

【生长环境】喜欢温暖、湿润的环境。

【采制】9—10月采收，干燥。

【性味功效】苦，微寒。清肺降气，止咳平喘，清肠消痔。

【应用】用于肺热咳嗽，痰中带血，肠热痔血，痔疮肿痛。

【选方】**治疗肺脏虚实不调，痰滞咳嗽** 马兜铃，麻黄(去节)，五味子(炒)，甘草(炙)各一两。上捣筛，每服三钱，水盏，入砂糖少许，同煎至六分，食后临卧去滓温服。(《普济方》马兜铃汤)

【附注】本品含马兜铃酸，能损害肾功能，禁止长期或大量服用。《中国药典》已不收载本品。

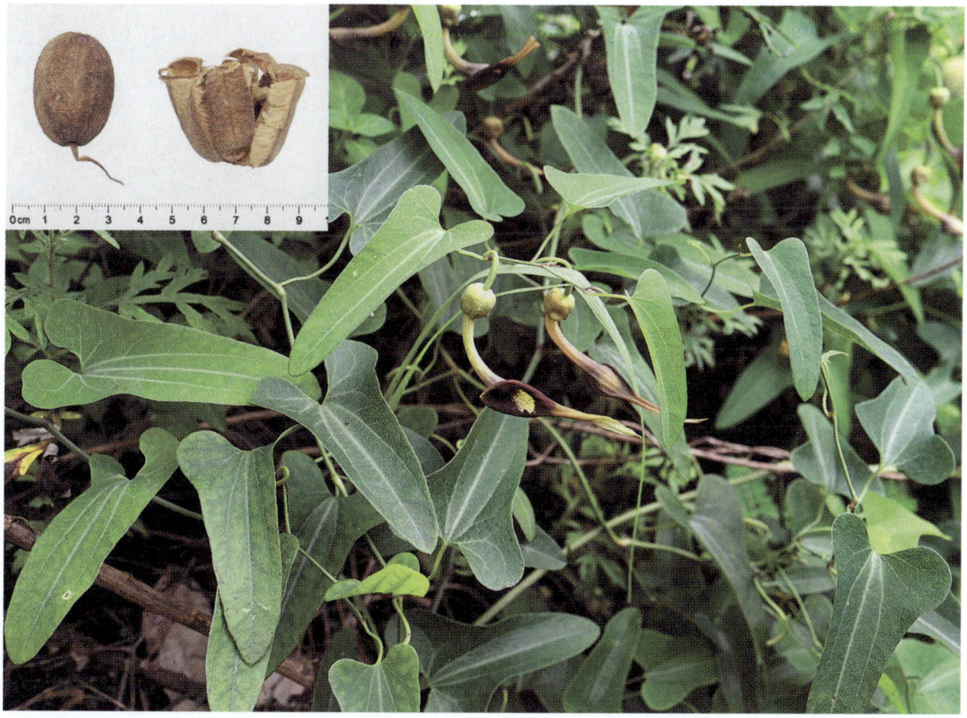

马缨丹

【别名】臭草、七变花、如意草、五彩花、五色梅。

【来源】为马鞭草科植物马缨丹 *Lantana camara* L. 的干燥全草。

【植物识别要点】直立或蔓生的灌木，茎枝均呈四方形，有短柔毛，通常有短而倒钩状刺。单叶对生，揉烂后有强烈的气味，叶片卵形至卵状长圆形，边缘有钝齿，表面有粗糙的皱纹和短柔毛，背面有小刚毛，苞片披针形，花萼管状，膜质，花冠黄色或橙黄色，开花后不久转为深红色，果圆球形。

【生长环境】常生长于海拔 80~1 500m 的海边沙滩和空旷地区。

【采制】四季可采，洗净晒干或鲜用。

【性味功效】清热解毒、散结止痛、祛风止痒。

【应用】用于疟疾、肺结核、颈淋巴结核、腮腺炎、胃痛、风湿骨痛等。

【选方】**治麻风** 草决明根 50g，磨盘草（全株）50g，马缨丹根 50g，苦参（或丹参）5g，川连 5g，上药加水过药面，煎 2 次，浓缩为 100ml，内服。（《中医皮肤病学简编》）

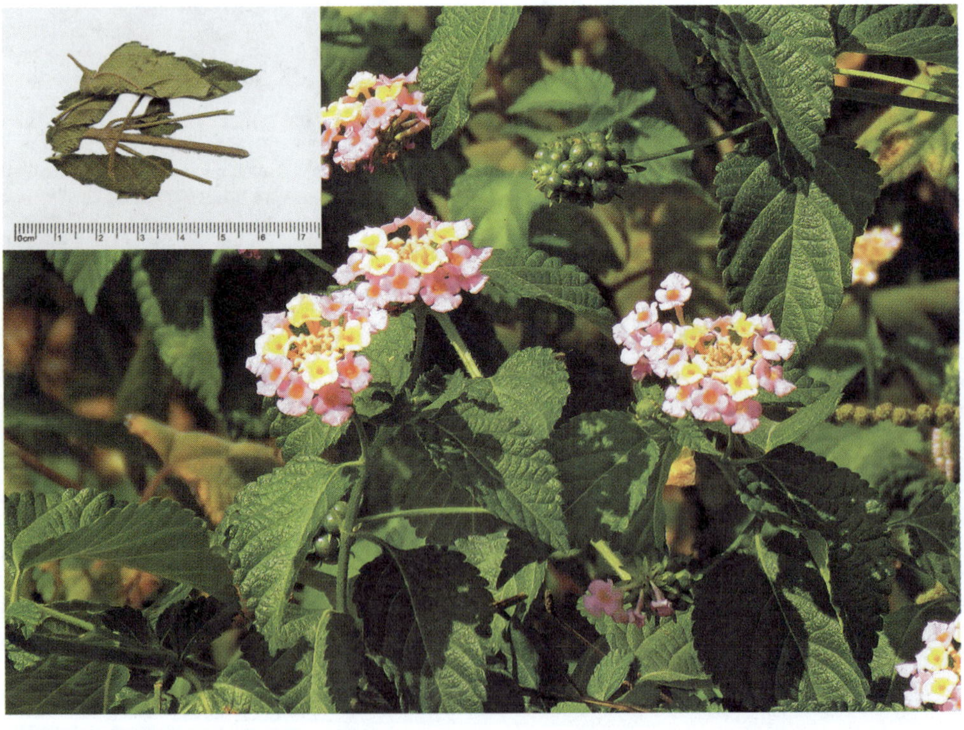

马蹄金

【别名】荷苞草、金锁匙、黄疸(胆)草、金钱草、玉馄饨。

【来源】为旋花科植物马蹄金 *Dichondra repens* Forst. 的干燥全草。

【植物识别要点】多年生匍匐小草本，茎细长，被灰色短柔毛，节上生根。叶肾形至圆形，叶面微被毛，背面被贴生短柔毛，全缘，具长的叶柄。花单生叶腋，花冠钟状，黄色。蒴果近球形，小，膜质。

【生长环境】生于海拔 1 300~1 980m，山坡草地，路旁或沟边。

【采制】四季可采，洗净晒干或鲜用。

【性味功效】辛，平。清热，利湿，解毒。

【应用】用于疔疮肿毒，跌打损伤，急慢性肝炎，泌尿系感染，毒蛇咬伤等。

【选方】**1. 治马面、马腿、马挪，痈疽肿痨，乳痈、胁痈，便毒，头风，风核** 铁马鞭，白马骨，地马梢，紫金藤，马蹄藤，金星草，金惊根，金银花，山红花根，马蹄金，紫金皮，金凉伞根，金脑香，山乌豆，鸡屎子，毛里金钗，水滚子根，穿山蜈蚣。水煎，入酒和服。(《证治准绳·疡医》)

2. 治马瘟 石楠藤，凉藤子，晚祥西，雪里开，马蹄金，铁马鞭，鬼腰带根。水煎，入酒和服。又用雪里开捣糟炒，缚之。又用樟树根皮、山枇杷根皮捣糟炒，缚之。(《证治准绳·疡医》)

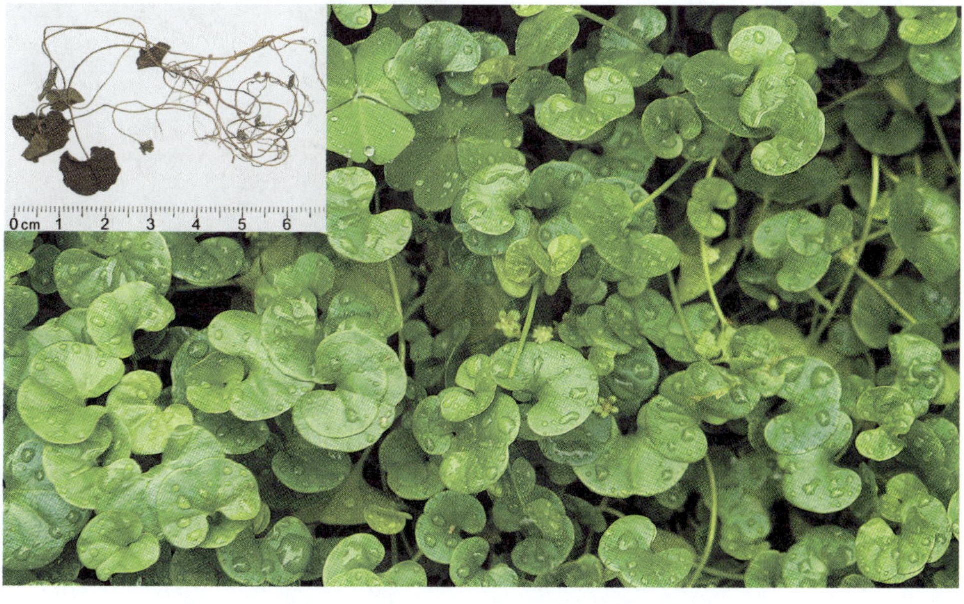

马鞭草

【别名】铁马鞭、马鞭子、透骨草、兔子草、风须草。

【来源】为马鞭草科植物马鞭草 *Verbena officinalis* L. 的干燥地上部分。

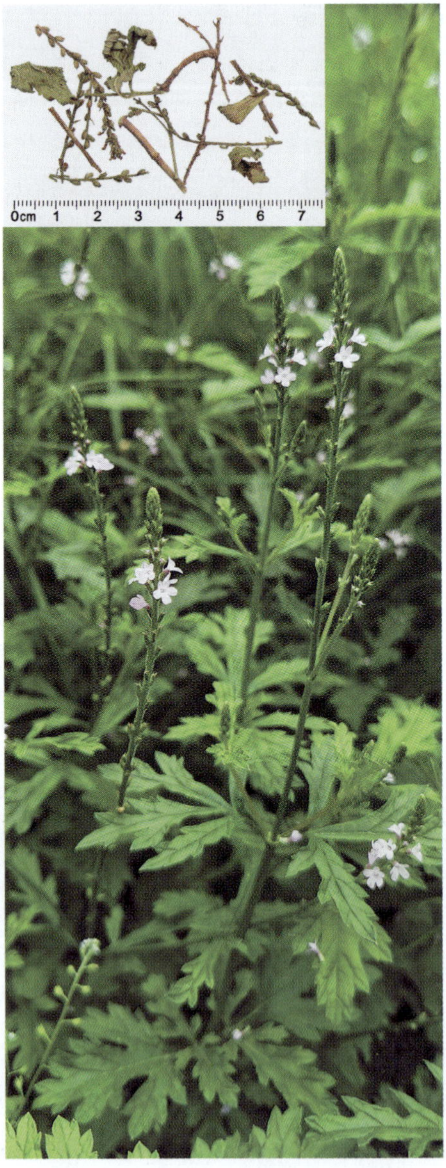

【植物识别要点】多年生草本，茎四方形，多分枝。叶对生，叶片卵圆形至倒卵形或长圆状披针形基生，叶的边缘通常有粗锯齿和缺刻，茎生叶多数 3 深裂，两面均有硬毛。花两性，常两侧对称，穗状花序细长，有小花多数，花冠淡紫至蓝色。果长圆形，为核果或蒴果状。

【生长环境】生长在低至高海拔的路边、山坡、溪边或林旁。

【采制】6—8 月花开时采割，除去杂质，晒干。

【性味功效】苦，凉。活血散瘀，解毒，利水，退黄，截疟。

【应用】用于癥瘕积聚，痛经闭经，喉痹，痈肿，水肿，黄疸，疟疾。

【选方】**1. 治妇人因失血后气弱，或产后虚羸** 熟干地黄四两，生干地黄四两，川芎四两，白茯苓四两，马鞭草四两，荆芥四两，官桂二两，白芍药二两，当归二两，枳壳二两，牡丹皮一两，为粗末。(《普济方》)

2. 妇女月经闭结，腹胁胀痛欲死者 水红花 1 斤，马鞭草(各洗净)1 斤(熬膏)，当归二两，生地二两，白芍二两，玄胡二两，灵脂二两，乌药一两，木香一两，红花一两，没药一两，上为末，和膏内，如膏少，加米糊为丸。每服 80 丸，空心酒下。(《仙拈集》)

井栏边草

【别名】凤尾草、铁脚鸡、山鸡尾、金鸡尾、井栏凤尾蕨。

【来源】为凤尾蕨科井栏边草 *Pteris multifida* Poir. 的干燥全草。

【植物识别要点】根状茎短而直立，先端被黑褐色鳞片。叶多数，密而簇生，明显二型；叶片卵状长圆形，一回羽状，羽片通常 3 对，对生，斜向上，无柄，线状披针形，叶缘有不整齐的尖锯齿并有软骨质的边，下部 1~2 对通常分叉，有时近羽状，顶生三叉羽片及上部羽片的基部显著下延，能育叶有较长的柄，羽片 4~6 对，狭线形，叶干后草质。

【生长环境】生于墙壁、井边及石灰岩缝隙或灌丛下，海拔 1 000m 以下。

【采制】四季可采，洗净晒干或鲜用。

【性味功效】淡，凉。清热利湿、解毒、凉血止血、收敛、止痢。

【应用】用于肝炎、痢疾、便血、鼻衄、痈肿、湿疹等。

【选方】**治热性赤痢**　井栏边草 5 份，铁线蕨、海金沙各 1 份，炒黑，水煎服。（《广西药植图志》）

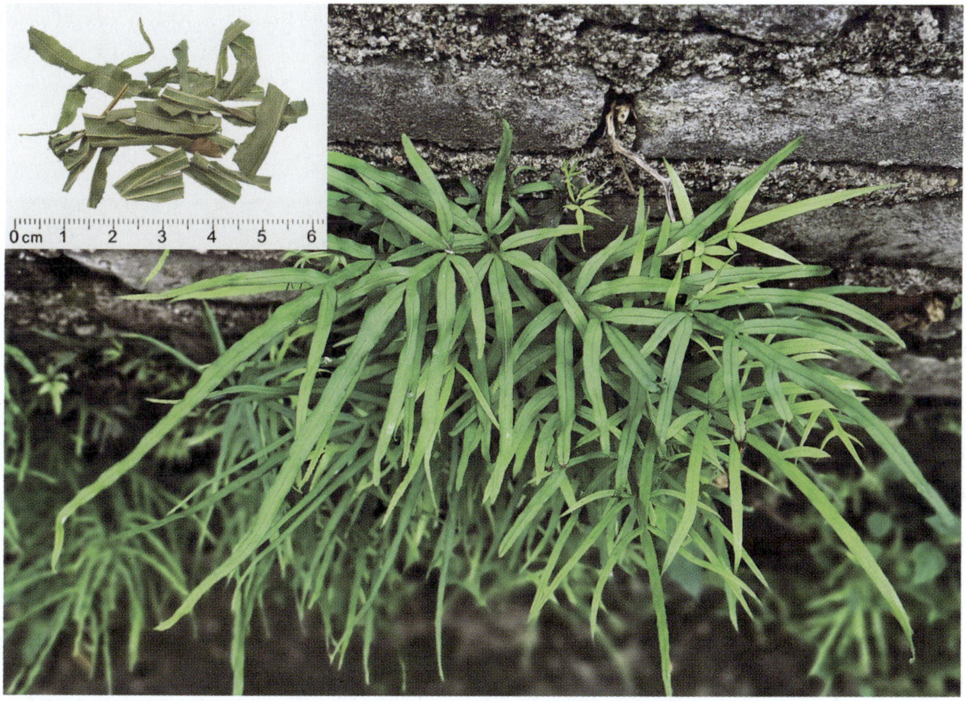

天冬

【别名】天门冬、三百棒、丝冬、老虎尾巴根。

【来源】为百合科植物天冬 *Asparagus cochinchinensis* (Lour.) Merr. 的干燥块根。

【植物识别要点】攀缘草本。块根肉质,纺锤状膨大,簇生。茎细,分枝具棱或狭翅,叶状枝通常每3枝成簇,叶退化成鳞片,基部有木质倒生刺,花2朵腋生,单性异株,淡绿色。浆果直径6~7mm,成熟时红色。有1颗种子。花期5—6月,果期8—10月。

【生长环境】生于海拔1 750m以下的山坡、路旁、疏林下、山谷或荒地上。

【采制】秋、冬二季采挖,洗净,除去茎基和须根,置沸水中煮或蒸至透心,趁热除去外皮,洗净,干燥。

【性味功效】甘、苦,寒。养阴润燥,清肺生津。

【应用】用于肺燥干咳,顿咳痰黏,腰膝酸痛,骨蒸潮热,内热消渴,热病津伤,咽干口渴,肠燥便秘。

【选方】**1. 治劳证骨蒸体虚。虚劳骨蒸,潮热盗汗** 用人参,黄芪,白术,甘草,茯苓,五味子,当归,地黄,熟地黄,天冬,麦冬,白芍,柴胡,姜厚朴,地骨皮,黄柏,知母,陈皮,生姜,大枣。水煎煮,每日一剂,分三次服。(《十药神书》)

2. 气血阴阳皆虚见五心烦热,四肢无力,咳嗽咽干,骨蒸,自汗或盗汗等症 黄芪,天冬,鳖甲,地骨皮,秦艽,茯苓,柴胡,紫菀,法半夏,白芍,桑白皮,地黄,炙甘草,人参,肉桂,桔梗。水煎煮,每日一剂,分三次服。(《卫生宝鉴》)

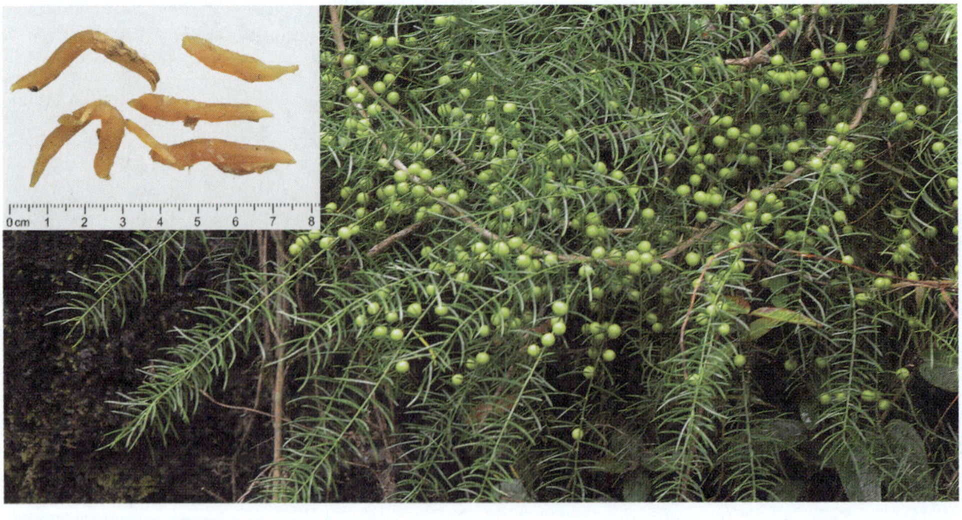

天麻

【别名】赤箭、绿天麻、乌天麻。

【来源】为兰科植物天麻 *Gastrodia elata* Bl. 的干燥块茎。

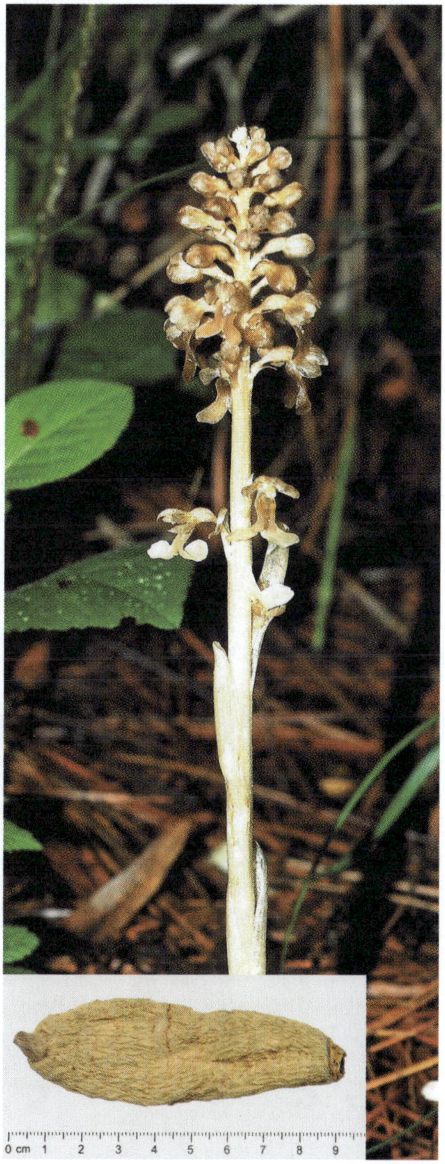

【植物识别要点】腐生草本。茎直立，叶退化成膜质鳞片，颜色与茎色相同，下部鞘状抱茎。总状花序，花淡绿黄色或橙红色，花被合生，下部壶状，上部歪斜，唇瓣白色。蒴果倒卵状椭圆形。块茎椭圆形或卵圆形，有均匀的环节，节上有膜质鳞叶。

【生长环境】生于林下腐殖质较多的阴湿处。

【采制】立冬后至次年清明前采挖，立即洗净，蒸透，敞开低温干燥。

【性味功效】甘，平。息风止痉，平抑肝阳，祛风通络。

【应用】用于小儿惊风，癫痫抽搐，破伤风，头痛眩晕，手足不遂，肢体麻木，风湿痹痛。

【选方】**1. 治疗偏正头痛、首风攻注、眼目肿疼昏暗、头目旋运、起坐不能** 天麻一两半，附子（炮制，去皮、脐）一两，半夏（汤洗七遍，去滑）一两，荆芥穗半两，木香半两，桂（去粗皮）一分，芎䓖半两。捣罗为末，入乳香匀和，滴水为丸如梧桐子大。每服五丸，渐加至十丸，茶清下，日三。（《圣济总录》）

2. 治疗妇人风痹、手足不遂 天麻（切）、牛膝、附子、杜仲各二两。上药细锉，以生绢袋盛，用好酒一斗五升，浸经七日，每服温饮下一小盏。（《十便良方》）

天仙子

【别名】 莨菪、牙痛草、马铃草、米罐子。

【来源】 为茄科植物莨菪 *Hyoscyamus niger* L. 的干燥成熟种子。

【植物识别要点】 草本，全体被黏性腺毛。根较粗壮，肉质而后变纤维质，花在茎中部以下单生于叶腋，在茎上端则单生于苞状叶腋内而聚集成蝎尾式总状花序。花萼筒状钟形。蒴果卵球形。种子近圆盘形，淡黄棕色。

【生长环境】 生长于海拔较高的地区。

【采制】 夏、秋二季果皮变黄色时，采摘果实，暴晒，打下种子，筛去果皮、枝梗，晒干。

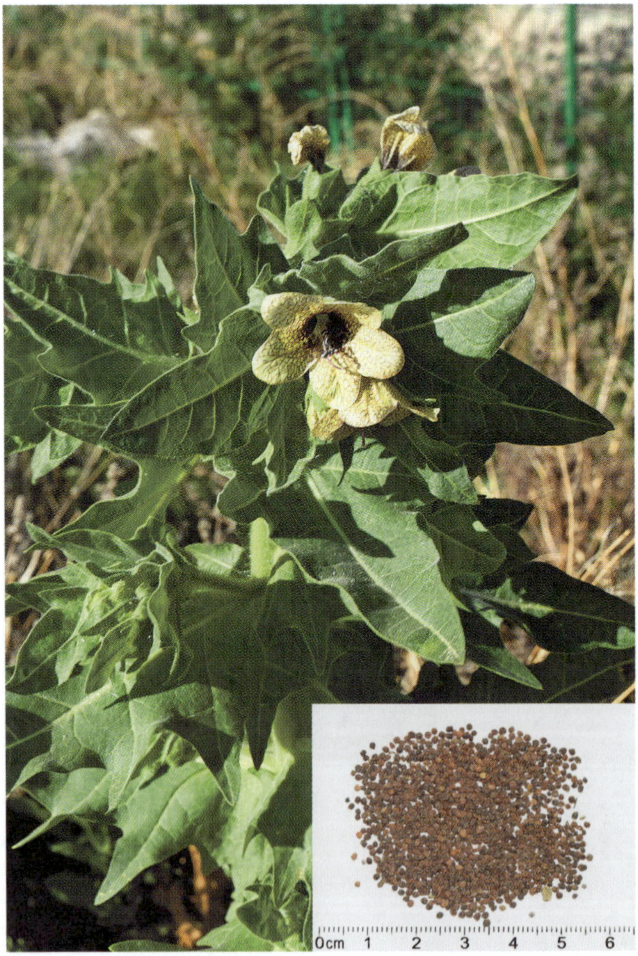

【性味功效】 苦、辛，温，有大毒。解痉止痛，平喘，安神。

【应用】 用于胃脘挛痛，喘咳，癫狂。

【注意事项】 心脏病、心动过速、青光眼患者及孕妇禁用。

【选方】 **治疗风痹厥痛** 天仙子 15g，草乌头、甘草各 25g，五灵脂 50g。将以上 4 味中药研成细末，面糊为丸，如梧桐子大。每服 10 丸，男子石菖蒲酒送服，女子芫花汤送服。（《圣济总录》）

天竺黄

【别名】竹膏、天竹黄、竹黄。

【来源】禾本科植物青皮竹 *Bambus textilis* McClure 或华思劳竹 *Schizostachyum chinense* Rendle 等秆内的分泌液干燥后的块状物。

【植物识别要点】多年生常绿乔木，幼时被白蜡粉，叶卵状狭三角形；叶鞘无毛，背部具脊；叶耳通常呈镰刀形；边缘啮蚀状，叶片线状披针形至狭披针形，上面无毛，下面密生短柔毛，先端渐尖具钻状细尖头，基部近圆形或楔形。假小穗单生或多枚簇生于花枝各节，鲜时暗紫色，具 2 脊；具芽苞片 2 片或 3 片，宽卵形；小穗含小花 5~8 朵。

【生长环境】常栽培于低海拔地的河边、村落附近。

【采制】秋、冬季采收，砍断秆，剖取竹黄，晒干。

【性味功效】性寒，味甘。清热豁痰，凉心定惊。

【应用】用于咳嗽痰多，百日咳，带下，胃痛，风湿痹痛，小儿惊风，跌打损伤。

【选方】**1. 治哮喘即发** 陈皮 3g，半夏（制）、竹黄各 4.5g，麻黄（先煎去沫）2.1g，苏子 1.8g，沉香（研末冲药）1.2g，细辛 1.5g，炙甘草 1.8g，加生姜二片煎。（《不知医必要》麻黄苏子汤）

2. 掺口疮 天竺黄、月石各等分，冰片少许。为末掺之。（《景岳全书》）

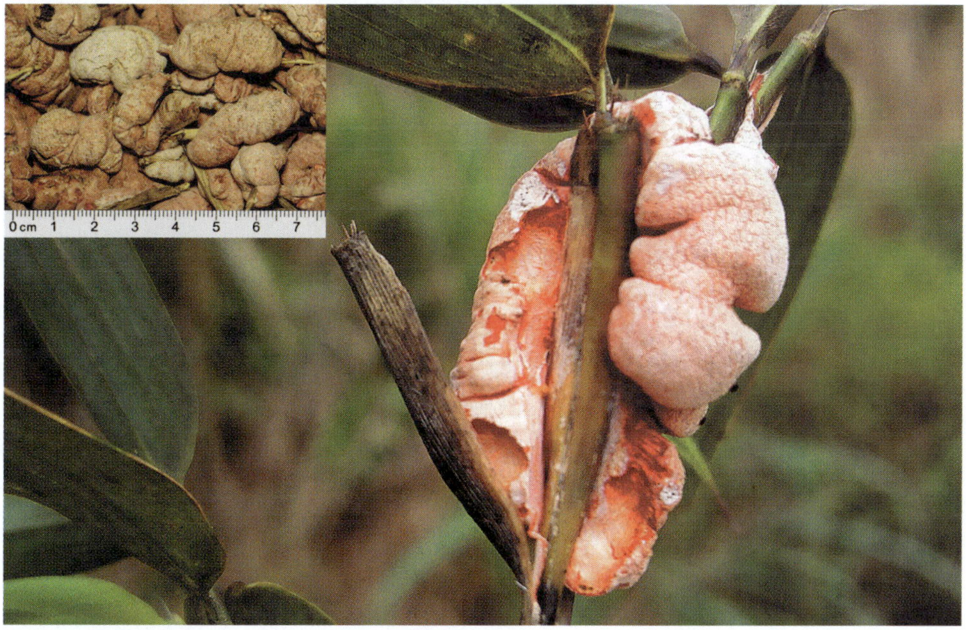

天竺葵

【别名】石腊红、入腊红、日烂红、洋葵。

【来源】为牻牛儿苗科植物天竺葵 *Pelargonium hortorum* Bailey 的干燥花。

【植物识别要点】多年生草本，茎直立，基部木质化，上部肉质，多分枝或不分枝，具明显的节，密被短柔毛，具浓烈鱼腥味，叶互生，托叶宽三角形或卵形，叶片圆形或肾形。伞形花序腋生，具多花，蒴果被柔毛。花期 5—7 月，果期 6—9 月。

【生长环境】喜温暖、湿润和阳光充足的环境。

【采制】5—7 月采收，洗净晒干或鲜用。

【功效】止血，利尿。

【应用】用于收缩血管，肝肾排毒，减轻忧郁不安。

【选方】**治疗痈疮、乳腺炎** 将鲜天竺葵捣烂后外敷于患处。

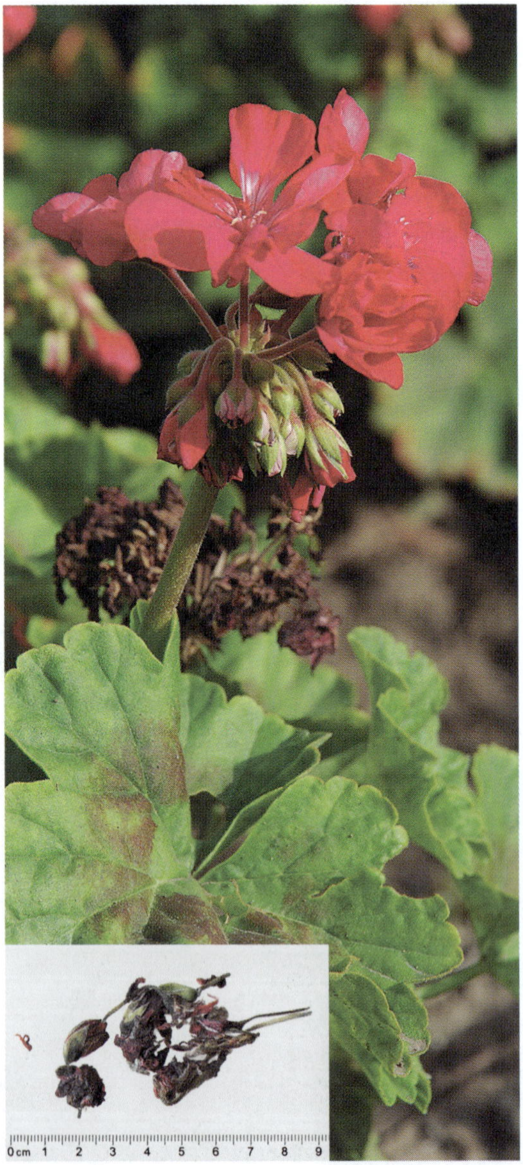

天胡荽

【别名】石胡荽、鹅不食草、龙灯碗、圆地炮、满天星。

【来源】为伞形科植物天胡荽 *Hydrocotyle sibthorpioides* Lam. 的干燥全草。

【植物识别要点】多年生草本，有气味。茎细长而匍匐，平铺地上成片，节上生根。叶片膜质至草质，圆形或肾圆形，基部心形，两耳有时相接，不分裂或5~7裂，裂片阔倒卵形，边缘有钝齿，表面光滑，背面脉上疏被粗伏毛，有时两面光滑或密被柔毛；伞形花序与叶对生，单生于节上；花序梗纤细，果实略呈心形，两侧扁压，中棱在果熟时极为隆起，花果期4—9月。

【生长环境】通常生长在湿润的草地、河沟边、林下，海拔475~3 000m。

【采制】夏、秋二季采收，洗净，鲜用或晒干。

【性味功效】苦、辛，寒。清热利尿，解毒消肿。

【应用】用于黄疸，痢疾，水肿，淋症，目翳，喉肿，痈肿疮毒，带状疱疹，跌打损伤。

【选方】1. **治热淋、带下等证** 金银花、海金沙藤、天胡荽、金樱子根、白茅根各30g，水煎服，每日1剂。(《江西草药》)

2. **治急性黄疸型肝炎** 鲜天胡荽一至二两，白糖一两，酒水各半煎服，每日一剂。(《江西草药》)

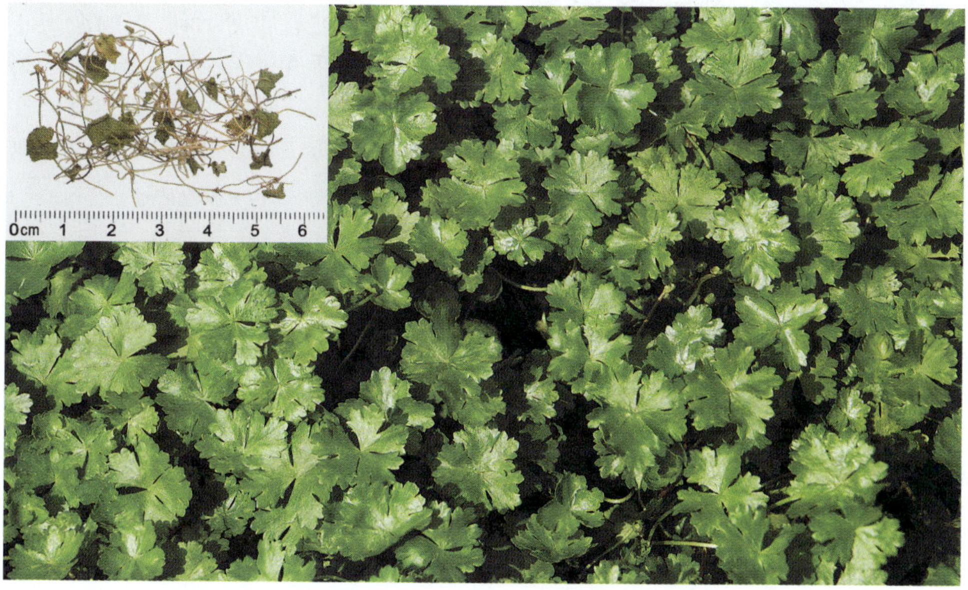

天南星

【别名】南星、半边莲、狗爪半夏、麻芋子、山磨芋。

【来源】为天南星科植物天南星 *Arisaema erubescens*（Wall.）Schott. 的干燥块茎。

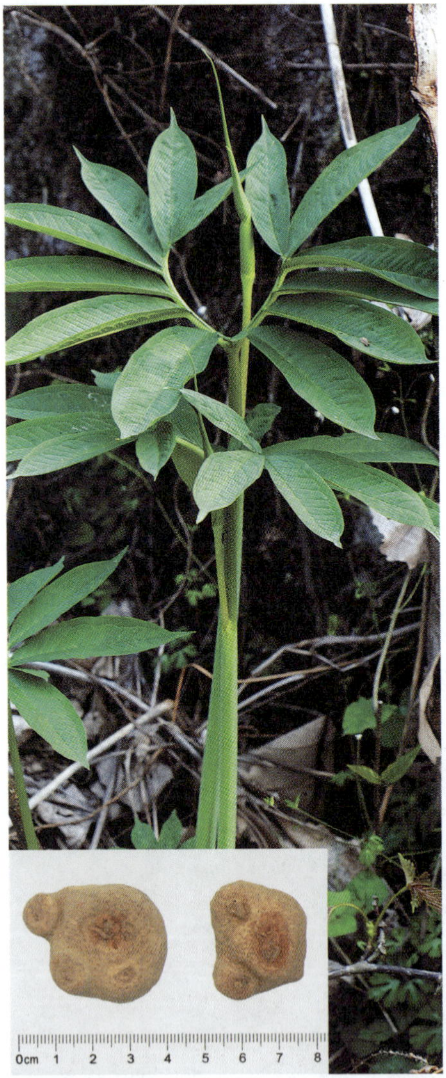

【植物识别要点】草本，仅具1叶，有长柄，基生，放射状排列于叶柄顶端，裂片披针形，末端延伸成丝状。花序附属体棒状。佛焰苞管部圆柱形。肉穗花序两性和雄花序单性。两性花序，浆果红色，排列紧密。块茎呈扁球形，有的块茎周边有小扁球状侧芽。

【生长环境】生于林下、灌丛或草地。

【采制】秋、冬二季茎叶枯萎时采挖，除去须根及外皮，干燥。

【性味功效】苦、辛，温，有毒。散结消肿。

【应用】外用治痈肿，蛇虫咬伤。

【选方】**1. 治风寒湿邪侵袭经络，肢体筋脉挛痛，关节伸屈不利，疼痛游走不定，中风后手足不仁，日久不愈，经络中有痰湿死血，腰腿沉重，或腿臂间作痛，跌打损伤，瘀阻经络而疼痛者** 制川乌，制草乌，地龙，制天南星，醋乳香，醋没药。水煎煮，每日一剂，分三次服。（《太平惠民和剂局方》）

2. 治破伤风，牙关紧急，角弓反张，甚则咬牙缩舌，亦治疯犬咬伤，外治跌打损伤，金疮出血 制天南星，防风，白芷，天麻，羌活，制白附子。水煎煮，每日一剂，分三次服。（《外科正宗》）

无根藤

【别名】手扎藤、金丝藤、面线藤、马尾丝、无头藤。

【来源】为樟科植物无根藤 *Cassytha filiformis* L. 的干燥全草。

【植物识别要点】寄生缠绕草本，借盘状吸根攀附于寄主植物上。茎线形，绿色或绿褐色，稍木质，幼嫩部分被锈色短柔毛，老时毛被稀疏或变无毛。叶退化为微小的鳞片。穗状花序长 2~5cm，密被锈色短柔毛；苞片和小苞片微小，子房卵珠形，几无毛，花柱短，略具棱，柱头小，头状。果小，卵球形，包藏于花后增大的肉质果托内，但彼此分离，顶端有宿存的花被片。花、果期 5—12 月。

【生长环境】生于山坡灌木丛或疏林中，海拔 980~1 600m。

【采制】四季可采，洗净晒干或鲜用。

【性味功效】甘、微苦，凉。有小毒。化湿消肿，通淋利尿。

【应用】用于肾炎水肿，尿路结石，尿路感染，跌打疖肿及湿疹。

【选方】**1. 治远年痛风，及中风左瘫右痪，筋脉拘急，日夜作痛，叫呼不已** 青藤四两，钓钩藤四两，红藤（即理省藤）四两，丁公藤（又名风藤）四两，桑络藤四两，菟丝藤（即无根藤）四两，天仙藤（即青木香）四两，阴地蕨（名地茶，取根）四两，忍冬藤二两，五味子藤（俗名红内消）二两。上切细，以无灰老酒 1 大斗，用瓷罐 1 个盛酒，其药用真绵包裹，放酒中浸之，密封罐口，不可泄气，春、秋 7 日，冬 10 日，夏 5 日。每服 1 盏，1 日 3 次。病在上，食后及卧后服；病在下，空心食前服。（《医学正传》）

2. 治小儿肝热，肌肤消瘦，手足心热，精神萎靡 无根藤每日二两，酌加水，煎取半碗，分两次服。（《福建民间草药》）

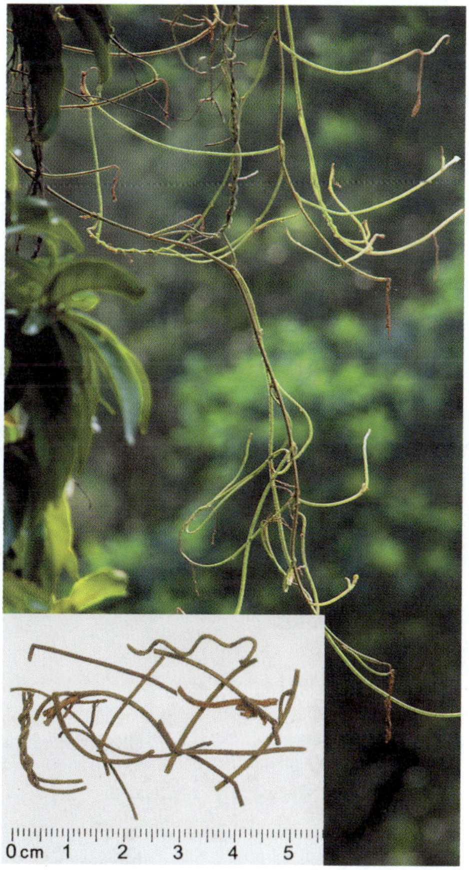

云芝

【别名】杂色云芝、彩绒革盖菌、瓦菌。

【来源】为多孔菌科真菌彩绒革盖菌 *Coriolus uersicolor*（L. ex Fr.）Quel 的干燥子实体。

【植物识别要点】菌盖单个呈扇形、半圆形或贝壳形，常数个叠生成覆瓦状或莲座状。表面密生灰、褐、蓝、紫黑等颜色的绒毛（菌丝），构成多色的狭窄同心形环带，边缘薄，腹面灰褐色、黄棕色或淡黄色，无菌管处呈白色，菌管密集，管口近圆形至多角形。

【生长环境】生于海拔 3 000m 以上的云杉树上。

【采制】全年均可采收，除去杂质，晒干。

【性味功效】甘，平。健脾利湿，清热解毒。

【应用】用于湿热黄疸，胁痛，纳差，倦怠乏力。

【选方】**治慢性活动性肝炎**　云芝多糖（以粗提物的多糖含量折算）74g，蔗糖适量。取云芝多糖及蔗糖，混合，加水适量，制粒，50~60℃干燥，整粒，分装，制成1 000g，每袋5g，含云芝多糖0.37g。温开水送服，每次1袋，每日2~3次。（《吉林省药品标准》）

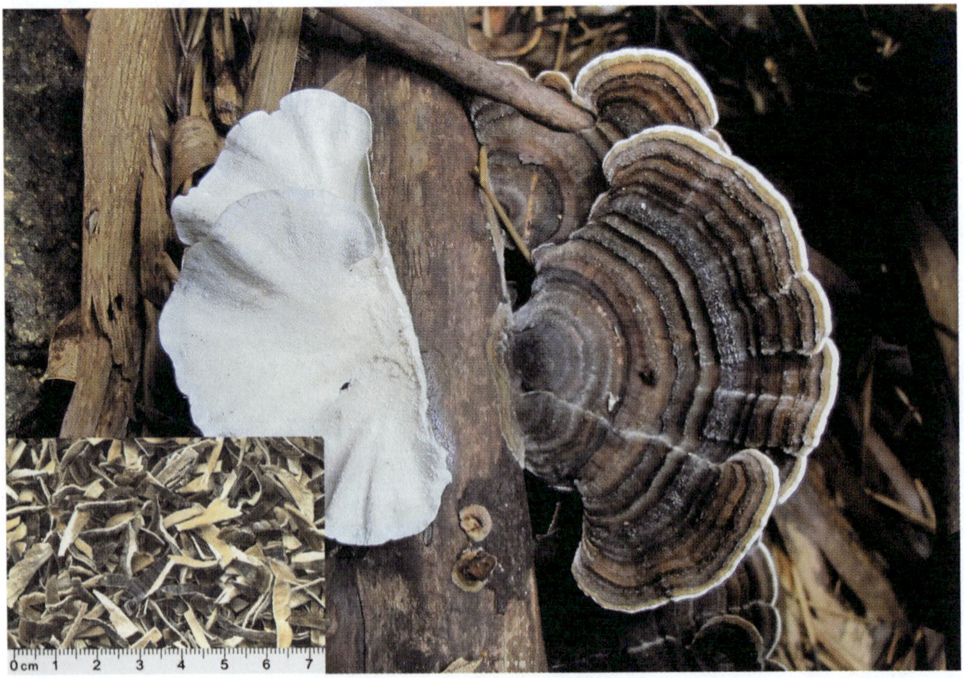

木瓜

【别名】皱皮木瓜、贴梗木瓜、铁脚梨。

【来源】为蔷薇科植物贴梗海棠 *Chaenomeles speciosa*(Sweet) Nakai 的干燥近成熟果实。

【植物识别要点】落叶灌木或小乔木。小枝无刺。叶卵形至长椭圆形,叶缘有尖锐锯齿,托叶大型,肾形半圆形。花猩红色、稀淡红色或白色,花梗粗短,托杯钟状。梨果球形或卵形,黄色或黄绿色。种子扁长三角形。

【生长环境】喜光又稍耐阴,有一定耐寒能力,对土壤要求不严,耐瘠薄,但喜排水良好的肥沃壤土。

【采制】夏、秋二季果实绿黄时采收,置沸水中烫至外皮灰白色,对半纵剖,晒干。

【性味功效】酸,温。舒筋活络,和胃化湿。

【应用】用于湿痹拘挛,腰膝关节酸重疼痛,暑湿吐泻,转筋挛痛,脚气水肿。

【选方】**治香港脚** 木瓜、大腹、紫苏、羌活、炙甘草(各一钱),茯苓、陈皮(各八分),水一钟半,煎八分,食前服。(《景岳全书》木瓜汤)

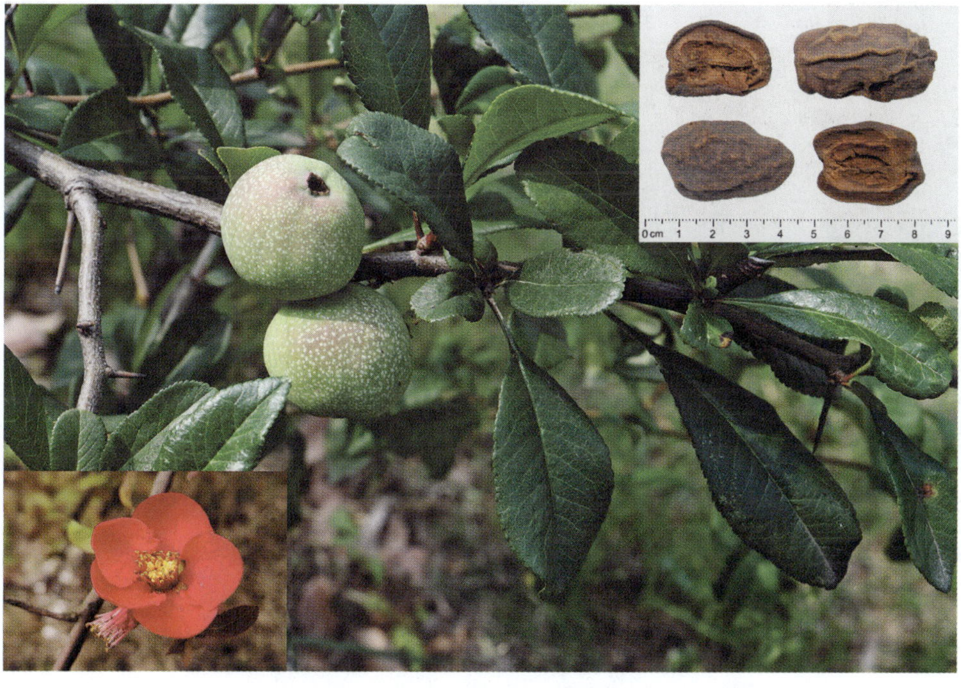

木通

【别名】五叶木通、八月瓜、野木瓜。

【来源】为木通科植物木通 *Akebia quinata*(Thunb.) Decne.、三叶木通 *Akebia trifoliata*(Thunb.) Koidz. 或白木通 *Akebia trifoliata*(Thunb.) Koidz. var. *australis* (Diels) Rehd. 的干燥藤茎。

【植物识别要点】木质藤本。茎纤细，缠绕，茎皮灰褐色，有圆形、小而凸起的皮孔。掌状复叶互生或在短枝上簇生，伞房花序式总状花序腋生，果孪生或单生，长圆形或椭圆形，成熟时紫色，腹缝开裂。

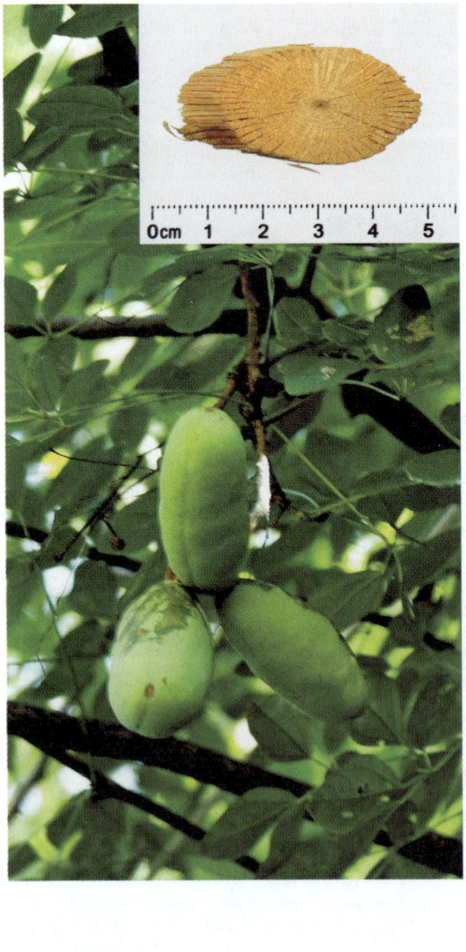

【生长环境】生于海拔 300~1 500m 的山地灌木丛、林缘和沟谷中。

【采制】秋季采收，截取茎部，除去细枝，阴干。

【性味功效】苦，寒。利尿通淋，清心除烦，通经下乳。

【应用】用于淋证，水肿，心烦尿赤，口舌生疮，经闭乳少，湿热痹痛。

【选方】**1. 治小儿心热(小肠有火，便亦淋痛，面赤狂躁，口糜舌疮，咬牙口渴)** 生地黄、甘草(生)、木通各等分。上同为末，每服三钱，水一盏，入竹叶同煎至五分，食后温服。(《小儿药证直诀》)

2. 治尿血 木通、牛膝、生地黄、天门冬、麦门冬、五味子、黄柏、甘草。同煎服。(《本草经疏》)

3. 治水气，小便涩，身体虚肿 乌白皮二两，木通一两(锉)，槟榔一两。上件药，捣细罗为散，每服不计时候，以粥饮下二钱。(《太平圣惠方》)

木槿

【别名】喇叭花、朝开暮落花、荆条。
【来源】为锦葵科植物木槿 *Hibiscus syriacus* L. 的干燥花。

【植物识别要点】小枝密被黄色星状绒毛。叶菱形至三角状卵形,下面沿叶脉微被毛或近无毛。花单生于枝端叶腋间,小苞片密被星状疏绒毛;花萼钟形,密被星状短绒毛,裂片5,三角形;花钟形,淡紫色,直径5~6cm,花瓣倒卵形,外面疏被纤毛和星状长柔毛;雄蕊柱长约3cm;花柱枝无毛。蒴果卵圆形,密被黄色星状绒毛;种子肾形,背部被黄白色长柔毛。

【生长环境】全国各地栽培;南北两半球热带、亚热带地区广泛栽培。

【采制】夏季花半开放时采收,晒干。

【性味功效】甘、淡,凉。清湿热,凉血。

【应用】用于痢疾,腹泻,痔疮出血,白带;外治疖肿。

【选方】**1. 治下痢噤口** 红木槿花去蒂,阴干为末,先煎面饼二个,蘸末食之。(《济急仙方》)

2. 治吐血、下血、赤白痢疾 木槿花九至十三朵。酌加开水和冰糖浸半小时,饭前服,日服二次。(《福建民间草药》)

3. 治风痰壅逆 木槿花晒干,焙研,每服一二匙,空心沸汤下,白花尤良。(《简便单方》)

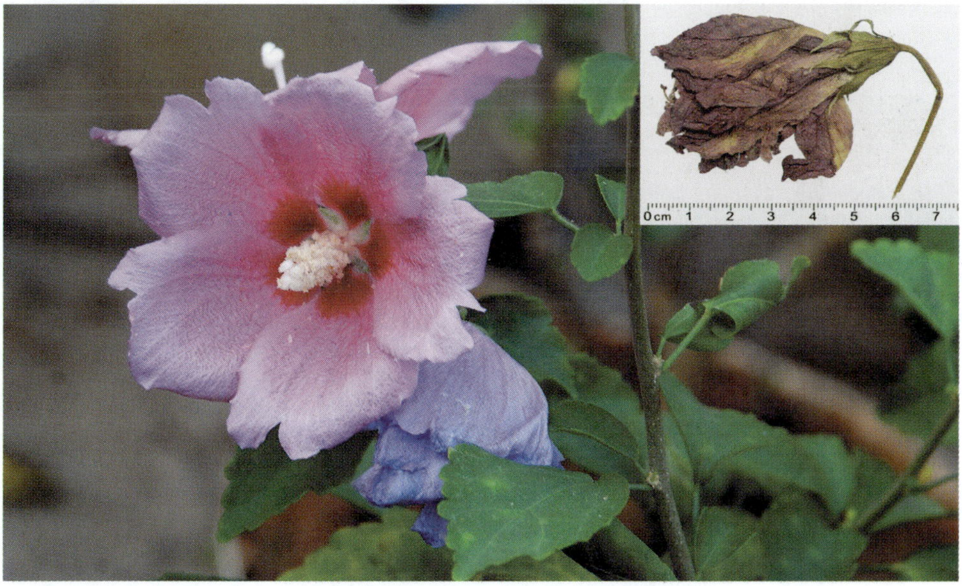

木防己

【别名】土木香、穿山龙、盘古风、大防己、蓝田防己。

【来源】为防己科植物木防己 *Cocculus orbiculatus*(Linn.)DC. 的干燥根。

【植物识别要点】木质藤本，有条纹。叶片纸质至近革质，形状变异极大。聚伞花序少花，腋生，或排成多花，狭窄聚伞圆锥花序，顶生或腋生，被柔毛。核果近球形，果核骨质，背部有小横肋状雕纹。

【生长环境】多生长于灌丛、村边、林缘等处。

【采制】春、秋两季采收，去除杂质，洗净，晒干。

【性味功效】苦、辛，寒。祛风除湿，通经活络，解毒消肿。

【应用】用于风湿痹痛，小便淋痛，闭经，跌打损伤等。

【选方】1. **治疗水肿**　木防己、黄芪、茯苓各9g，桂枝6g，甘草3g。水煎服。(《全国中草药汇编》)

2. **治疗风湿痛、肋间神经痛**　木防己、牛膝各15g。水煎服。(《浙江药用植物志》)

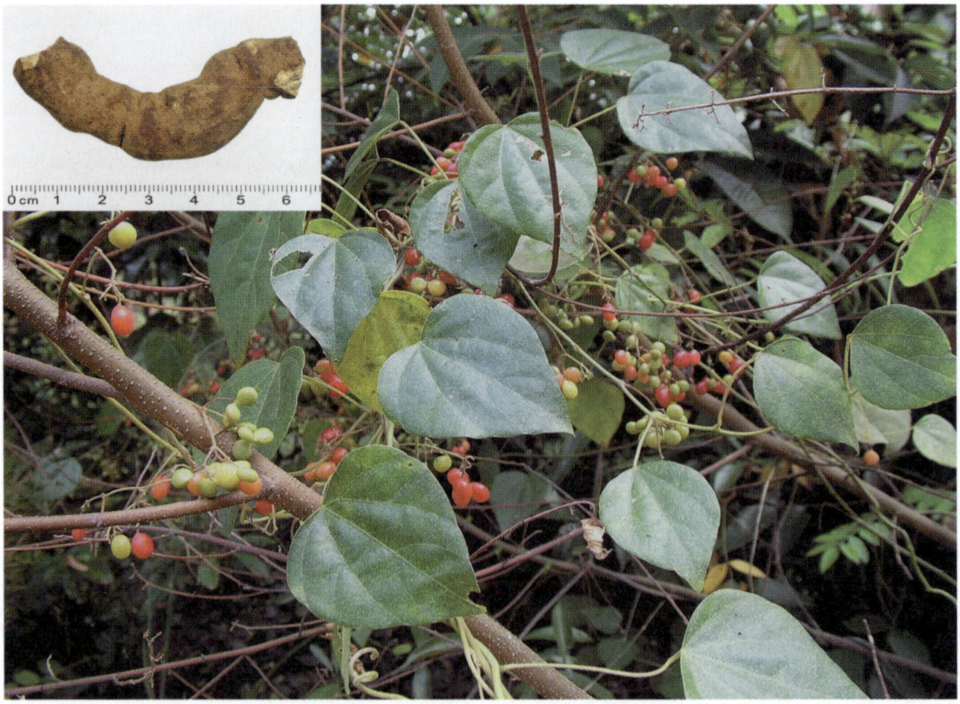

木芙蓉叶

【别名】拒霜叶、酒醉芙蓉叶、秋芙蓉叶。

【来源】为锦葵科植物木芙蓉 *Hibiscus mutabilis* L. 的干燥叶。

【植物识别要点】落叶灌木或小乔木。树皮灰白色，茎有星状毛及短柔毛。叶互生，宽卵圆状心形，花单生枝端叶腋，小苞片8，线形；萼钟形，5裂，裂片卵状三角形，苞片及萼片密生黄褐色茸毛；花瓣5或重瓣，宽倒卵圆形，初开时白色或淡红色，后变深红色，花径8cm；单体雄蕊；雌蕊1枚，子房5室，柱头5裂。蒴果扁球形，直径约2.5cm，生黄色刚毛及绵毛，果瓣5。种子多数，肾形。

【生长环境】喜光，稍耐阴；喜温暖湿润气候，不耐寒，喜肥沃湿润而排水良好的砂壤土。

【采制】夏、秋二季采收，干燥。

【性味功效】辛，平。凉血，解毒，消肿，止痛。

【应用】用于治痈疽焮肿，缠身蛇丹，烫伤，目赤肿痛，跌打损伤。

【选方】1. **治痈疽肿毒** 重阳前取芙蓉叶（研末），端午前取苍耳（烧存性，研末），等分。蜜水调涂四周，其毒自不走散。（《古今医统大全》铁井栏）

2. **治缠身蛇丹（带状疱疹）** 木芙蓉鲜叶阴干研末，调米浆涂抹患处。（《福建中草药》）

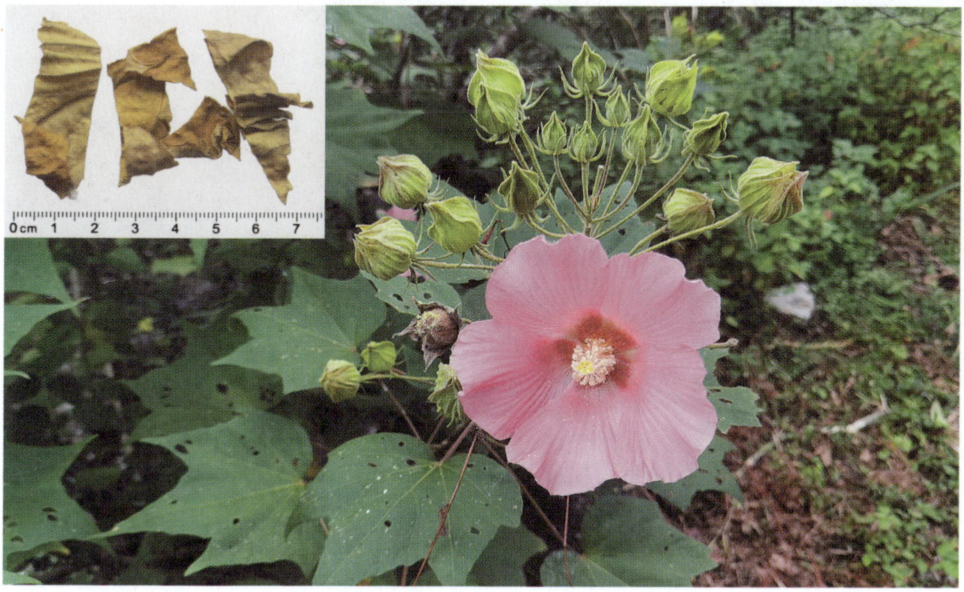

木棉花

【别名】木棉、红棉、英雄树、攀枝花。

【来源】为木棉科植物木棉 *Gossampinus malabarica*（DC.）Merr. 的干燥花。

【植物识别要点】大乔木，掌状复叶，托叶小。花单生枝顶叶腋，通常红色，花瓣肉质。蒴果长圆形，密被灰白色长柔毛和星状柔毛。种子多数，倒卵形，光滑。

【生长环境】生于海拔 1 400~1 700m 的干热河谷及稀树草原，也可生长在沟谷季雨林内，也有栽培作行道树的。

【采制】春季花盛开时采收，除去杂质，晒干。

【性味功效】甘、淡，凉。清热利湿，解毒。

【应用】用于泄泻，痢疾，痔疮出血。

【选方】**1. 治湿热腹泻，痢疾** 木棉花 15g，凤尾草 30g。水煎服。（《四川中药志》）

2. 治细菌性痢疾，急慢性胃肠炎 鲜木棉花 60g。水煎，冲冬蜜服。（《福建药物志》）

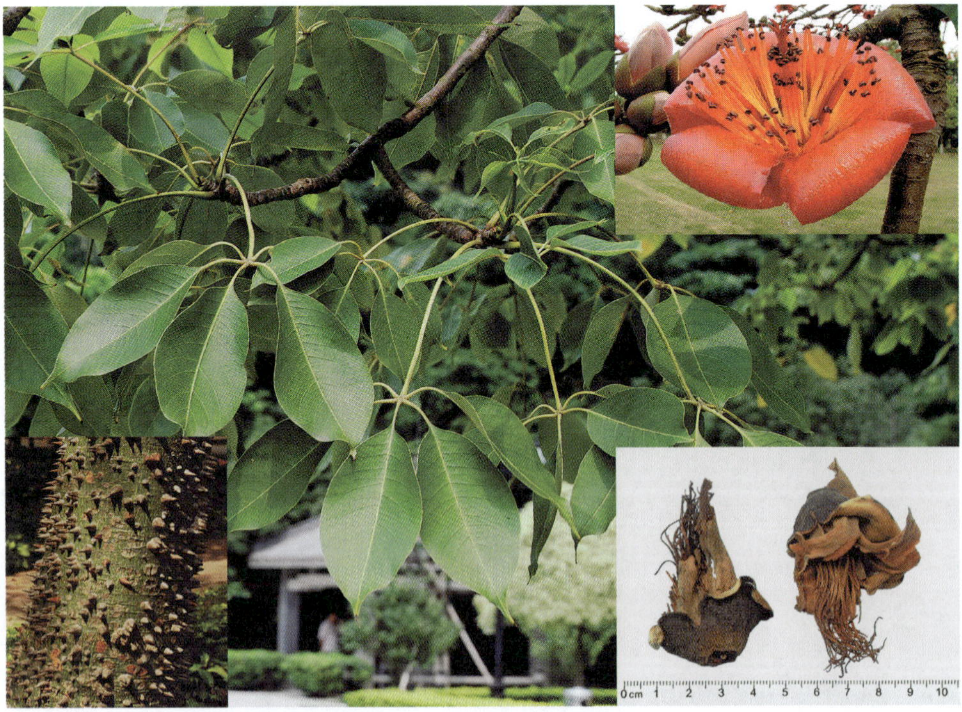

木鳖子

【别名】老鼠拉冬瓜、糯饭果、番木鳖。

【来源】为葫芦科植物木鳖 *Momordica cochinchinensis*（Lour.）Spreng. 的干燥成熟种子。

【植物识别要点】粗壮大藤本。全株近无毛或稍被柔毛。叶柄基部或中部有腺体；叶卵状心形或宽卵状圆形，卷须不分歧。雌雄异株；雄花花梗顶端生兜状苞片圆肾形，花萼裂片宽披针形或长圆形，花冠黄色，裂片卵状长圆形。雄蕊 3，药室 1 回折曲；雌花单生；花梗近中部生一苞片；果卵球形，成熟时红色，肉质，密生具刺尖突起；种子卵形或方形，干后黑褐色。

【生长环境】生于山沟、林缘及路旁。

【采制】冬季采收成熟果实，剖开，晒至半干，除去果肉，取出种子，干燥。

【性味功效】苦、微甘，凉，有毒。散结消肿，攻毒疗疮。

【应用】用于疮疡肿毒，乳痈，瘰疬，痔瘘，干癣，秃疮。

【注意】孕妇慎用。

【选方】1. **治红肿赤晕不消** 木鳖子（去壳）二两，草乌半两，小粉四两，半夏二两。上四味于铁铫内，慢火烧焦，黑色为度，研细，以新汲水调敷，一日一次，自外向里涂之，须留疮顶。（《医宗金鉴》）

2. **治两耳卒肿热痛** 木鳖子仁一两（研如膏），赤小豆末半两，川大黄末半两。上药同研令匀，水、生油旋调涂之。（《太平圣惠方》）

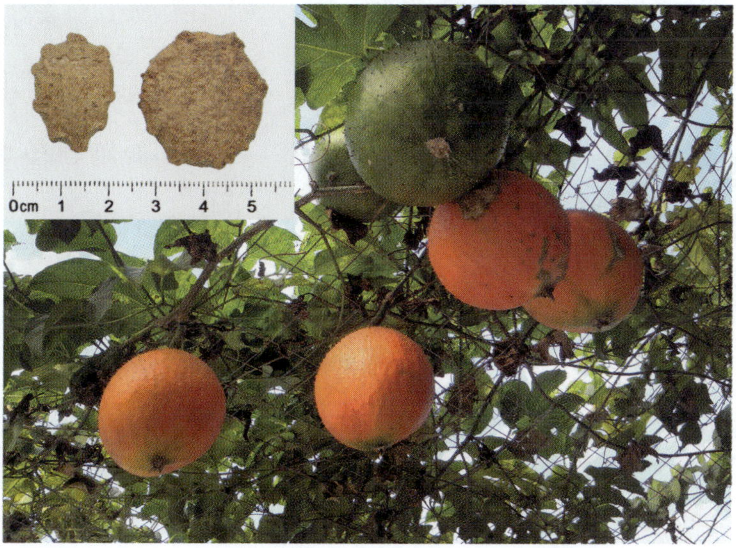

五加皮

【别名】白刺、目骨、追风使、南五加皮。

【来源】为五加科植物细柱五加 *Acanthopanax gracilistylus* W. W. Smith 的干燥根皮。

【植物识别要点】木本。茎常有刺。叶多互生。花小，两性，辐射对称；伞形花序或集成头状花序，雄蕊生于花盘边缘，花盘生于子房顶部，子房下位。浆果。

【生长环境】生于灌木丛林、林缘、山坡路旁。

【采制】夏、秋二季采挖根部，洗净，剥取根皮，晒干。

【性味功效】辛、苦，温。祛风除湿，补益肝肾，强筋壮骨，利水消肿。

【应用】用于风湿痹病，筋骨痿软，体虚乏力。

【选方】1. **治脚气，用于风寒湿气**　五加皮，风湿脚痛，煮酒饮，或酒制作丸服。(《本草纲目》)

2. **风寒湿痹、腰膝疼痛、筋骨拘挛**　五加皮酒，单用浸酒饮，亦可同当归、牛膝、地榆诸药同浸酒饮。(《本草纲目》)

3. **治小儿迟行**　五加皮散，真五加皮、川牛膝酒浸二日、木瓜干各等分上为末，每服二钱，空心，米汤调下，一日二服，服后再用好酒半盏，与儿饮之，仍量儿大小。(《保婴撮要》)

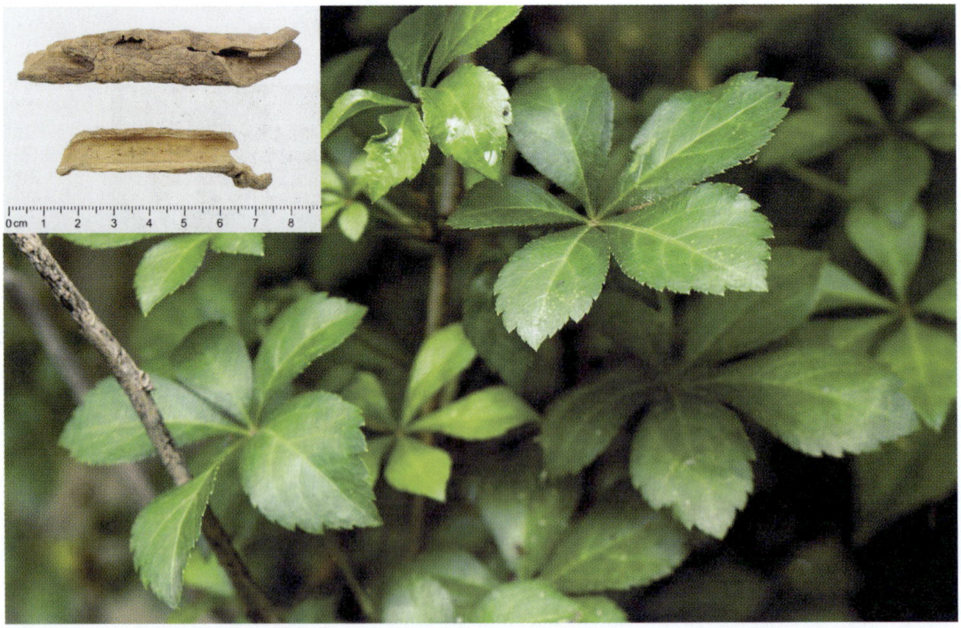

五味子

【别名】五梅子、山花椒、北五味子。

【来源】为木兰科植物五味子 *Schisandra chinensis*（Turcz.）Baill. 的干燥成熟果实。

【植物识别要点】落叶木质藤木。叶近膜质，阔椭圆形或倒卵形，边缘具腺齿。聚合果，小浆果红色，近球形或倒卵圆形，果皮具不明显腺点，种子 1~2 粒，肾形，淡褐色，种皮光滑，种脐明显凹入成 U 形。果肉气微，味酸。

【生长环境】生丁沟谷、溪旁、山坡。

【采制】秋季果实成熟时采摘，晒干或蒸后晒干，除去果梗和杂质。

【性味功效】酸、甘，温。收敛固涩，益气生津，补肾宁心。

【应用】用于久咳虚喘，梦遗滑精，自汗盗汗，津伤口渴，心悸失眠。

【选方】1. 疗咳　五味子五合，生姜八两，紫菀一两，半夏二两（洗），吴茱萸一两，款冬花半两，细辛一两，附子一枚（炮），茯苓四两，甘草二两（炙），桂心一两。右十一味，切。以水一斗，煮取五升，分温三服。老人可服五合。忌海藻、菘菜、猪肉、冷水、羊肉、饧、生菜、醋物、生葱。（《外台秘要》卷九引《小品方》生姜五味子汤）

2. 治气血劳伤，咳脓咯血，寒热往来，夜出盗汗，羸瘦困乏　人参、五味子（炒，捣）、熟地黄、当归（酒炒）、白术（炒）、白茯苓、炙甘草、陈皮、桔梗（炒）、前胡各一钱，黄芪（炙）、地骨皮、桑白皮（炒）、枳壳（炒）、柴胡各七分。水一盅半，生姜三片，煎八分。食后服。（《景岳全书》人参五味子汤）

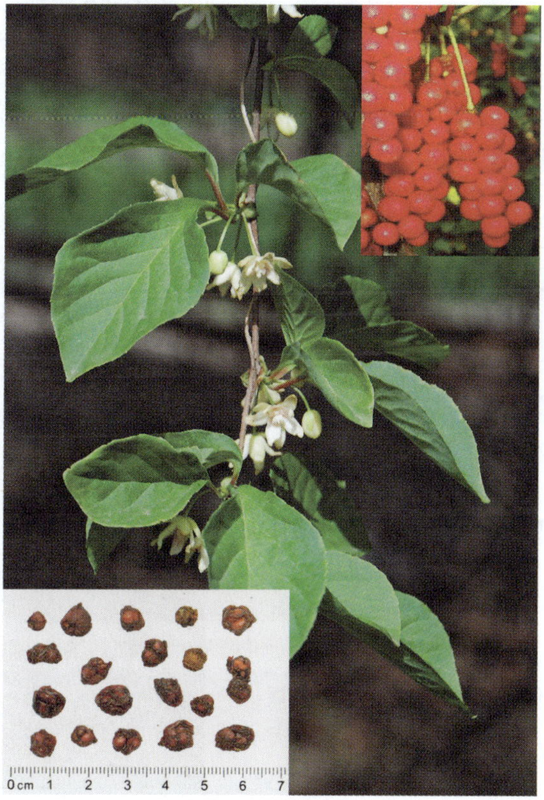

五指毛桃

【别名】五指牛奶、土黄芪、土五加皮。

【来源】为桑科植物粗叶榕 *Ficus hirta* Vahl 的干燥根。

【植物识别要点】小乔木或灌木。叶互生，纸质，长椭圆状卵形或宽卵形，具细锯齿，沿主脉和侧脉被刚毛，托叶卵状披针形，膜质，红色，被柔毛；榕果成对腋生或生于落叶枝上，球形或椭圆状球形，被刚毛。雄花生于榕果内壁近口部，具梗，花被片 4，披针形，红色，雄蕊 2~3，花药长于花丝；瘿花花被片 4，花柱短，侧生，柱头漏斗形；雌花生雌株榕果内，花被片 4；瘦果椭圆状球形，光滑。

【生长环境】生于山林中或山谷灌木丛中，以及村寨沟旁。

【采制】全年均可采挖，除去细根，泥沙，洗净，趁鲜切段或块片，晒干。

【性味功效】甘，微温。益气健脾，祛痰化湿，舒筋活络。

【应用】用于肺虚痰喘，脾胃气虚，肢倦无力，食少腹胀，水肿，带下，风湿痹痛，腰腿痛。

【选方】**治急性黄疸型肝炎、较重的慢性肝炎** 穿破石二市斤，五指毛桃半市斤，葫芦茶三两，加水浸煮两次，浓缩至 1 500ml，加白糖 300g，入防腐剂，静置，过滤。较重者每天服 90ml，分二次服；轻者，每天服 45ml，一次服完，以一个月为一疗程。（广州市卫生管理局《新医药通讯》）

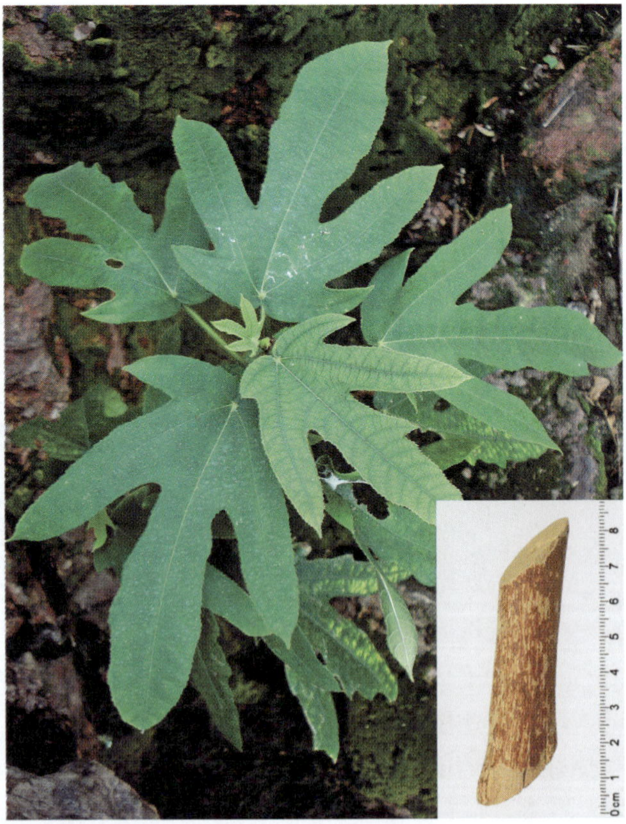

五倍子

【别名】青麸杨、倍子树、盐肤木。

【来源】漆树科植物盐肤木 *Rhus chinensis* Mill.、青麸杨 *Rhus potaninii* Maxim. 或红麸杨 *Rhus punjabensis* Stew. var. *sinica*(Diels)Rehd. et Wils. 叶上的虫瘿，主要由五倍子蚜 *Melaphis chinensis*(Bell)Baker 寄生而形成。

【植物识别要点】落叶小乔木或灌木。奇数羽状复叶有小叶3~6对，叶轴上部具狭翅，叶背疏被微柔毛或仅脉上被毛，侧脉较密，圆锥花序宽大，多分枝，密被微绒毛，苞片钻形，核果球形，略压扁，被具节柔毛和腺毛，成熟时红色。

【生长环境】**盐麸木:**生于海拔170~2 700m的向阳山坡、沟谷、溪边的疏林或灌丛中。我国除东北、内蒙古和新疆外，其余省区均有。**红麸杨:**生于海拔460~3 000m的石灰山灌丛或密林中。产于云南(东北至西北部)、贵州、湖南、湖北、陕西、甘肃、四川、西藏。**青麸杨:**生于海拔900~2 500m的山坡疏林或灌木中。产于云南、四川、甘肃、陕西、山西、河南。

【采制】秋季采摘，置沸水中略煮或蒸至表面呈灰色，杀死蚜虫，取出，干燥。

【性味功效】酸、涩，寒。敛肺降火，涩肠止泻，敛汗，止血，收湿敛疮。

【应用】用于肺虚久咳，久泄久痢，痈肿疮毒，皮肤湿烂。

【选方】**治风毒上攻，眼肿痒涩，痛不可忍者，或上下睑眦赤烂浮翳，瘀肉侵睛** 五倍子一两，蔓荆子一两半，同杵末，每服二钱，水二盏，铜石器内煎及一盏，澄滓，热淋洗，留滓二服，又依前煎淋洗。大能明眼目，去涩痒。(《博济方》，神效驱风散)

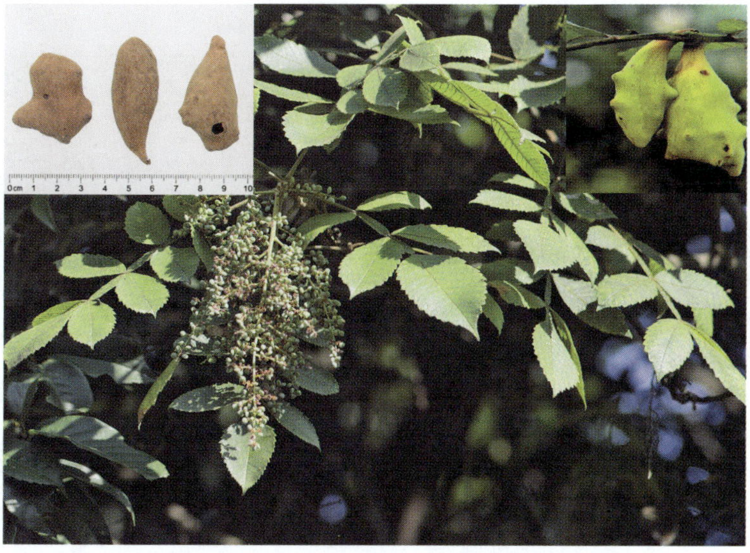

车前草

【别名】茎苢、马舄、当道。

【来源】为车前草科植物车前 *Plantago asiatica* L. 或平车前 *Plantago depressa* Willd. 的干燥全草。

【植物识别要点】车前　二年生或多年生草本。须根多数。根茎短，稍粗。叶基生呈莲座状，薄纸质或纸质，宽卵形或宽椭圆形，先端钝圆或急尖，基部宽楔形或近圆。穗状花序3~10个，细圆柱状，紧密或稀疏，下部常间断，花冠白色，花冠筒与萼片近等长；雄蕊与花柱明显外伸，花药白色。蒴果于基部上方周裂；种子卵状椭圆形或椭圆形，具角，背腹面微隆起；子叶背腹排列。

平车前　主根直而长。叶片较狭，长椭圆形或椭圆状披针形，长5~14cm，宽2~3cm。

【生长环境】生于山野、路旁、花圃或菜园、河边湿地。

【采制】除去杂质，洗净，切段，晒干。

【性味功效】甘，寒。清热利尿通淋，祛痰，凉血，解毒。

【应用】用于热淋涩痛，水肿尿少，暑湿泄泻，痰热咳嗽，吐血衄血，痈肿疮毒。

【选方】**用于热毒上攻于眼，赤肿疼痛**　车前叶1握，牛蒡叶1握，地龙粪3两，盐1分，秦皮1两(锉)。上药捣烂，捏作饼子。仰卧，贴上，干即易之。(《太平圣惠方》)

【附注】车前子为本植物的干燥成熟种子。性味甘，寒。清热，利尿通淋，渗湿止泻，明目，祛痰。用于热淋涩痛，水肿胀满，暑湿泄泻，目赤肿痛，痰热咳嗽。

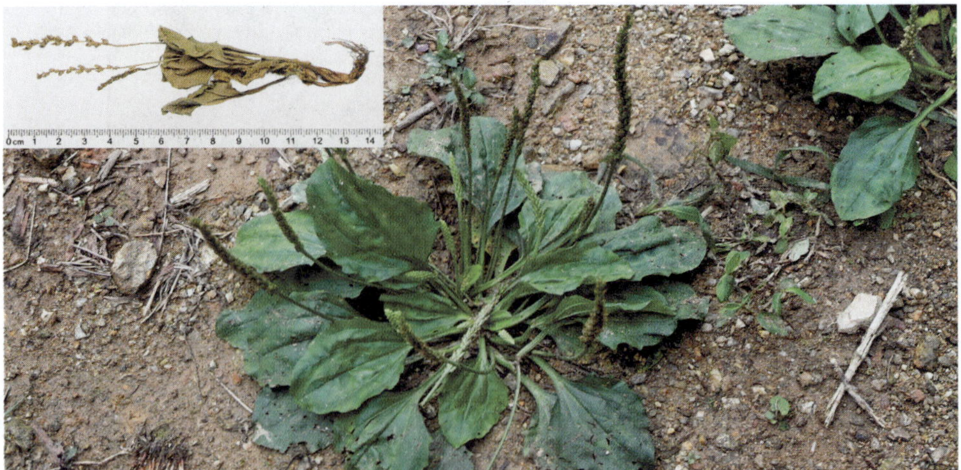

中国芦荟

【别名】油葱、象鼻草。

【来源】为百合科植物芦荟 *Aloe vera* var. *chinensis* (Haw.) Berg 叶的汁液浓缩干燥物。

【植物识别要点】茎较短。叶近簇生或稍二列(幼小植株)，肥厚多汁，条状披针形，粉绿色。总状花序具几十朵花；苞片近披针形，先端锐尖；雄蕊与花被近等长或略长，花柱明显伸出花被外。

【生长环境】我国的南方各省区和温室常见栽培，也有由栽培变为野生的。

【采制】芦荟叶的汁液浓缩干燥物。

【性味功效】苦，寒。泻下通便，清肝泻火，杀虫疗疳。

【应用】用于热结便秘，惊痫抽搐，小儿疳积，外治癣疮。

【选方】**1. 治口舌上疮久不愈**　芦荟二分，土盐绿三分，胡粉三分，珍珠末半两，蜗牛壳(炒令黄色)半两，波斯盐绿半两，青黛半两，黄连(去须)半两，麝香(细研)一钱。上为细散，都研令匀，先用甘草汤漱口洗疮，以帛拭干，然后掺药于上。或以蜜为丸，如鸡头子大，含之，亦得，有涎吐之。(《太平圣惠方》)

2. 解毒祛腐　芦荟一钱，黄柏末五钱，砒石(用红枣五枚，去核，每枣加砒一分，火烧存性)五分组成。共为细末，先用米泔水漱口，每用少许，敷患处。(《医宗金鉴》)

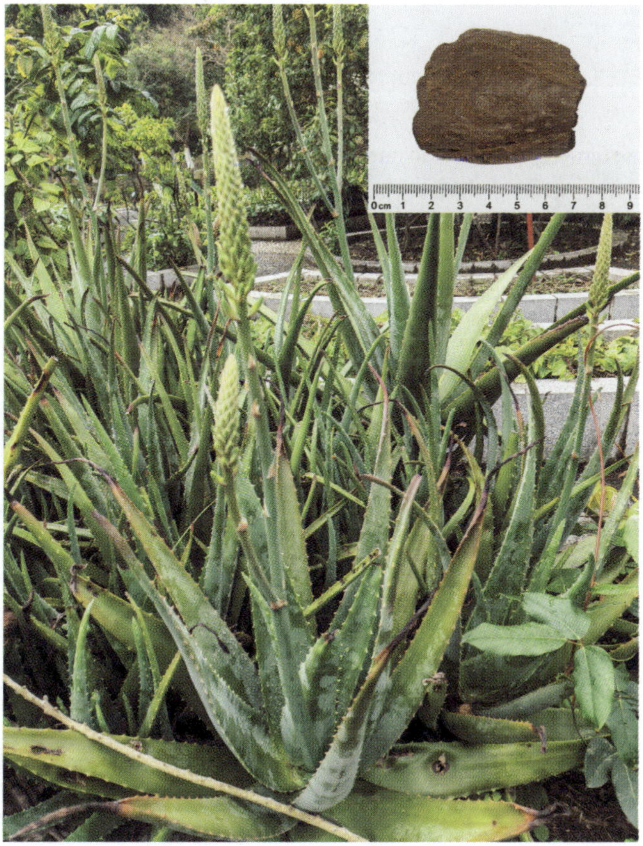

水茄

【别名】刺茄、洋毛辣、刺蔷茄。

【来源】为茄科植物水茄 *Solanum torvum* Sw. 的干燥根及老茎。

【植物识别要点】灌木。小枝疏，具基部扁的皮刺，皮刺长 0.3~1cm，尖端稍弯。叶单生或双生，卵形或椭圆形，先端尖，基部心形或楔形，两侧不等，半裂或波状，裂片常 5~7，下面中脉少刺或无刺，侧脉 3~5 对，有刺或无刺；叶柄长 2~4cm，具 1~2 刺或无刺；小枝、叶、叶柄、花序梗、花梗、花萼、花冠裂片均被星状毛，或兼有腺毛；浆果球形，黄色，无毛；果柄长约 1.5cm；种子盘状。

【生长环境】生长于热带地方的路旁、荒地、沟谷及村庄附近等潮湿地方。

【采制】全年均可采，洗净，切片，鲜用或晒干。

【性味功效】味辛，性平，小毒。活血消肿止痛。

【应用】用于胃痛，痧症，闭经，跌打瘀痛，腰肌劳损，痈肿，疔疮。

【选方】**治咽喉炎**　刺茄根 15g，和尚头草 30g，水煎服。(《全国中草药汇编》)

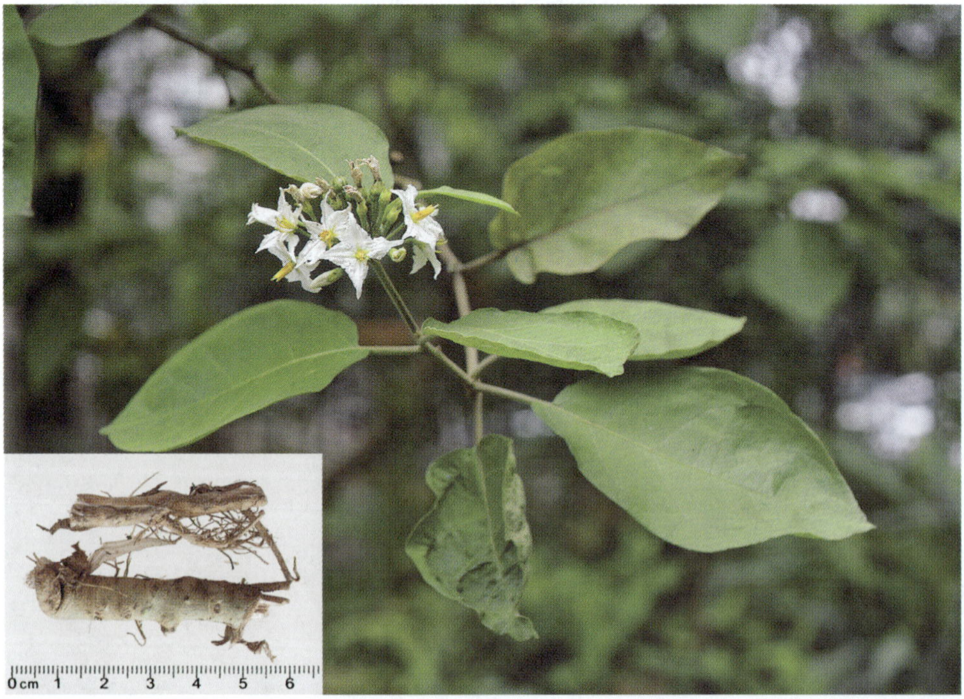

水飞蓟

【别名】奶蓟、老鼠筋、水飞雉。

【来源】为菊科植物水飞蓟 *Silybum marianum* (Linn.) Gaertn. 的干燥成熟果实。

【植物识别要点】草本。茎直立，分枝，有条棱，极少不分枝。莲座状基生叶与下部茎叶有叶柄，全形椭圆形或倒披针形，头状花序较大。瘦果压扁，长椭圆形或长倒卵形，褐色。

【生长环境】我国各地公园、植物园或园庭都有栽培。

【采制】秋季果实成熟时采收果序，晒干，打下果实，除去杂质，晒干。

【性味功效】苦，凉。清热解毒，疏肝利胆。

【应用】用于肝胆湿热，胁痛，黄疸。

【选方】**治疗肝炎** 用水飞蓟宾，水飞蓟素、奶蓟素、西利马灵。（《全国中草药汇编》）

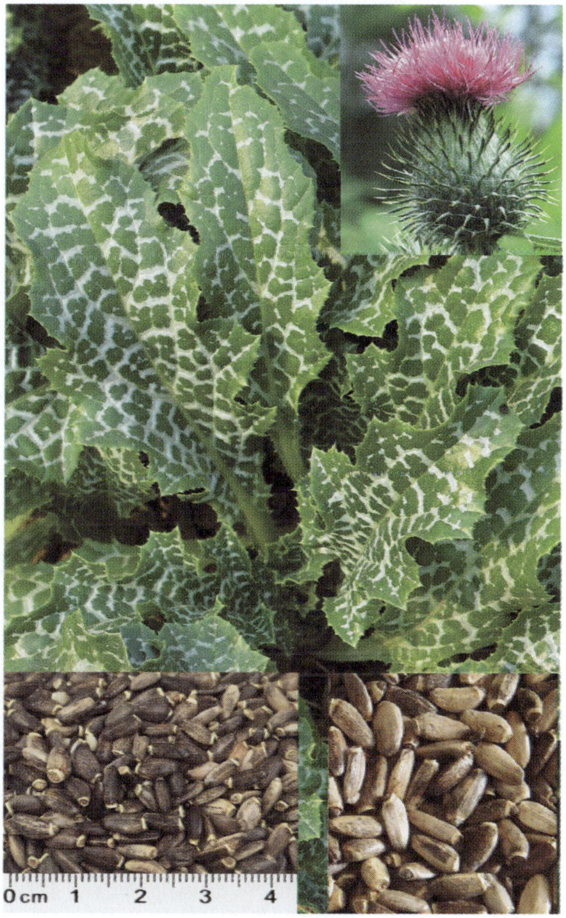

水菖蒲

【别名】泥昌、水昌、水宿、茎蒲。

【来源】为天南星科植物水菖蒲 *Acorus calamus* L. 的干燥根茎。

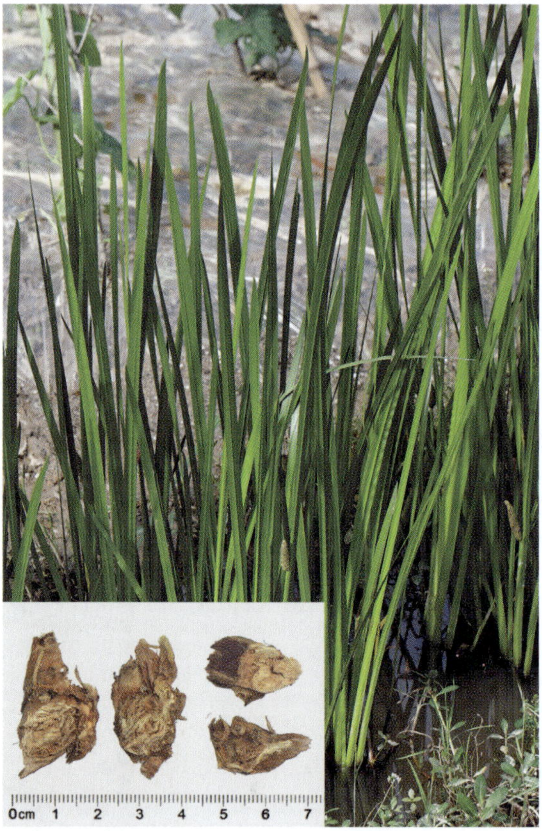

【植物识别要点】多年生草本。根茎横走，稍扁，分枝，外皮黄褐色，芳香，肉质根多数，具毛发状须根。叶基生，基部两侧膜质，叶鞘宽，向上渐狭；叶片剑状线形，基部宽，对折，中部以上渐狭，草质，绿色，光亮，中脉在两面均明显隆起，侧脉3~5对，平行，纤细，大都伸延至叶尖。花序柄三棱形，叶状佛焰苞剑状线形，肉穗花序斜向上或近直立。浆果长圆形，红色。花期2—9月。

【生长环境】生于海拔2 600m以下的水边、沼泽湿地或湖泊浮岛上，也有栽培。

【采制】夏、秋二季采挖，除去茎叶及细根，洗净，晒干。

【性味功效】辛、苦，温。化痰开窍，除湿健胃，杀虫止痒。

【应用】用于痰厥昏迷，中风，癫痫，惊悸健忘，耳鸣耳聋，食积腹痛，痢疾泄泻，风湿疼痛，湿疹，疥疮。

【选方】**1. 治健忘、惊悸、神志不清** 菖蒲9g，远志9g，茯苓9g，龟板15g，龙骨9g。共研细末，每次4.5g，每日3次。(《山东中草药手册》)

2. 治中风不语，口眼歪斜 鲜(菖蒲)根茎15g，冰糖15g。开水炖服。(《江西草药》)

3. 治头风眩晕耳鸣或伴有恶心 菖蒲、菊花、蔓荆子各9g，蝉蜕6g，赭石、龙骨各15g。水煎服。(《宁夏中草药手册》)

水蜈蚣

【别名】三荚草、金钮子、金钮草、球头草。

【来源】为莎草科植物短叶水蜈蚣 *Kyllinga brevifolia* Rottb. 的全草。

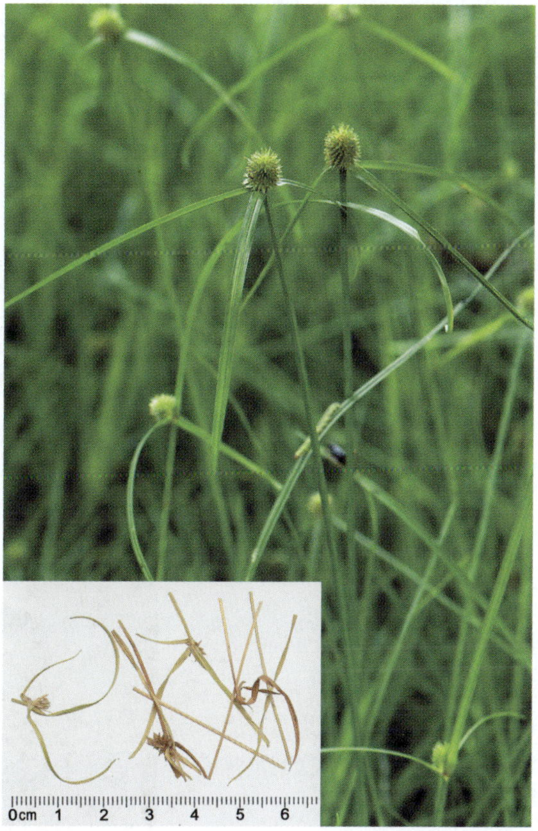

【植物识别要点】多年生草本。根茎长而匍匐，外被膜质鳞片，具多数节间，每节上生一秆。秆散生，扁三棱形。叶质软，狭线形，末端渐尖，上部边缘和背部中肋具细刺。叶状苞片3，极展开。穗状花序单生，球形或卵球形，具密生的小穗；小穗披针形或长圆状披针形，压扁，有1花；雄蕊3，花药线形；雌蕊1，花柱细长，柱头2。小坚果倒卵状长圆形，扁双凸状，表面密具细点。

【生长环境】生长于水边、路旁、水田及旷野湿地。

【采制】全年可采，洗净，鲜用或晒干用。

【性味功效】辛，平。疏风解表，清热利湿，止咳化痰，祛瘀消肿。

【应用】用于伤风感冒，支气管炎，百日咳，疟疾，痢疾，肝炎，乳糜尿，跌打损伤，风湿性关节炎；外用治蛇咬伤，皮肤瘙痒，疖肿。

【选方】**1. 治时疫发热** 水蜈蚣、威灵仙，水煎服。(《岭南采药录》)

2. 治百日咳，支气管炎，咽喉肿痛 水蜈蚣干品一两至二两。水煎服。(广州部队《常用中草药手册》)

3. 治一般蛇伤 水蜈蚣二两。捣烂，酒二两冲，内服一两，一两搽抹伤口四周。(《广西药植图志》)

见血封喉

【别名】弩箭子、毒箭木、大药树。

【来源】为桑科植物见血封喉 *Antiaris toxicaria* Lesch. 的叶、乳汁和干燥种子。

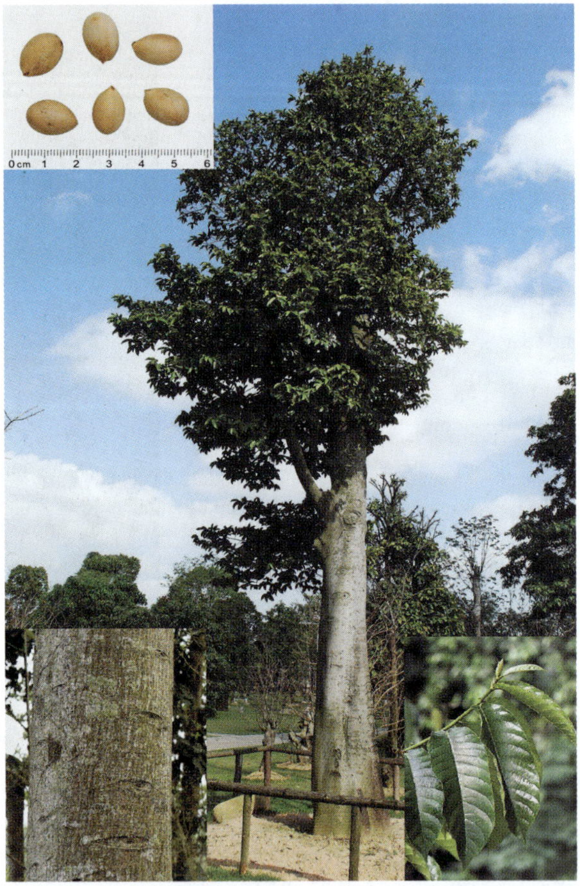

【植物识别要点】常绿乔木，高达30m；单叶互生，排成二列，叶片椭圆形或倒卵形，先端渐尖，基部两侧不对称，表面深绿色，背面浅绿色；花雌雄同株，雄花序托盘状，周围有苞片，苞片顶部内卷，雄花花被片4裂，偶尔3裂，雄蕊与裂片同数，雌花单生，包藏在梨形花托里面，有多数苞片包着，无花被，3—4月开花；核果梨形，有宿存苞片，成熟的核果鲜红色或紫红色，5—6月果实成熟。

【生长环境】生于中海拔的山地阔叶林中。

【采制】夏季采收果实，剥取种子晒干；或割取乳汁干燥。

【性味功效】苦，温，大毒。鲜树汁：强心，催吐，泻下，麻醉。种子：解热。

【应用】鲜树汁：外用治淋巴结结核。种子：用于治疗痢疾。

【选方】**治疗疮痈疖脓肿**　箭毒木鲜叶适量，捣烂包敷患处。（西双版纳州傣医院傣医康郎香验方）

牛膝

【别名】牛磕膝、倒扣草、怀牛膝。

【来源】为苋科植物牛膝 *Achyranthes bidentata* Blume. 的干燥根。

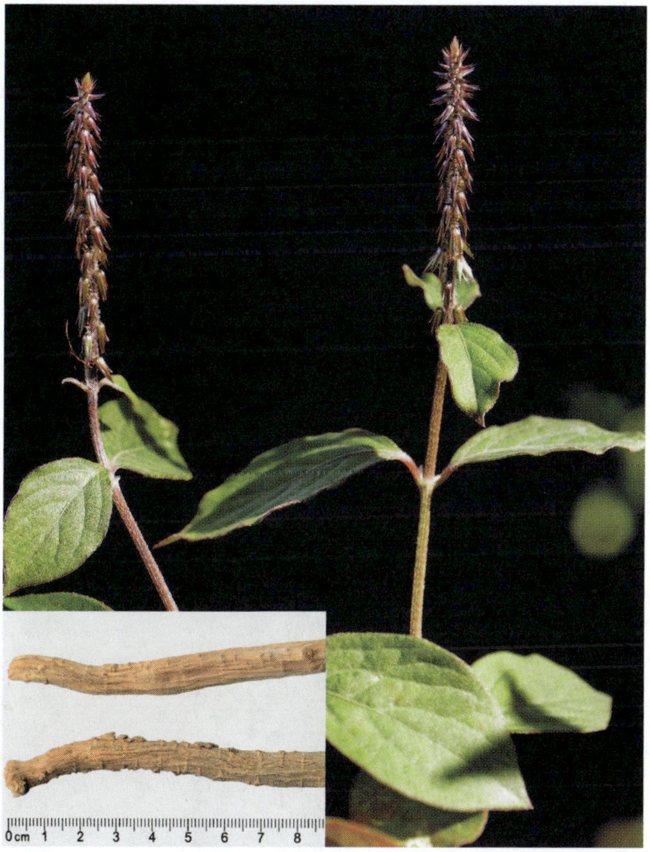

【植物识别要点】多年生草本，根圆柱形，土黄色。茎有棱角或四方形，绿色或带紫色。叶片椭圆形或椭圆披针形，少数倒披针形。穗状花序顶生及腋生，胞果矩圆形，黄褐色，光滑。种子矩圆形黄褐色。

【生长环境】生于海拔200~1 750m的山坡林下。除东北外全国广布。

【采制】冬季茎叶枯萎时采挖，除去须根和泥沙，捆成小把，晒至干皱后，将顶端切齐，晒干。

【性味功效】苦、甘、酸，平。逐瘀通经，补肝肾，强筋骨，利尿通淋，引血下行。

【应用】用于经闭，痛经，腰膝酸痛，筋骨无力，淋证，头痛，口疮，吐血，衄血。

【选方】**1. 月经不调、经闭、经行腹痛、淋沥不尽** 血府逐瘀汤，当归三钱、生地三钱、桃仁四钱、红花三钱、枳壳二钱、赤芍二钱、柴胡一钱、甘草一钱、桔梗一钱半、川芎一钱半、牛膝三钱。（《医林改错》）

2. 劳疟、癥瘕 以生牛膝一味浓煎，治劳疟积久不止。（《本草正义》）

3. 风湿痹痛 三妙丸，苍术（炒）、黄柏（炒）、牛膝，以上三味，粉碎成细粉，过筛，混匀，用水泛丸。（《医学正传》）

牛大力

【别名】大力牛、扒山虎、血藤、倒吊金钟。

【来源】为豆科植物美丽崖豆藤 *Milletia speciosa* Champ. 的干燥根。

【植物识别要点】攀缘灌木。根系横伸，块根肥厚，外皮土黄色。单数羽状复叶，小叶长圆状披针形，先端钝或渐尖，基部近圆形，上表面无毛，下表面密被毛，具短柄，基部均有针状托叶1对。总状花序，通常腋生；花萼筒形，先端5裂，裂片三角形；花冠蝶形，旗瓣基部有2胼胝状附属物；雄蕊成二体，雌蕊线形。荚果硬革质，先端有喙，表面密被茸毛；种子卵形。

【生长环境】生于山谷、路旁、灌木林丛或疏林中。

【采制】全年均可采挖，洗净，除去芦头及须根、切厚片、晒干。

【性味功效】甘，平。补虚润肺，强筋活络。

【应用】用于病后虚弱，阴虚咳嗽，腰肌劳损，风湿痹痛，遗精，白带。

【选方】**1. 治风湿性关节炎，腰肌劳损** 牛大力、南五加皮各1 000g，宽筋藤、海风藤各750g，牛膝90g，山胡椒根250g，榕树须（气根）500g。加水6 000ml，煎至1 000ml。每次服50ml，每日2次。（《全国中草药汇编》）

2. 治体虚白带 牛大力、杜仲藤各12g，千斤拔、五指毛桃各9g，大血藤15g。水煎服。或将上药炖猪脚，去药渣，吃肉喝汤。（《全国中草药汇编》）

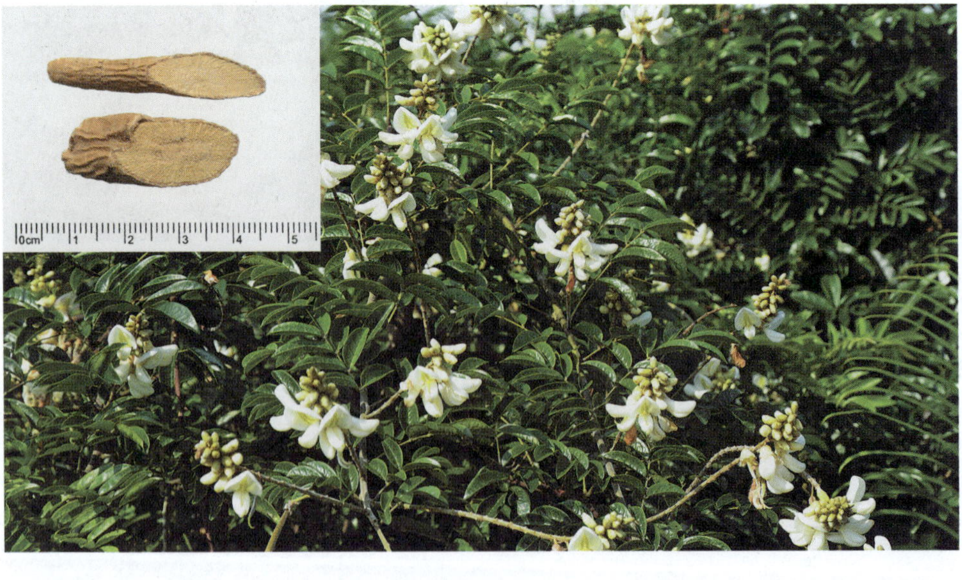

牛白藤

【别名】广花耳草、土加皮、土加藤、接骨丹。

【来源】为茜草科植物牛白藤 *Hedyotis hedyotidea*（DC.）Merr. 的干燥藤茎。

【植物识别要点】多年生藤状灌木。老枝圆柱形，幼枝四棱形。叶对生，膜质或纸质，卵形或卵状披针形；顶端渐尖，基部近圆形或阔楔形，全缘。球状复伞形花序，腋生或顶生；花小，白色，具短梗；花萼被微柔毛，萼管陀螺状，萼裂片4，线状披针形；花冠管短，花冠裂片披针形，近喉部有长毛；雄蕊二型；子房2室，花柱线状。蒴果近球形，顶部隆起，有宿存萼裂片，开裂。

【生长环境】生于山谷、坡地、林下、灌木丛中。

【采制】全年可采，洗净，切成片或段，晒干。

【性味功效】微甘，凉。清热解暑，祛风活络，消肿止痛。

【应用】用于感冒发热，肢体筋骨酸痛，风湿痹痛，跌打损伤。

【选方】1. **防治中暑，感冒咳嗽**　牛白藤全株五钱至一两。水煎服。（《广西中草药》）

2. **治腰腿痛**　牛白藤根、藤干品五钱至一两，水煎服。（广州部队《常用中草药手册》）

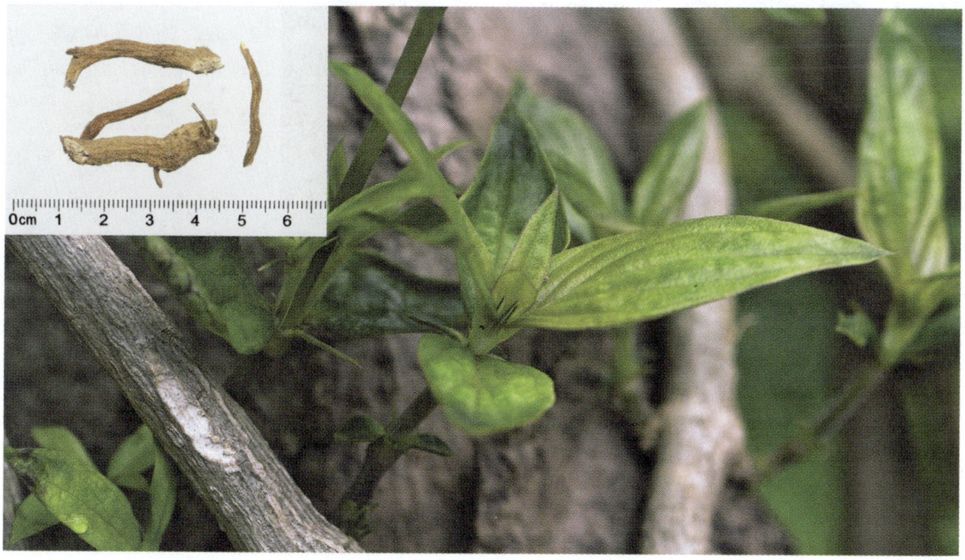

牛耳枫

【别名】老虎耳、南岭虎皮楠、假楠木、牛耳铃。

【来源】为虎皮楠科植物牛耳枫 *Daphniphyllum calycinum* Benth. 的干燥带叶茎枝。

【植物识别要点】常绿灌木。单叶互生，宽椭圆形至倒卵形；先端钝或近圆形，基部宽楔形或近圆形，全缘，边缘背卷；上表面绿色，下表面有白色细小乳头状突起，侧脉明显。总状花序腋生；单性，雌雄异株；花小，无花瓣，花被萼状，宿存；雄花花被片3~4，雄蕊花丝极复，药隔发达；雌花花被片同雄花；子房椭圆形，花柱2分枝。核果卵圆形，被白粉，有种子1颗。

【生长环境】生于海拔100~700m的山区疏林下、灌丛中或溪沟边。

【采制】夏、秋二季采收，切段，晒干或鲜用。

【性味功效】辛、甘，凉，有小毒。清热解毒，祛风活血，止痛消肿。

【应用】用于风湿骨痛，疮疡肿毒，跌打骨折，毒蛇咬伤。

【选方】**1. 治蛇伤或骨折** 牛耳枫鲜叶，捣烂敷。(广州部队《常用中草药手册》)

2. 治跌打损伤，疮疖肿毒，毒蛇咬伤，烧烫伤 牛耳枫叶煎水洗或捣烂敷。(《湖南药物志》)

【附注】1. 牛耳枫根为本植物的根。味辛、苦，性凉，有小毒。清热解毒，活血化瘀，消肿止痛。用于外感发热，咳嗽，咽喉肿痛，胁下痞块，风湿骨痛，跌打损伤。

2. 牛耳枫子为本植物的果实。味苦、涩，性平，有毒。止痢。用于久痢。

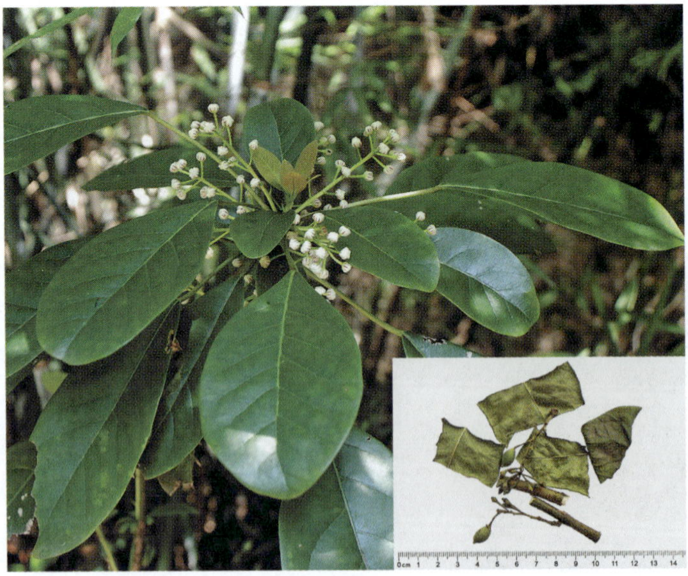

牛蒡子

【别名】牛蒡、恶实、大力子。

【来源】为菊科植物牛蒡 *Arctium lappa* Linn. 的干燥成熟果实。

【植物识别要点】草本。基生叶丛生，茎生叶互生；阔卵形或心形。头状花序丛生或排成伞房状，总苞片披针形，顶端钩状弯曲，全为管状花，淡紫色。瘦果扁卵形，冠毛短刚毛状。

【生长环境】生于山坡、山谷、林缘、林中、灌木丛中、河边潮湿地、村庄路旁或荒地。

【采制】秋季果实成熟时采收果序，晒干，打下果实，除去杂质，再晒干。

【性味功效】辛、苦，寒。疏散风热，宣肺透疹，解毒利咽。

【应用】用于风热感冒，麻疹，风疹，痄腮，丹毒，痈肿疮毒。

【选方】1. **治肺热声哑**　牛蒡子，热时哑，同桔梗、甘草煎服。(《本草纲目》)

2. **治咽喉疾患(咽部各种急性感染)**　金灯山根汤，以牛蒡子与挂金灯(又名锦灯笼)、山豆根、射干、桔梗、生甘草水煎，缓缓咽下，治咽喉红肿、乳蛾、喉痛、喉风、咽痛等。(《张赞臣临床经验选编》)

3. **风热上攻头部所致头痛**　牛蒡子、苍耳子、甘菊花水煎服治头痛连睛。(《方脉正宗》)

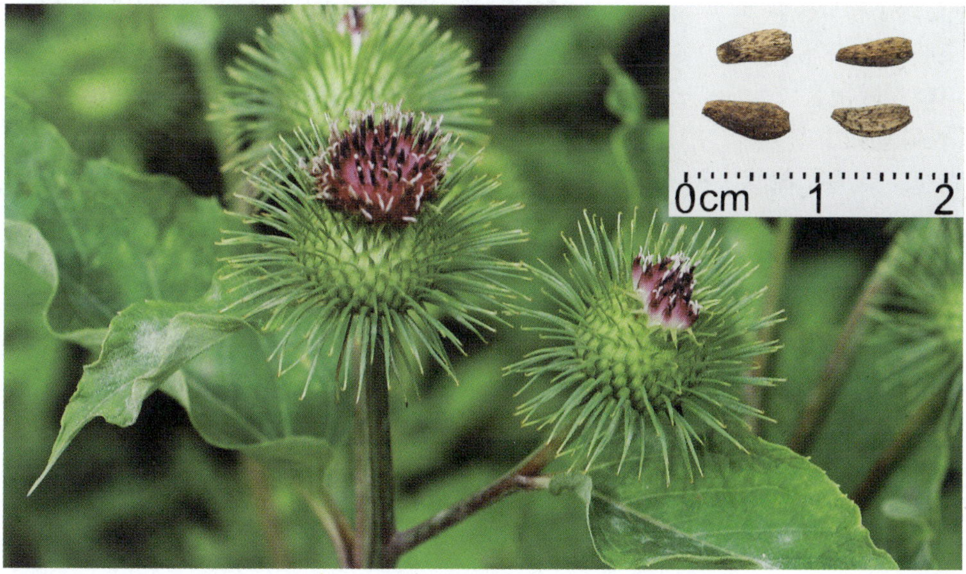

毛茛

【别名】老虎脚迹、五虎草。

【来源】为毛茛科植物毛茛 *Ranunculus japonicus* Thunb. 的全草。

【植物识别要点】多年生草本。须根多数簇生。茎直立，中空，有槽，具分枝，生柔毛。基生叶多数；叶片圆心形或五角形，基部心形或截形，中裂片倒卵状楔形或宽卵圆形或菱形，两面贴生柔毛。下部叶与基生叶相似，裂片披针形，有尖齿牙或再分裂。聚伞花序有多数花，疏散；花萼片椭圆形，生白柔毛；花瓣倒卵状圆形，基部有爪；花托短小，无毛。聚合果近球形；瘦果扁平。

【生长环境】生于田野、路边、水沟边草丛中或山坡湿草地。

【采制】在夏末秋初7—8月采收全草及根，阴干。鲜用可随采随用。

【性味功效】辛，温，有毒。退黄，定喘，截疟，镇痛，消翳。

【应用】用于黄疸，哮喘，疟疾，偏头痛，牙痛，鹤膝风，风湿关节痛，目生翳膜，瘰疬，痈疮肿毒。

【选方】**1. 治黄疸**　用鲜毛茛捣烂团成丸(如黄豆大)，缚臂上，夜即起疱，用针刺破放出黄水，黄疸自愈。(《药材资料汇编》)

2. 治火眼、红眼睛　毛茛一至二棵。取根加食盐十余粒，捣烂敷于手上内关穴。敷时先垫一铜钱，病右眼敷左手，病左眼敷右手，敷后用布包妥，待感灼痛起疱则去掉。水疱勿弄破，以消毒纱布覆盖。(《草医草药简便验方汇编》)

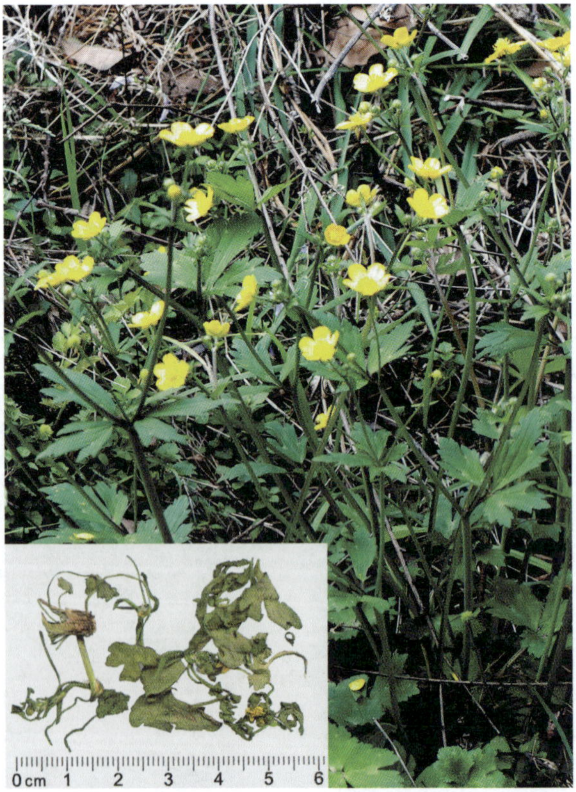

毛冬青

【别名】茶叶冬青、乌尾丁、细叶冬青、细叶青。

【来源】为冬青科植物毛冬青 *Ilex pubescens* Hook. et Arn. 的干燥根及茎。

【植物识别要点】常绿灌木。小枝具棱,被粗毛,干后黑褐色。单叶互生,纸质或膜质,椭圆形或倒卵状椭圆形,顶端尖,基部阔楔形或略钝,边缘具稀疏的小尖齿或近全缘,中脉上面凹陷。花淡紫色或白色,雌雄异株,花序簇生,雄花序每枝有1花,少为3花的聚伞花序;萼裂片卵状三角形;花瓣倒卵状长椭圆形;雌花序每枝1~3花;萼被短柔毛;花瓣长椭圆形。浆果球形,熟时红色。

【生长环境】生于山野坡地、丘陵的灌木丛中。

【采制】全年均可采挖,洗净,砍成块或片,晒干。

【性味功效】苦、涩,寒。清热解毒,活血通络,止咳平喘。

【应用】用于风热感冒,肺热咳喘,咽喉肿痛,乳蛾,牙龈肿痛,丹毒,胸痹心痛,中风偏瘫,炭疽,水火烫伤。

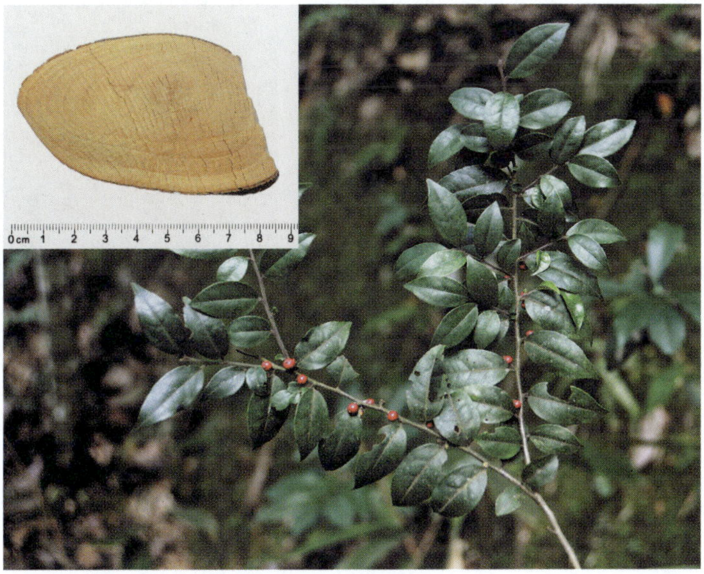

【选方】1. 治高血压　毛冬青根30~60g,配白糖或鸡蛋炖服,亦可水煎代茶常服。(《福建药物志》)

2. 治血栓闭塞性脉管炎　毛冬青根90g,煨猪脚1只服食,每日1次。另取毛冬青根90g,煎水浸泡伤口,每日1~2次,浸泡后外敷生肌膏。(《浙江民间常用草药》)

【附注】毛冬青叶为本植物的叶。性平,味苦、涩。清热凉血,解毒消肿。用于烫伤,外伤出血,痈肿疔疮,走马牙疳。

升麻

【别名】绿升麻、周升麻、鸡骨升麻、鬼脸升麻。

【来源】为毛茛科植物升麻 *Cimicifuga foetida* Linn. 的干燥根茎。

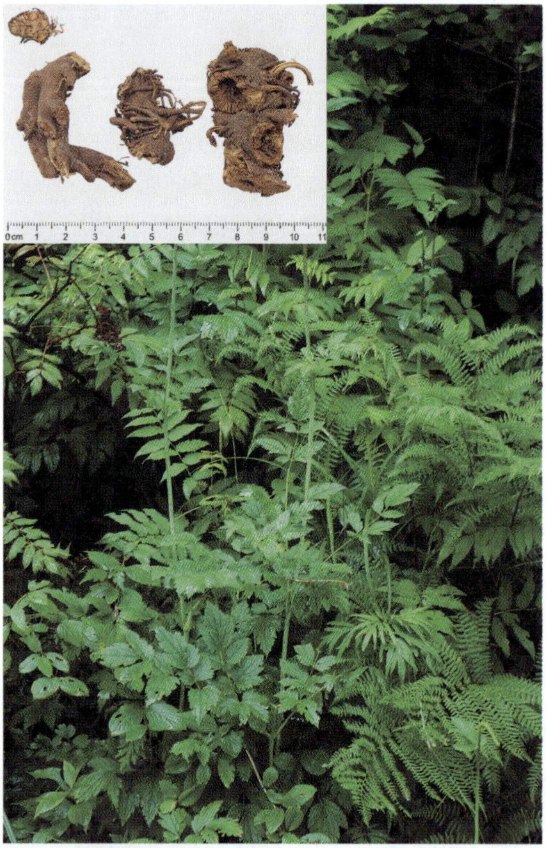

【植物识别要点】根状茎有许多内陷的圆洞状老茎残迹。叶为 2~3 回三出状羽状复叶，茎下部叶的叶片三角形，顶生小叶具长柄，菱形，蓇葖长圆形，有伏毛，顶端有短喙。种子椭圆形，有鳞翅。

【生长环境】山地林缘、林中或路旁草丛中。

【采制】秋季采挖，除去泥沙，晒至须根干时，燎去或除去须根，晒干。

【性味功效】辛、微甘，微寒。发表透疹，清热解毒，举升阳气。

【应用】用于风热头痛，咽喉肿痛，麻疹不透，阳毒发斑，子宫脱垂。

【选方】**1. 头痛发热，麻疹初起** 升麻 30g、芍药 30g、炙甘草 30g、葛根 30g，上为粗末，每服三钱。作汤剂，水煎服。(《小儿药证直诀》升麻葛根汤)

2. 伤寒大下后，咽喉不利，唾脓血，泄利不止 麻黄(去节，二两半)，升麻(一两一分)，当归(一两一分)，知母(十八铢)，黄芩(十八铢)，葳蕤(一作菖蒲，十八铢)，芍药(六铢)，天门冬(去心，六铢)，桂枝(去皮，六铢)，茯苓(六铢)，甘草(炙，六铢)，石膏(碎，绵裹，六铢)，白术(六铢)，干姜(六铢)。上十四味，以水一斗，先煮麻黄一两沸，去上沫，内诸药，煮取三升，去滓，分温三服。相去如炊三斗米顷，令尽，汗出愈。(《伤寒论》麻黄升麻汤)

长春花

【别名】雁来红、日日草、日日新、三万花。
【来源】为夹竹桃科植物长春花 *Catharanthus roseus*（L.）G. Don 的全草。

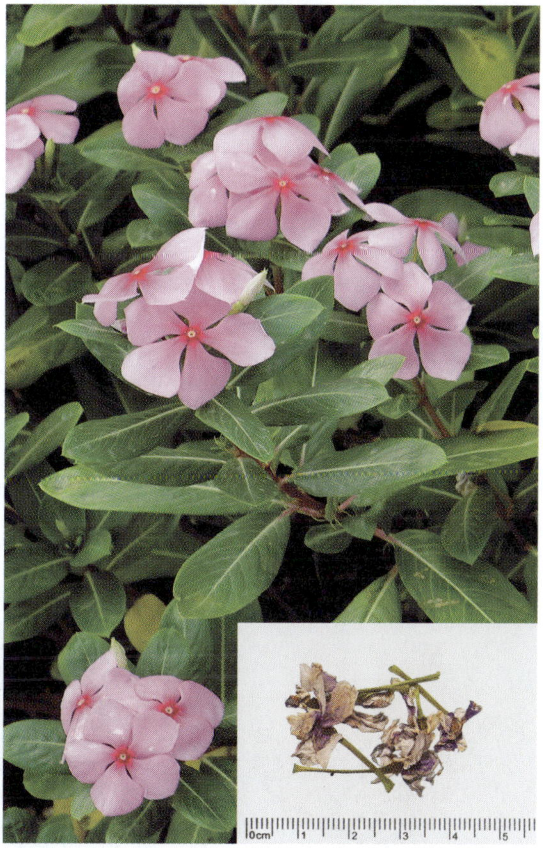

【植物识别要点】半灌木；茎近方形。叶膜质，倒卵状长圆形，先端浑圆，有短尖头，基部广楔形至楔形，渐狭而成叶柄。聚伞花序腋生或顶生；萼片披针形或钻状渐尖；花冠红色，高脚碟状，花冠筒圆筒状；花冠裂片宽倒卵形；雄蕊着生于花冠筒的上半部，但花药隐藏于花喉之内，与柱头离生。蓇葖双生，直立，平行或略叉开；外果皮厚纸质，有条纹，被柔毛；种子黑色，长圆状圆筒形。

【生长环境】生于林边、路边、海滩及园地草丛中。

【采制】全年可采。洗净、切段，晒干备用或鲜用。

【性味功效】苦，寒，有毒。解毒抗癌，清热平肝。

【应用】用于多种癌症，高血压病，痈肿疮毒，烫伤。

【选方】**1. 治急性淋巴细胞白血病**　长春花 15g，水煎服。（《抗癌本草》）

2. 治高血压　长春花全草 6~9g，煎服。（《广西本草选编》）

化橘红

【别名】毛橘红、橘红皮、光七爪、化州橘红、兴化红。

【来源】本品为芸香科植物化州柚 *Citrus grandis* 'Tomentosa' 的未成熟干燥果实及干燥外层果皮。

【植物识别要点】常绿小乔木。枝干直立，枝条粗壮，斜生，幼枝上被浓密柔毛，并有微小针刺。叶互生；叶柄的叶翼倒心形；全体有毛，主脉及叶翼边缘尤多；叶片肥厚柔软，长椭圆形，先端浑圆或微凹入，基部圆钝，边缘浅波状，上面深绿色，主脉上有柔毛，下面深黄绿色，主脉上亦有柔毛。花极香，单生或腋生花序；花瓣白色，未成熟的果实果皮被毛。成熟的果实圆形或略扁，大小不一，呈柠檬黄色。油室大而明显。种子扁圆形或扁楔形，白色或带黄色。

【生长环境】主栽培以广东化州罗江流域两岸为中心，核心区域包括平定、文楼、合江和中住及其周边地区。

【采制】夏季果实未成熟时采收，置沸水中略烫后，将果皮割成5或7瓣，除去果瓤和部分中果皮，压制成形，干燥。

【性味功效】辛、苦，温。理气宽中，燥湿化痰。

【应用】用于咳嗽痰多，食积伤酒，呕恶痞闷。

【选方】1. **治痰喘** 化橘红、半夏各15g，川贝母9g，共研细末。每服6g，开水送下。（《常见病验方研究参考资料》）

2. **治支气管炎** 过江龙30g，化橘红15g，杏仁9g，煎服。（《云南中草药》）

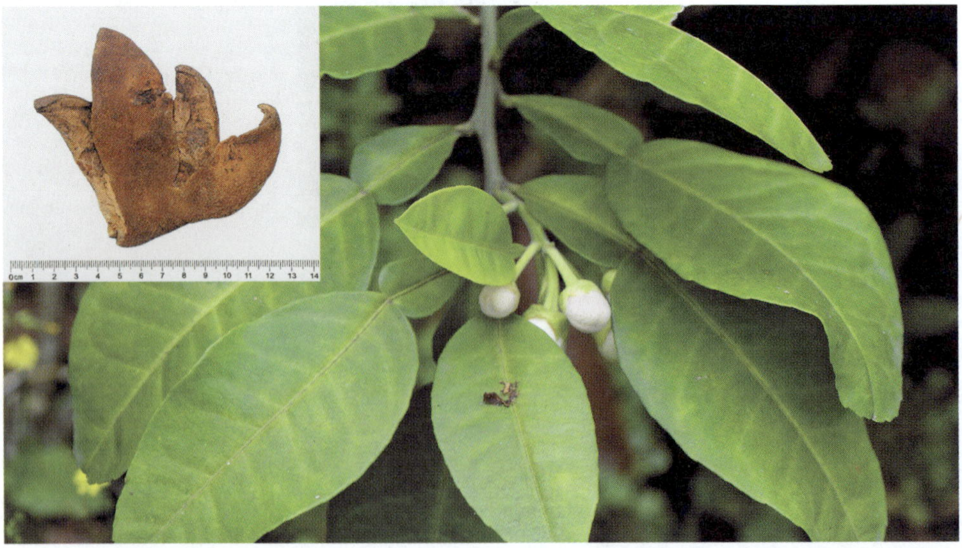

月见草

【别名】山芝麻、夜来香。
【来源】为柳叶菜科植物月见草 *Oenothera biennis* Linn. 的干燥根。

【植物识别要点】草本，基生莲座叶丛紧贴地面。基生叶倒披针形，茎生叶椭圆形至倒披针形，花序穗状，不分枝。蒴果锥状圆柱形。种子棱形，具棱角，各面具不整齐洼点。

【生长环境】在我国东北、华北、华东（含台湾）、西南（四川、贵州）有栽培，并早已沦为逸生，常生于开旷荒坡路旁。

【采制】秋季将根挖出，除去泥土，晒干。

【性味功效】甘，温。强筋壮骨，祛风除湿。

【应用】用于风湿病，筋骨疼痛。

【选方】**治风湿，筋骨疼痛**　月见草，5~15g，煎汤内服。（《长白山植物药志》）

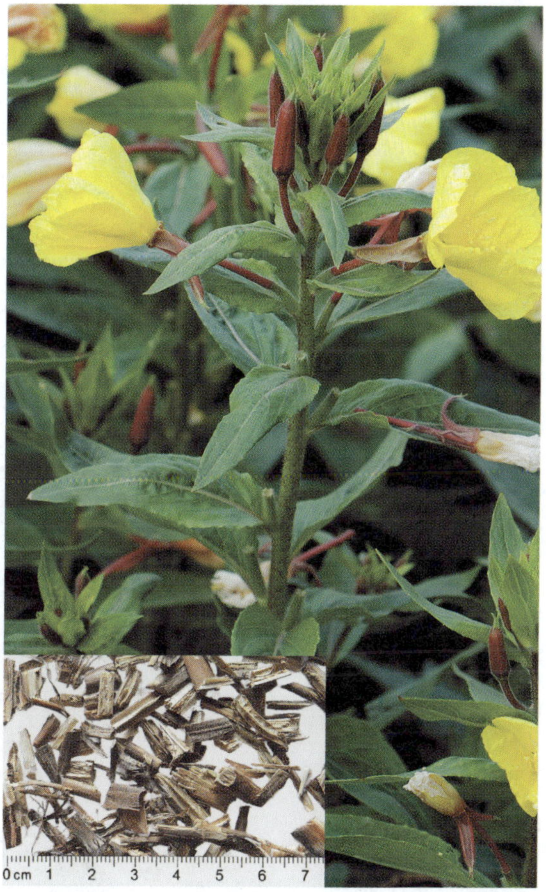

月季花

【别名】 月月红、月月花。

【来源】 为蔷薇科植物月季 *Rosa chinensis* Jacq. 的干燥花。

【植物识别要点】 直立灌木，小叶片宽卵形至卵状长圆形，托叶大部贴生于叶柄，边缘常有腺毛。花瓣重瓣至半重瓣，红色、粉红色至白色，倒卵形，先端有凹缺，基部楔形。果卵球形或梨形。

【生长环境】 原产于中国，各地普遍栽培，园艺品种众多。

【采制】 全年均可采收，花微开时采摘，阴干或低温干燥。

【性味功效】 甘，温。活血调经，疏肝解郁。

【应用】 用于气滞血瘀，月经不调，痛经，闭经，胸胁胀痛。

【选方】 **1. 治月经不调** 单用鲜月季花开水泡服。(《泉州本草》)

2. 治经闭腹痛 月季花、当归、丹参，用黄酒浸服。(《中药临床应用》)

3. 治淋巴结核 以月季花单味或配夏枯草，水煎服。(《浙江药用植物志》)

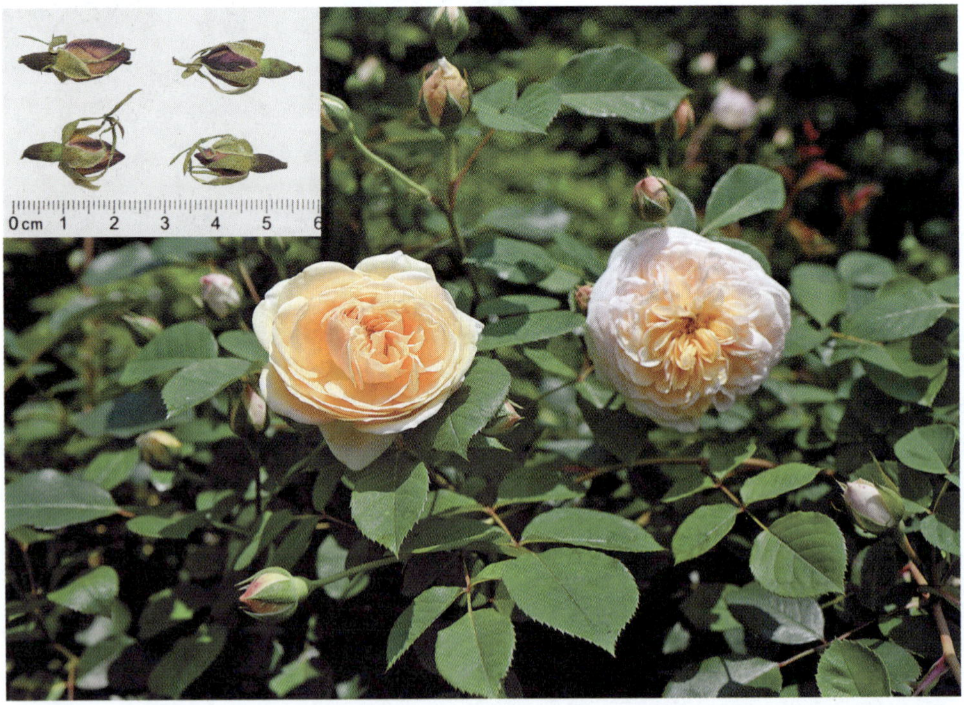

丹参

【别名】 赤参、血参根、大红袍、紫丹参、红根。

【来源】 为唇形科植物丹参 *Salvia miltiorrhiza* Bge. 的干燥根和根茎。

【植物识别要点】 多年生草本，全株密被长柔毛及腺毛，触手有黏性。主根肉质，根外皮砖红色，内面白色；茎直立，高40~80cm；奇数羽状复叶对生，卵圆形或椭圆状卵形，两面被疏柔毛，下面毛较密。花萼二唇形，花冠蓝紫色，二唇形，上唇略盔状，下唇3裂，能育雄蕊2枚；小坚果黑色，椭圆形。

【生长环境】 生于山坡草地、林下、溪旁等处。

【采制】 春、秋二季采挖，除去泥沙，干燥。

【性味功效】 苦，微寒。活血祛瘀，通经止痛，清心除烦，凉血消痈。

【应用】 用于胸痹心痛，脘腹胁痛，癥瘕积聚，热痹疼痛，心烦不眠，月经不调，痛经经闭，疮疡肿痛。

【选方】 **1. 治月经不调** 丹参15g，当归9g。水煎服。（《全国中草药汇编》）

2. 治痛经 丹参15g，郁金6g。水煎，每日一剂，分2次服。（《全国中草药汇编》）

3. 治冠状动脉粥样硬化性心脏病、心绞痛 丹参18g，赤芍、川芎、红花各9g，降香6g。煎服或制成冲剂或浸膏分两次服。（《全国中草药汇编》）

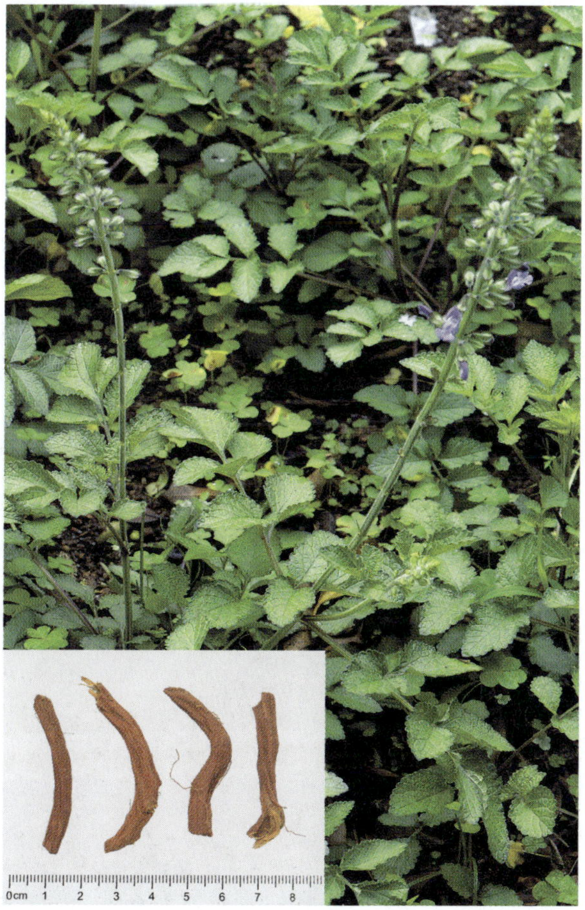

乌药

【别名】 天台乌药、细叶樟、白叶子树。

【来源】 为樟科植物乌药 *Lindera aggregata* (Sims) Kosterm. 的干燥块根。

【植物识别要点】 常绿灌木或小乔木。根有纺锤状或结节状膨胀，棕黄色至棕黑色，表面有细皱纹。幼枝青绿色，密被金黄色绢毛，老时无毛，干时褐色。叶互生，卵形、椭圆形至近圆形，先端长渐尖或尾尖，基部圆形，革质或近革质，上面绿色，有光泽，下面苍白色，幼时密被棕褐色柔毛，后渐脱落，三出脉。伞形花序腋生，花被片 6。果卵形或有时近圆形。

【生长环境】 生于海拔 200~1 000m 向阳坡地、山谷或疏林灌丛中。

【采制】 全年均可采挖，除去细根，洗净，趁鲜切片晒干，或直接晒干。

【性味功效】 辛，温。行气止痛，温肾散寒。

【应用】 用于寒凝气滞，胸腹胀痛，气逆喘急，膀胱虚冷，遗尿，尿频，疝气疼痛，经寒腹痛。

【选方】 **1. 治疗七情郁结，上气喘急** 乌药、沉香、人参、槟榔，各浓磨水，和作七分盏，煎三五沸，放温服。(《济生方》四磨汤)

2. 治疗小肠疝气所牵引腹痛 乌药、木香、青皮、茴香、高良姜、槟榔、川楝子。(《医学发明》天台乌药散)

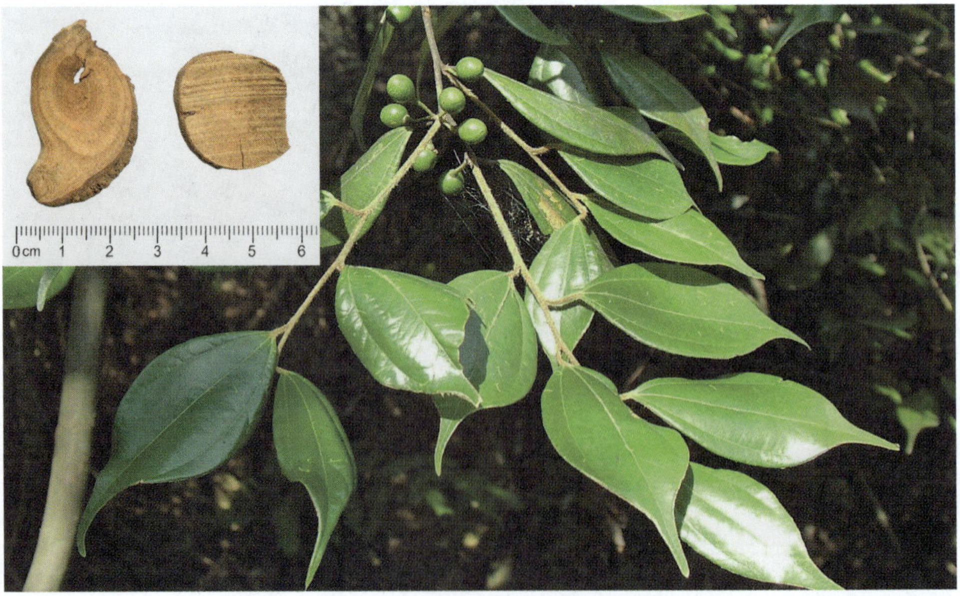

乌柏

【别名】腊子树、柏子树、木子树。

【来源】为大戟科植物乌柏 *Triadica sebifera* (Linnaeus) Small 的干燥根皮。

【植物识别要点】乔木，具乳状汁液。叶互生，纸质，叶片菱形、菱状卵形或稀有菱状倒卵形，顶端骤然紧缩具长短不等的尖头，基部阔楔形或钝，全缘；中脉两面微凸起，侧脉6~10对，网状脉明显；叶柄纤细。花单性，雌雄同株，聚集成顶生总状花序，花小，黄绿色，形似毛毛虫。蒴果梨状球形，成熟时黑色，具3种子；种子扁球形，黑色，外被白色、蜡质的假种皮。

【生长环境】生于堤岸、溪边或山坡上。

【采制】10月至次年2月挖根，取根皮洗净，晒干。

【性味功效】苦，微温，有小毒。清热利湿，拔毒消肿。

【应用】用于水肿，臌胀，癥瘕积聚，二便不通，湿疮，疥癣，疔毒。

【选方】**1. 治水气，小便涩，身体虚肿** 乌柏皮二两，木通一两（锉），槟榔一两。上药，捣细罗为散，每服不计时候，以粥饮调下二钱。(《太平圣惠方》)

2. 治毒蛇咬伤 乌柏树二层皮（鲜30g，干15g），捣烂，米酒适量和匀，去渣，一次饮至微醉为度，将酒渣敷伤口周围。(《岭南草药志》)

3. 治血吸虫病 乌柏树叶6~30g，水煎服。20~30天为一个疗程。(《全国中草药汇编》)

【附注】1. 乌柏叶：为本植物的叶。微温，有毒。叶多鲜用。泻下逐水，消肿散瘀，解毒杀虫。用于水肿，大小便不利，腹水，湿疹，疥癣，痈疮肿毒，跌打损伤，毒蛇咬伤。

2. 乌柏子：熟时采摘，取出种子，鲜用或晒干。甘，凉，有毒。拔毒消肿，杀虫止痒。用于湿疹，癣疮，皮肤皲裂，水肿，便秘。

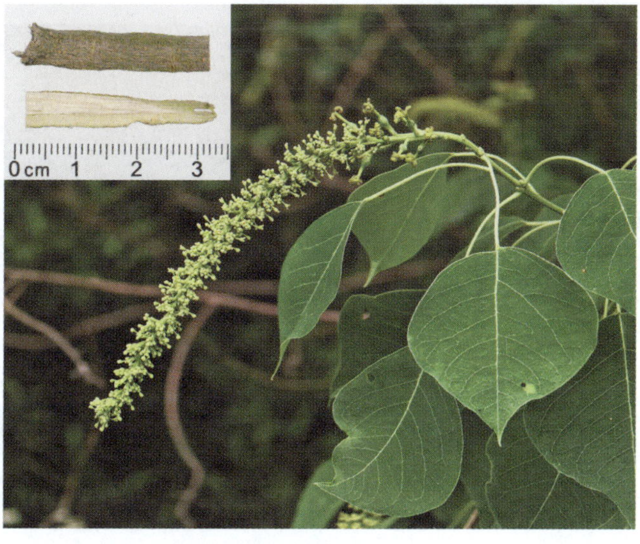

乌毛蕨

【别名】乌毛蕨贯众、管众、贯仲、龙船蕨。
【来源】为乌毛蕨科植物乌毛蕨 *Blechnum orientale* L. 的干燥根茎及叶柄残基。

【植物识别要点】根状茎直立，粗短，木质，黑褐色，先端及叶柄下部密被鳞片，鳞片狭披针形。叶簇生于根状茎顶端，坚硬，基部为黑褐色，无毛；叶片近革质，卵状披针形，一回羽状，羽片无柄。叶脉上面明显，主脉两面隆起。孢子囊群线形，连续，紧靠主脉两侧，与主脉平行，仅线形或线状披针形的羽片能育(通常羽片上部不育)；囊群盖线形，开向主脉，宿存。

【生长环境】生于酸性土壤的灌丛中或沟溪边。为我国热带和亚热带的酸性土指示植物，其生长地土壤的 pH 值为 4.5~5.0。

【采制】全年可采收，削柄、须根，洗净，晒干；或趁鲜时切成块，晒干。

【性味功效】苦，凉。清热解毒，凉血止血，驱虫。

【应用】用于风热感冒，温热斑疹，吐血，衄血，肠风血痢，血崩，带下，驱绦虫、蛔虫、蛲虫等。内服采用煎汤方法，一般取 6~15g，大剂量可用至 60g。

【选方】1. **治流感、乙脑** 乌毛蕨 12g，板蓝根 15g，大青叶 12g。水煎服。(《中国药用孢子植物》)

2. **治无名肿毒，红热辣痛** 乌毛蕨、小金衣草、救必应各 60g。水煎温服。药渣捣烂加盐少许外敷患处。(《中国民间生草药原色图谱》)

3. **治蛔虫病、钩虫病** 乌毛蕨 15g，使君子 9g。水煎服。(《中国药用孢子植物》)

【附注】乌毛蕨叶，又称“东方乌毛蕨叶”，为本植物的叶。亦供药用，有拔毒生肌，消肿止痛之功效，民间有叶捣烂外敷，治痈疮肿痛。

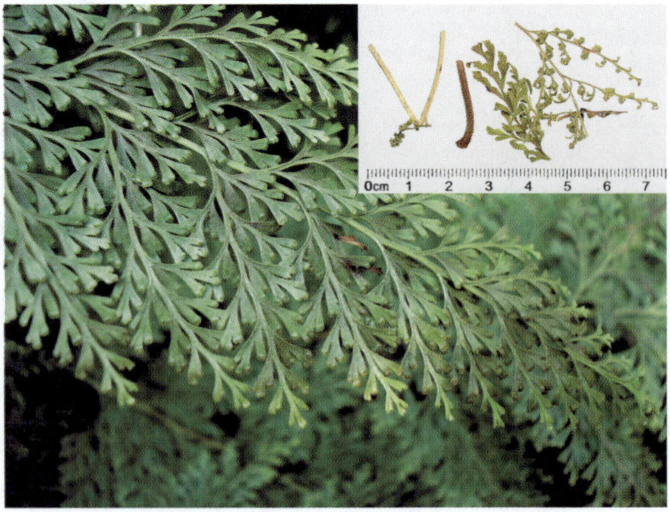

乌蔹莓

【别名】五爪龙、虎葛、五叶藤。

【来源】为葡萄科植物乌蔹莓 *Cayratia japonica*（Thunb.）Gagnep. 的干燥全草。

【植物识别要点】草质藤本。茎圆柱形，有纵棱纹。卷须2~3叉分枝，与叶对生。叶为鸟足状5小叶，中央小叶长椭圆形或椭圆披针形，顶端急尖或渐尖，基部楔形，侧生小叶椭圆形或长椭圆形，边缘每侧有6~15个锯齿，上面绿色，无毛，下面浅绿色，无毛或微被毛；侧脉5~9对，网脉不明显。花序腋生，复二歧聚伞花序。果实近球形，有种子2~4颗；种子三角状倒卵形。

【生长环境】生于山谷林中或山坡灌丛，海拔300~2 500m。

【采制】夏、秋季采收全草，除去杂质，切段。晒干备用或鲜用。

【性味功效】苦、酸，寒。解毒消肿，活血散瘀，利尿，止血。

【应用】用于咽喉肿痛、目翳，咯血，血尿，痢疾；外用治痈肿，丹毒，腮腺炎，跌打损伤，毒蛇咬伤。内服：煎汤15~30g；研末、泡酒或捣烂取汁。外用：捣烂外敷。

【选方】**1. 治项下热肿(俗名虾蟆瘟)** 乌蔹莓捣敷之。(《丹溪纂要》)

2. 治小便尿血 阴干为末，每服二钱，白汤下。(《卫生易简方》)

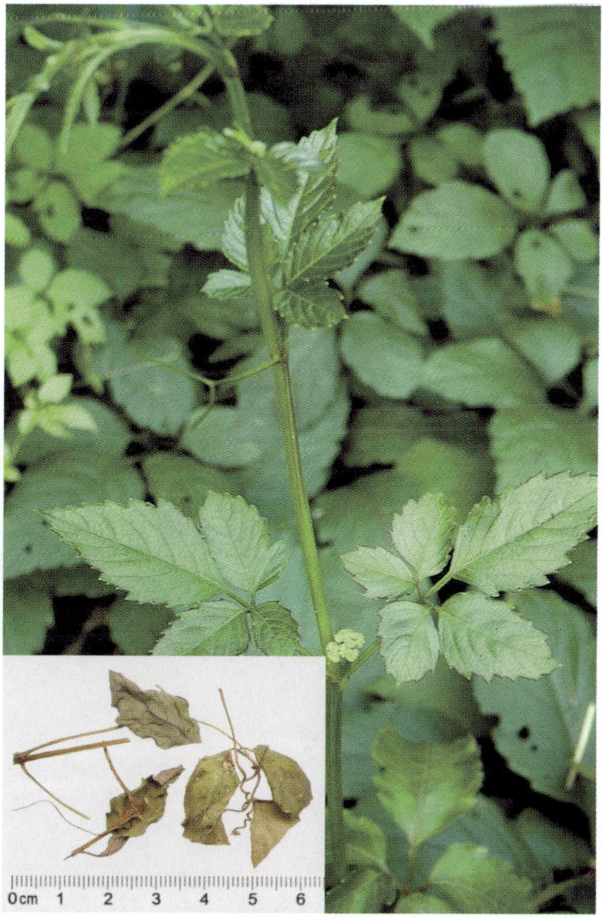

火炭母

【别名】翅地利、火炭星、火炭藤、白饭藤。

【来源】为蓼科植物火炭母 *Polygonum chinense* Linn. 的干燥全草。

【植物识别要点】多年生蔓性草本。茎圆柱形，近直立或蜿蜒状，嫩枝紫红色。单叶互生，薄纸质，叶片卵状或卵状椭圆形，托叶鞘膜质。枝顶开白色或淡红色小花，头状花序再组成圆锥状或伞房状。瘦果卵形具3棱，黑色光亮。

【生长环境】生于湿地、野外草地。

【采制】四季可采，洗净晒干或鲜用。

【性味功效】酸、甘，凉。清热利湿，凉血解毒，明目退翳。

【应用】用于痢疾，肠炎，泄泻，咽喉肿痛，角膜云翳，跌打损伤。

【选方】**1. 治皮肤风热，流注关节，痈肿疼痛** 用火炭母草叶，捣烂于垍器中，以盐酒炒，敷肿处。(《普济方》)

2. 治急慢性菌痢 火炭母、野牡丹各60g，水煎煮，每日一剂，分三次服。(《中草药新医疗法处方集》)

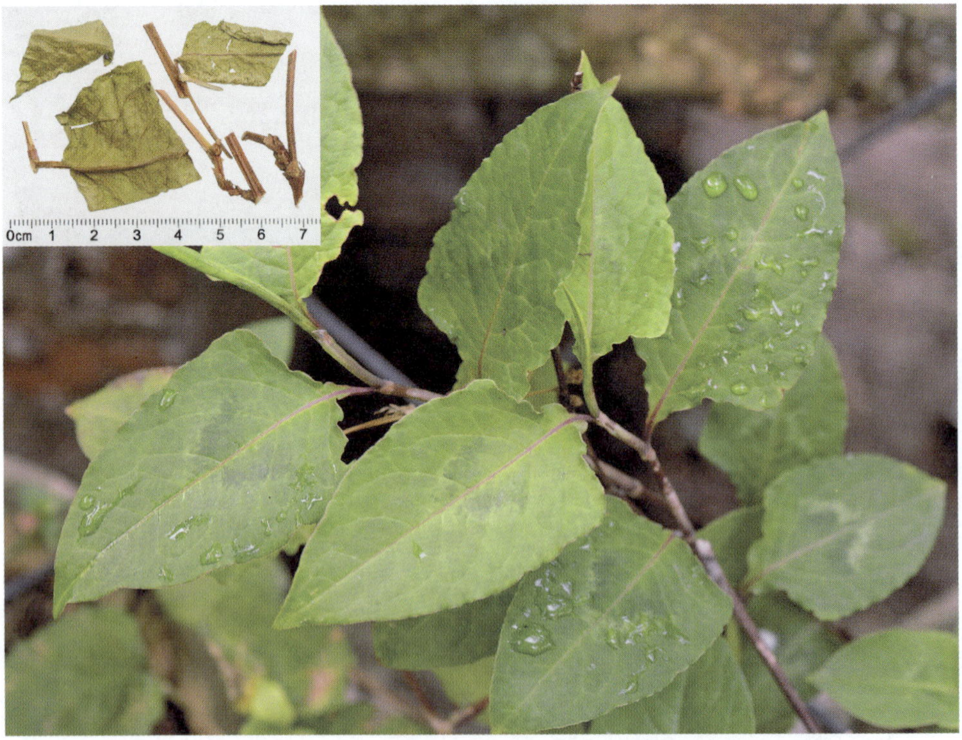

火麻仁

【别名】麻仁、大麻仁、火麻子。

【来源】为桑科植物大麻 *Cannabis sativa* Linn. 的干燥成熟果实。

【植物识别要点】草本。茎有纵沟和短柔毛。叶互生或下部的对生，掌状全裂，裂片 3~11，披针形，具粗锯齿。花单性异株；雄花成疏生的圆锥花序，黄绿色，花被和雄蕊各 5；雌花丛生叶腋，绿色，花被 1。瘦果扁卵形，外有黄褐色苞片。

【生长环境】生于排水良好的砂质壤土或黏质壤土。

【采制】秋季果实成熟时采收，除去杂质，晒干。

【性味功效】甘，平。润肠通便。

【应用】用于血虚津亏，肠燥便秘。

【选方】**治大便秘结** (麻仁滋脾丸) 火麻仁、白芍、枳实、大黄各 30g，厚朴、杏仁各 15g。共研细粉，炼蜜为丸，每次服 9g，每日 1~2 次。(《全国中草药汇编》)

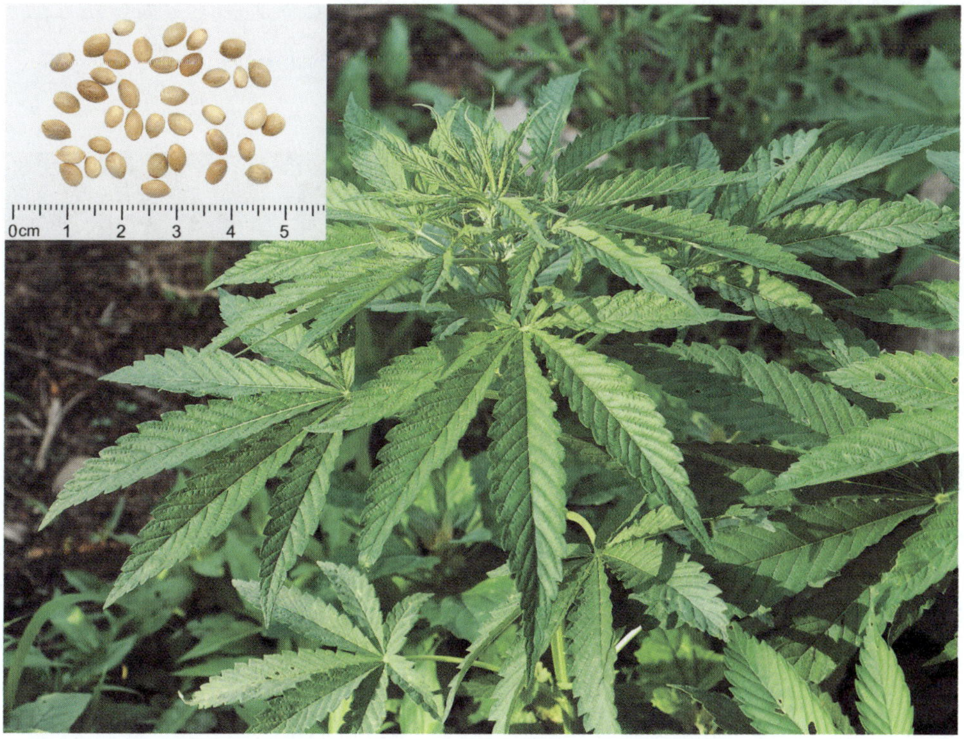

巴豆

【别名】双眼龙、大叶双眼龙、江子、芒子。

【来源】为大戟科植物巴豆 *Croton tiglium* L. 的干燥成熟果实。

【植物识别要点】灌木或小乔木，嫩枝被稀疏星状柔毛，枝条无毛。叶纸质，卵形，稀椭圆形，顶端短尖，基部阔楔形至近圆形，边缘有细锯齿，有时近全缘，无毛或近无毛，干后淡黄色至淡褐色；基出脉 3~5 条，侧脉 3~4 对；基部两侧叶缘上各有 1 枚盘状腺体；托叶线形，早落。总状花序，顶生。蒴果椭圆状，被疏生短星状毛或近无毛。种子椭圆状。

【生长环境】生于村旁或山地疏林中，或仅见栽培。

【采制】秋季果实成熟时采收，堆置 2~3 天，摊开，干燥。

【性味功效】辛，热，有大毒。外用蚀疮。

【应用】用于恶疮疥癣，疣痣。外用适量，研末涂患处，或捣烂以纱布包擦患处。孕妇禁用；不宜与牵牛子同用。

【选方】**1. 治一切恶疮** 巴豆三十粒，麻油煎黑，去豆，以油调雄黄、轻粉末，频涂取效。（《普济方》）

2. 治寒癖宿食，久饮不消，大便秘 巴豆仁一升，清酒五升。煮三日三夜，研，令大热，合酒微火煎之，丸如胡豆大，每服一丸，水下，欲吐者服二丸。（《千金方》）

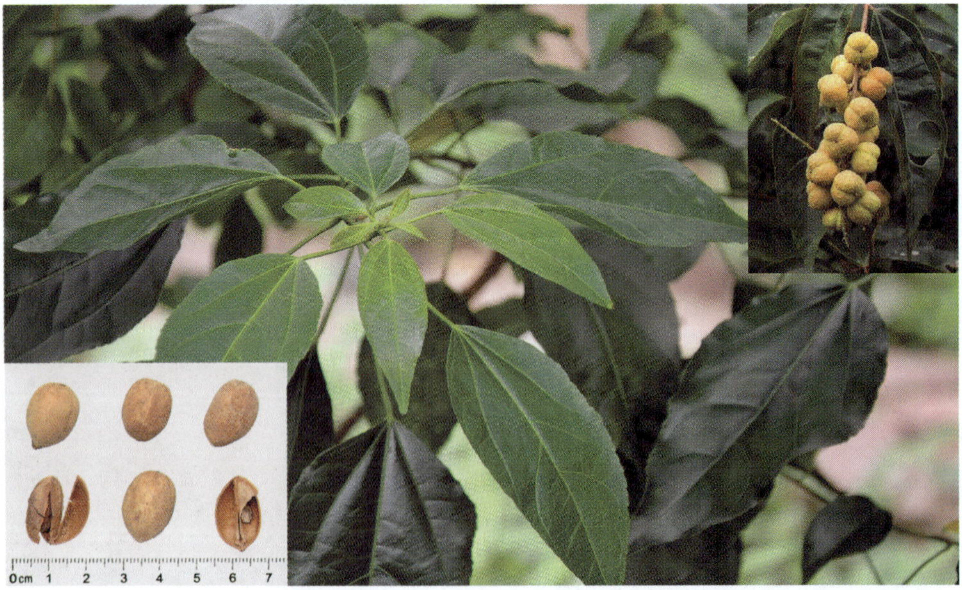

巴戟天

【别名】 鸡肠风、鸡眼藤、巴戟、巴吉。

【来源】 为茜草科植物巴戟天 *Morinda officinalis* How 的干燥根。

【植物识别要点】 藤本。肉质根呈肠状缢缩，根肉略紫红色，干后紫蓝色。老枝无毛，具棱，棕色或蓝黑色。叶纸质，长圆形，卵状长圆形或倒卵状长圆形，顶端急尖或具小短尖，基部纯圆或楔形，全缘；托叶顶部截平，干膜质，易碎落。花序3~7伞形排列于枝顶，头状花序具花4~10朵；花冠白色，近钟状。聚花核果熟时红色，扁球形或近球形。种子成熟黑色，略呈三棱形，无毛。

【生长环境】 生于山地疏、密林下和灌丛中，常攀于灌木或树干上，亦有引作家种。

【采制】 全年均可采挖，洗净，除去须根，晒至六七成干，轻轻捶扁，晒干。

【性味功效】 甘、辛，微温。补肾阳，强筋骨，祛风湿。

【应用】 用于阳痿遗精，宫冷不孕，月经不调，少腹冷痛，风湿痹痛，筋骨痿软。

【选方】 **1. 治腰膝风湿疼痛、肌肉无力** 巴戟天、牛膝、川断、山萸肉各9g，寄生15g，杜仲3g。水煎服。(《中草药大典》)

2. 治阳痿，早泄，遗精 巴戟天、山茱萸、金樱子各10g，地黄12g。水煎服。(《中草药大典》)

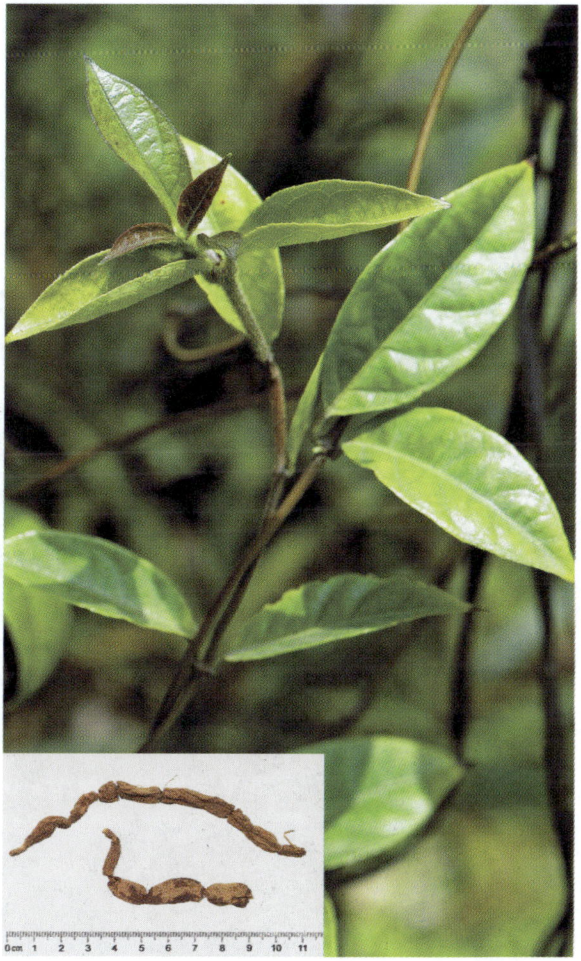

玉竹

【别名】铃铛菜、尾参、地管子、葳蕤。

【来源】为百合科植物玉竹 *Polygonatum odoratum*（Mill.）Druce 的干燥根茎。

【植物识别要点】根状茎圆柱形。茎高 20~50cm，具 7~12 叶。叶互生，椭圆形至卵状矩圆形，先端尖，下面带灰白色，下面脉上平滑至呈乳头状粗糙。花序具 1~4 花（在栽培情况下，可多至 8 朵）；花被黄绿色至白色。浆果蓝黑色，具 7~9 颗种子。

【生长环境】生于林下或山野阴坡，海拔 500~3 000m。

【采制】秋季采挖，除去须根，洗净，晒至柔软后，反复揉搓、晾晒至无硬心，晒干；或蒸透后，揉至半透明，晒干。

【性味功效】甘，微寒。润燥，生津止渴。

【应用】用于肺胃阴伤，燥热咳嗽，咽干口渴，内热消渴。

【选方】**1. 治发热口干，小便涩**　玉竹五两，煮汁饮之。（《外台秘要》）

2. 治虚咳　玉竹五钱至一两，与猪肉同煮服。（《湖南药物志》）

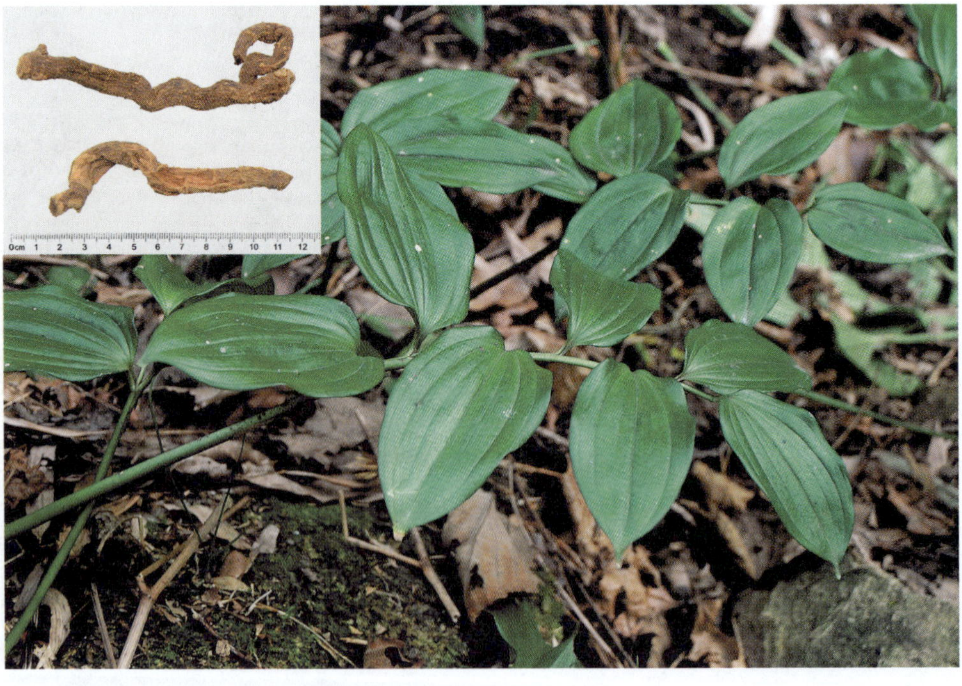

甘草

【别名】甜草根、蜜草、粉草、节甘草、甘草梢。

【来源】为豆科植物甘草 *Glycyrrhiza uralensis* Fisch.、胀果甘草 *Glycyrrhiza inflata* Bat. 或光果甘草 *Glycyrrhiza glabra* L. 的干燥根和根茎。

【植物识别要点】多年生草本，全株被白色短毛和腺毛。羽状复叶互生；小叶7~17，卵形或宽卵形。总状花序腋生；花密集；花萼钟状，5裂；花冠蝶形，紫红色或蓝紫色。荚果条形，呈镰刀状或环状弯曲；种子肾形。

【生长环境】生于干燥草原及向阳山坡。

【采制】春、秋二季采挖，除去须根，晒干。

【性味功效】甘，平。补脾益气，清热解毒，祛痰止咳，缓急止痛，调和诸药。

【应用】用于脾胃虚弱，倦怠乏力，心悸气短，咳嗽痰多，脘腹、四肢挛急疼痛，痈肿疮毒，缓解药物毒性、烈性。

【选方】**1. 治传染性肝炎** 甘草9g，大枣9枚，水煎服。(《中草药大典》)

2. 治血小板减少性紫癜 甘草50g，水煎服。(《中草药大典》)

3. 治烫火灼疮 甘草，水煎，调蜜涂患处。(《中草药大典》)

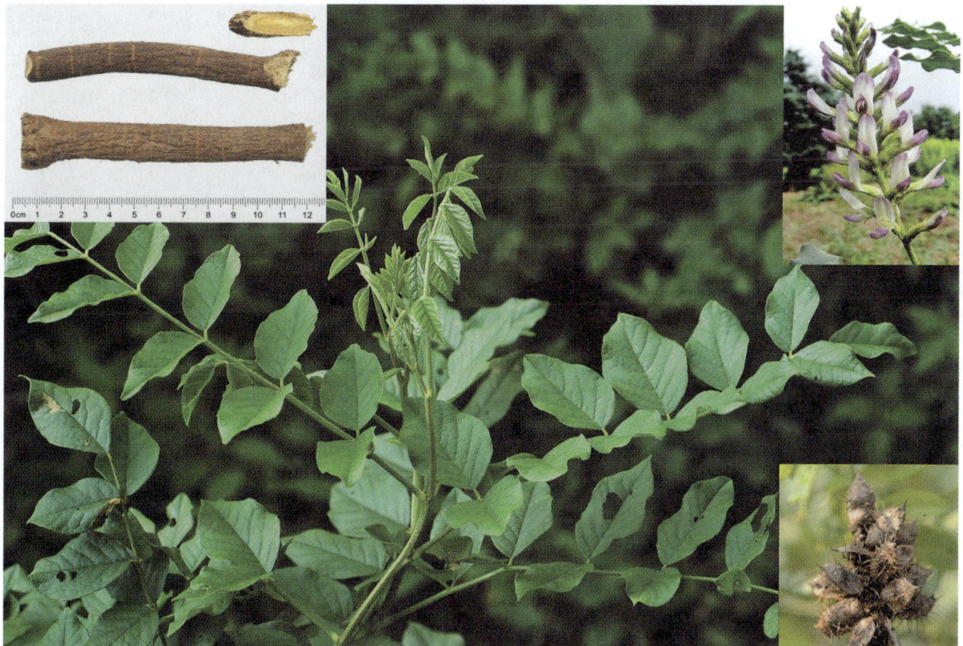

甘遂

【别名】苦泽、甘泽、肿手花根、重泽、甘藁。

【来源】为大戟科植物甘遂 *Euphorbia kansui* T. N. Liou ex T. P. Wang 的干燥块根。

【植物识别要点】草本，有乳汁。叶互生，近无柄，条状披针形，全缘。杯状聚伞花序，常5~9枝簇生于茎端，总苞先端4裂，腺体4。花单性，无花被；雄花多数和雌花1枚生于同一总苞中；蒴果近球形。

【生长环境】生于山沟底、山坡、路旁和草丛中。

【采制】春季开花前或秋末茎叶枯萎后采挖，撞去外皮，晒干。

【性味功效】苦，寒，有毒。泻水逐饮，消肿散结。

【应用】用于水肿胀满，胸腹积水，痰饮积聚，气逆咳喘，二便不利，风痰癫痫，痈肿疮毒。

【选方】**1. 治胸腔积液，腹水** 甘遂、大戟、芫花各等量，共研细粉，每服1.5~3g，大枣10枚煎汤送服。（《全国中草药汇编》）

2. 治肠梗阻（重型肠梗阻肠腔积液较多者） 甘遂末0.6~0.9g（冲服），桃仁、牛膝、木香各9g，赤芍15g，川厚朴15~30g，生大黄9~24g（后下），水煎服。体弱或年老者应注意酌减。（《全国中草药汇编》）

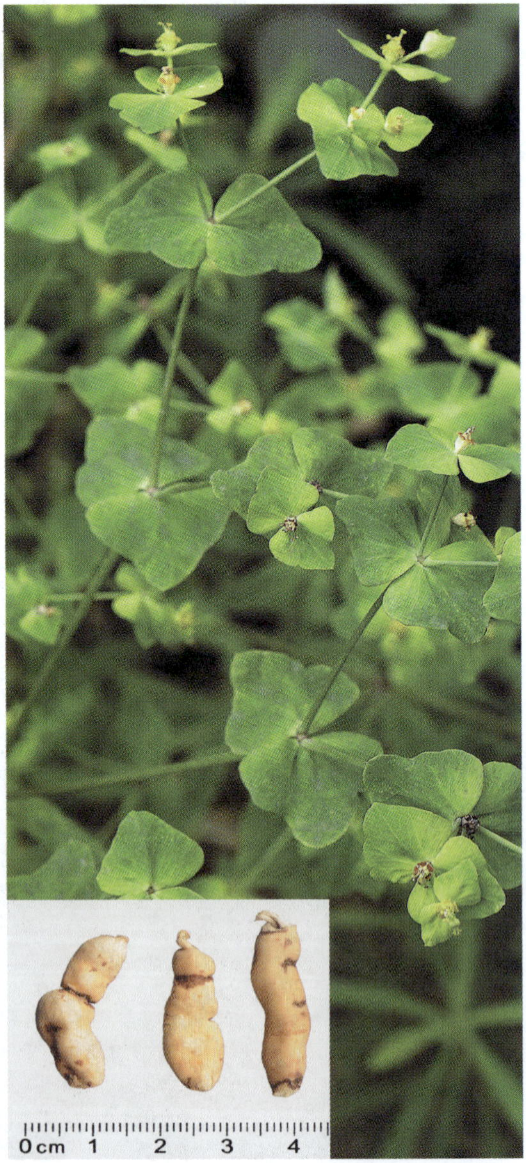

艾叶

【别名】艾蒿、大叶艾、艾绒、艾蓬、灸草。

【来源】为菊科植物艾 *Artemisia argyi* Lévl. et Vant. 的干燥叶。

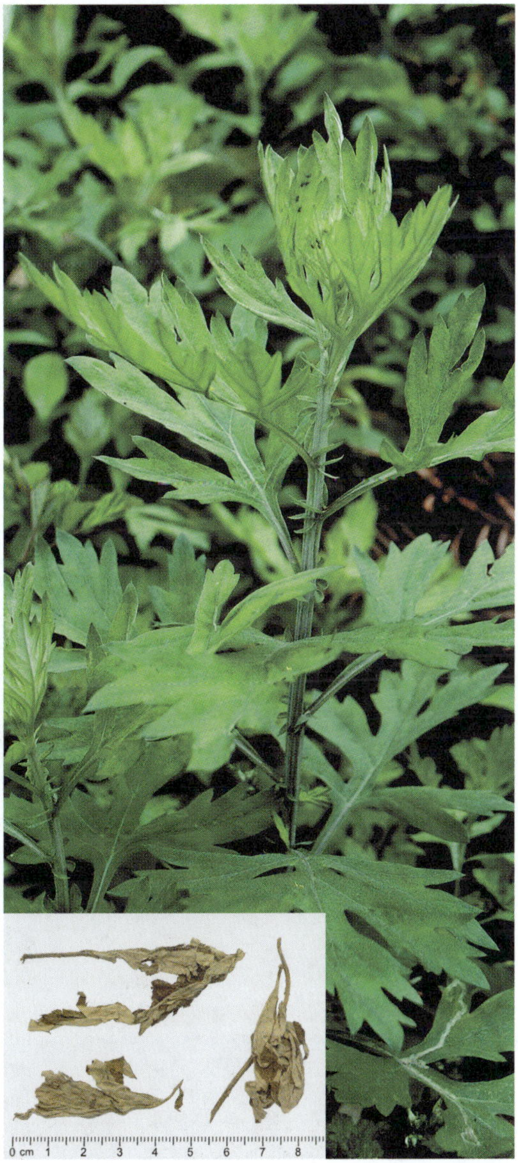

【植物识别要点】草本。茎被密茸毛，叶互生，中下部叶片广阔，3~5 或羽状深裂，边缘有齿，上面散生白色腺点，上部叶 3 浅裂或不分裂；头状花序多数，集成总状；总苞片 4~5 层，边缘膜质；两性花紫褐色。瘦果椭圆形。

【生长环境】生长于路旁荒野、草地。

【采制】夏季花未开时采摘，除去杂质，晒干。

【性味功效】辛、苦，温。有小毒。温经止血，散寒止痛。外用祛湿止痒。

【应用】用于吐血，衄血，崩漏，月经过多，胎漏下血，少腹冷痛，经寒不调，宫冷不孕；外治皮肤瘙痒。醋艾炭温经止血，用于虚寒性出血。

【选方】**1. 治疗功能性子宫出血，腹痛** 艾叶炭 6g，香附、白芍各 12g，当归、延胡索各 9g。水煎服。(《全国中草药汇编》)

2. 治先兆流产 艾叶炭 6g，菟丝子、桑寄生各 15g，当归 9g。水煎服。(《全国中草药汇编》)

3. 治皮肤瘙痒 艾叶 30g，花椒 9g，地肤子、白鲜皮各 15g。水煎熏洗。(《全国中草药汇编》)

艾纳香

【别名】片脑、冰片脑、婆津香、艾脑香。

【来源】为菊科植物艾纳香 *Blumea balsamifera*（L.）DC. 的干燥叶和根。

【植物识别要点】亚灌木或多年生草本。全株密被黄白色绒毛，叶长圆状披针形或卵形，上面发皱，密生硬短毛，边缘具不整齐锯齿，常于基部横展羽状全裂。头状花序多数、较小，总苞片 4~5 层；中央为两性管状花，边缘 5 裂；雄蕊 5，裂片卵形；边缘丝状雌花，无毛，柱头 2 裂，子房下位。瘦果矩圆形，有 10 棱，被绒毛，顶端有淡白色冠毛。

【生长环境】生于山坡路旁。

【采制】秋季采摘叶片，经蒸馏得灰白色粉状物，再精制成块状结晶。

【性味功效】辛、苦，微寒。开窍醒神，清热止痛。

【应用】用于热病神昏、痉厥，中风痰厥，气郁暴厥，中恶昏迷，目赤，口疮，咽喉肿痛，耳道流脓。

【选方】**1. 治风湿性关节炎**　艾纳香根、鸡血藤各 30g，两面针 6g，水煎或酒服。（《中国药用植物》）

2. 治痛经　艾纳香根 30g，益母草 15g，水煎服。（《中国药用植物》）

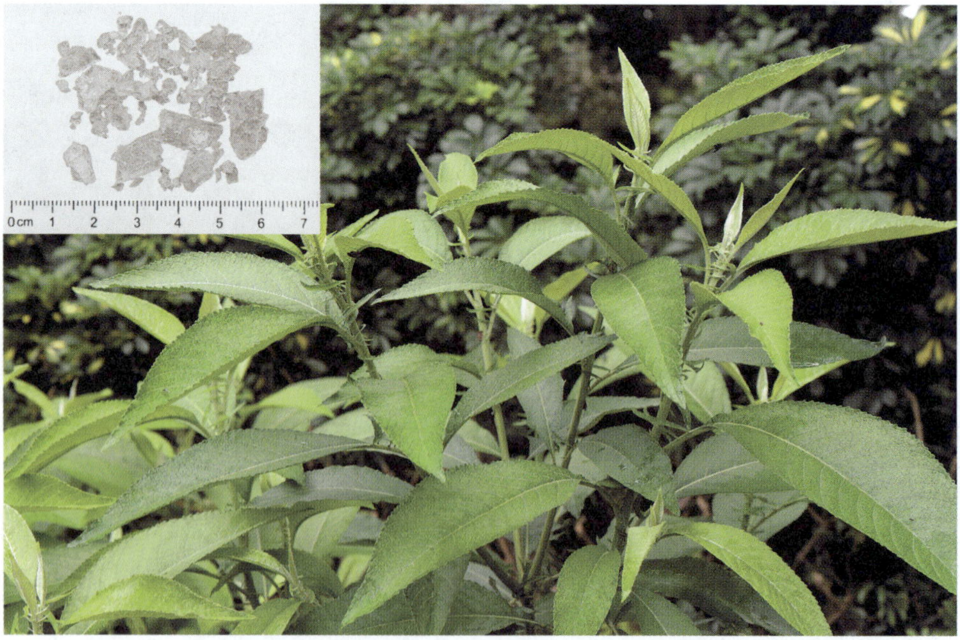

节节草

【别名】节节木贼、竹节菜、竹节花。

【来源】为木贼科植物节节草 *Equisetum ramosissimum* Desf. 的干燥全草。

【植物识别要点】中小型蕨类；根茎直立、横走或斜升，黑棕色，节和根疏生，黄棕色长毛或无毛。地上枝多年生；侧枝较硬，圆柱状，有脊 5~8，脊平滑或有 1 行小瘤或有浅色小横纹，鞘齿 5~8，披针形，革质，边缘膜质，上部棕色，宿存。孢子囊穗短棒状或椭圆形，顶端有小尖突，无柄。

【生长环境】节节草喜近水，生于路边、山坡草丛、溪边沼泽旁处。生河滩潮湿地，海拔 2 300~3 600m。

【采制】四季可采，洗净晒干或鲜用。

【性味功效】甘、微苦，平。清热，利尿，明目退翳，祛痰止咳。

【应用】用于目赤肿痛，肝炎，咳嗽，支气管炎，泌尿系感染，淋证，痢疾，疮疖，外用外伤出血等。

【选方】1. **治急淋**　节节草一两，冰糖半两。加水煎服。(《福建民间草药》)

2. **治肾盂肾炎**　节节草、一包针、车前草，马蹄金各五钱，黄毛耳草、活血丹各一两。水煎服。(《浙江民间常用草药》)

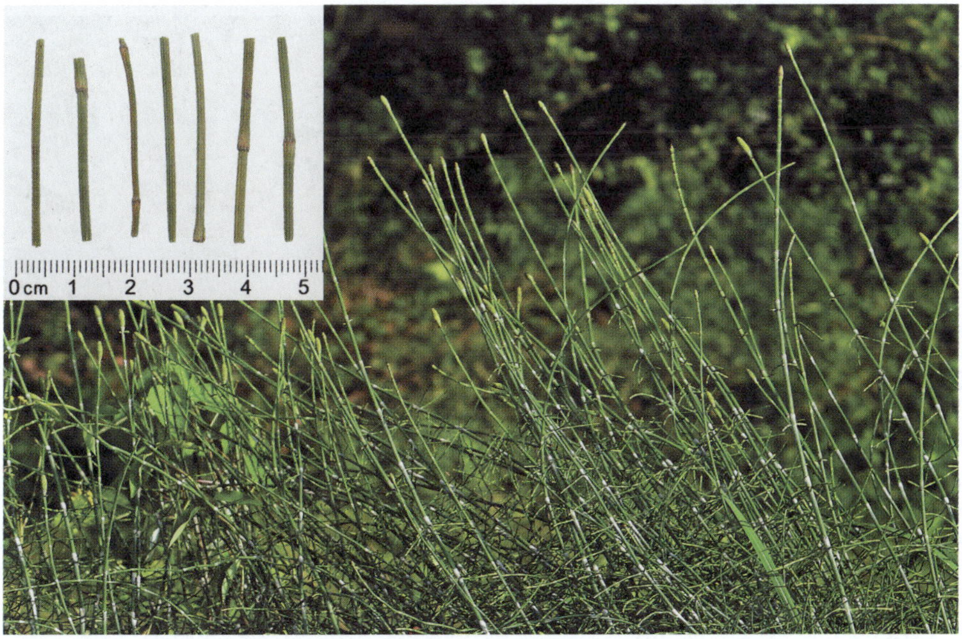

石韦

【别名】 石皮、金星草、尾头石韦。

【来源】 为水龙骨科植物庐山石韦 *Pyrrosia sheareri*(Bak.) Ching、石韦 *Pyrrosia lingua*(Thunb.) Farwell 或有柄石韦 *Pyrrosia petiolosa*(Christ) Ching 的干燥叶。

【植物识别要点】 根状茎长而横走,密被鳞片;鳞片披针形,长渐尖头,淡棕色,边缘有睫毛。叶远生,近二型;能育叶通常远比不育叶长得高而较狭窄;不育叶片近长圆形,或长圆披针形,全缘,上面灰绿色,近光滑无毛,下面淡棕色或砖红色,被星状毛;孢子囊群近椭圆形,在侧脉间整齐成多行排列,初时为星状毛覆盖而呈淡棕色,成熟后孢子囊开裂外露而呈砖红色。

【生长环境】 附生于低海拔林下树干上,或稍干的岩石上,海拔 100~1 800m。

【采制】 全年均可采收,除去根茎和根,晒干或阴干。

【性味功效】 甘、苦,微寒。利尿通淋,清肺止咳,凉血止血。

【应用】 用于热淋,血淋,石淋,小便不通,淋沥涩痛,肺热喘咳,吐血,衄血,尿血,崩漏。

【选方】 **1. 治血淋**　石韦、当归、蒲黄、芍药各等分,煎煮,酒服方寸匕,日三服。(《千金方》石韦散)

2. 治崩中漏下　石韦为末,每服五钱(15g),温酒服。(《本草纲目》)

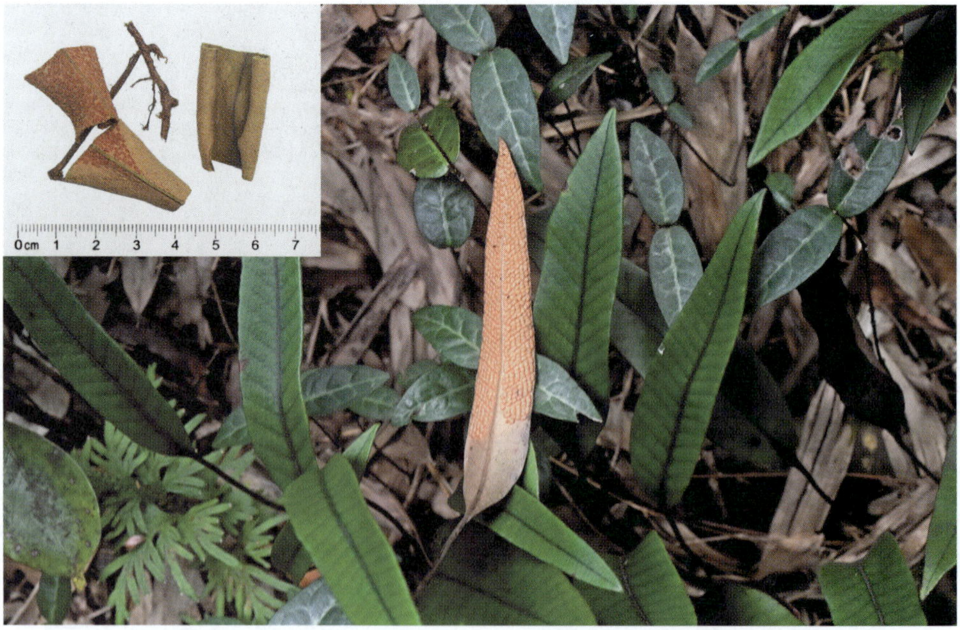

石竹

【别名】洛阳花、鹅毛石竹。
【来源】为石竹科植物石竹 *Dianthus chinensis* Linn. 的干燥全草。

【植物识别要点】草本。茎簇生。叶条形或线状披针形，顶端渐尖，基部成短鞘。花瓣 5，鲜红色、白色或粉红色，瓣片扇状倒卵形，边缘有不整齐浅齿裂。蒴果矩圆形；种子灰黑色，卵形，缘有狭翅。

【生长环境】生丁山坡旷野，亦有栽培。

【采制】夏、秋二季花果期采割，除去杂质，干燥。

【性味功效】苦，寒。利尿通淋，活血通经。

【应用】用于热淋，血淋，石淋，小便不通，淋沥涩痛，经闭瘀阻。

【选方】**1. 治泌尿系感染** 石竹、萹蓄各 12g，蒲公英 30g，黄柏 9g，灯心草 3g。水煎服。(《全国中草药汇编》)

2. 治食管癌、直肠癌 ①鲜石竹根 30~60g(干根 24~30g)，将鲜根用米泔水洗净，煎水分 2 次服。②石竹根晒干，研末，撒于直肠癌肿瘤创面。(《全国中草药汇编》)

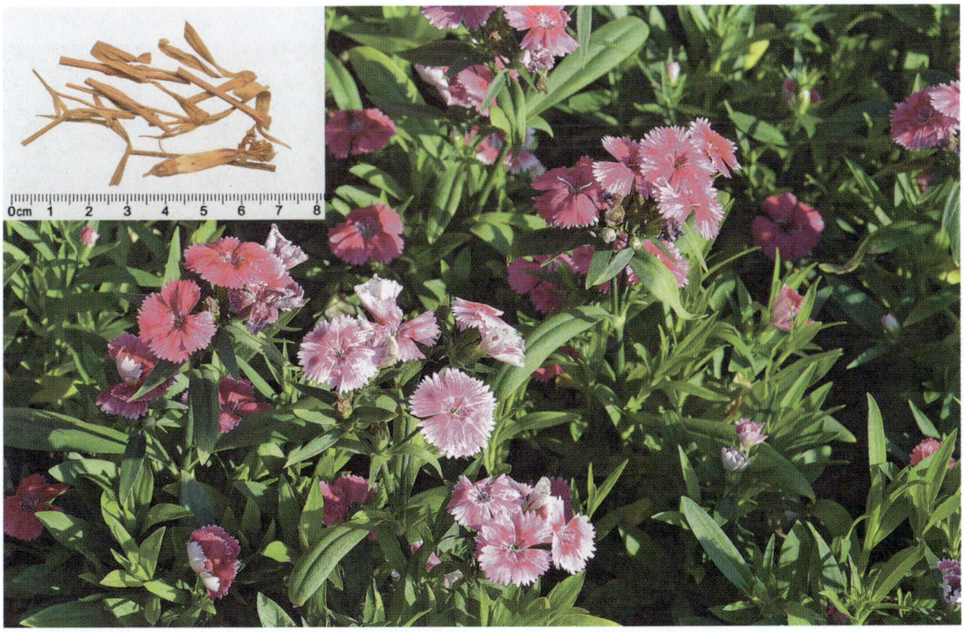

石蒜

【别名】老鸦蒜、蟑螂花、彼岸花、两生花。

【来源】为石蒜科石蒜 *Lycoris radiata* (L'Hér.) Herb. 的鳞茎。

【植物识别要点】多年生草本。鳞茎近球形。叶深绿色，秋季出叶，窄带状，先端钝，中脉具粉绿色带。花茎高约 30cm，顶生伞形花序有 4~7 花；总苞片 2，披针形，长约 3.5cm，宽约 5mm；花两侧对称，鲜红色，花被筒绿色，长约 5cm；花被裂片窄倒披针形，长约 3cm，宽约 5mm，外弯，边缘皱波状；雄蕊伸出花被，比花被长约 1 倍。

【生长环境】野生于阴湿山坡和溪沟边；庭院也栽培。

【采制】秋季挖出鳞茎，选大者洗净晒干入药，小者做种。野生品四季均可采挖，鲜用或洗净晒干备用。

【性味功效】辛、甘，温，有毒。祛痰催吐，解毒散结。

【应用】用于疔疮肿毒，食物中毒，痰涎壅塞，黄疸，水肿腹水。

【选方】1. **治双单蛾** 老鸦蒜捣汁，生白酒调服，呕吐而愈。(《神医十全镜》)

2. **治痰火气急** 蟑螂花根，洗，焙干为末，糖调，酒下一钱。(《纲目拾遗》)

3. **治食物中毒，痰涎壅塞** 鲜石蒜五分至一钱，煎服催吐。(《上海常用中草药手册》)

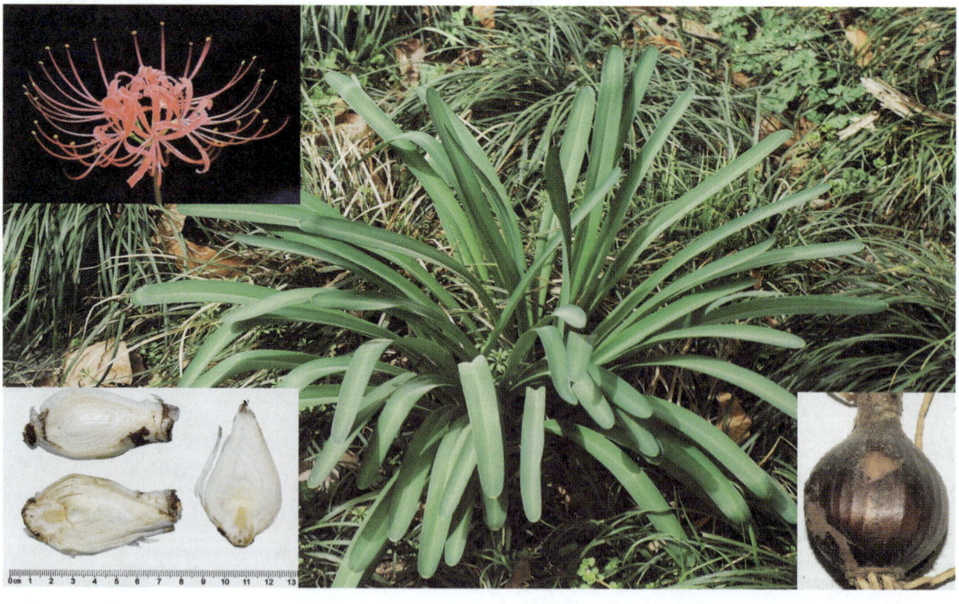

石仙桃

【别名】 石橄榄、羊耳蒜、石上仙桃。

【来源】 为兰科植物石仙桃 *Pholidota chinensis* Lindl. 的干燥全草。

【植物识别要点】 多年生附生草本。根状茎横走，节明显，假鳞茎矩圆形或卵状矩圆形，肉质，顶生2叶。叶纸质、椭圆披针形或倒披针形，渐尖，基部收狭成短柄。总状花序顶生，常下弯，有花多朵，花葶生于假鳞茎顶端。花苞片狭卵形，2列；花先于叶，白色或带黄色，萼片卵形；花瓣和萼片近等长。蒴果。

【生长环境】 多附生于林下岩石和密林树干上。

【采制】 全年可采，鲜用或开水烫后晒干备用。

【性味功效】 甘、淡，微寒。养阴清热，润肺止咳。

【应用】 用于热病津伤口渴，阴虚燥咳等。

【选方】 **治慢性骨髓炎** 鲜石仙桃全草，捣烂外敷患处，或用干品，用淡米酒浸软捣汁，调温开水外搽患处。（《全国中草药汇编》）

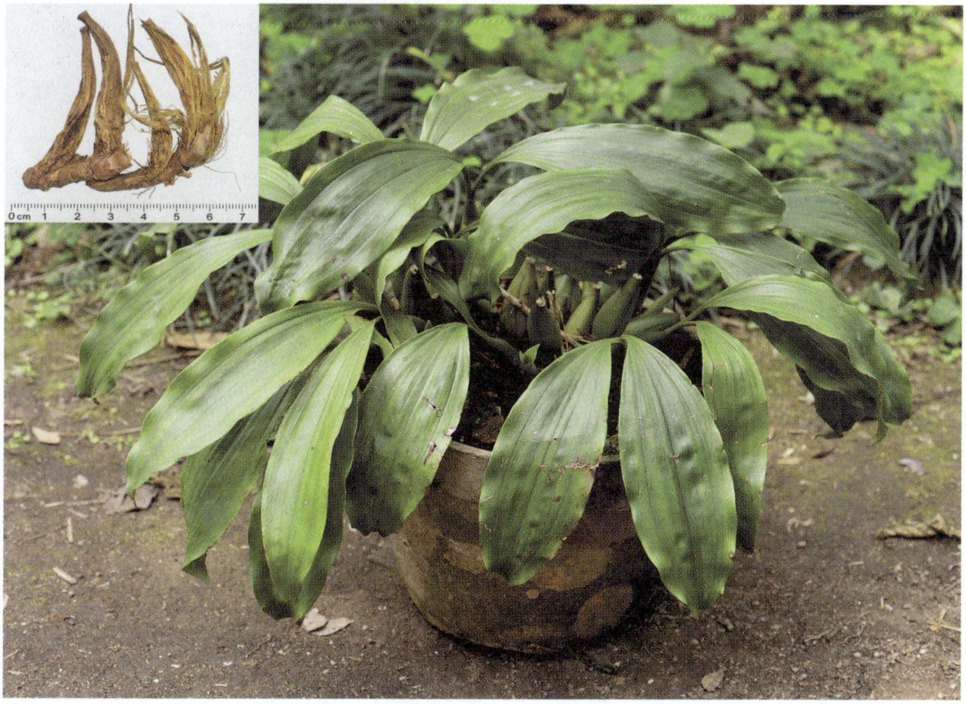

石菖蒲

【别名】大菖蒲、剑菖蒲、家菖蒲。

【来源】为天南星科植物石菖蒲 *Acorus gramineus* Soland. 的干燥根茎。

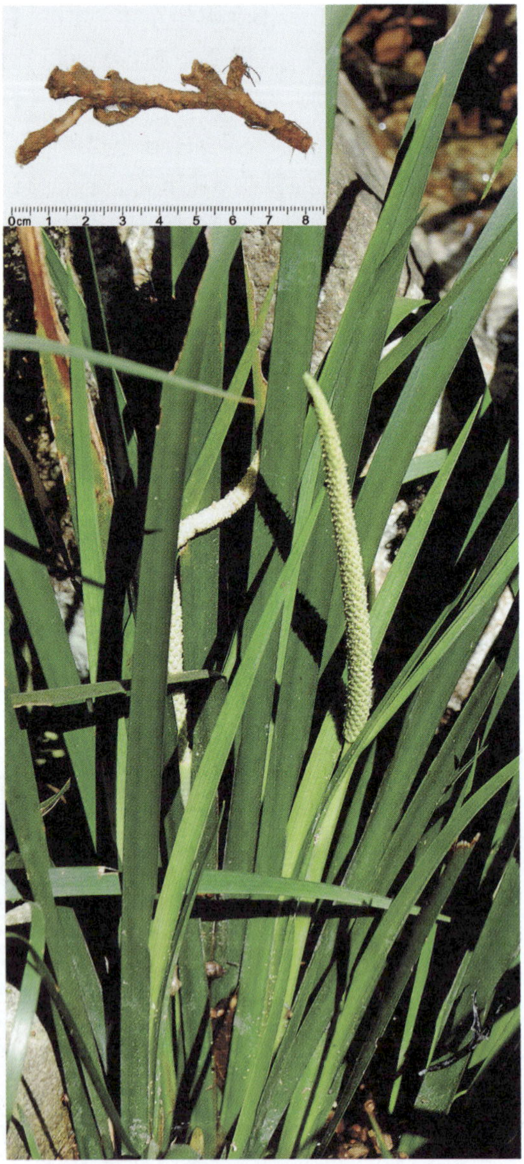

【植物识别要点】多年生草本。根茎横走，稍扁，分枝，外皮黄褐色，芳香，肉质根多数，具毛发状须根。叶基生，基部两侧有膜质叶鞘宽 4~5mm，向上渐狭，至叶长 1/3 处渐行消失、脱落。叶片剑状线形，基部宽、对褶，中部以上渐狭，草质，绿色，光亮。叶状佛焰苞剑状线形，肉穗花序斜向上或近直立，狭锥状圆柱形，花黄绿色。浆果长圆形。

【生长环境】生于海拔 2 600m 以下的水边、沼泽湿地或湖泊浮岛上，也常有栽培。

【采制】秋、冬二季采挖，除去须根和泥沙，晒干。

【性味功效】辛、苦，温。开窍豁痰，醒神益智，化湿开胃。

【应用】用于神昏癫痫，健忘失眠，耳鸣耳聋，脘痞不饥，噤口下痢。

【选方】**1. 治湿痰蒙窍，神志不清**　石菖蒲、远志、郁金、半夏、茯苓各 9g，胆南星 6g，水煎服。(《全国中草药汇编》)

2. 治胸腹胀闷，食欲不振　石菖蒲 9g，陈皮、香附、炒豆蔻各 6g，水煎服。(《全国中草药汇编》)

石榴皮

【别名】 安石榴、丹若、水晶榴、酸石榴、若榴。

【来源】 为石榴科植物石榴 *Punica granatum* Linn. 的干燥果皮。

【植物识别要点】 落叶灌木或小乔木；幼枝常具四棱，顶端具刺。叶对生或近簇生，矩圆形或倒卵形。两性花1至数朵生于枝顶或腋生，花萼宿存，顶端5~7裂；花瓣6，红色，皱缩。浆果近球形，内具薄隔膜。种子多数，有肉质外种皮。

【生长环境】 生于向阳和排水良好的肥沃土壤，以夹砂土为好。

【采制】 秋季果实成熟后收集果皮，晒干。

【性味功效】 酸、涩，温。涩肠止泻，止血，驱虫。

【应用】 用于久泻，久痢，便血，脱肛，崩漏，带下，虫积腹痛。

【选方】 **1. 治细菌性痢疾** 石榴皮15g。水煎加红糖适量，分2次服，连服3~5天。(《华南药用植物》)

2. 治脱肛 石榴皮、红枣树皮(炒)各9g，白矾3g。共研细粉，每次便后清洗肛门周围，然后敷患处。(《华南药用植物》)

3. 治蛲虫病 石榴皮3g，槟榔4.5g，水煎服；或石榴皮9g，煎汤约100ml，睡前灌肠。(《华南药用植物》)

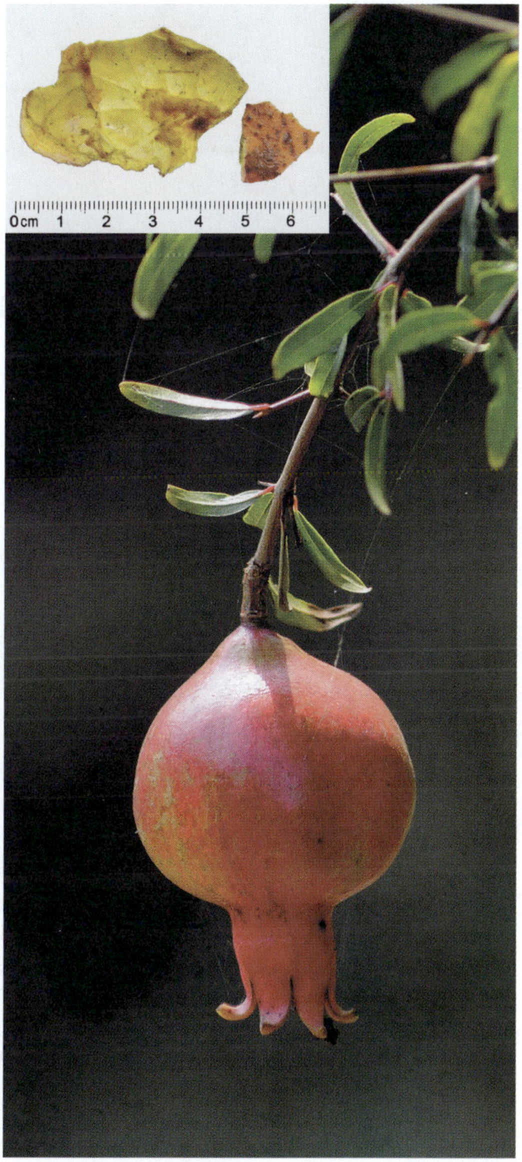

布渣叶

【别名】 蓑衣子、破布叶、麻布叶。
【来源】 为椴树科植物破布叶 *Microcos paniculata* L. 的干燥叶。

【植物识别要点】 灌木或小乔木。树皮粗糙，嫩枝有毛。单叶互生被毛；叶薄革质，卵状长圆形；三出脉的两侧脉从基部发出，向上行超过叶片中部，边缘有细钝齿。顶生圆锥花序；苞片披针形；花柄短小；萼片长圆形，外面有毛；花瓣长圆形，下半部有毛；雄蕊多数，比萼片短；子房球形，无毛，柱头锥形。核果近球形或倒卵形；果柄短。

【生长环境】 生于丘陵、山坡、林缘等处灌丛中或平地路旁或疏林下，少有栽培。

【采制】 夏、秋二季采收，除去枝梗和杂质，阴干或晒干。

【性味功效】 微酸，凉。消食化滞，清热利湿。

【应用】 用于饮食积滞，感冒发热，湿热黄疸。

【选方】 **治感冒，消化不良，腹胀** 布渣叶 15~30g，水煎服。（广州部队《常用中草药手册》）

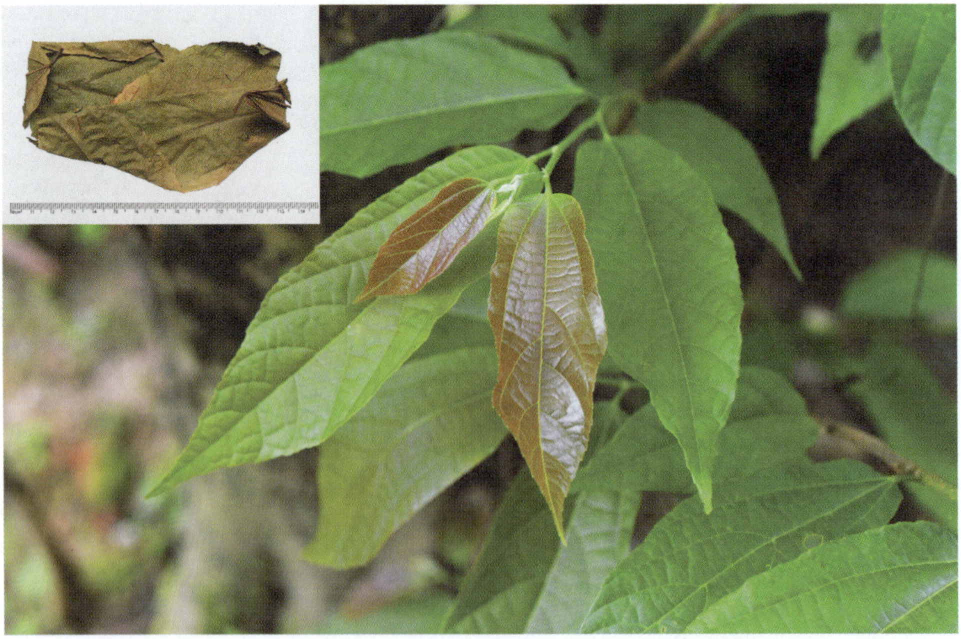

龙胆

【别名】龙胆草、胆草、水龙胆、山龙胆草、苦胆草。

【来源】为龙胆科植物条叶龙胆 *Gentiana manshurica* Kitag.、龙胆 *Gentiana scabra* Bge.、三花龙胆 *Gentiana triflora* Pall. 或坚龙胆 *Gentiana rigescens* Franch. 的干燥根和根茎。

【植物识别要点】多年生草本。茎略具四棱，带紫色。叶对生，下部叶鳞片状，中、上部叶卵状披针形，边缘及下面主脉粗糙，基部抱茎。花簇生茎顶或叶腋；花萼钟状；花冠筒状钟形，蓝紫色，5裂。蒴果卵圆形，有柄；种子条形，边缘有翅。

【生长环境】多生长丁向阳山坡、林边、草丛中。

【采制】春、秋二季采挖，洗净，干燥。

【性味功效】苦，寒。清热燥湿，泻肝胆火。

【应用】用于湿热黄疸，阴肿阴痒，带下，湿疹瘙痒，肝火目赤，耳鸣耳聋，胁痛口苦，强中，惊风抽搐。

【选方】1. **治疗高血压（肝阳上亢型）** 龙胆 6g，黄芩、钩藤各 15g，夏枯草 18g，菊花 9g，水煎服。（《全国中草药汇编》）

2. **治疗目赤肿痛** 龙胆 6g，生地 15g，黄芩、菊花、山栀子各 9g，水煎服。（《全国中草药汇编》）

3. **治疗胸胁痛、黄疸** 龙胆 6g，柴胡、川楝子、枳壳、栀子各 9g，香附 12g，茵陈 30g，水煎服。（《全国中草药汇编》）

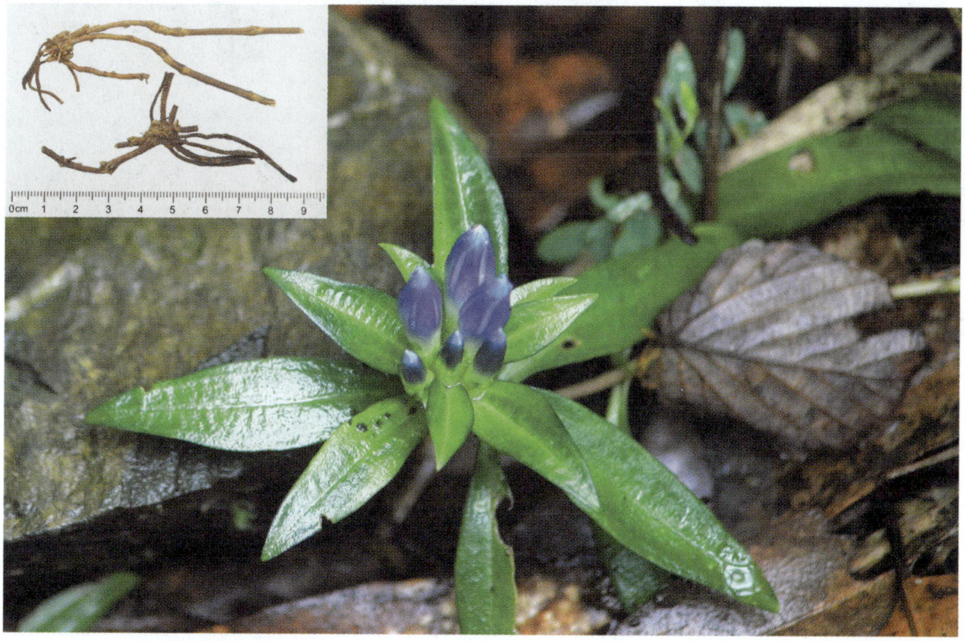

龙葵

【别名】苦菜、苦葵、天茄子、老鸦眼睛草、天泡草。

【来源】为茄科植物龙葵 *Solanum nigrum* Linn. 的干燥地上部分。

【植物识别要点】一年生草本。茎直立，多分枝。叶互生，卵形，全缘或有波状齿。花序短蝎尾状或近伞状，侧生或腋外生，有花 4~10，花细小，下垂；花萼杯状；花冠白色，辐状，裂片卵状三角形。浆果球形，黑色；种子近卵形。

【生长环境】生于田边、荒地及村庄附近。

【采制】夏、秋二季采割，除去杂质干燥。

【性味功效】苦、微甘，寒，有小毒。清热解毒，消肿散结，利尿通淋。

【应用】用于疮疔肿痛，淋证，小便不利。孕妇忌服。

【选方】1. 治疔肿　老鸦眼睛草，擂碎，酒服。(《普济方》)

2. 治痈无头　捣龙葵敷之。(《经验方》)

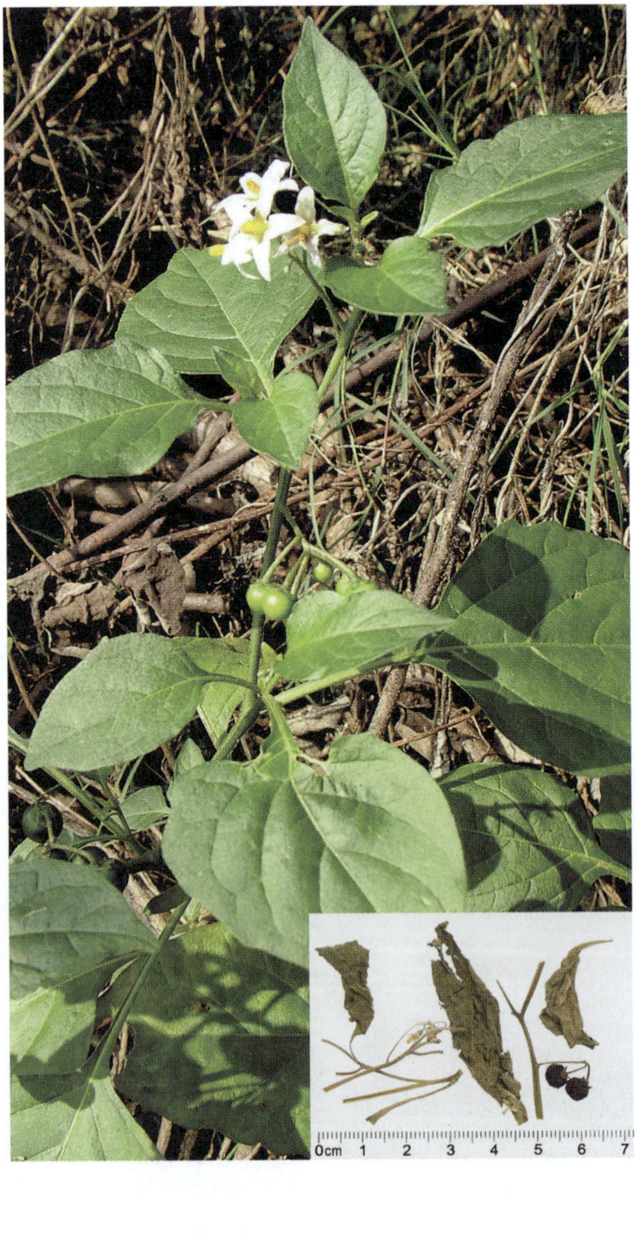

龙船花

【别名】蒋英木、山丹、卖子木。

【来源】为茜草科植物龙船花 *Ixora chinensis* Lam. 的干燥茎叶。

【植物识别要点】灌木。叶对生，4枚轮生，披针形、长圆状披针形至长圆状倒披针形；侧脉每边7~8条；托叶基部阔，合生成鞘形。花序顶生，多花，具短总花梗；总花梗与分枝均呈红色，基部常有小型叶2枚；萼管长1.5~2mm，萼檐4裂；花冠红色或红黄色，顶部4裂，少数5裂，裂片倒卵形或近圆形，扩展或外反。果近球形，双生，中间有1沟，成熟时红黑色；种子上面凸，下面凹。

【生长环境】生于海拔200~800m山地灌丛中和疏林下。

【采制】全年可采，洗净，晒干。

【性味功效】酸、甘，凉。清热利湿，凉血解毒，明目退翳。

【应用】用于跌打损伤，疮疖肿痛。

【选方】**治诸毒疮及湿疥，去死肉，生新肉** 龙船花叶二三十块做一叠，用银簪刺数十孔，好醋一钵，将叶放醋内同蒸，俟冷后，取一叶贴毒上，将干即换。(《岭南采药录》)

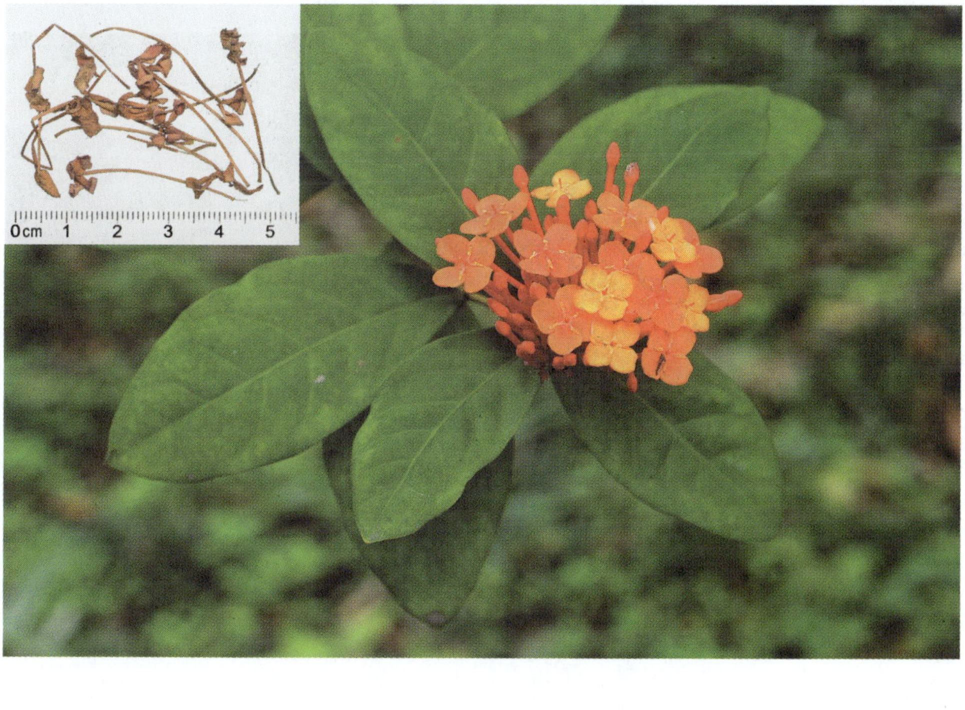

北豆根

【别名】 黄条香、黄根、蝙蝠葛根。

【来源】 为防己科植物蝙蝠葛 *Menispermum dauricum* DC. 的干燥根茎。

【植物识别要点】 多年生缠绕藤本。根茎细长，横走。小枝绿色，有细纵纹。叶互生，圆肾形或卵圆形，边缘3~7浅裂，掌状脉5~7条；叶柄盾状着生。腋生短圆锥花序；花小，黄绿色，有小苞片；雌花心皮3，分离。核果扁球形，熟时黑紫色。

【生长环境】 生于山坡林缘、灌丛中、田边、路旁及石砾滩地，或攀于岩石上。

【采制】 春、秋二季采挖，除去须根和泥沙，干燥。

【性味功效】 苦，寒，有小毒。清热解毒，祛风止痛。

【应用】 用于咽喉肿痛，热毒泻痢，风湿痹痛。

【选方】 1. **治咽喉肿痛**　北豆根、射干各3g。共研细末，吹入咽喉。（《吉林中草药》）

2. **治痢疾、肠炎**　北豆根9g，徐长卿9g。水煎服。（《浙江药用植物志》）

3. **治腰痛**　北豆根30g，白酒50ml，浸7天，每日2次，每次饮1杯。（《吉林中草药》）

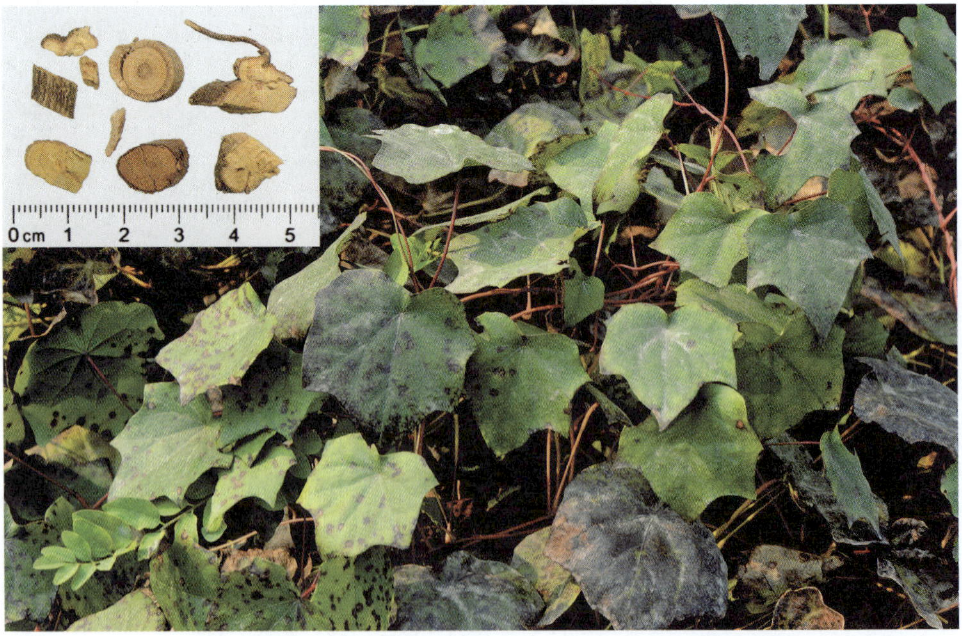

北柴胡

【别名】柴胡、硬柴胡、山柴胡。

【来源】为伞形科植物柴胡 *Bupleurum chinense* DC. 的干燥根。

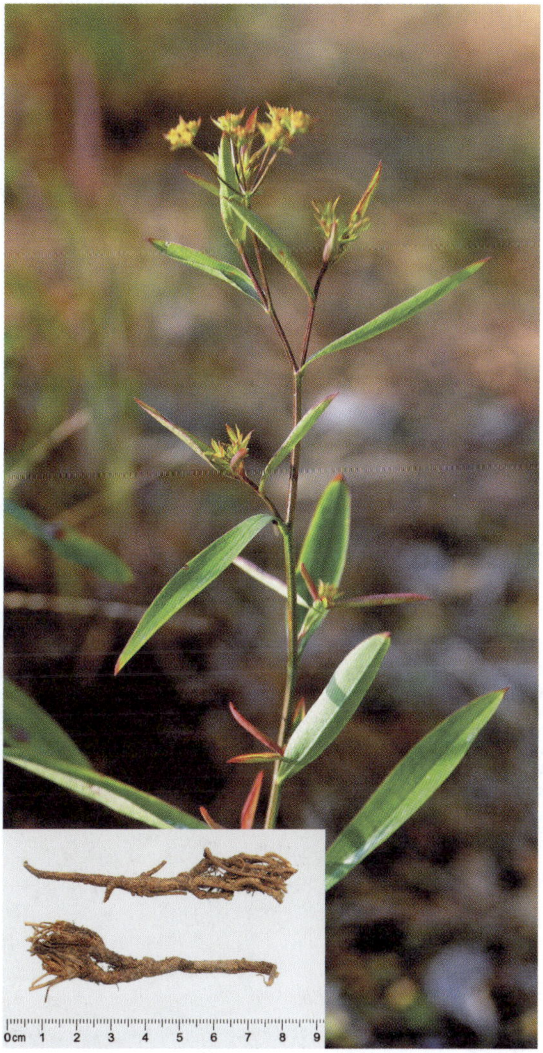

【植物识别要点】多年生草本。主根较粗大，棕褐色，质坚硬。茎单一或数茎，表面有细纵槽纹，实心，上部多回分枝，微作“之”字形曲折。基生叶倒披针形或狭椭圆形，早枯落；茎中部叶倒披针形或广线状披针形，表面鲜绿色，背面淡绿色，常有白霜。复伞形花序，花序梗细长；伞辐 3~8；花瓣鲜黄色。双悬果广椭圆形，棕色，两侧略扁，棱狭翼状。

【生长环境】生于较干燥的山坡、林缘、林中隙地、草丛及路旁。

【采制】春、秋二季采挖，除去茎叶和泥沙，干燥。

【性味功效】辛、苦，微寒。疏散退热，疏肝解郁，升举阳气。

【应用】用于感冒发热，寒热往来，胸胁胀痛，月经不调，子宫脱垂，脱肛。

【选方】1. **治外感风寒** 柴胡一至三钱，防风一钱，陈皮一钱半，芍药二钱，甘草一钱，生姜三五片。水一盅半，煎七、八分，热服。(《景岳全书》)

2. **治肝气郁结** 柴胡、陈皮各一钱二分，赤芍、枳壳、醋炒香附各一钱，炙草五分。(《医医偶录》)

叶下珠

【别名】珍珠草、叶后珠、日开夜闭。

【来源】为大戟科植物叶下珠 *Phyllanthus urinaria* L. 的干燥全草。

【植物识别要点】一年生草本。主茎直立，基部多分枝。叶片纸质，因叶柄扭转而呈羽状排列，长圆形或倒卵形，顶端圆、钝或急尖而有小尖头，下面灰绿色，近边缘或边缘有1~3列短粗毛，侧脉明显；叶柄极短；托叶卵状披针形。花雌雄同株，雄花2~4朵簇生于叶腋；雌花单生于小枝中下部的叶腋内。蒴果圆球状，红色，表面具鳞状凸起物，有宿存的花柱和萼片。

【生长环境】生于山地灌木丛中或稀疏林下。

【采制】夏、秋二季采收，除去泥沙、杂质，洗净，干燥。

【性味功效】甘、微苦，微寒。清热利尿，清肝明目。

【应用】用于湿热水肿，泄泻，热淋涩痛，肝热目赤肿痛，肝火头疼，急性黄疸型肝炎，泌尿系感染，蛇虫咬伤，无名肿毒。

【选方】**1. 治痢疾，肠炎腹泻** 叶下珠、铁苋菜各30g。煎汤，加糖适量冲服，或配老鹳草水煎服。（南京药学院《中草药学》）

2. 治黄疸 鲜叶下珠60g，鲜马鞭草90g，鲜半边莲60g。水煎服。（江西《草药手册》）

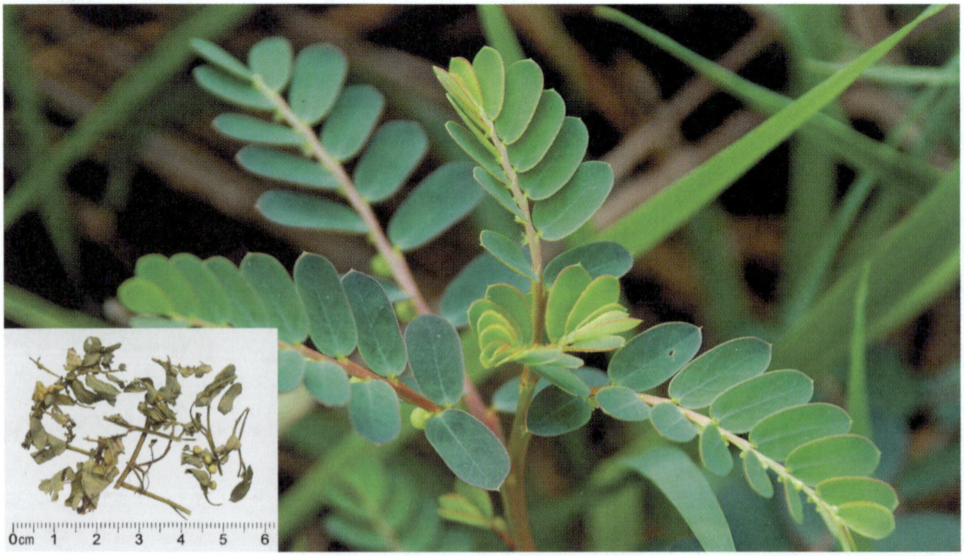

田皂角

【别名】合萌、合明草、野皂角。

【来源】为豆科植物田皂角 *Aeschynomene indica* L. 的干燥地上部分。

【植物识别要点】一年生亚灌木状草本。茎直立,多分枝,无毛。偶数羽状复叶,互生;托叶膜质,披针形,先端锐尖;小叶20~30对,长圆形,先端圆钝,有短尖头,基部圆形,无小叶柄。总状花序腋生,花少数;膜质苞片2枚,边缘有锯齿;花萼二唇形,上唇2裂,下唇3裂;花冠黄色,具紫色条纹,旗瓣无爪,翼瓣有爪,短于旗瓣,龙骨瓣较翼瓣短。荚果线状长圆形,微弯,有6~10荚节,荚节平滑或有小瘤突。

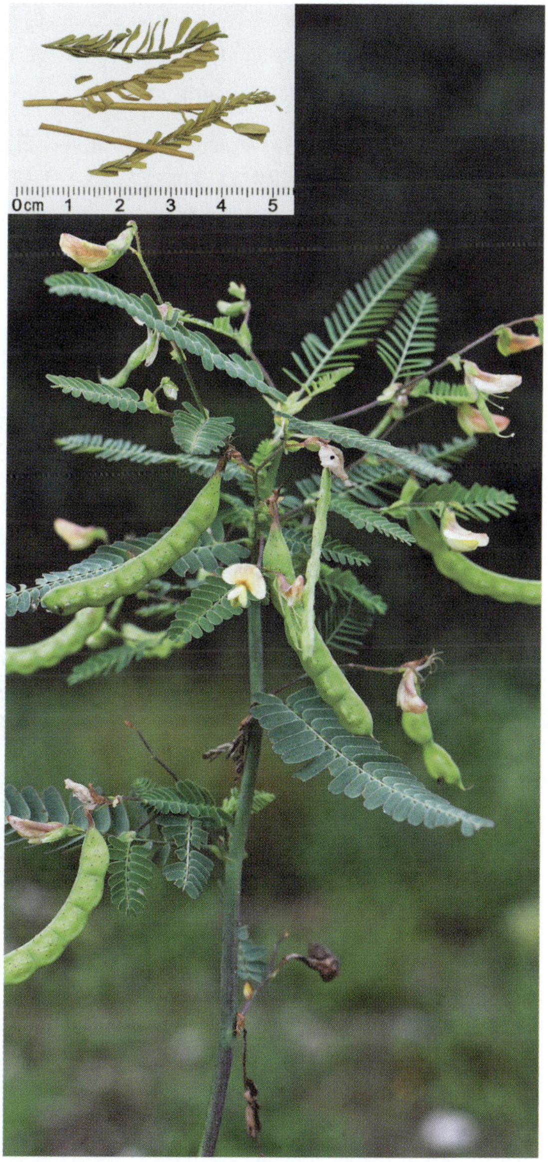

【生长环境】生于潮湿地或水边。

【采制】9—10月采收,齐地割取地上部分,晒干。

【性味功效】甘,平。清热解毒,利尿,明目。

【应用】用于小便不利,肠炎,夜盲症;外治荨麻疹。

【选方】1. **治小便不利** 合萌二至五钱。煎服。(《上海常用中草药》)

2. **治荨麻疹** 合萌适量,煎汤外洗。(《上海常用中草药》)

生姜

【别名】姜根、百辣云、勾装指。
【来源】为姜科植物姜 *Zingiber officinale* Rosc. 的新鲜根茎。

【植物识别要点】多年生草本。根茎肥厚，多分枝，有芳香及辛辣味。叶互生，无柄，有长鞘，抱茎；叶片披针形或线状披针形，光滑无毛；叶舌膜质。花茎自根茎抽出；穗状花序椭圆形，稠密；苞片卵圆形，先端具硬尖；花萼管状，具3短齿；花冠绿黄色，唇瓣长圆状倒卵形，较花冠裂片短，稍为紫色，有黄白色斑点。蒴果3瓣裂。种子多数，黑色。

【生长环境】生于温暖潮湿的环境中。

【采制】秋、冬二季采挖，除去须根和泥沙。

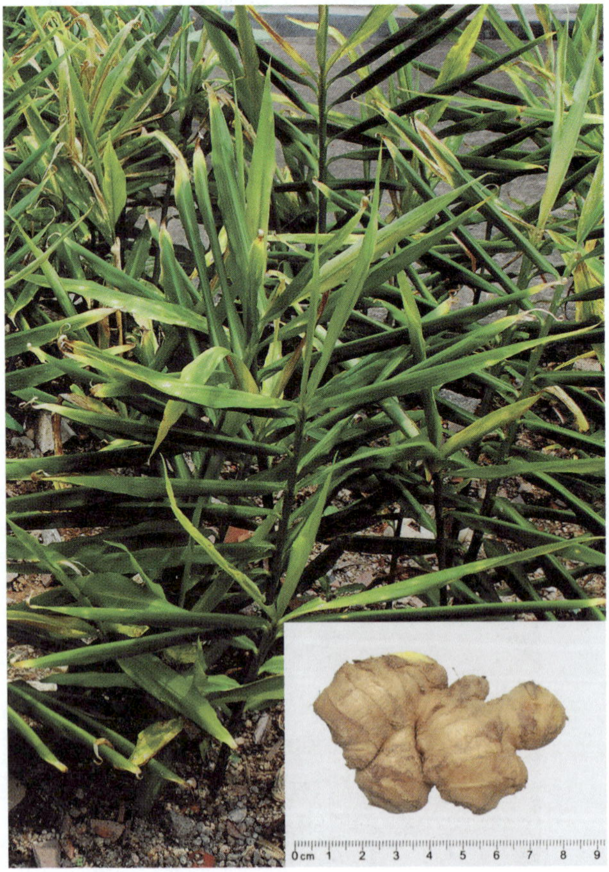

【性味功效】辛，微温。解表散寒，温中止呕，化痰止咳，解鱼蟹毒。

【应用】用于风寒感冒，胃寒呕吐，寒痰咳嗽，鱼蟹中毒。

【选方】**1. 治风寒感冒**　生姜五片，紫苏叶一两。水煎服。(《本草汇言》)

2. 治冷痰嗽　生姜二两，饧糖一两。水三碗，煎至半碗，温和徐徐饮。(《本草汇言》)

仙茅

【别名】独茅根、蟠龙草、独脚丝茅。
【来源】为石蒜科植物仙茅 *Curculigo orchioides* Gaertn. 的干燥根茎。

【植物识别要点】多年生草本。根茎近圆柱状直生，肉质；须根常丛生，内质，具环状横纹；地上茎不明显。叶基生；狭披针形，先端渐尖，基部下延成柄；叶脉明显；两面疏生柔毛或无毛。花茎甚短，大部分藏在叶鞘内；总状花序多少呈伞房状；花黄色。浆果近纺锤状，先端有长喙。种子亮黑色，表面具纵凸纹，有喙。

【生长环境】生于林下草地或荒坡上。

【采制】秋、冬二季采挖，除去根头和须根，洗净，干燥。

【性味功效】辛，热，有毒。补肾阳，强筋骨，祛寒湿。

【应用】用于阳痿精冷，筋骨痿软，腰膝冷痛，阳虚冷泻。

【选方】1. **治阳痿、耳鸣**　仙茅、金樱子根及果实各五钱。炖肉吃。（《贵州草药》）

2. **治老年遗尿**　仙茅一两。泡酒服。（《贵州草药》）

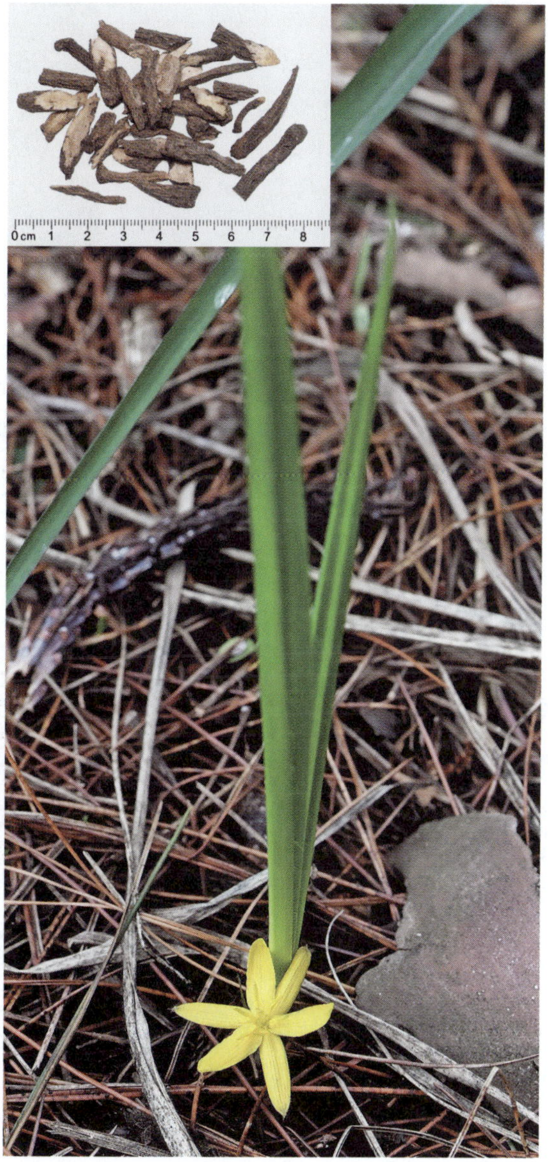

仙鹤草

【别名】龙芽草、黄龙尾、脱力草。

【来源】为蔷薇科植物龙芽草 *Agrimonia pilosa* Ledeb. 的干燥地上部分。

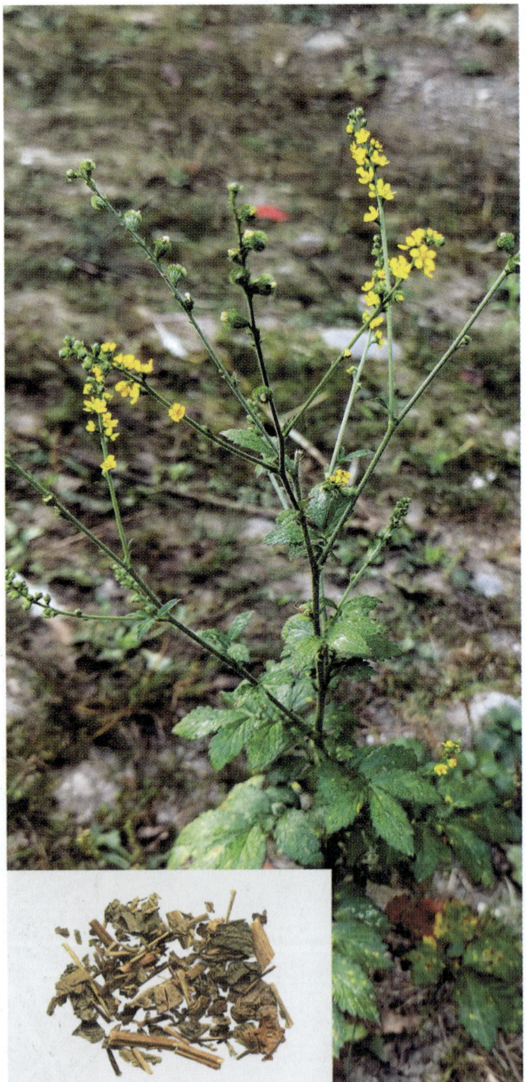

【植物识别要点】多年生草本。茎直立，全体被白色长柔毛，有时散生短柔毛，上部分枝。单数羽状复叶，互生，有柄；托叶2枚，斜卵形，有深裂齿，被长柔毛；小叶片3~9，长椭圆形或椭圆形，先端锐尖，基部楔形，边缘锐锯齿，两面均被柔毛。总状花序顶生和腋生；具短梗，基部有2枚三叉形苞片；花萼筒状；花瓣黄色。瘦果，包于具钩的宿存花萼内。

【生长环境】生于荒地、山坡、路旁、草地。

【采制】夏、秋二季茎叶茂盛时采割，除去杂质，干燥。

【性味功效】苦、涩，平。收敛止血，截疟，止痢，解毒，补虚。

【应用】用于咯血，吐血，崩漏下血，疟疾，血痢，痈肿疮毒，阴痒带下，脱力劳伤。

【选方】1. **治肺痨咯血** 鲜仙鹤草一两(干者，六钱)，白糖一两。将仙鹤草捣烂，加冷开水搅拌，榨取液汁，再加入白糖，一次服用。(《贵州民间方药集》)

2. **治鼻血及大便下血** 仙鹤草、蒲黄、茅草根、大蓟。煎服。(《四川中药志》)

白及

【别名】白根、地螺丝、白鸡儿。
【来源】为兰科植物白及 *Bletilla striata* (Thunb.) Reichb. f. 的干燥块茎。

【植物识别要点】多年生草本。根茎三角状扁球形或不规则菱形，肉质，肥厚，富黏性，常数个相连。茎直立。叶片披针形或宽披针形，先端渐尖，基部下延成长鞘状，全缘。总状花序顶生，花 3~8 朵；苞片披针形，早落；花紫色或淡红色；萼片和花瓣等长，狭长圆形；唇瓣倒卵形，白色或具紫纹。蒴果圆柱形，两端稍尖，具 6 纵肋。

【生长环境】生于山野、山谷较潮湿处。

【采制】夏、秋二季采挖，除去须根，洗净，置沸水中煮或蒸至无白心，晒至半干，除去外皮，晒干。

【性味功效】苦、甘、涩，微寒。收敛止血，消肿生肌。

【应用】用于咯血，吐血，外伤出血，疮疡肿毒，皮肤皲裂。不宜与川乌、制川乌、草乌、制草乌、附子同用。

【选方】1. **治肺痿**　白及、阿胶、款冬、紫菀等分。水煎服。(《医学启蒙》)

2. **治肺热吐血不止**　白及研细末，每服二钱，白汤下。(《本草发明》)

3. **治手足皲裂**　白及末，水调塞之，勿犯水。(《济急仙方》)

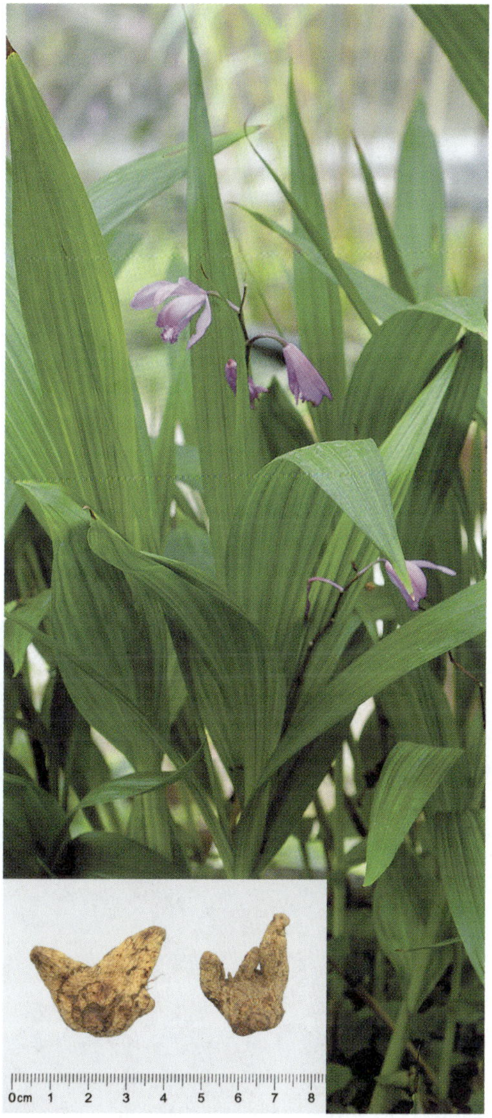

白术

【别名】山蓟、天蓟、山精。

【来源】为菊科植物白术 *Atractylodes macrocephala* Koidz. 的干燥根茎。

【植物识别要点】多年生草本。根茎肥厚，块状。茎上部分枝，基部木质化。茎下部叶有长柄，叶片 3 裂或羽状 5 深裂，裂片卵状披针形至披针形；茎上部叶柄渐短，狭披针形，分裂或不分裂。头状花序单生于枝顶，总苞片 5~8 层，膜质，覆瓦状排列；花多数，全为管状花，花冠紫红色。瘦果长圆状椭圆形，密被黄白色绒毛；顶端有冠毛残留的圆形痕迹。

【生长环境】原生于山区丘陵地带，野生种群在原产地几已绝迹。现广为栽培，以浙江栽培的数量最大。

【采制】冬季下部叶枯黄、上部叶变脆时采挖，除去泥沙，烘干或晒干，再除去须根。

【性味功效】苦、甘，温。健脾益气，燥湿利水，止汗，安胎。

【应用】用于脾虚食少，腹胀泄泻，痰饮眩悸，水肿，自汗，胎动不安。

【选方】**1. 治湿泻暑泻**　白术、车前子等分，炒为末，白汤下二三钱。(《简便单方》)

2. 治自汗不止　白术末，饮服方寸匕，日二服。(《千金方》)

3. 治脾虚胀满　白术二两，橘皮四两。为末，酒糊丸，梧子大。每食前木香汤送下三十丸。(《全生指迷方》)

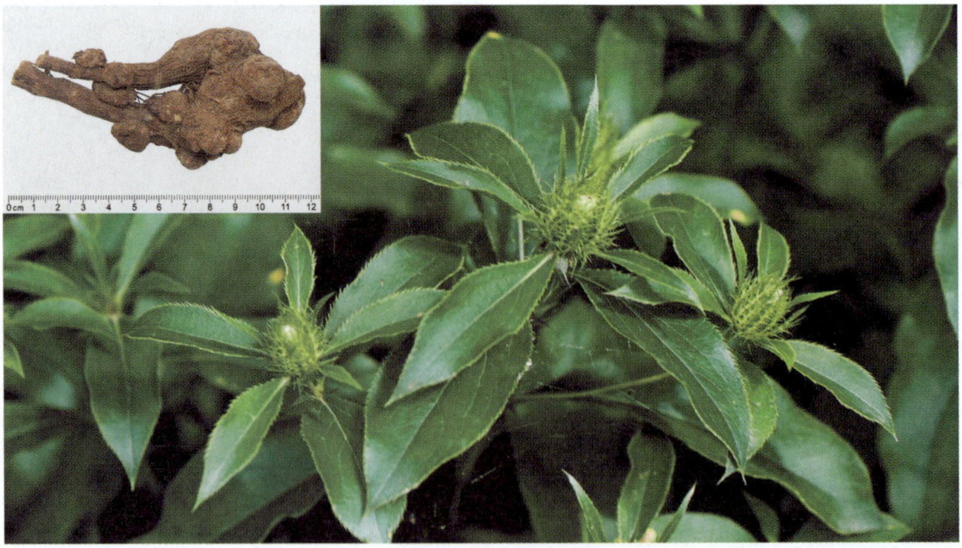

白芍

【别名】芍药、白芍药。

【来源】为毛茛科植物芍药 *Paeonia lactiflora* Pall. 的干燥根。

【植物识别要点】多年生草本。根肥大，通常圆柱形或略呈纺锤形。茎直立，光滑无毛。叶互生；具长柄；2回3出复叶，小叶片椭圆形至披针形，先端渐尖或锐尖，基部楔形，全缘，叶基部常带红色。花甚大，单生于花茎的分枝顶端，每花茎有2~5朵花；萼片3，叶状；花瓣10片左右或更多，倒卵形，白色、粉红色或红色。蓇葖果3~5枚，卵形，先端钩状向外弯。

【生长环境】生于山坡、山谷的灌木丛或草丛中。

【采制】夏、秋二季采挖，洗净，除去头尾和细根，置沸水中煮后除去外皮或去皮后再煮，晒干。

【性味功效】苦、酸，微寒。养血调经，敛阴止汗，柔肝止痛，平抑肝阳。

【应用】用于血虚萎黄，月经不调，自汗，盗汗，胁痛，腹痛，四肢挛痛，头痛眩晕。不宜与藜芦同用。

【选方】**1. 治妇人胁痛** 香附子四两（黄子醋二碗，盐一两，煮干为度），肉桂、延胡索（炒）、白芍药。为细末，每服二钱，沸汤调，无时服。（《朱氏集验医方》）

2. 治痛经 白芍二两，干姜八钱。共为细末，分成八包，月经来时，每日服一包，黄酒为引，连服三个星期。（内蒙古《中草药新医疗法资料选编》）

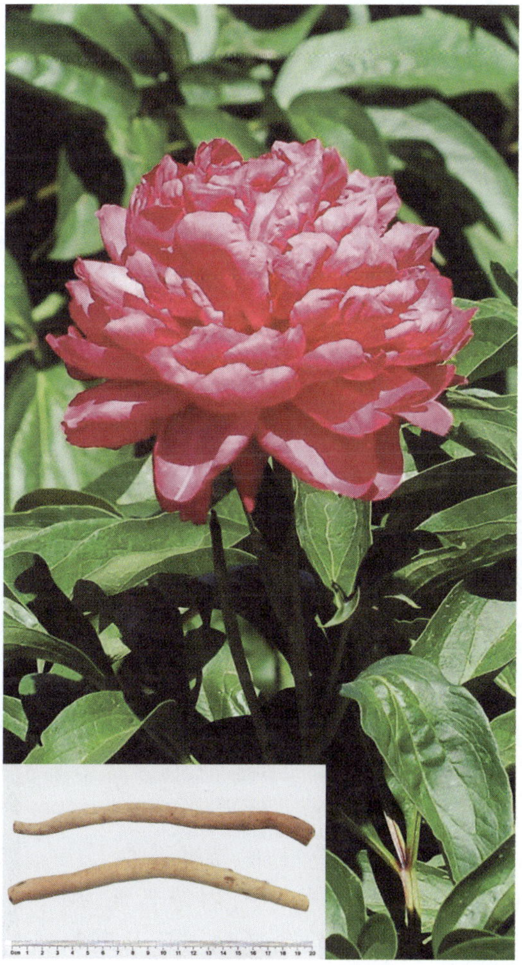

白芷

【别名】芳香、苻蓠、泽芬。

【来源】为伞形科植物白芷 *Angelica dahurica*(Fisch. ex Hoffm.) Benth.et Hook. f. 或杭白芷 *Angelica dahurica*(Fisch. ex Hoffm.) Benth. et Hook. f. var. *formosana* (Boiss.) Shan et Yuan 的干燥根。

【植物识别要点】白芷　多年生高大草本。根圆柱形,茎基部通常带紫色;基生叶一回羽状分裂,叶片轮廓为卵形至三角形,下部为囊状膨大的膜质叶鞘,常带紫色;末回裂片长圆形,卵形或线状披针形;复伞形花序顶生或侧生,花序梗、伞辐和花柄均有短糙毛;总苞片通常缺或有 1~2,呈长卵形膨大的鞘;小总苞片线状披针形,膜质,花白色;无萼齿;花瓣倒卵形;果实长圆形至卵圆形,黄棕色,有时带紫色。

杭白芷　多年生高大草本。根圆柱形,有分枝,外表皮黄褐色至褐色,有浓烈气味。茎通常带紫色,中空,有纵棱。基生叶一回羽状分裂,有长柄,叶柄下部有管状抱茎边缘膜质的叶鞘;茎上部叶二至三回羽状分裂。复伞形花序顶生或侧生;伞辐 18~40,中央主伞有时伞辐多至 70;花白色。双悬果长圆形至卵圆形,分果具 5 果棱,侧棱呈翅状。

【生长环境】生于林下、林缘、溪旁、灌丛和山谷草地。

【采制】夏、秋间叶黄时采挖,除去须根和泥沙,晒干或低温干燥。

【性味功效】辛,温。解表散寒,祛风止痛,宣通鼻窍,燥湿止带,消肿排脓。

【应用】用于感冒头痛,眉棱骨痛,鼻塞流涕,鼻鼽,鼻渊,牙痛,带下,疮疡肿痛。

【选方】1. **治头痛**　白芷四钱,生乌头一钱。上为末,每服一字,茶调服。(《朱氏集验医方》)

2. **治鼻渊**　辛夷、防风、白芷各八分,苍耳子一钱二分,川芎五分,北细辛七分,甘草三分。白水煎,连服四剂。忌牛肉。(《疡医大全》)

3. **治眉眶痛,属风热与痰**　黄芩(酒浸炒),白芷。上为末,茶清调二钱。(《丹溪心法》)

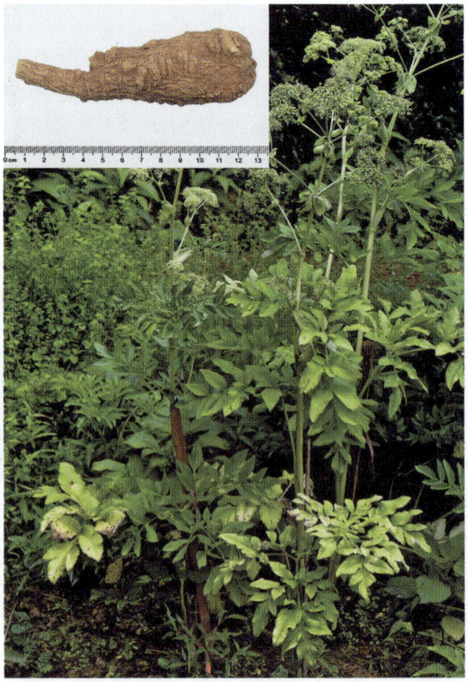

白英

【别名】白毛藤、白草、排风藤。

【来源】为茄科植物白英 *Solanum lyratum* Thunb. 的干燥全草。

【植物识别要点】草质藤本，全株密被长柔毛。叶互生，叶片琴形或戟形，基部常 3~5 深裂，裂片全缘，顶端钝，中裂片较大，近卵形，顶端渐尖；背脉明显，侧脉每边 5~7 条。二歧聚伞花序顶生或腋外侧生，疏花；萼杯状，无毛；花冠紫色或白色。浆果球形，成熟时红色或紫色，果柄弧状弯曲。种子扁，长圆形。

【生长环境】生于阴湿的路边、山坡、竹林下及灌木丛中。

【采制】夏、秋二季采挖，洗净，干燥。

【性味功效】微苦，平。清热解毒，利湿消肿。

【应用】用于感冒风热表证，湿热黄疸、带下，热性小便不利、水肿，疟疾；近有用于抗肿瘤。外用治风湿痹痛，痈疔疮疖。

【选方】1. **治黄疸型肝炎** 白英、天胡荽各 30g，虎刺根 15g，水煎服，每日 1 剂。（《中华本草》）

2. **治肺癌** 白英、垂盆草各 30g，水煎服，每日 1 剂。（《中华本草》）

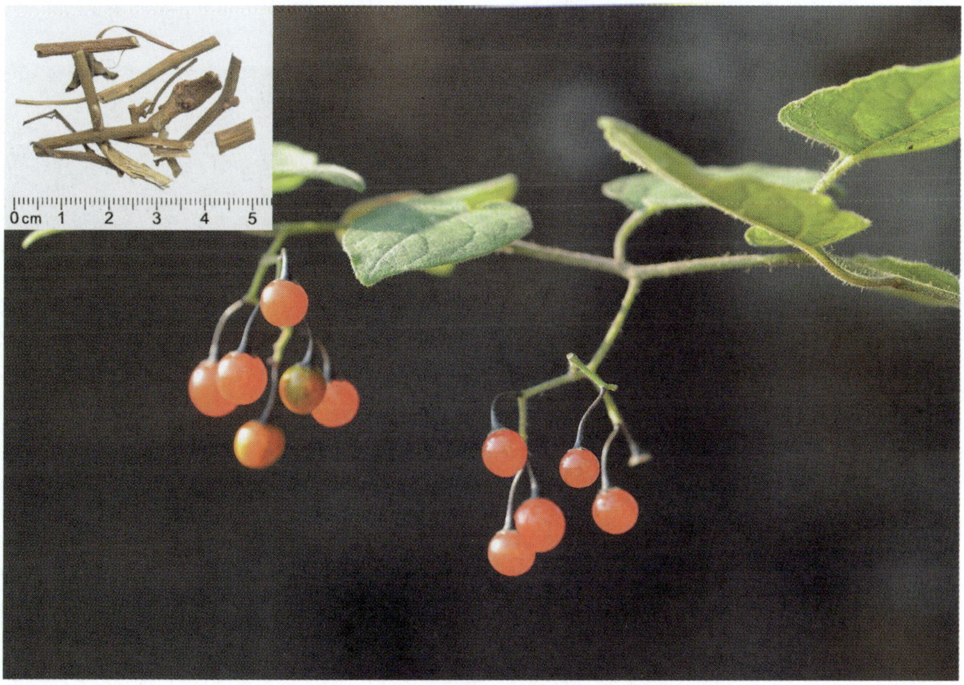

白果

【别名】灵眼、佛指甲、佛指柑。

【来源】为银杏科植物银杏 *Ginkgo biloba* L. 的干燥成熟种子。

【植物识别要点】落叶乔木，高可达40m。有长枝与短枝。叶在长枝上螺旋状散生，在短枝上3~5(~8)簇生；叶片扇形，有多数2叉状并列的细脉。雌雄异株，花单性，稀同株；雄球花成柔荑花序状，下垂；雌球花有长梗。种子核果状，椭圆形至近球形；外种皮肉质，有白粉，熟时淡黄色或橙黄色；中种皮骨质，白色，具2~3棱；内种皮膜质，胚乳丰富。

【生长环境】生于海拔500~1 000m的酸性土壤、排水良好地带的天然林中。

【采制】秋季种子成熟时采收，除去肉质外种皮，洗净，稍蒸或略煮后，烘干。

【性味功效】甘、苦、涩，平，有毒。敛肺定喘，止带缩尿。

【应用】用于痰多喘咳，带下白浊，遗尿尿频。生食有毒。

【选方】**1. 治赤白带下，下元虚惫** 白果、莲肉、江米各五钱。为末，用乌骨鸡一只，去肠盛药煮烂，空心食之。(《濒湖集简方》)

2. 治梦遗 银杏三粒。酒煮食，连食四至五日。(《湖南药物志》)

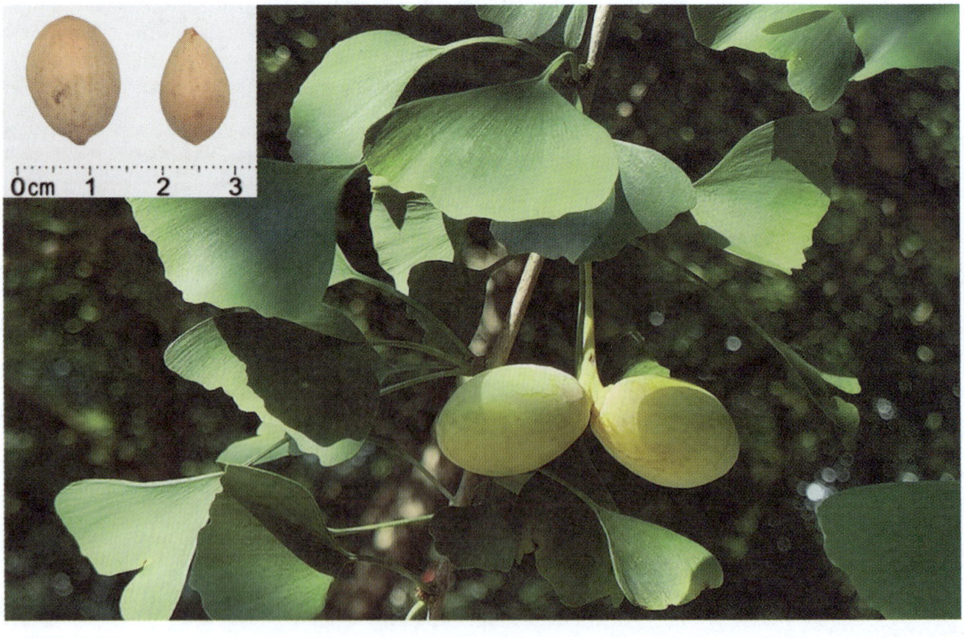

白前

【别名】 鹅管白前、竹叶白前。

【来源】 为萝藦科植物柳叶白前 *Cynanchum slauntonii*(Decne.)Schltr. ex Levl. 或芫花叶白前 *Cynanchum glaucescens*(Decne.)Hand.-Mazz. 的干燥根茎和根。

【植物识别要点】 **柳叶白前**　多年生直立草本；根状茎横走或斜生，中空如“鹅管”。节上丛生须根，茎上有细棱。单叶对生，具短柄，叶披针形，略革质，无毛。聚伞花序腋生 3~8 朵。蓇葖果长角状。

芫花白前　茎具 2 列柔毛。叶片长椭圆形或长圆状披针形，先端略钝，状如芫花叶，近于无柄。花较大，花冠黄白色。

【生长环境】 二者均生长于溪滩、江边沙石处，以至半浸于水中。

【采制】 秋季采挖。除去杂质，洗净，润透，切段，干燥。

【性味功效】 辛、苦，微温。降气，消痰，止咳。

【应用】 用于肺气壅实，咳嗽痰多，胸满喘急。

【选方】 **1. 治虚劳咳嗽**　白前二两半，桑根白皮(炙)三两，桔梗(炒)三两，白茯苓(去黑皮)三分，杏仁(去双仁皮尖，熬)一两半，甘草一两(炙)。(《圣济总录》白前饮)

2. 治久嗽兼唾血　白前三两，桑白皮、桔梗各二两，甘草一两(炙)。上四味切，以水二大升，煮取半大升，空腹顿服。若重者，十数剂。忌猪肉、海藻、菘菜。(《近效方》)

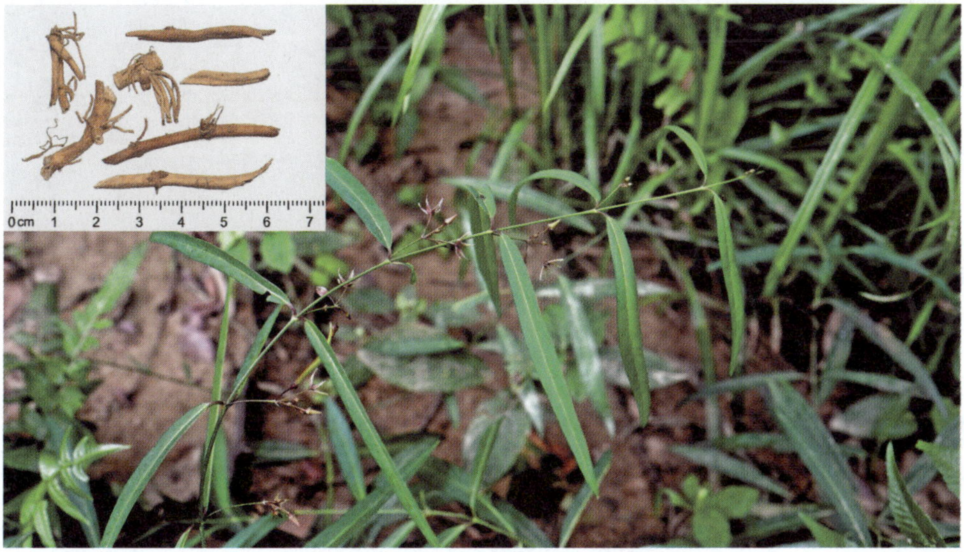

白蔹

【别名】山地瓜、野红薯、白根、五爪藤。

【来源】为葡萄科植物白蔹 *Ampelopsis japonica*(Thunb.) Makino. 的干燥块根。

【植物识别要点】多年生攀缘藤本。块根粗状、肉质，常数个聚生似地瓜。掌状复叶互生，叶柄较叶片短、无毛。黄绿色小花、聚伞花序与叶对生。浆果球形，熟时蓝色或蓝紫色，有针孔状凹点。

【生长环境】生长于山坡地边、灌丛或草地。

【采制】春、秋二季采挖，除去泥沙和细根，切成纵瓣或斜片，晒干。

【性味功效】苦，微寒，清热解毒，消痈散结，敛疮生肌。

【应用】用于痈疽发背，疔疮，烧烫伤。

【选方】1. **治痈肿**　白蔹、乌头(炮)、黄芩各等分。捣末筛，和鸡子白敷上。(《普济方》白蔹散)

2. **敛疮**　白蔹、白及、络石各半两，取干者。为细末，干撒疮上。(《鸡峰普济方》白蔹散)

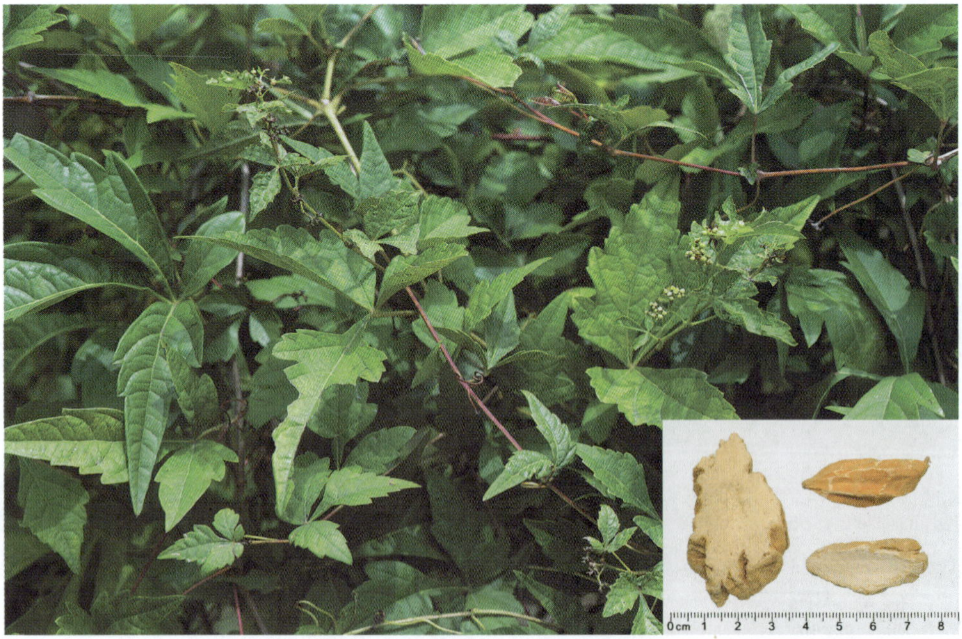

白薇

【别名】白马尾。

【来源】为萝藦科植物白薇 *Cynanchum atratum* Bge. 或蔓生白薇 *Cynanchum versicolor* Bge. 的干燥根和根茎。

【植物识别要点】**白薇** 多年生草本。根状茎短，簇生多数细长条状根。茎密被灰白色柔毛，折断有白浆。单叶对生，有短柄。叶片广卵形或矩圆形。黑紫色花簇生于茎梢叶腋间。蓇葖果角状纺锤形，种子多数。

蔓生白薇 茎上部为蔓生，被短柔毛，叶片卵形或椭圆形，花较小，直径约1cm，初开时黄绿色，后渐变为黑紫色。

【生长环境】生于山坡或树林边缘。

【采制】春、秋二季采挖，洗净，干燥。

【性味功效】苦、咸，寒。清热凉血，利尿通淋，解毒疗疮。

【应用】用于阴虚发热，骨蒸劳热，产后血虚发热，热淋，血淋。

【选方】**1. 治妇人乳中虚，烦乱呕逆** 生竹茹二分，石膏二分，桂枝一分，甘草七分，白薇一分。上五味末之，枣肉和丸弹子大。以饮服一丸，日三夜二服。有热者倍白薇，烦喘者加柏实一分。（《金匮要略》竹皮大丸）

2. 治妇人遗尿，不知出时 白薇、芍药各一两。上二味，治下筛。酒服方寸匕，日三。（《千金方》）

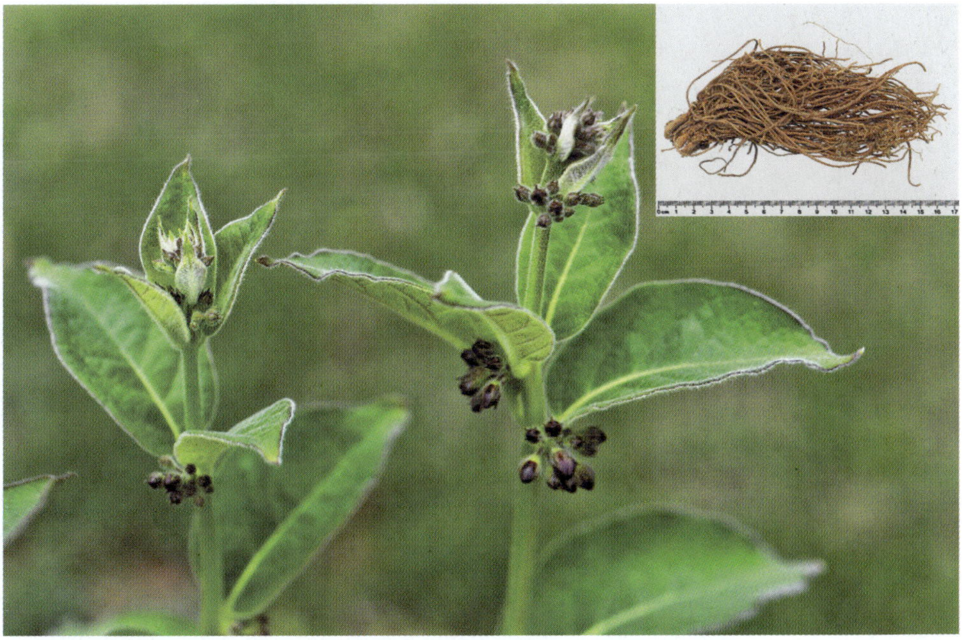

白马骨

【别名】六月雪、满天星、天星木。

【来源】为茜草科植物白马骨 *Serissa serissoides*(DC.)Druce. 的全草。

【植物识别要点】落叶小灌木。枝粗壮,灰色。叶通常丛生,倒卵形或倒披针形,先端短尖,全缘,基部渐狭而成1短柄;托叶对生,基部膜质,顶有锥尖状裂片数枚。花无梗;丛生于小枝顶和近顶部的叶腋;苞片1,白色,膜质;萼5裂,裂片三角状锥尖,革质;花冠管状,白色。

【生长环境】生于山坡、路边、溪旁、灌木丛中。

【采制】4—6月采收茎叶,秋季挖根。洗净,切段,鲜用或晒干。

【性味功效】苦、辛,凉。凉血解毒,利湿消肿。

【应用】用于急慢性肝炎,痢疾,肠炎,白带,风湿痹痛,跌打损伤等。

【选方】1. **治肝炎** 六月雪二两,过路黄一两,水煎服。(《浙江民间常用草药》)

2. **治骨蒸劳热,小儿疳积** 六月雪一至二两,水煎服。(《浙江民间常用草药》)

3. **治牙痛** 白马骨一两半,合乌贼鱼干炖服。(《泉州本草》)

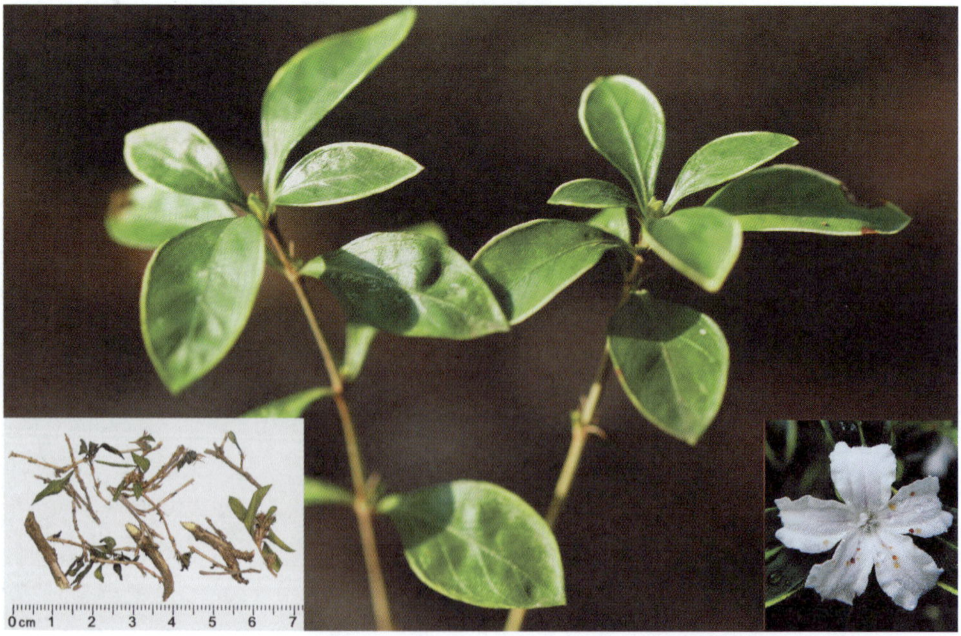

白兰花

【别名】白玉兰、白缅花、白木兰。
【来源】为木兰科植物白兰 *Michelia alba* Candolle 的干燥花。

【植物识别要点】常绿乔木。树皮灰色，幼枝和芽被白色柔毛。叶薄革质；互生；卵状椭圆形或长圆形，先端长渐尖或尾状渐尖，基部楔形，两面无毛或下面疏生微柔毛。花白色，清香，单生于叶腋；花被10片以上。果近球形，由多数开裂的心皮组成，多不结实。

【生长环境】生于路旁或庭园中。

【采制】夏末、秋初花开时采收，及时干燥。

【性味功效】苦、辛，温。化湿，行气，止咳。

【应用】用于胸闷腹胀，中暑，咳嗽，前列腺炎，白带。

【选方】1. **治湿阻中焦，气滞腹胀**　白兰花5g，厚朴10g，陈皮5g。水煎服。(《四川中药志》)

2. **治咳嗽**　玉兰花5~7朵。水煎调蜂蜜适量服，每日1剂。(《福建药物志》)

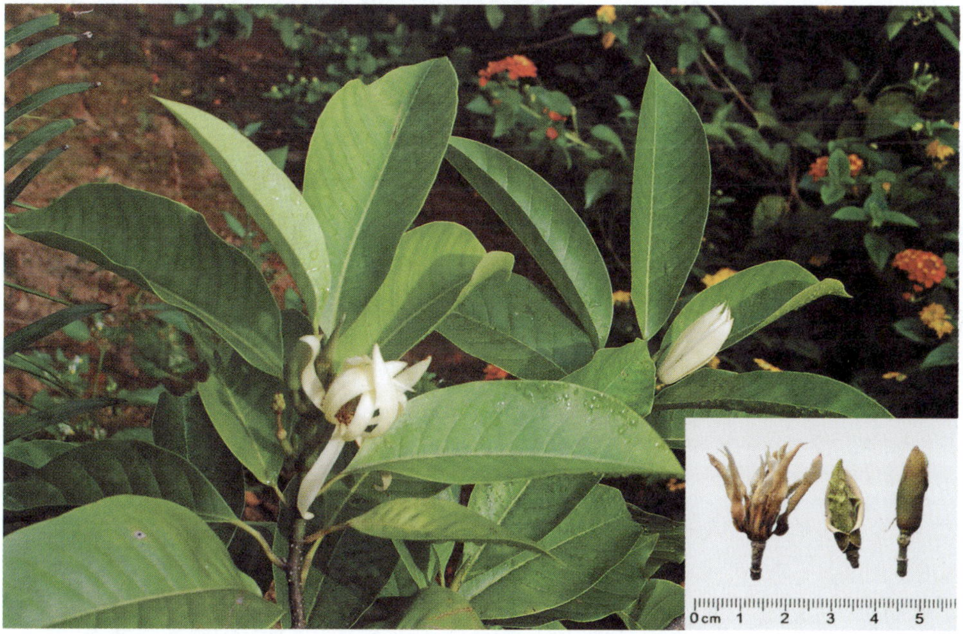

白头翁

【别名】 野丈人、胡王使者、白头公。

【来源】 为毛茛科植物白头翁 *Pulsatilla chinensis*(Bge.)Regel 的干燥根。

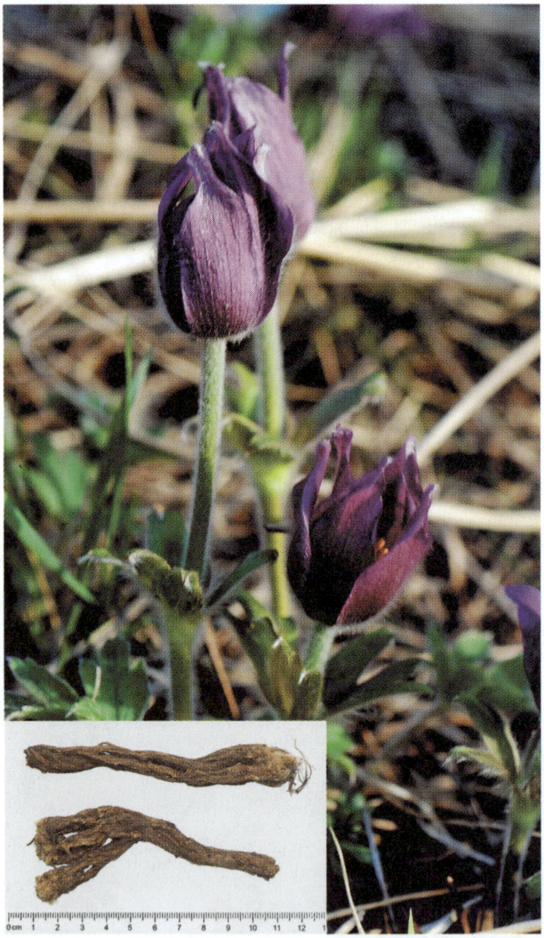

【植物识别要点】 多年生草本,全株密被白色长柔毛。主根较肥大。叶丛生;叶柄长,基部较宽或成鞘状;3 出复叶,小叶再分裂,上面绿色,疏被白色柔毛,下面淡绿色,密被白色长柔毛。花先叶开放,单一,顶生;花茎根出;花被 6,排列为内外 2 轮,紫色,瓣状,卵状长圆形或圆形,外被白色柔毛。瘦果多数,密集成头状,花柱宿存,长羽毛状。

【生长环境】 生于山野、荒坡及田野间。

【采制】 春、秋二季采挖,除去泥沙,干燥。

【性味功效】 苦,寒。清热解毒,凉血止痢。

【应用】 用于热毒血痢,阴痒带下。

【选方】 **1. 治热痢下重** 白头翁二两,黄连、黄柏、秦皮各三两。上四味,以水七升,煮取二升,去滓。温服一升,不愈更服。(《金匮要略》)

2. 治冷劳泄痢及妇人产后带下 白头翁(去芦头)半两,艾叶二两(微炒)。上二味为末,用米醋一升,入药一半,先熬成煎,入余药末为丸,如梧桐子大。每服三十丸,空心食前,米饮下。(《圣济总录》)

白花灯笼

【别名】苦灯笼、毛赪桐、鬼灯笼。

【来源】为马鞭草科植物白花灯笼 *Clerodendrum fortunatum* L. 的干燥根或全株。

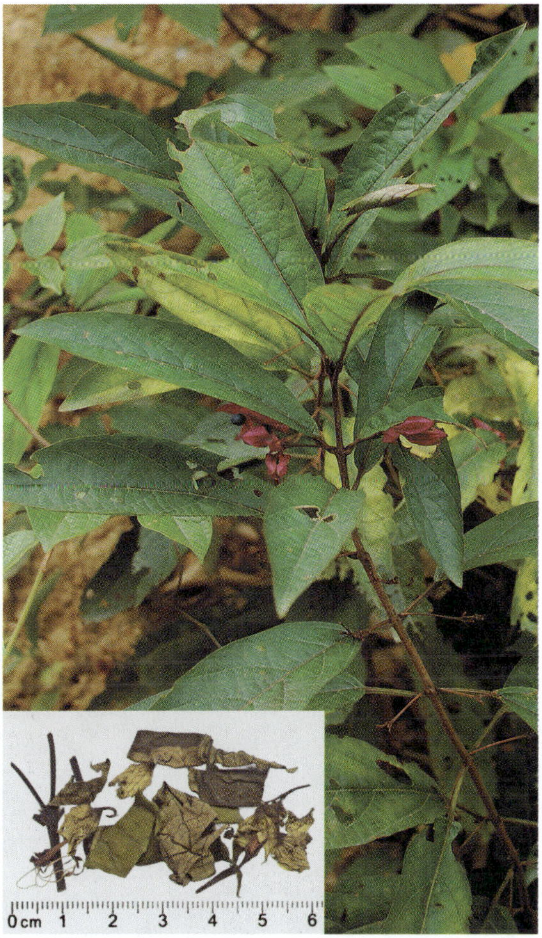

【植物识别要点】灌木。嫩枝密被黄褐色短柔毛。叶对生；叶片纸质，长椭圆形成倒卵状披针形，稀为卵状椭圆形；顶端渐尖，全缘或波状，基部楔形或宽楔形，背面密生细小黄色腺点，表面被疏短柔毛。聚伞花序腋生，有花 3~9，1~3 分歧；花萼紫红色，膨大似灯笼状；花冠淡红色或白色而带紫色，花冠管与花萼等长或稍长。核果近球形，熟时深蓝绿色，藏于宿内。

【生长环境】生于丘陵、山坡、旷野、路边及村旁。

【采制】全年可采收，割取地上部分，晒干；或以根入药，洗净，切段，晒干。

【性味功效】苦、甘，微寒。清热解毒，清肺止咳，凉血消肿。

【应用】用于感冒发热，咽喉肿痛，肺热咳嗽，肺痨咳嗽，骨蒸潮热，衄血，赤痢，疮痈肿毒，瘰疬，跌打损伤。

【选方】1. **治肺结核咯血** 毛赪桐 15~30g，煎汤内服。(《全国中草药汇编》)

2. **治咳嗽，感冒高热** 毛赪桐 15~30g，水煎服。(《香港中草药》)

白花茶

【别名】 扭肚藤、假素馨、左扭藤。

【来源】 为木犀科植物扭肚藤 *Jasminum elongatum* (Bergium) Willd. 的干燥枝叶。

【植物识别要点】 攀缘状灌木。小枝密被黄褐色柔毛。单叶对生，具叶柄，叶片卵形至卵状披针形。聚伞花序，花梗、苞片均被毛，花萼杯状，裂片6~8；花冠白色，高脚碟形，裂片6~9；芳香。浆果卵状长圆形或卵圆形，成熟时黑色。

【生长环境】 生于灌木丛、混交林及沙地。

【采制】 夏、秋季采收，切长段，晒干。

【性味功效】 微苦，凉。清热利湿，消滞。

【应用】 用于急性胃肠炎，湿热腹痛，肝区痛，痢疾。

【选方】 **治湿热腹痛** 扭肚藤五钱，阮生龙五钱，乌臼树三钱，红救主三钱，七枝莲三钱，独脚柑三钱，槐花米三钱。水煎服。（《岭南采药录》）

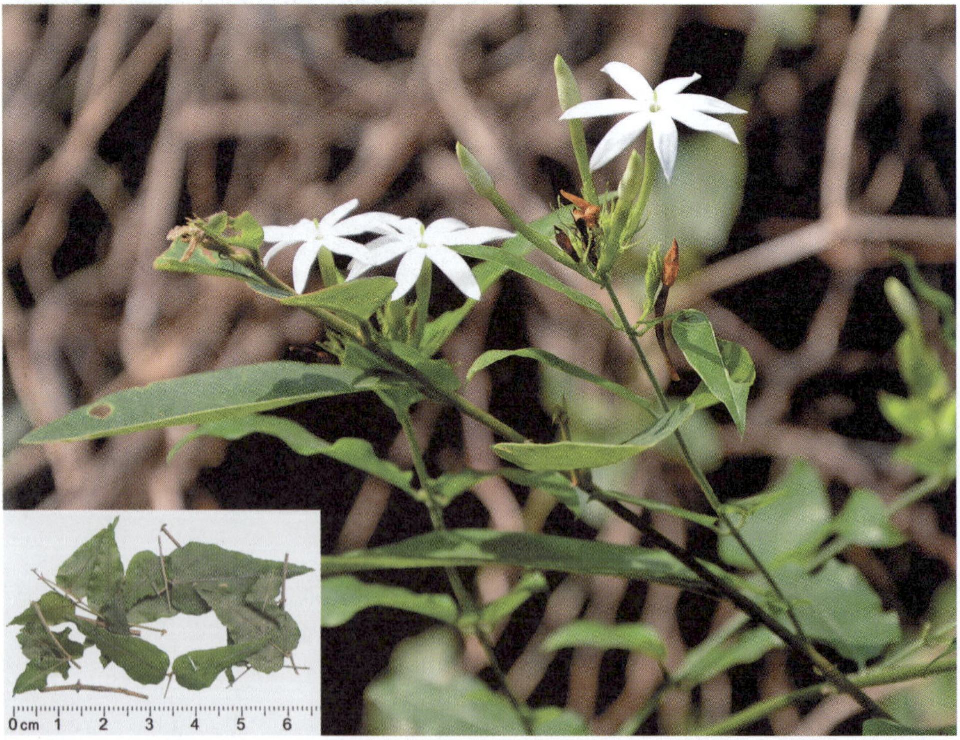

白花蛇舌草

【别名】蛇舌草、蛇总管、二叶葎。

【来源】为茜草科植物白花蛇舌草 *Hedyotis diffusa* Willd. 的干燥全草。

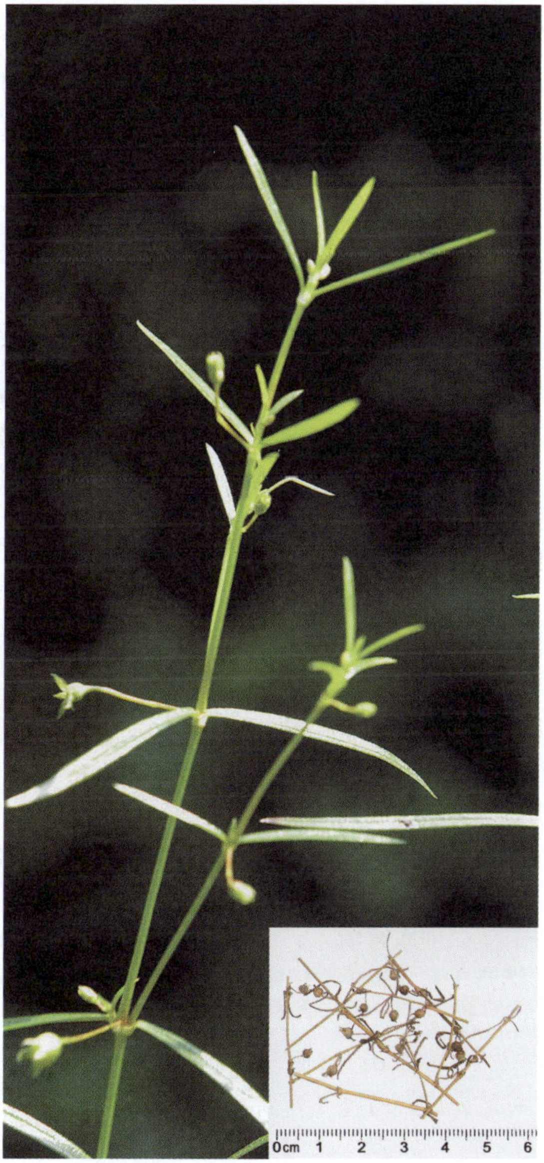

【植物识别要点】一年生披散草本。茎扁圆柱形，从基部分枝，叶对生，条形或线状披针形；顶端渐尖。下表面有时粗糙，无侧脉。托叶合生；具短柄或无柄。花单生或对生于叶腋，花冠白色，无花梗或具短而粗的花梗；萼管球形，4 裂，有缘毛；花冠管状。蒴果扁球形，具宿萼，开裂。

【生长环境】生于山坡、路边、田埂和潮湿的旷地草丛中。

【采制】夏、秋二季采挖，除去杂质，洗净，晒干或鲜用。

【性味功效】微苦、微甘，微寒。清热解毒，消痈散结，利水消肿。

【应用】用于咽喉肿痛，肺热喘咳，热淋涩痛，湿热黄疸，毒蛇咬伤，疮肿热痈。

【选方】**1. 治痢疾、尿道炎** 白花蛇舌草一两。水煎服。(《福建中草药》)

2. 治毒蛇咬伤 鲜白花蛇舌草一至二两。捣烂绞汁或水煎服，渣敷伤口。(《福建中草药》)

白附子

【别名】禹白附、独角莲、麻芋子。

【来源】为天南星科植物独角莲 *Typhonium giganteum* Engl. 的干燥块茎。

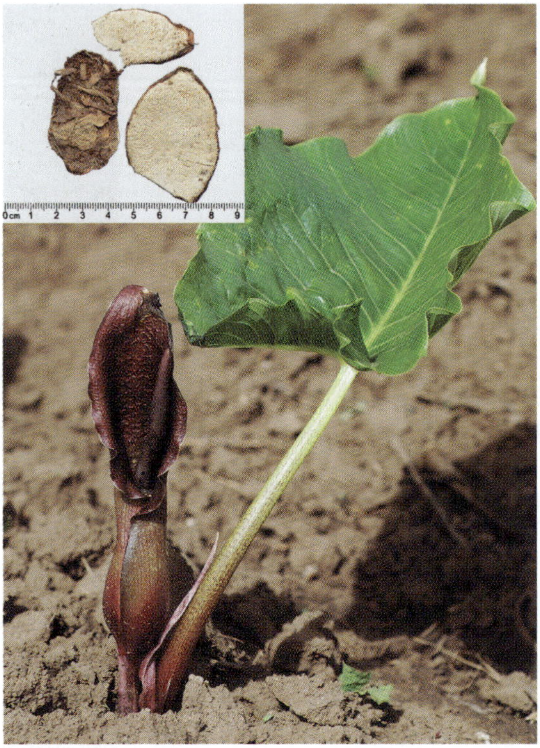

【植物识别要点】多年生草本。地下块茎似芋头状，卵形至卵状椭圆形。叶 1~7；叶柄肥大肉质，下部常呈淡粉红色或紫色条斑；叶片三角状卵形、戟状箭形或卵状宽椭圆形，初发时向内卷曲如角状，后即开展，先端渐尖。花梗自块茎抽出，绿色间有紫红色斑块；佛焰苞紫红色，管部圆筒形或长圆状卵形，顶端渐尖而弯曲；肉穗花序位于佛焰苞内。浆果熟时红色。

【生长环境】生于阴湿的林下、山涧、水沟及庄稼地。

【采制】秋季采挖，除去须根和外皮，晒干。

【性味功效】辛，温，有毒。祛风痰，定惊搐，解毒散结，止痛。

【应用】用于中风痰壅，口眼㖞斜，语言謇涩，惊风癫痫，破伤风，痰厥头痛，偏正头痛，瘰疬痰核，毒蛇咬伤。孕妇慎用；生品内服宜慎。

【选方】**1. 治中风口眼㖞斜，言语不正** 天麻、川芎、白僵蚕（微炒）、白附子（炮裂）、天南星（炮裂）各一两，防风（去芦头）三分，羚羊角屑半两，干蝎（微炒），牛黄（细研）、麝香（细研）各一分，腻粉半分，麻黄（去根节）三分，右为末。炼蜜为丸，如梧桐子大。每服不计时候，以温酒下十丸。（《普济方》天麻丸）

2. 治头痛，时发时止，连年不已 麻黄（不去节）、乌头、天南星各半两，干姜一分，蝎五个，白附子一两，朱砂（研）一分，麝香（研）一分。上为细末。每服一字，酒调服讫，去枕卧少时，又灸曲鬓穴七壮，左痛灸左，右痛灸右。（《普济方》）

白茅根

【别名】茅根、地菅、甜草根。

【来源】为禾本科植物白茅 *Imperata cylindrica* Beauv. var. *major*（Nees）C. E. Hubb. 的干燥根茎。

【植物识别要点】多年生草本。根茎白色，匍匐横走。秆丛生，直产，圆柱形，光滑无毛，基部被多数老叶及残留的叶鞘。叶线形或线状披针形。圆锥花序紧缩呈穗状，顶生，圆筒状；小穗披针形或长圆形，成对排列在花序轴上；花两性，每小穗具1花，基部被白色丝状柔毛。颖果椭圆形，暗褐色，成熟的果序被白色长柔毛。

【生长环境】生于路旁、山坡、草地上。

【采制】春、秋二季采挖，洗净，晒干，除去须根和膜质叶鞘，捆成小把。

【性味功效】甘，寒。凉血止血，清热利尿。

【应用】用于血热吐血，衄血，尿血，热病烦渴，湿热黄疸，水肿尿少，热淋涩痛。

【选方】1. **治吐血不止**　白茅根一握。水煎服之。（《千金翼方》）

2. **治血热鼻衄**　白茅根汁一台。饮之。（《妇人良方》）

3. **治小便热淋**　白茅根四升。水一斗五升，煮取五升，适冷暖饮之，日三服。（《肘后备急方》）

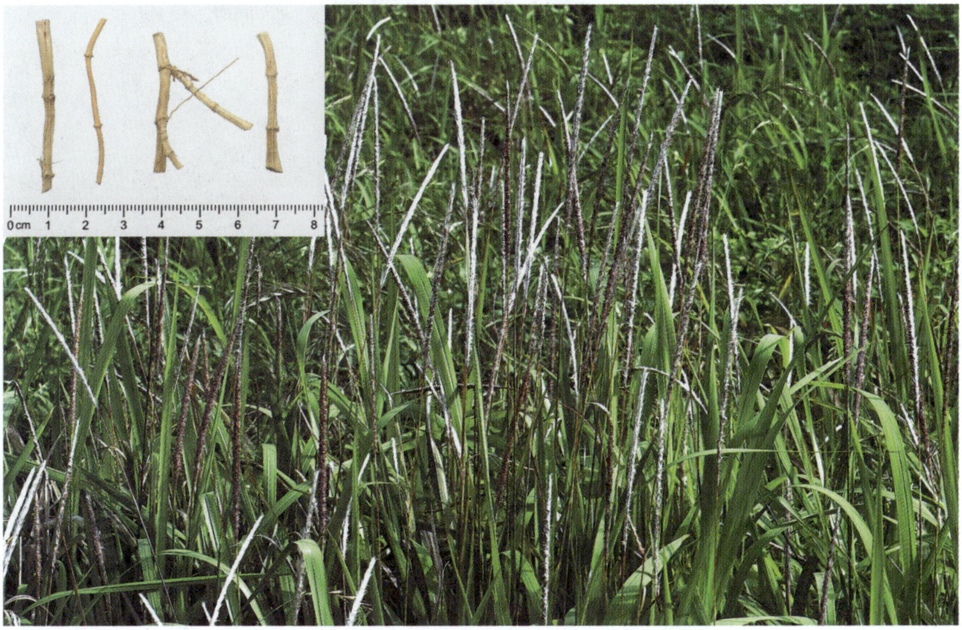

白屈菜

【别名】地黄连、牛金花、八步紧。

【来源】为罂粟科植物白屈菜 *Chelidonium majus* L. 的干燥全草。

【植物识别要点】多年生草本，含橘黄色乳汁。主根粗壮，密生须根。茎直立，多分枝，有白粉，具白色细长柔毛。叶互生，一至二回奇数羽状全裂；基生叶裂片 5~8 对；茎生叶裂片 2~4 对。花数朵，近伞状排列；苞片小，卵形；萼片 2，早落；花瓣 4，黄色。蒴果条状圆柱形。种子多数，卵形，细小，黑褐色；有光泽及网纹。

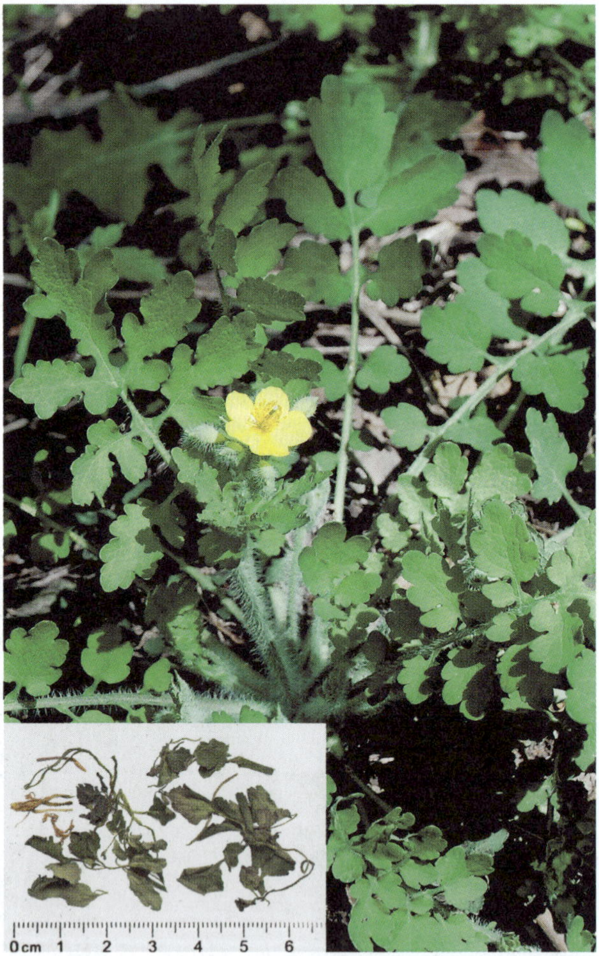

【生长环境】生于山坡或山谷林边草地。

【采制】夏、秋二季采挖，除去泥沙，阴干或晒干。

【性味功效】苦，凉，有毒。解痉止痛，止咳平喘。

【应用】用于胃脘挛痛，咳嗽气喘，百日咳。

【选方】治胃痛，泻痢腹痛，咳嗽 白屈菜五分至二钱，水煎服。(《东北常用中草药手册》)

白背叶

【别名】白背木、白朴树、白帽顶。

【来源】为大戟科植物白背叶 *Mallotus apelta* (Lour.) Muell-Arg. 的干燥叶。

【植物识别要点】灌木或小乔木。小枝、叶柄和花序均被白色星状毛。单叶互生，具长柄，阔卵形，顶端渐尖，基部近截平或略呈心形，基出脉5条。雄花序为顶生，不分枝或分枝的穗状花序；雌花序顶生或侧生，果时圆柱状。蒴果圆球形，软刺线状，密被淡黄色或灰白色明显的星状绒毛。

【生长环境】生于山坡路旁灌丛中或林缘。

【采制】全年可采，除去杂质，晒干。

【性味功效】微苦、涩，平。清热，利湿，止痛，解毒，止血。

【应用】用于淋浊，胃痛，口疮，痔疮，溃疡，跌打损伤，蛇咬伤，外伤出血。

【选方】1. 治胃痛呕水　白背叶草头浸男子尿一星期，取起洗净晒干。每用二两，雄鸡一只去肠杂头肺，水适量炖服，每星期一次。(《闽南民间草药》)

2. 治外伤出血，溃疡　白背叶晒干，擦成棉绒样收贮，出血时取适量贴上，外加绷带固定。(《岭南草药志》)

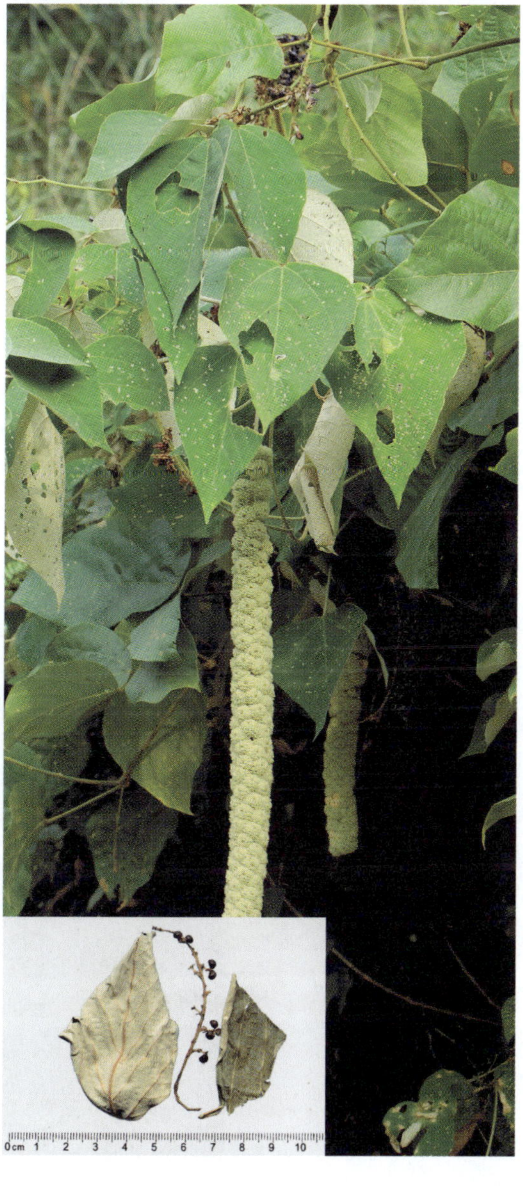

白扁豆

【别名】藤豆、沿篱豆、鹊豆、查豆、月亮菜等。

【来源】为豆科植物扁豆 *Dolichos lablab* L. 的干燥成熟种子。

【植物识别要点】多年生、缠绕藤本。茎长常呈淡紫色。羽状复叶，托叶披针形，小托叶线形。总状花序直立，花萼钟状，花冠白色或紫色。荚果长圆状镰形，种子扁平，长椭圆形，在白花品种中为白色，在紫花品种中为紫黑色，种脐线形。

【生长环境】多于宅旁、庭院、篱边、山坡空地生长。

【采制】秋、冬二季采收成熟果实，晒干，取出种子，再晒干。

【性味功效】甘，微温。健脾化湿，和中消暑。

【应用】用于脾胃虚弱，食欲不振，大便溏泻，白带过多，暑湿吐泻，胸闷腹胀。炒白扁豆健脾化湿。用于脾虚泄泻，白带过多。

【选方】**1. 治小儿腹泻**　白扁豆 9g，煨肉豆蔻、莲子各 6g，木香 4~5g。姜黄连 2g，甘草 3g。共研细粉，每服 0.9~1.5g，每日 3 次。(《全国中草药汇编》)

2. 治夏季伤暑，烦躁口渴，腹满吐泻　白扁豆(炒)120g，藿香叶 60g，共研细末，每服 6g，冷开水冲服，如有转筋(小腿腓肠肌痉挛)，另加木瓜 30g，水煎服。(《全国中草药汇编》)

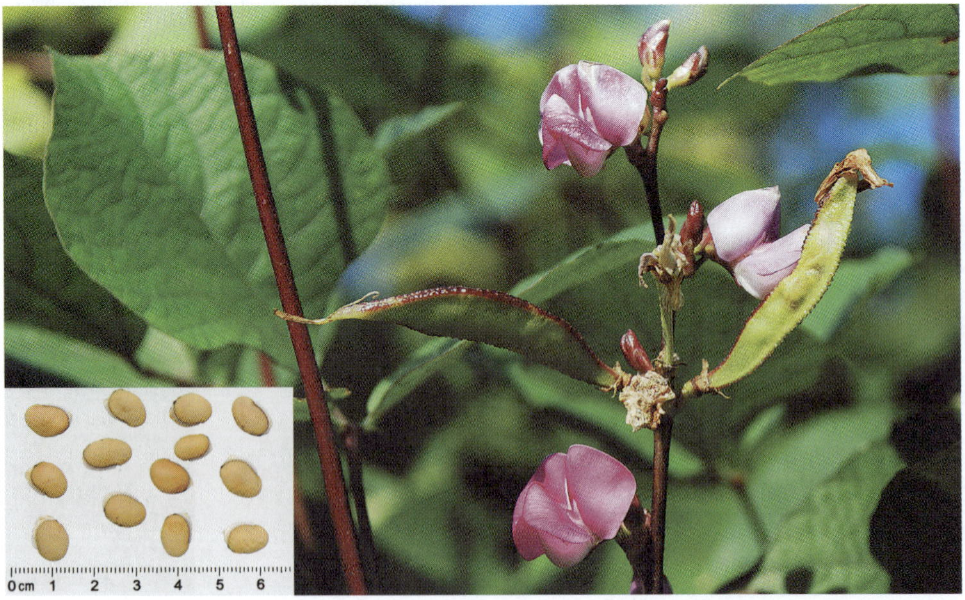

白粉藤

【别名】 独脚乌桕、夜牵牛、青龙跌打、飞龙接骨。

【来源】 为葡萄科植物白粉藤 *Cissus repens* Lam. 的根、藤、叶或全草。

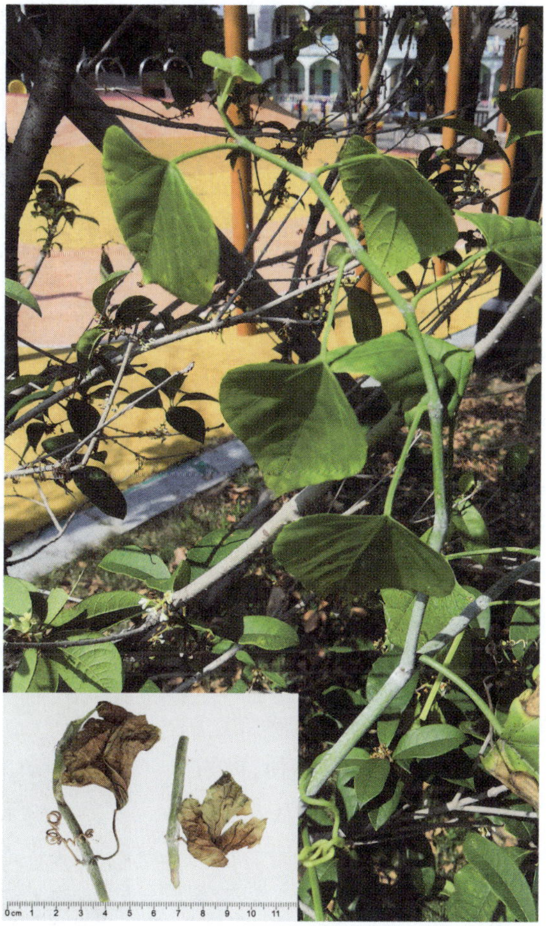

【植物识别要点】 草质藤本。小枝圆柱形，有纵棱纹，常被白粉，无毛。卷须2叉分枝，相隔2节间断与叶对生。叶心状卵圆形，顶端急尖或渐尖，基部心形，边缘每侧有9~12个细锐锯齿，上面绿色，下面浅绿色，两面均无毛；花序顶生或与叶对生；花瓣4；雄蕊4；子房下部与花盘合生。果实倒卵圆形，有种子1颗，种子倒卵圆形。花期7—10月，果期11月至翌年5月。

【生长环境】 生于山谷疏林或山坡灌丛，海拔100~1 800m。

【采制】 四季可采，鲜用或晒干。

【性味功效】 根：微辛，平。藤、叶：苦，寒；有小毒。根：化痰散结，消肿解毒，祛风活络。藤、叶：拔毒消肿。

【应用】 根：用于颈淋巴结结核，扭伤骨折，腰肌劳损，风湿骨痛，坐骨神经痛，疮疡肿毒，毒蛇咬伤。

藤、叶：用于疮疡肿毒，小儿湿疹。

【选方】 **1. 治黄疸，腹痛**　白粉藤根10~15g，鲜品倍量，煎汤或绞汁饮。（《贵州民间药物》）

2. 治疟疾　白粉藤全草10~15g，煎汤服。（《贵州民间药物》）

白鲜皮

【别名】八股牛、山牡丹、羊鲜草。

【来源】为芸香科植物白鲜 *Dictamnus dasycarpus* Turcz. 的干燥根皮。

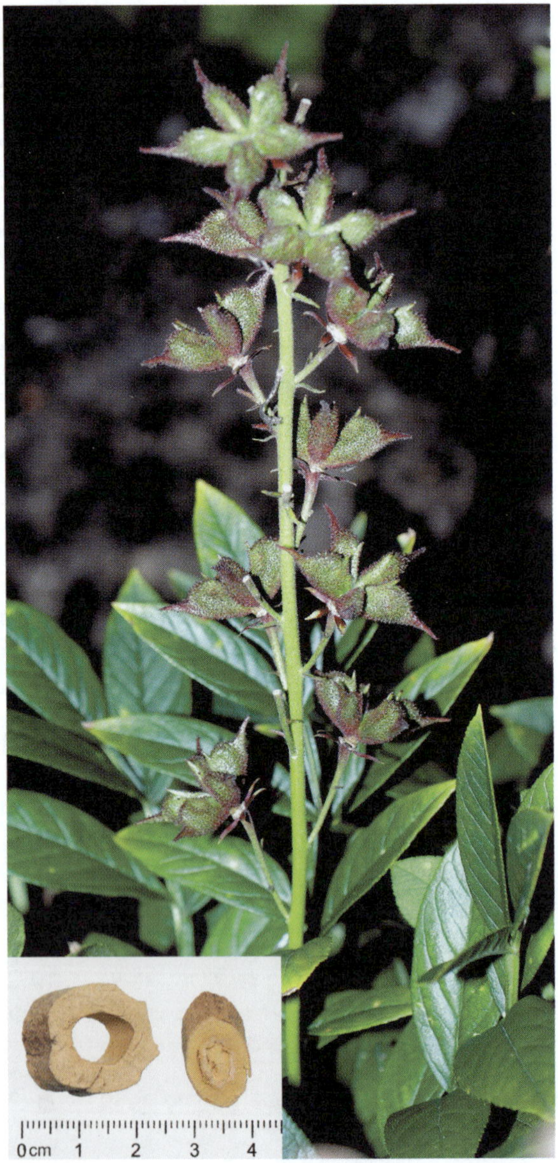

【植物识别要点】多年生草本，全株有强烈香气。根斜出，肉质。单数羽状复叶互生，有柄，小叶对生无柄、总状花序顶生，密生细柔毛及凸起的油腺。蒴果5裂，密被白色细柔毛。

【生长环境】生于山坡及丛林中。

【采制】春、秋二季采挖根部，除去泥沙和粗皮，剥取根皮，干燥。

【性味功效】苦，寒。清热燥湿，祛风解毒。

【应用】用于湿热疮毒，黄水淋漓，湿疹，疥癣疮癞，黄疸尿赤。

【选方】**1. 治肺脏风热，毒气攻皮肤瘙痒，胸膈不利，时发烦躁** 白鲜皮、防风（去叉）、人参、知母（焙）、沙参各一两，黄芩（去黑心）三分。上六味捣罗为散。每服二钱匕，水一盏，煎至六分，温服，食后临卧。（《圣济总录》白鲜皮散）

2. 治痫黄 白鲜皮、茵陈蒿各等分。水二钟煎服，日二服。（《沈氏尊生书》白鲜皮汤）

瓜蒌

【别名】 地楼、药瓜、瓜楼、栝楼、栝蒌。

【来源】 为葫芦科植物栝楼 *Trichosanthes kirilowii* Maxim. 或双边栝楼 *Trichosanthes rosthornii* Harms 的干燥成熟果实。

【植物识别要点】 多年生草质藤本。块根肥厚。茎攀缘，多分枝，表面有浅纵沟；卷须腋生，细长。叶互生，叶片近圆形或近心形。花单性，雌雄异株；雄花多排列成总状花序；花萼筒状；花冠白色，裂片5；雌花单生，花柱长，柱头3深裂，呈丝状。瓤果卵圆形至广椭圆形，熟时橙黄色，光滑。种子多数，扁平，长方卵形或圆卵形，边缘有线纹状形成窄边。

【生长环境】 生于山坡草丛、林边、阴湿山谷中。

【采制】 秋季果实成熟时，连果梗剪下，置通风处阴干。

【性味功效】 甘、微苦，寒。清热涤痰，宽胸散结，润燥滑肠。

【应用】 用于肺热咳嗽，痰浊黄稠，胸痹心痛，结胸痞满，乳痈，肺痈，肠痈，大便秘结。

【选方】 **1. 治喘** 栝蒌二个，明矾一块，如枣子大，入栝蒌内，烧煅存性，为末。将萝卜煮烂，蘸药末服之，汁过口。（《普济方》）

2. 治胸痹，喘息咳唾，胸背痛，短气，寸口脉沉而迟，关上小紧数 栝蒌实一枚（捣），薤白半斤，白酒七升。上三味，同煮取二升，分温再服。（《金匮要略》）

3. 治小结胸病，正在心下，按之则痛，脉浮滑者 黄连一两，半夏（洗）半升，栝蒌实大者一枚。上三味，以水六升，先煮栝蒌，取三升，去滓，内诸药，煮取二升，去滓，分温三服。（《伤寒论》）

【附注】 天花粉为本植物的根。性甘、微苦，微寒。清热泻火，生津止渴，消肿排脓。用于热病烦渴，肺热燥咳，内热消渴，疮疡肿毒。

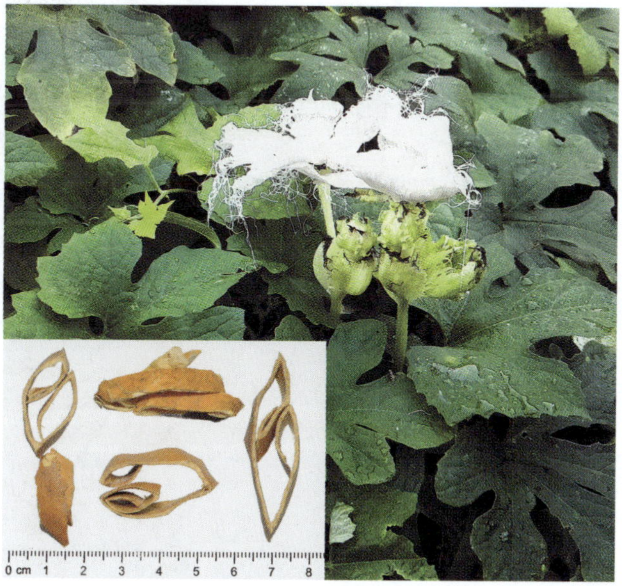

瓜子金

【别名】 辰砂草、金锁匙、瓜子草、挂米草、高脚瓜子草。

【来源】 为远志科植物瓜子金 *Polygala japonica* Houtt. 的干燥全草。

【植物识别要点】 草本，茎具纵棱，被卷曲短柔毛。单叶互生，叶片厚纸质，卵形或卵状披针形，主脉上面凹陷，背面隆起，侧脉 3~5 对，两面凸起，并被短柔毛；总状花序，花瓣 3，白色至紫色，龙骨瓣舟状，具流苏状鸡冠状附属物，柱头 2，间隔排列，蒴果圆形。

【生长环境】 多种环境中生长，包括山坡、荒野或田埂等。

【采制】 春末花开时采挖，除去泥沙，晒干。

【性味功效】 辛、苦，平。活血消肿，祛痰镇咳，解毒止痛。

【应用】 用于咳嗽痰多，咽喉肿痛；外用治跌打损伤，毒蛇咬伤，疔疮疖肿。

【选方】 **1. 治疟疾** 瓜子金（鲜）六钱至一两。酒煎，于疟发前二小时服。（《江西草药》）

2. 治痰咳 瓜子金根二两，酌加水煎，顿服。（《福建民间草药》）

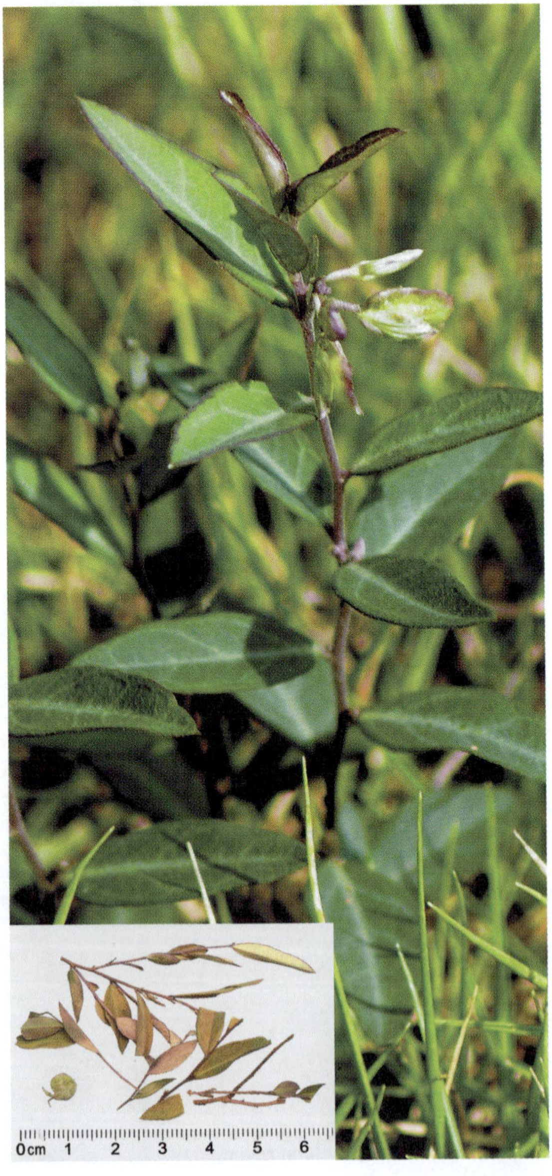

玄参

【别名】元参、乌元参、黑参、重台。

【来源】为玄参科植物玄参 *Scrophularia ningpoensis* Hemsl. 的干燥根。

【植物识别要点】多年生草本。支根数条,纺锤形,粗达 3cm。茎四棱形,常带暗紫色,有浅槽;叶片多变,对生,近茎顶者互生,有柄。疏散圆锥花序,花冠唇形,蒴果。

【生长环境】生长在山坡林下。

【采制】冬季茎叶枯萎时采挖,除去根茎、幼芽、须根及泥沙,晒或烘至半干,堆放 3~6 天,反复数次至干燥。

【性味功效】甘、苦、咸,微寒。清热凉血,滋阴降火,解毒散结。

【应用】用于热入营血,温毒发斑,热病伤阴,津伤便秘。

【选方】**1. 治伤寒发汗吐下后,毒气不散,表虚里实,热发于外,故身斑如锦文,甚则烦躁谵语,兼治喉闭肿痛** 玄参、升麻、甘草(炙)各半两。上锉如麻豆大,每服抄五钱匕,以水一盏半,煎至七分,去滓服。(《类证活人书》玄参升麻汤)

2. 治三焦积热 玄参、黄连、大黄各一两。为末,炼蜜丸梧子大。每服三四十丸,白汤下。小儿丸粟米大。(《丹溪心法》)

3. 治阳明温病,无上焦证,数日不大便,当下之,若其人阴素虚,不可行承气者 玄参一两,麦冬(连心)八钱。水八杯,煮取三杯,口干则与饮令尽。不便,再作服。(《温病条辨》增液汤)

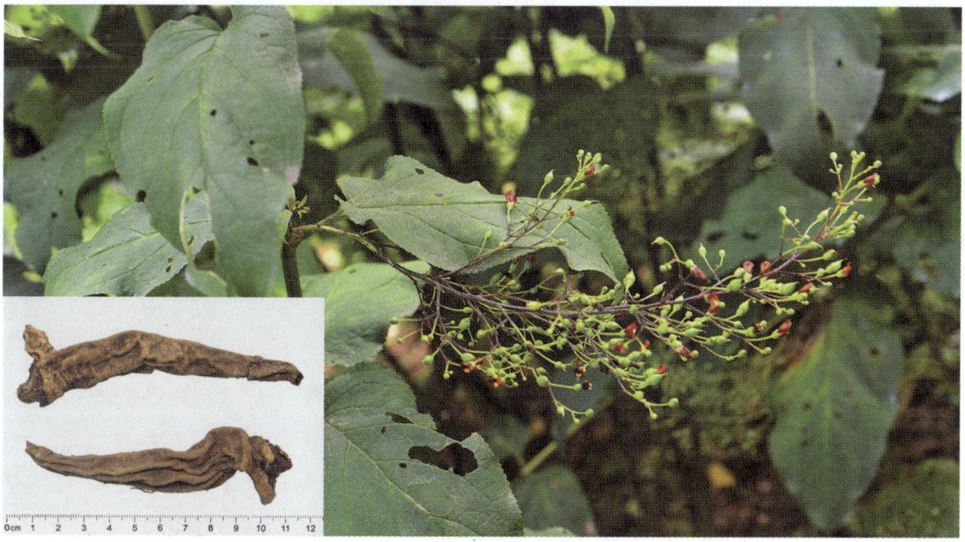

半夏

【别名】 三叶半夏、半月莲。

【来源】 为天南星科植物半夏 *Pinellia ternata*(Thunb.) Breit. 的干燥块茎。

【植物识别要点】 多年生草本。地下块茎球形或扁球形，下部生多数须根。小叶椭圆形至披针形，叶柄内侧生珠芽。肉穗花序，佛焰苞绿色，花序附属物鼠尾状。浆果熟时绿色。

【生长环境】 生于山坡、溪边阴湿的草丛中或林下。

【采制】 夏、秋二季采挖，洗净，除去外皮和须根，晒干。

【性味功效】 辛、温，有毒。燥湿化痰，降逆止呕，消痞散结。

【应用】 用于湿痰寒痰，咳喘痰多，痰饮眩悸，风痰眩晕，痰厥头痛。

【选方】 1. **治心下有支饮** 半夏一升，生姜半斤。上二味，以水七升，煮取一升半，分温再服。(《金匮要略》小半夏汤)

2. **治湿痰，咳嗽脉缓，面黄，肢体沉重，嗜卧不收，腹胀而食不消化** 南星、半夏(俱汤洗)各一两，白术一两半。上为细末，糊为丸，如桐子大，每服五七十丸，生姜汤下。(《素问病机保命集》)

3. **治胃反呕吐者** 半夏二升(洗完用)，人参三两，白蜜一升。上三味，以水一斗二升，和蜜汤之二百四十遍，煮药取二升半，温服一升，余分再服。(《金匮要略》大半夏汤)

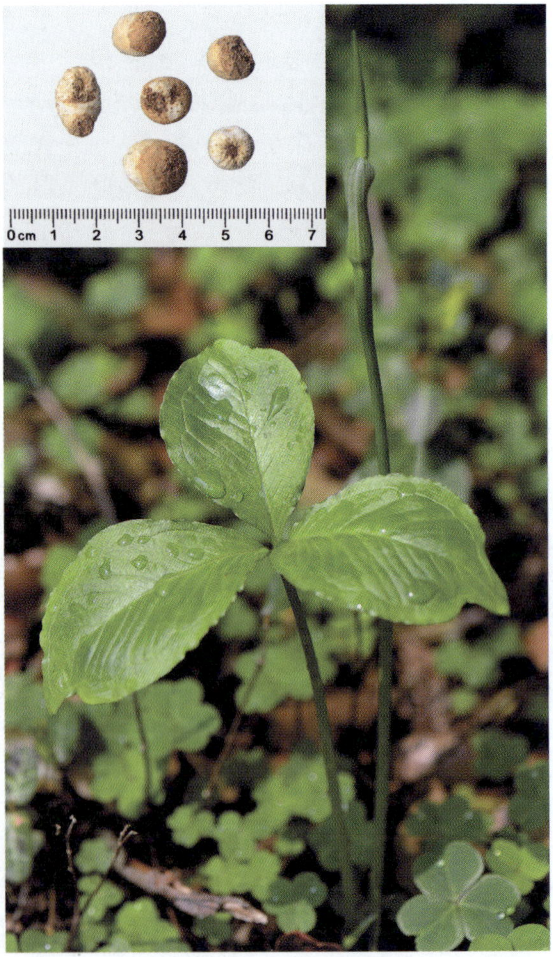

半边莲

【别名】细米草、瓜仁草、蛇脷草。

【来源】为桔梗科植物半边莲 *Lobelia chinensis* Lour. 的干燥全草。

【植物识别要点】多年生矮小草本。有白色乳汁。茎平卧，节处着地生多数须根。叶互生，无柄。花单生，花瓣生于一侧，花冠粉红色或白色，5裂，裂片近相等。蒴果倒锥状。

【生长环境】生长于水田边、沟边及潮湿草地上。

【采制】夏季采收，除去泥沙，洗净，晒干。

【性味功效】辛、平。清热解毒，利尿消肿。

【应用】用于痈肿疔疮，蛇虫咬伤，膨胀水肿，湿热黄疸，湿疹湿疮。

【选方】**1. 治寒齁气喘及疟疾寒热** 半边莲、雄黄各二钱。捣泥，碗内覆之，待青色，以饭丸如梧子大。每服九丸，空心盐汤下。(《寿域神方》)

2. 治毒蛇咬伤 半边莲浸烧酒搽之。(《岭南草药志》)

3. 治疔疮，一切阳性肿毒 鲜半边莲适量，加食盐数粒同捣烂，敷患处，有黄水渗出，渐愈。(《江西民间草药验方》)

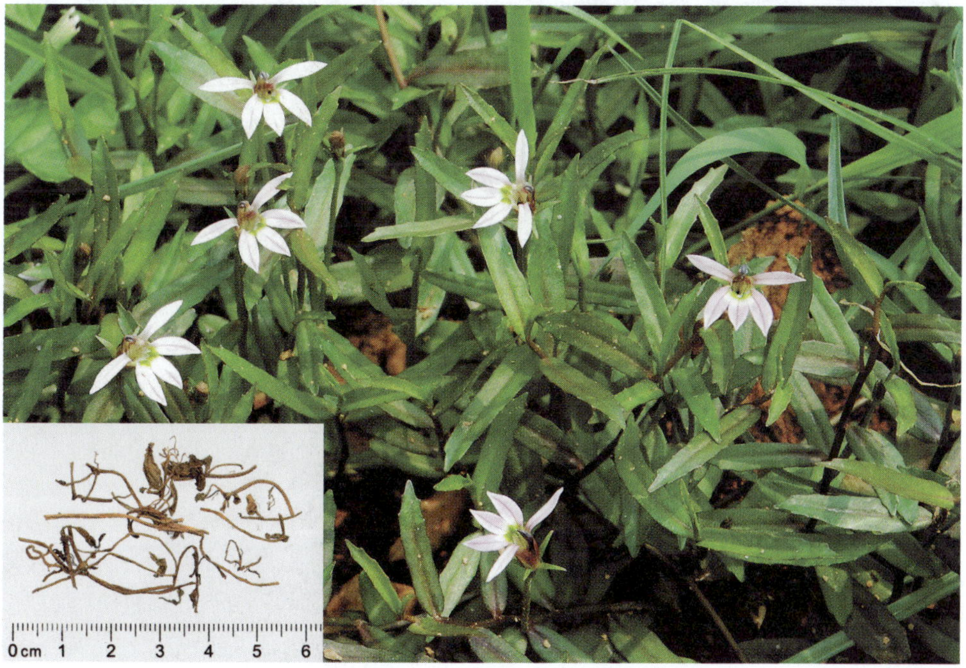

半边旗

【别名】半边梳、单边蕨。
【来源】为凤尾蕨科植物半边旗 *Pteris semipinnata* Linn. 的全草。

【植物识别要点】多年生草本。根状茎粗短，横走或斜上。叶柄基部着生鳞片，叶片二型，半边羽状深裂，侧生羽片4~7对，对生或近对生，开展，下部的有短柄，向上无柄，半三角形而略呈镰刀状，两侧极不对称，生孢子的裂片边缘有锯齿，孢子囊沿裂片边沿着生。

【生长环境】生于林下、溪边或墙上等阴湿地。

【采制】四季可采，洗净鲜用或晒干。

【性味功效】苦、辛，凉。清热解毒，凉血止血，消肿止痛。

【应用】用于目赤肿痛，细菌性痢疾，急性肠炎，外用治跌打肿痛。

【选方】**治毒蛇咬伤**　将叶捣烂和片糖敷。(《岭南采药录》)

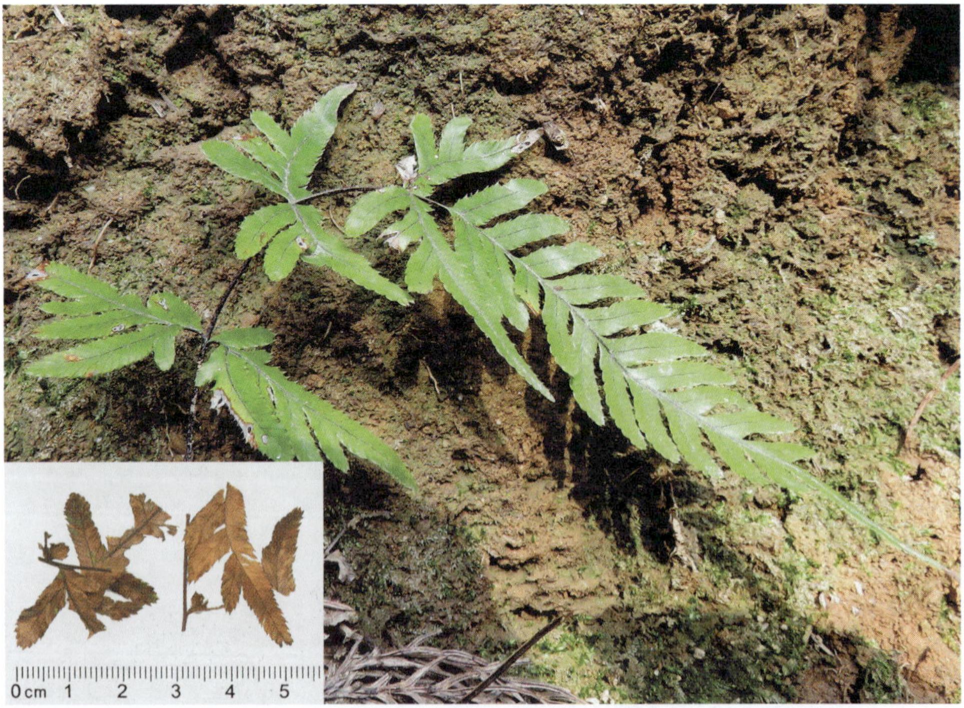

半枝莲

【别名】 并头草、狭叶韩信草、四方马兰、牙刷草。

【来源】 为唇形科植物半枝莲 *Scutellaria barbata* D. Don. 的干燥全草。

【植物识别要点】 草本。茎四棱形。叶对生，茎下部有的短柄，上部的近于无柄。花冠蓝紫色，二唇形，上唇盔状，下唇中裂片梯形，轮伞花序顶生，集成偏侧总状花序。小坚果卵形，有细瘤点。

【生长环境】 生长于池沼边、田边或路旁潮湿处。

【采制】 夏、秋二季茎叶茂盛时采挖，洗净，晒干。

【性味功效】 辛、苦，寒。清热解毒，化瘀利尿。

【应用】 用于疔疮肿毒，咽喉肿痛，水肿黄疸，蛇虫咬伤。

【选方】 **1. 治吐血、咯血** 鲜狭叶韩信草一至二两，捣烂绞汁，调蜜少许，炖热温服，日二次。（《泉州本草》）

2. 治尿道炎，小便尿血疼痛 鲜狭叶韩信草一两，洗净，煎汤，调冰糖服，日二次。（《泉州本草》）

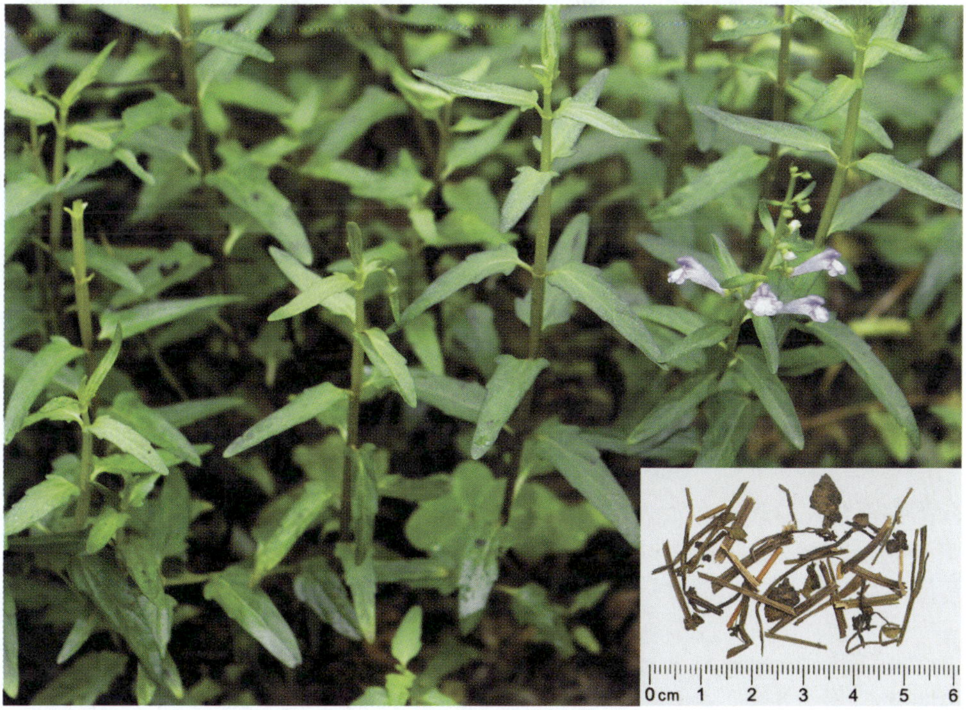

半枫荷

【别名】翻白叶树、白背枫、铁巴掌、米纸。

【来源】为梧桐科植物翻白叶树 *Pterospermum heterophyllum* Hance 的干燥根。

【植物识别要点】常绿乔木。叶异型,革质,幼树或萌发枝上的叶盾形,有长柄。生于成长树上的叶长圆形。花单生或2~4朵丛生,花梗粗短,花瓣5,白色。蒴果木质,椭圆形,种子多数。

【生长环境】生于山野间或栽培。

【采制】全年可采,晒干。

【性味功效】甘、温。祛风除湿,舒筋活血。

【应用】用于治疗风湿性关节炎,类风湿关节炎,腰肌劳损。

【选方】**治风湿关节痛、腰腿痛** 半枫荷根、枫荷梨根各30g。炖猪骨或猪瘦肉同服。(《全国中草药汇编》)

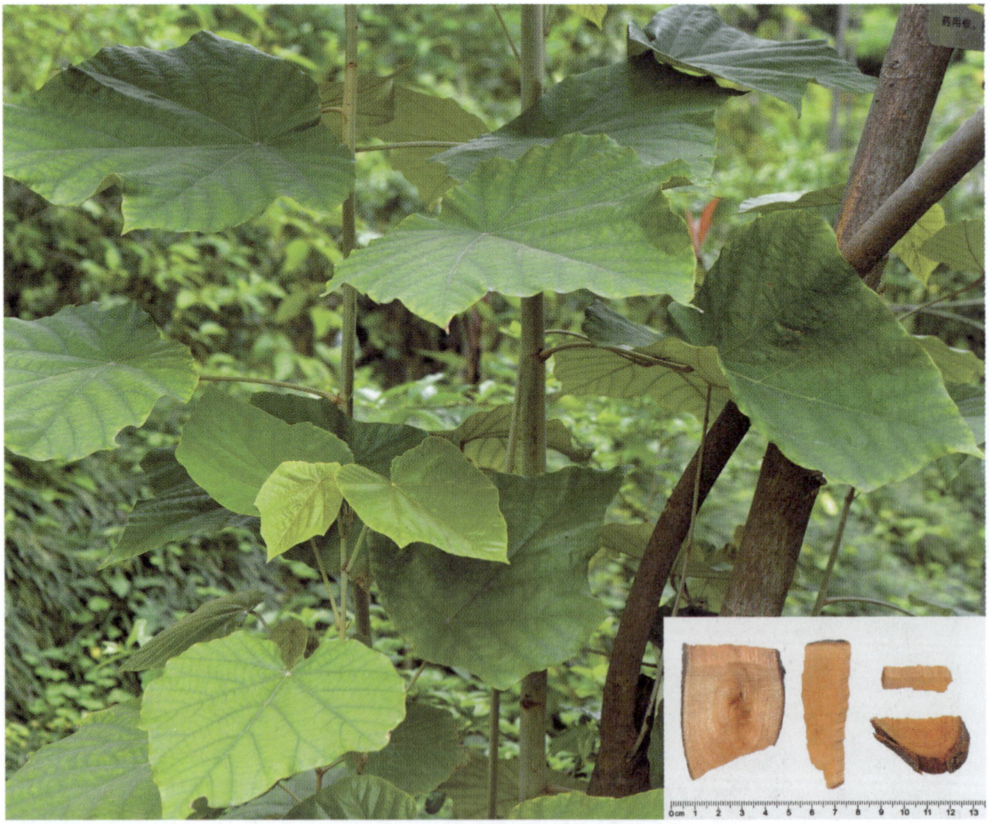

宁夏枸杞

【别名】西枸杞、白刺、山枸杞。

【来源】为茄科植物宁夏枸杞 *Lycium barbarum* Linn. 的干燥成熟果实。

【植物识别要点】多年生灌木。主茎数条,分枝细长。花冠筒部与裂片等长,筒下部急缩,向上扩大成漏斗状,花紫色,边缘具缘毛。浆果味甜,呈卵圆形或椭圆形。种子多数,棕黄色。

【生长环境】生于山坡、路旁或村边。

【采制】夏、秋二季果实呈红色时采收,热风烘干,除去果梗。或晾至皮皱后,晒干,除去果梗。

【性味功效】甘、平。滋补肝肾,益精明目。

【应用】用于虚劳精亏,腰膝酸痛,眩晕耳鸣,血虚萎黄。

【选方】**1. 治肝肾不足,生花歧视,或干涩眼痛** 熟地黄、山萸肉、茯苓、山药、丹皮、泽泻、枸杞子、菊花。炼蜜为丸。(《医级》杞菊地黄丸)

2. 治劳伤虚损 枸杞子三升,干地黄(切)一升,天门冬一升。上三物,细捣,曝令干,以绢罗之,蜜和作丸,大如弹丸,日二。(《古今录验方》枸杞丸)

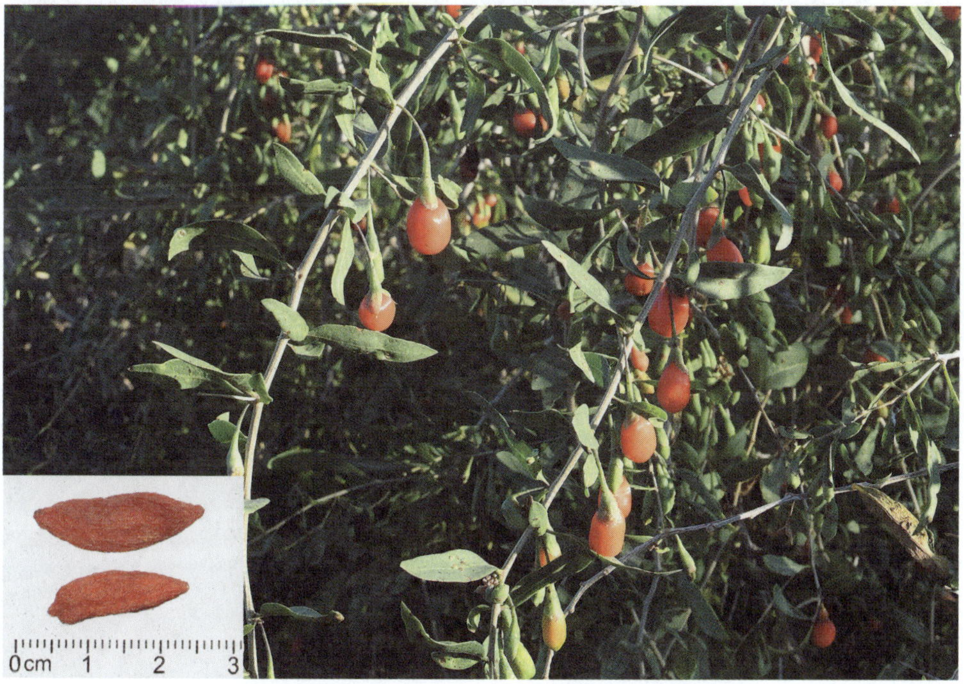

母草

【别名】气痛草、四方草、小叶蛇针草、铺地莲。

【来源】为玄参科植物母草 *Lindernia crustacea*(Linn.) F. Muell. 的干燥全草。

【植物识别要点】草本,常铺散成密丛,多分枝,枝微方形有深沟纹,无毛。叶片边缘有浅钝锯齿,花单生于叶腋或在茎枝顶端成极短的总状花序,花冠紫色,二强雄蕊,蒴果椭圆形,种子近球形,有明显的蜂窝状瘤突。

【生长环境】生于沟边、水田中。

【采制】夏、秋采收。晒干。

【性味功效】微苦、淡,凉。清热利湿,活血止痛。

【应用】用于治感冒,急、慢性菌痢,肠炎,痈疖疔肿。

【选方】1. **治急性泻痢或伴发热** 母草一两,甘葛五钱,马齿苋、陈茶叶各适量同炒,煎服。(《庐山中草药》)

2. **治慢性菌痢** 鲜母草二至三两,鲜凤尾草、鲜野苋菜各一两。水煎,分二次服。(江西《草药手册》)

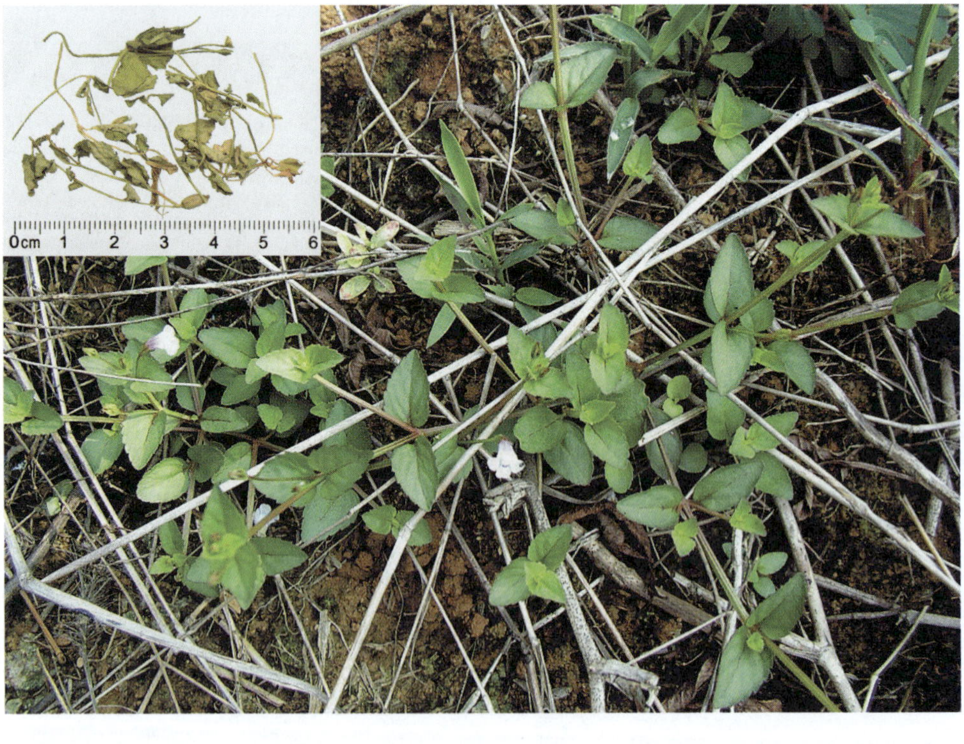

丝瓜络

【别名】丝瓜筋、丝瓜布、丝瓜壳、瓜络、丝瓜瓤。

【来源】为葫芦科植物丝瓜 *Luffa cylindrica* (Linn.) Roem. 的干燥成熟果实的维管束。

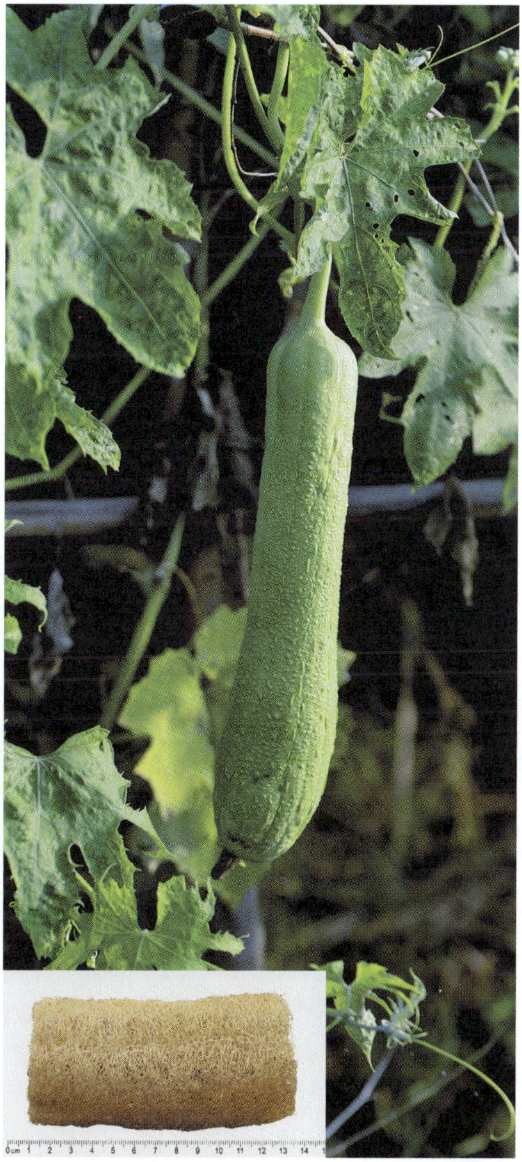

【植物识别要点】一年生攀缘草本，茎具棱。单叶互生，有长柄，叶片掌状心形，边缘有波状浅齿。叶腋处开单性花，雌雄同株。花萼筒钟形，被短柔毛；花冠黄色，幅状，里面被黄白色长柔毛，瓠果长圆柱形，下垂。成熟后干燥，里面有网状纤维，由先端盖裂，种子扁卵形，边缘有膜质狭翅。

【生长环境】性喜温暖气候，耐高温、高湿，忌低温。对土壤适应性广，宜选择土层深厚、潮湿、富含有机质的砂壤土，不宜选择瘠薄的土壤。全国各地均产。

【采制】夏、秋二季果实成熟、果皮变黄、内部干枯时采摘，除去外皮及果肉，洗净，晒干，除去种子。

【性味功效】甘，平。祛风，通络，活血，下乳。

【应用】用于筋骨酸痛，胸胁痛，闭经，乳汁不通，乳腺炎，水肿。

【选方】**1. 治胸胁疼痛** 炒丝瓜络、赤芍、白芍、延胡索各 9g，青皮 6g。煎服。(《安徽中草药》)

2. 治胸痹及心气痛 丝瓜络 15g，橘络 3g，丹参 10g，薤白 12g。水煎服。(《四川中药志》)

老鹳草

【别名】老鸭嘴，鬼针子，老牛筋，老鹳嘴。

【来源】为牻牛儿苗科植物老鹳草 *Geranium wilfordii* Maxim. 的干燥地上部分。

【植物识别要点】多年生草本。茎平卧，后斜升，多分枝，绿色带红，节略膨大。单叶互生，具长柄，常扭曲，花瓣白色或淡红色，倒卵形，与萼片近等长，内面基部被疏柔毛，雄蕊稍短于萼片，花丝淡棕色，下部扩展，被缘毛；蒴果，有微柔毛。

【生长环境】生于山坡草丛、路边杂草中和树林下。

【采制】夏、秋二季果实近成熟时采割，捆成把，晒干。

【性味功效】辛、苦，平。祛风湿，通经络，止泻痢。

【应用】用于风湿痹痛，麻木拘挛，筋骨酸痛，泄泻痢疾。

【选方】**1. 治风湿痹痛**　老鹳草250g，桂枝、当归、赤芍、红花各18g，酒1 000ml，浸一星期。过滤，每次饮1小盅，每日2次。(《浙江药用植物志》)

2. 治肌肤麻木，坐骨神经痛　老鹳草适量，清水煎成浓汁，去渣过滤，加糖收膏。每服9~15g，每日2次，温开水兑服。(《四川中药志》老鹳草膏)

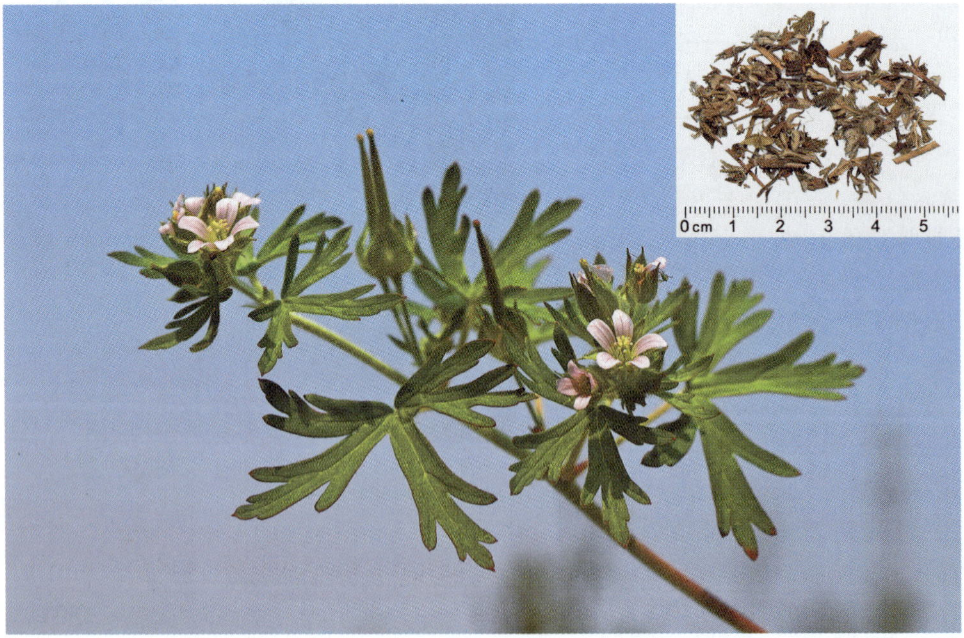

地蚕

【别名】土虫草、土冬虫草。

【来源】为唇形科植物地蚕 *Stachys geobombycis* C. Y. Wu 的块茎。

【植物识别要点】多年生草本。根茎横走，肉质，肥大。茎直立，具四棱。叶片卵圆形，边缘具圆齿。轮伞花序组成穗状花序，花萼倒圆锥形，花冠淡紫色，二唇形。小坚果黑色。

【生长环境】生丁荒地、田地及草丛湿地上。

【采制】秋季采，洗净鲜用或蒸熟晒干。

【性味功效】甘，平。益肾润肺，滋阴补血，清热除烦。

【应用】用于肺结核咳嗽，肺虚气喘，吐血，盗汗，贫血。

【选方】**治肺结核咳嗽，肺虚气喘**　水煎服或炖猪瘦肉服。(《全国中草药汇编》)

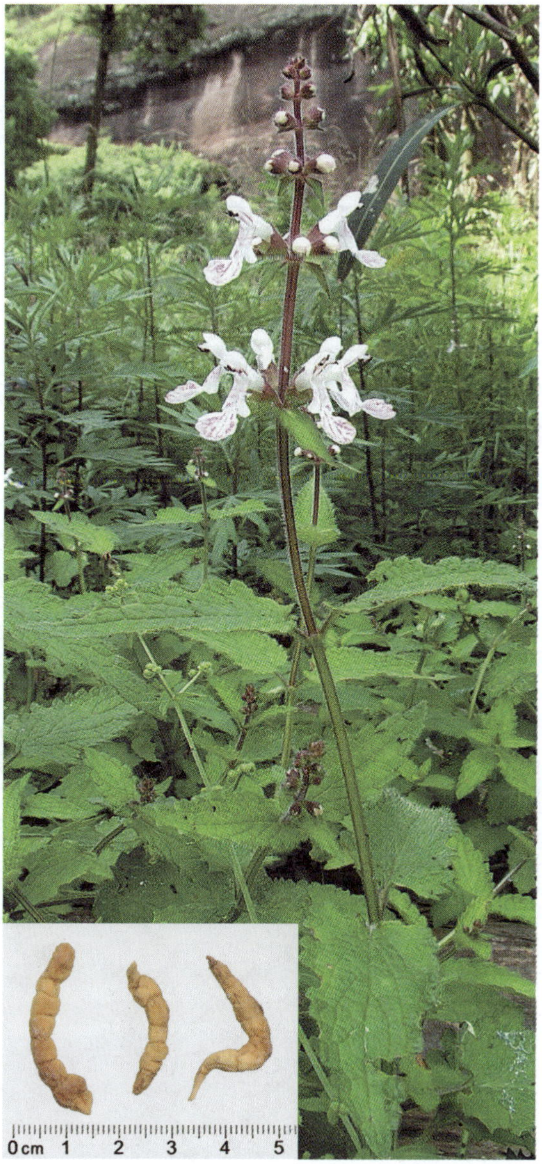

地钱

【别名】地浮萍、地梭罗、一团云、巴骨龙、脓痂草、米海苔。

【来源】为地钱科植物地钱 *Marchantia polymorpha* Linn. 的叶状体。

【植物识别要点】叶状体暗绿色，多回二歧分叉。边缘微波状，背面具六角形，整齐排列的气室分隔，每室中央具1枚烟囱形气孔。腹面鳞片紫色。假根平滑或带花纹。雌雄异株。叶状体背面前端常生有杯状的无性芽胞杯，内生胚芽，行无性生殖。

【生长环境】生长在各类阴暗的土坡、墙角和岩石上。

【采制】夏、秋季采收，洗净，鲜用或晒干。

【性味功效】淡，凉。解毒，祛瘀，生肌。

【应用】外用治疗烧烫伤，骨折，毒蛇咬伤。

【选方】1. 治疮疖肿毒 （地钱）鲜品洗净捣烂，加糖或甜酒少许和匀敷。（《湖南药物志》）

2. 治毒蛇咬伤 （地钱）鲜全草适量，捣烂敷患处；另用雄黄9g，白芷3g，共研细粉，用白酒送服。（《浙江药用植物志》）

3. 治刀伤，骨折 地梭罗捣绒包伤处。（《贵州民间药物》）

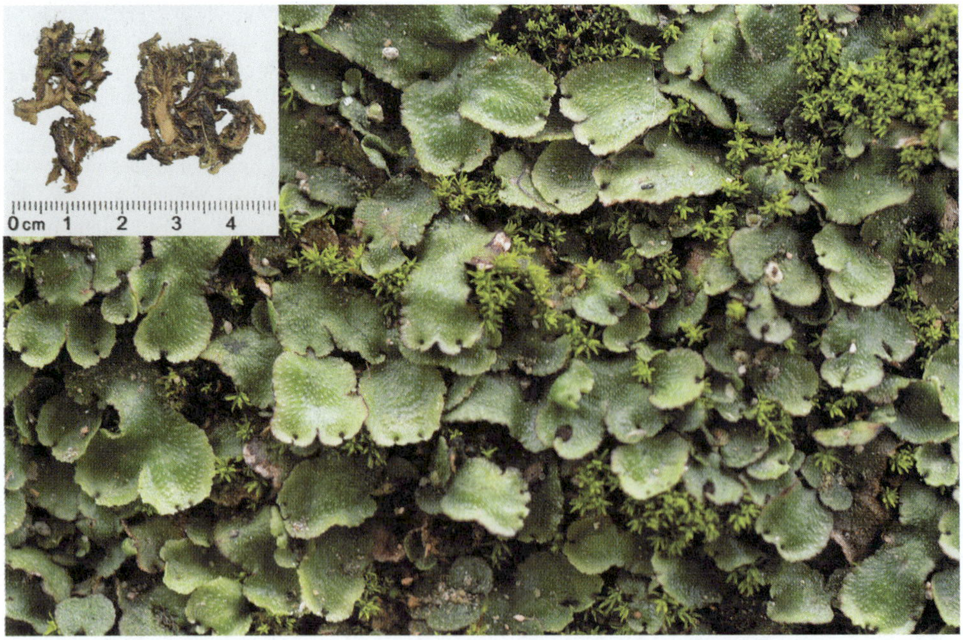

地黄

【别名】生地、怀地黄、鲜地黄、生烟根。
【来源】为玄参科植物地黄 *Rehmannia glutinosa* Libosch. 的新鲜或干燥的块根。

【植物识别要点】多年生草本。全株被白色灰白色长柔毛及腺毛。根肥厚肉质，圆柱形或纺锤形，表面橘黄色，有半月形节及芽痕，叶边缘具不整齐钝齿。花茎由叶丛抽出，顶端有稀疏的总状花序。蒴果卵形或顶端有宿存花柱，基部有宿萼。

【生长环境】主要为栽培，亦野生于山坡及路边荒地等处。

【采制】秋季采挖，除去芦头、须根及泥沙，鲜用；或将地黄缓缓烘焙至约八成干。前者习称“鲜地黄”，后者习称“生地黄”。

【性味功效】甘、苦，寒。清热，生津，润燥，凉血，止血。

【应用】用于阴虚发热，津伤口渴，咽喉肿痛。

【选方】1. **治消渴**　黄芪、茯神、栝楼根(天花粉)、甘草、麦冬各三两，干地黄五两。上六味，细切，以水八升，煮取二升半，去滓，分三服，日进一剂，服十剂。(《千金方》)

2. **治阳明温病，无土焦证，数日不大便，其人阴素虚，不可用承气者**　元参(玄参)一两，麦冬八钱(连心)，细生地八钱。水八杯，煎取三杯，口干则与饮令尽，不便，再作服。(《温病条辨》增液汤)

3. **治虚劳吐血不止**　生干地黄一两，黄芩一两，白芍药一两，阿胶二两(捣碎，炒令黄燥)，当归一两，伏龙肝二两。上药捣细罗为散，每服不计时候，以糯米粥饮调下二钱。(《太平圣惠方》地黄散)

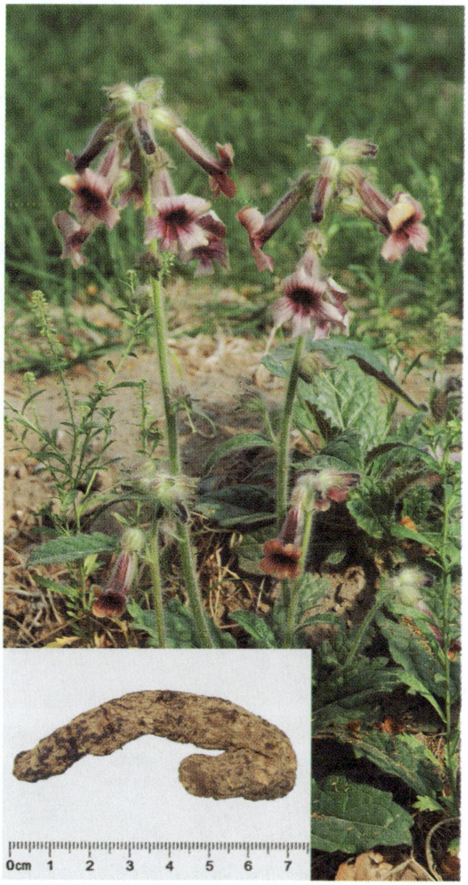

地棯

【别名】铺地锦、紫茄子、地樱子、地茄。

【来源】为野牡丹科植物地棯 *Melastoma dodecandrum* Lour. 的干燥全草。

【植物识别要点】茎匍匐上升，逐节生根，分枝多，地上各部被糙伏毛。叶对生，坚纸质，卵形或椭圆形，先端急尖，基部广楔形，全缘或具密浅细锯齿。聚伞花序顶生，基部有叶状总苞，花瓣淡紫红色至紫红色，菱状倒卵形，上部略偏斜。果坛状球形，平截，近顶端略缢缩，肉质。

【生长环境】生长于山坡矮草丛中。

【采制】秋季果实成熟时，采收，洗净，切短段，晒干。

【性味功效】甘、涩，平。清热解毒，补血止血，祛风利湿。

【应用】用于治疗肺痈，肠炎，痢疾，子宫出血，带下，风湿骨痛，毒蛇咬伤。

【选方】**1. 治久嗽不止** 地棯根、百合、桑根各 30g，猪肺 1 只煎服。(《闽东本草》)

2. 治黄疸 鲜地茄根 90g，白茅根 30g，白糖 30g，甜酒 30g。先将地茄、白茅根煎水，加白糖冲甜酒服。(《湖南药物志》)

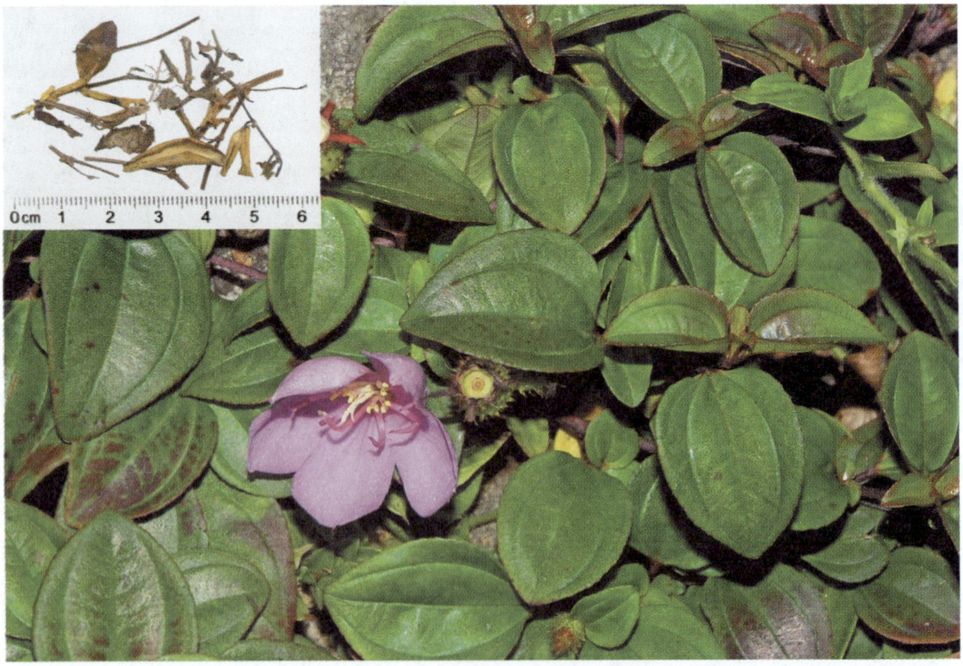

地榆

【别名】黄瓜香、玉札、山枣子。
【来源】为蔷薇科植物地榆 *Sanguisorba offcinalis* L. 的干燥根。

【植物识别要点】多年生草本，通体无毛。茎直立，上部分枝。叶为单数羽状复叶，基生叶较大，茎生叶互生，叶柄较短。托叶近镰状，有齿。小叶 7~19 片。花小而密集，穗状花序呈头状，具有长梗，直立。瘦果椭圆形。

【生长环境】生长于山地的灌木丛、草原、山坡或田岸边。

【采制】采挖春季将发芽时植株或秋季枯萎后植株，除去须根，洗净，干燥，或趁鲜切片，干燥。

【性味功效】苦、酸、涩，微寒。凉血止血，解毒敛疮。

【应用】用于便血，痔血，血痢，崩漏，水火烫伤，痈肿疮毒。

【选方】**1. 治血痢不止** 地榆二两，甘草（炙、锉）半两。上二味粗捣筛。每服五钱匕，以水一盏，煎取七分，去渣，温服，日二夜一。（《圣济总录》地榆汤）

2. 治妇人漏下赤色不止，令人黄瘦虚渴 地榆二两（细锉），以醋一升，煮十余沸，去渣，食前稍热服一合。亦治呕血。（《太平圣惠方》）

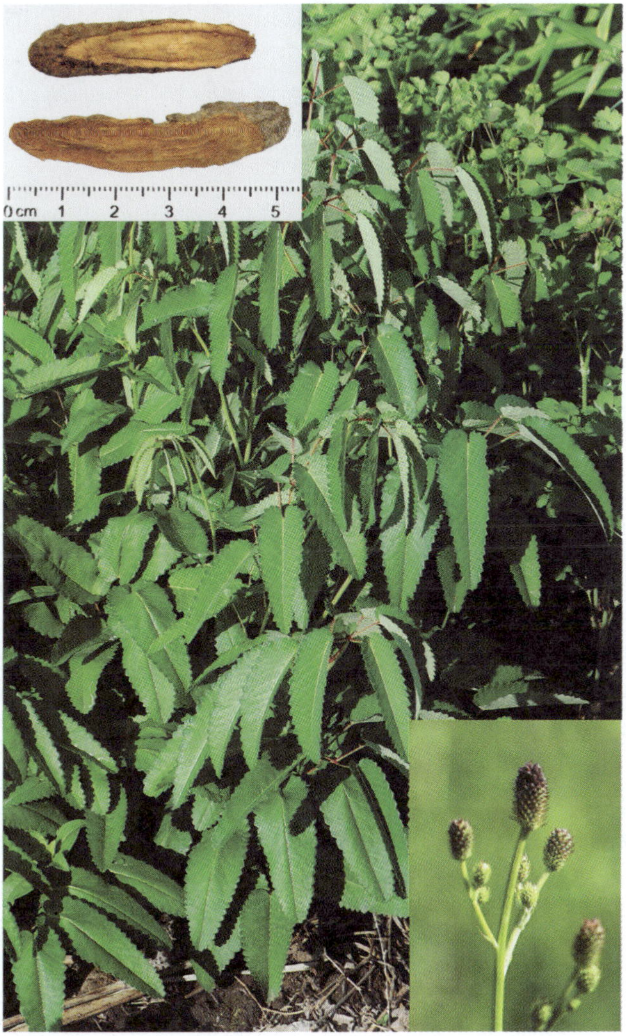

地耳草

【别名】田基黄、黄花草、对叶草。

【来源】为金丝桃科植物地耳草 *Hypericum japonicum* Thunb. ex Murray 的干燥全草。

【植物识别要点】一年生草本。根须状。茎直立，四棱。单叶对生，无柄，叶背有稀疏的小黑点。聚伞花序顶生，苞片2，花萼5深裂，蒴果棕黄色，熟后裂为3果瓣。种子细小，多数。

【生长环境】生于田野较湿润处。

【采制】春、夏季开花时采收全草，晒干或鲜用。

【性味功效】甘、微苦，凉。清热解毒，利湿退黄，消肿散瘀。

【应用】用于湿热黄疸、急慢性肝炎、阑尾炎、扁桃体炎等。

【选方】1. **治肝炎** 鲜地耳草、凤尾草各30g，红枣6枚。水煎服，每日2次。（《福建药物志》）

2. **治急性黄疸型肝炎** 地耳草30g，金钱草30g，蒲公英30g，板蓝根30g。水煎服。（《四川中药志》）

3. **治肠炎** 鲜地耳草45g，鲜凤尾草30g。水、酒各半煎服。（《浙江药用植物志》）

4. **治急性肾炎** 鲜地耳草60g，红枣10枚，水煎服；或地耳草3~9g，研末，炒鸡蛋服。（《福建药物志》）

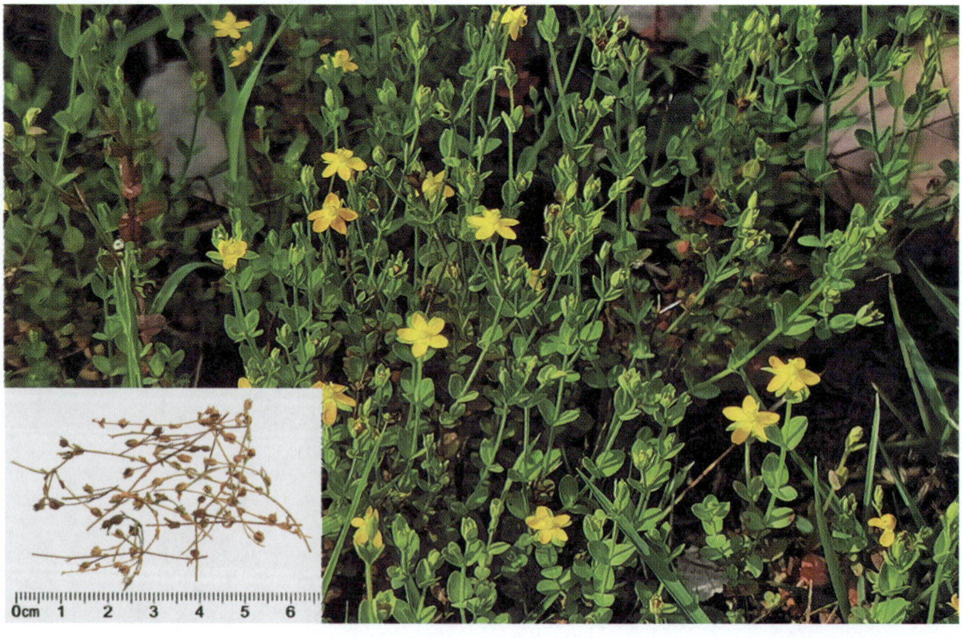

地胆草

【别名】苦地胆、土蒲公英、地胆头。

【来源】为菊科植物地胆草 *Elephantopus scaber* Linn. 的全草。

【植物识别要点】多年生草本，多二歧分枝，密被白色贴生长硬毛。基部叶花期生存，莲座状匙形或倒披针状匙形。头状花序着生长梗上。苞叶卵形或长圆状卵形，小花管状，冠毛污白色，具5稀6条硬刚毛。瘦果有棱，具长硬刺。

【生长环境】生于山坡、路旁、山谷疏林中。

【采制】夏末采收，洗净，鲜用或晒干。

【性味功效】苦，凉。清热解毒，利尿消肿。

【应用】用于急性扁桃体炎，咽喉炎，黄疸，水肿，痈肿。

【选方】1. 治单腹胀　苦地胆二两。煎水，分早晚二次服，或和猪肉炖服。(《岭南草药志》)
2. 治尿闭　地胆草五钱至一两。水煎服。(《福建中草药》)
3. 治脚气　苦地胆全草一至二两，豆腐二至四两。酌加开水炖服。(《福建民间草药》)

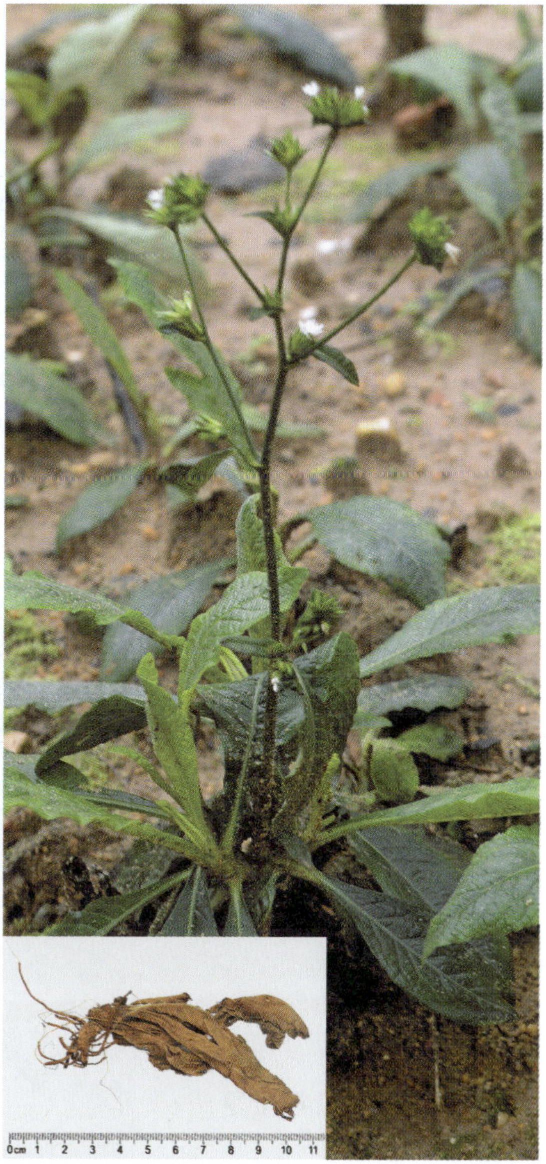

地桃花

【别名】肖梵天花，野棉花。

【来源】为锦葵科植物地桃花 *Urena lobata* Linn. 的干燥全草。

【植物识别要点】灌木状草本。茎密被白色毛茸。单叶互生，托叶条形，被毛，下部叶心脏形或近圆形，掌状网脉，中脉基部有一腺体，花生于叶腋，苞片 5，花萼 5，淡红色花瓣 5，单体雄蕊。蒴果球形，分果有钩状毛。

【生长环境】生于山野、路边、荒坡、干旱旷地，喜温暖湿润环境。

【采制】根全年采收，全草秋季采收。

【性味功效】甘、淡，凉。祛风活血，清热利湿，解毒消肿。

【应用】用于风湿性关节痛，感冒，肠炎，外伤出血。

【选方】1. **治感冒** 野桃花根八钱。水煎服。(《云南中草药》)

2. **治风湿性关节炎** 肖梵天花鲜根一至二两，猪脚一只。酒水各半，炖三小时服。(《福建民间草药》)

3. **治风湿痹痛，肠炎痢疾** 地桃花干根一至二两。水煎服。(广州部队《常用中草药手册》)

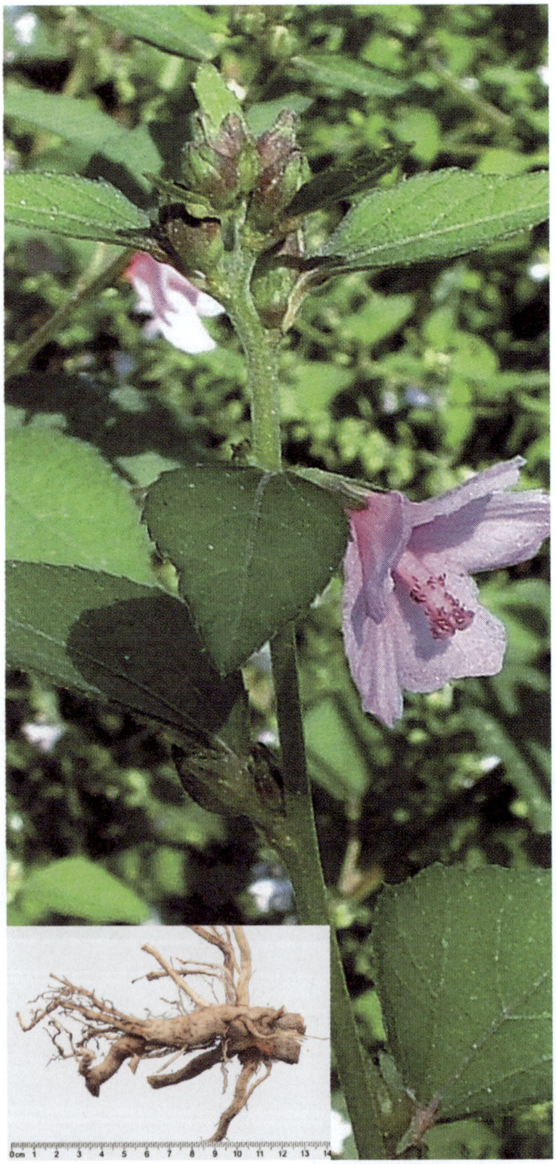

地锦草

【别名】奶浆草、铺地锦、铺地红、血见愁。

【来源】为大戟科植物地锦 *Euphorbia humifusa* Willd. 的干燥全草。

【植物识别要点】一年生匍匐小草本，含白色乳汁。茎纤细，假二歧分枝，枝柔细，初带浅红色，秋季变为紫红色。单叶对生，偶有互生者。叶片长圆形至长矩圆形，微凹陷，基部偏斜，边缘具小锯齿或呈微波状。蒴果三棱状锥形。

【生长环境】生于田野路旁及庭院间。

【采制】夏、秋二季采收，除去杂质，晒干。

【性味功效】辛，平。清热解毒，凉血止血，利湿退黄。

【应用】用于痢疾，泄泻，咯血，尿血，便血，崩漏，疮疖痈肿，湿热黄疸。

【选方】1. **肿疡**　地锦草同乳、没等擂酒服，并涂。(《本草纲目》)

2. **治小儿疳积**　地锦全草二、三钱。同鸡肝一具或猪肝三两蒸熟，食肝及汤。(《江西民间草药》)

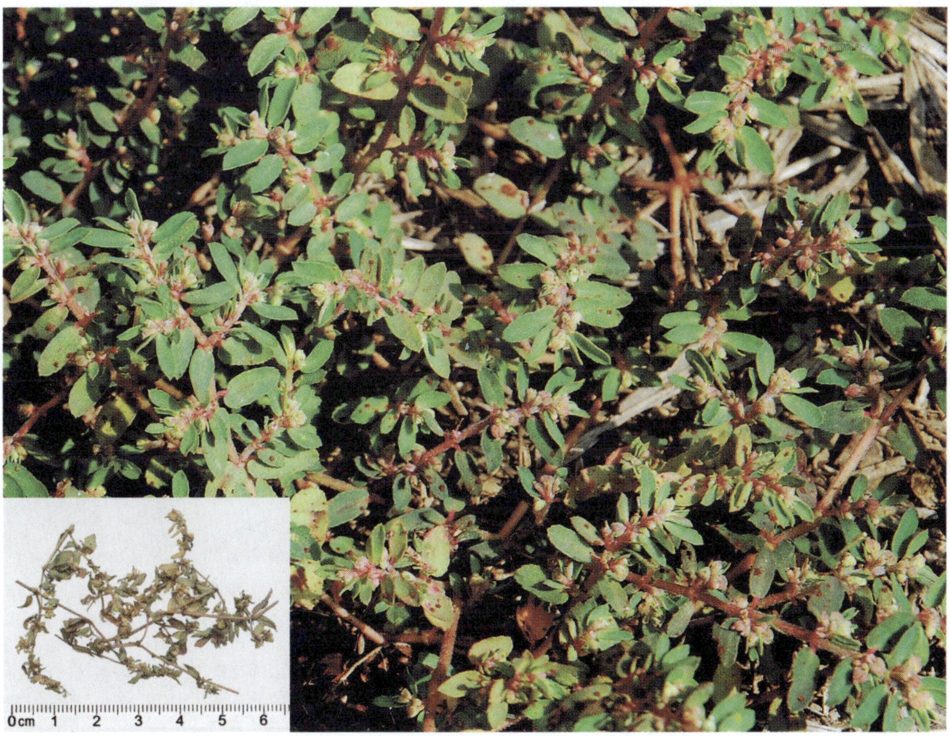

西红花

【别名】 藏红花、番红花。

【来源】 为鸢尾科植物番红花 *Crocus sativus* L. 的干燥柱头。

【植物识别要点】 多年生宿根草本植物，无地上茎。地下球茎呈扁球形，肥大似洋葱头。叶簇生，横剖面呈反卷形。花顶生，细管状，雄蕊 3，黄色。雌蕊 1，淡黄色，柱头 3 深裂，膨大呈漏斗状，伸出筒外，下垂，深红色，油润，具特异芳香。

【生长环境】 原产希腊和中东。现于我国浙江、江苏、上海等地引种成功，广泛栽培。

【采制】 10—11 月下旬，晴天早晨日刚出时采花，然后摘取柱头，随即晒干，或于 55~60℃烘干。

【性味功效】 甘，平。活血化瘀，凉血解毒，解郁安神。

【应用】 用于经闭癥瘕，产后瘀阻，温毒发斑，忧郁痞闷，惊悸发狂。

【选方】 **1. 治跌打损伤** 番红花 3g。煎汁，加白酒少许。外洗患处。（《青岛中草药手册》）

2. 治经闭，经痛，产后腰痛 番红花 2g，丹参 15g，益母草 30g，香附 12g。水煎服。（《青岛中草药手册》）

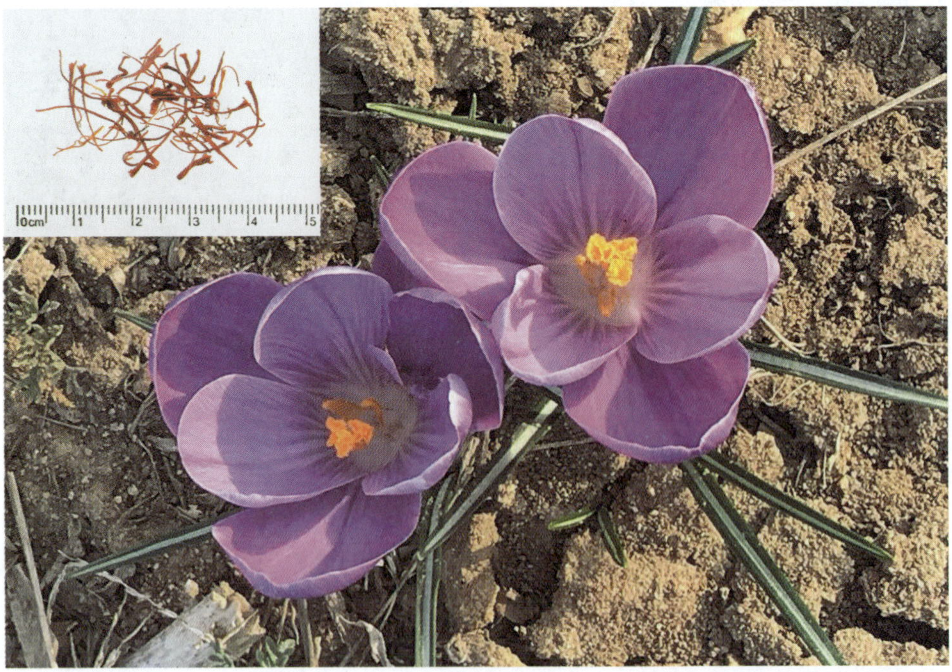

百合

【别名】野百合、喇叭筒、山百合、药百合、家百合。

【来源】为百合科植物百合 *Lilium brownii* F. E. Brown var. *viridulum* Baker 的干燥肉质鳞叶。

【植物识别要点】多年生草本。鳞茎球形，淡白色，先端鳞叶常开放如荷花状。茎直立，常带褐紫色斑点。叶互生，全缘或微波状，平行脉5条。花大，极香，单生于茎顶，少有1朵以上。蒴果有多数种子，种子扁平，围以三角形翅。

【生长环境】对土壤要求不严，喜凉爽，较耐寒，怕水涝。

【采制】秋季采挖，洗净，剥取鳞叶，置沸水中略烫，干燥。

【性味功效】甘，寒。养阴润肺，清心安神。

【应用】用于阴虚燥咳，劳嗽咳血，虚烦惊悸，失眠多梦，精神恍惚。

【选方】**治肺病吐血** 新百合捣汁，和水饮之，亦可煮食。（《卫生易简方》）

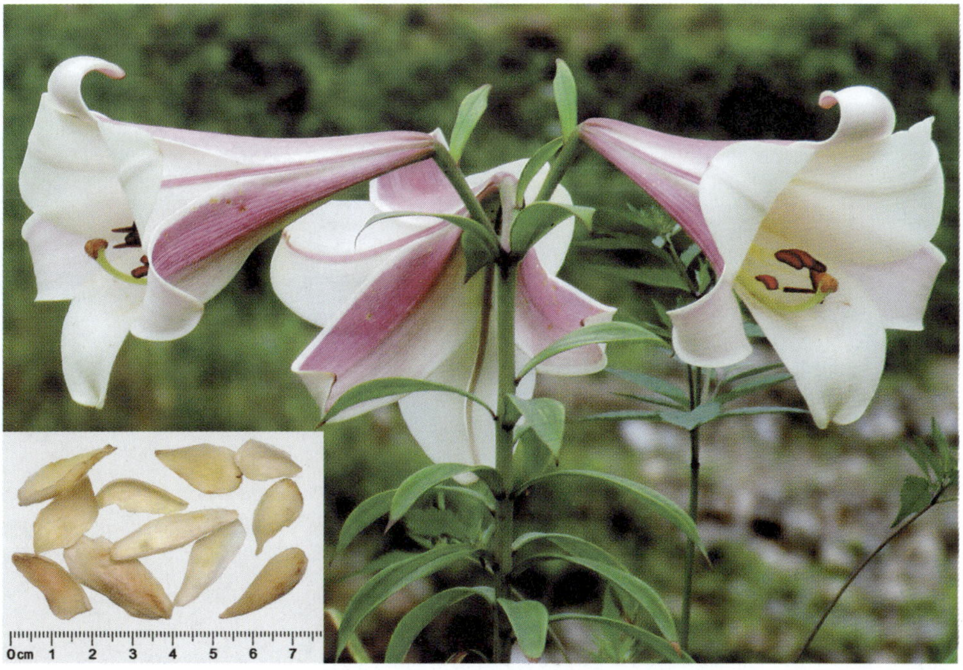

百部

【别名】 百条根、百部草、闹虱药、药虱药。

【来源】 为百部科植物直立百部 *Stemona sessilifolia*(Miq.)Miq.、蔓生百部 *Stemona japonica*(Bl.)Miq.或对叶百部 *Stemona tuberosa* Lour.的干燥块根。

【植物识别要点】 多年生缠绕草本。块根肉质，纺锤形，几个或数十个簇生。茎下部直立、下部蔓生状。叶常4片轮生。5月开花，总花梗直立，丝状，基部贴生于叶片中脉上，每梗通常生1花。药的顶端也有一短钻状附属物。蒴果广卵形，稍扁。

【生长环境】 生于向阳处灌木林下、溪边、路边及山谷和阴湿岩石上。

【采制】 春、秋二季采挖，除去须根，洗净，置沸水中略烫或蒸至无白心，取出，晒干。

【性味功效】 甘、苦，微温。润肺下气止咳，杀虫灭虱。

【应用】 用于新久咳嗽，肺痨咳嗽，顿咳；外用于头虱，体虱，蛲虫病，阴痒。

【选方】 **1. 治小儿百日咳** 蜜炙百部、夏枯草各9g。水煎服。(《青岛中草药手册》)

2. 治肺结核空洞 蜜炙百部、白及各12g，黄芩6g，黄精15g。煎服。(《安徽中草药》)

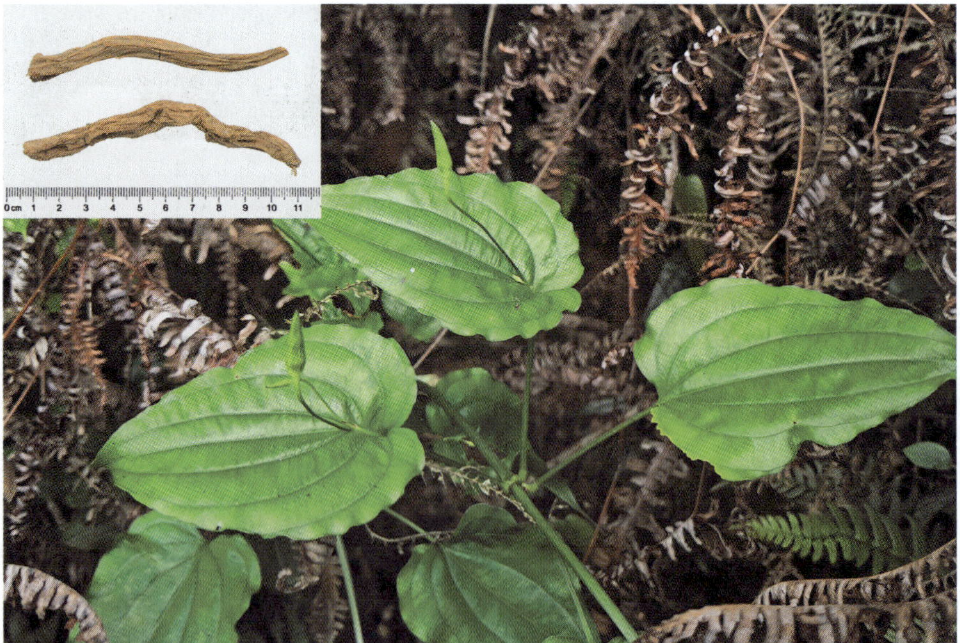

夹竹桃

【别名】红花夹竹桃、柳叶桃树、洋桃。

【来源】为夹竹桃科夹竹桃 *Nerium indicum* Mill. 的叶。

【植物识别要点】绿灌木，高2~5m。叶具短柄，3叶轮生，少有对生，革质，长披针形，长7~19cm，宽1~3cm，先端尖，全缘，基部楔形，上面深绿色，下面淡绿色，平行羽状脉。

【生长环境】喜温暖湿润气候，不耐寒，忌水渍。尤以南方栽培为多。

【采制】全年可采，晒干或鲜用。

【性味功效】苦，寒，有毒。强心利尿，祛痰定喘，镇痛，祛瘀。

【应用】用于心力衰竭，喘息咳嗽，癫痫等。

【选方】1. 治哮喘　夹竹桃叶七片，黏米一小杯。同捣烂，加片糖煮粥食之，但不宜多服。（《岭南采药录》）

2. 治癫痫　夹竹桃小叶三片，铁落二两。水煎，日服三次，二日服完。（《云南中草药》）

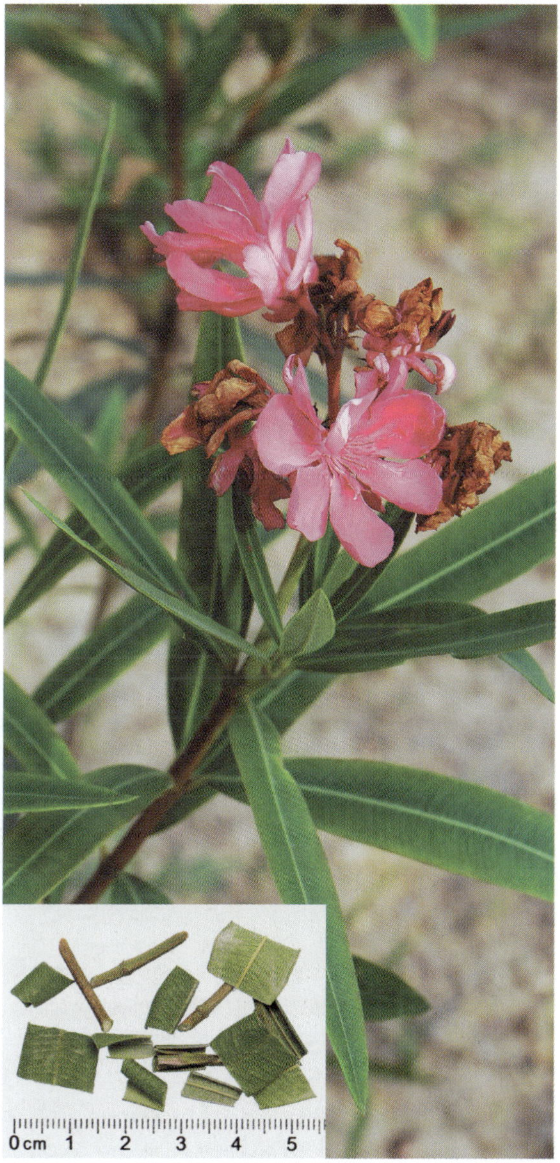

尖尾芋

【别名】滴水观音、佛手芋、钩状矮象耳、台湾姑婆芋。

【来源】为天南星科植物尖尾芋 *Alocasia cucullata*(Lour.)Schott 的干燥根茎。

【植物识别要点】多年生直立草本植物。地上茎圆柱形,黑褐色,环形叶痕,叶柄绿色,叶片膜质,深绿色,宽卵状心形,先端凸尖,基部圆形;花序柄圆柱形,稍粗壮,佛焰苞近肉质,管部长圆状卵形,淡绿至深绿色,肉穗花序比佛焰苞短,雄花序近纺锤形,苍黄色,浆果近球形,种子1枚。5月开花。

【生长环境】耐旱、耐阴,性喜高温多湿。

【采制】全年可采根茎。

【性味功效】辛、苦,寒,有大毒。清热解毒,消肿散结,止痛。

【应用】用于流感、高烧、肺结核、急性胃炎、胃溃疡、慢性胃病、肠伤寒,外用治毒蛇咬伤、蜂窝组织炎、疮疖、风湿等。本品有毒,内服久煎6小时以上方可避免中毒。

【选方】**1. 治肺结核,咳喘** 尖尾芋10~15g。去皮,开水煎煮6h,汤色变红内服。(《西双版纳傣药志》)

2. 治风寒湿痹证,肢体关节酸痛,屈伸不利 尖尾芋、旱莲草、含羞草、重楼鲜品各适量。捣烂,包敷患处。(西双版纳州傣医院傣医康郎香验方)

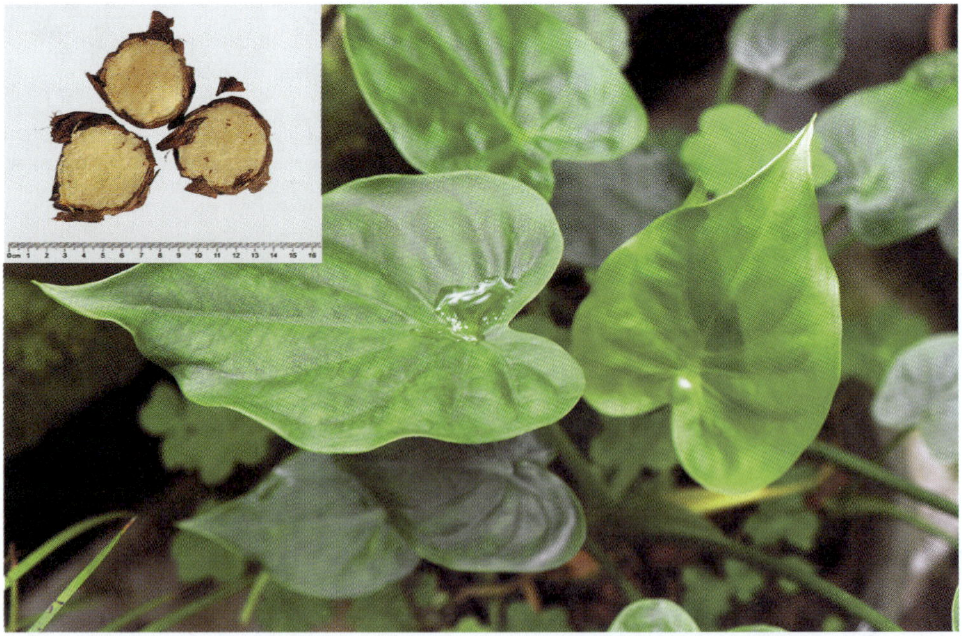

当归

【别名】秦归、云归。

【来源】为伞形科植物当归*Angelica sinensis* (Oliv.) Diels 的干燥根。

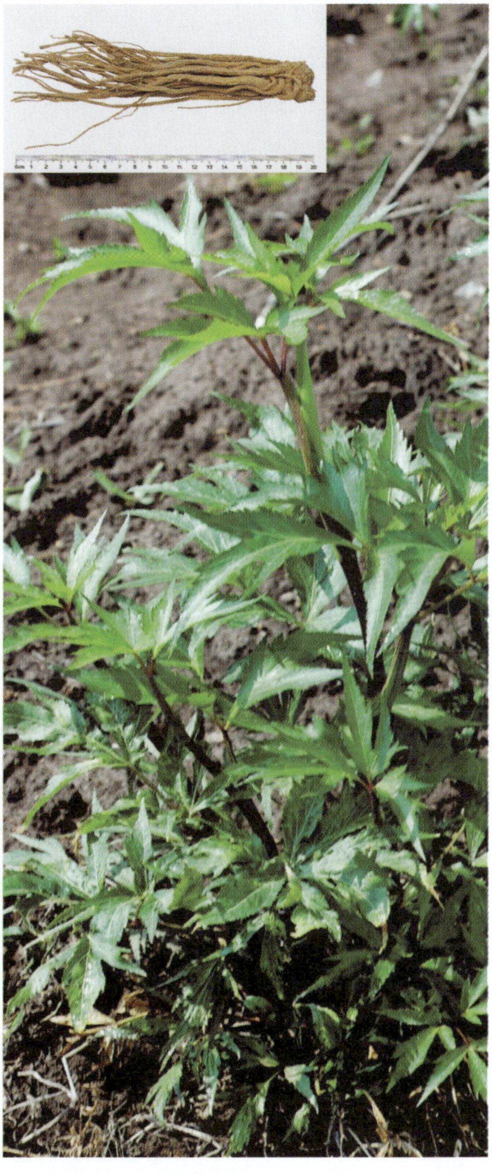

【植物识别要点】多年生草本，全株有特异香气。主根粗短，有香气。茎直立，表面有纵沟。叶互生，基部扩大呈鞘状抱茎。叶为二至三回羽状复叶，叶脉及边缘有白色细毛。复伞形花序顶生。双悬果椭圆形，分果有果棱 5 条，侧棱具宽翅。

【生长环境】生于海拔 1 800~2 500m 高寒阴湿地方。

【采制】秋末采挖，除去须根和泥沙，待水分稍蒸发后，捆成小把，上棚，用烟火慢慢熏干。

【性味功效】甘、辛，温。补血活血，调经止痛，润肠通便。

【应用】用于血虚萎黄，眩晕心悸，月经不调，经闭痛经，虚寒腹痛，风湿痹痛，跌扑损伤，痈疽疮疡，肠燥便秘。

【选方】**1. 治妇人血崩** 当归、白芍、干姜、棕榈，各烧存性，醋汤调，食前服。(《是斋百一选方》)

2. 治大便不通 当归、白芷等分为末，每服 6g，米汤下。(《圣济总录》)

3. 治产后自汗、盗汗 当归、黄芪各 30g，麻黄根 15g。上为末，每服 9g，水煎服。(《济阴纲目》当归二黄汤)

朱砂根

【别名】铁凉伞、大凉伞。

【来源】为紫金牛科植物朱砂根 *Ardisia crenata* Sims 的干燥根。

【植物识别要点】灌木，全体秃净。茎直立，有数个分枝。叶纸质至革质，椭圆状披针形至倒披针形，两面均洁净，有隆起的腺点，边缘有钝圆波状齿，背卷。伞形花序顶生或腋生，花白色或淡红色。核果球形，熟时红色，有黑色斑点。

【生长环境】生于山坡林下或灌木丛中。

【采制】秋、冬二季采挖，洗净，晒干。

【性味功效】微苦、辛，平。解毒消肿，活血止痛，祛风除湿。

【应用】用于咽喉肿痛，风湿痹痛，跌打损伤。

【选方】1. **治咽喉肿痛** 朱砂根三至五钱。水煎服。或朱砂根全草二钱，射干一钱，甘草一钱。水煎服。(《湖南药物志》)

2. **治跌打损伤，关节风痛** 朱砂根三至五钱。水煎或冲黄酒服。(《浙江民间常用草药》)

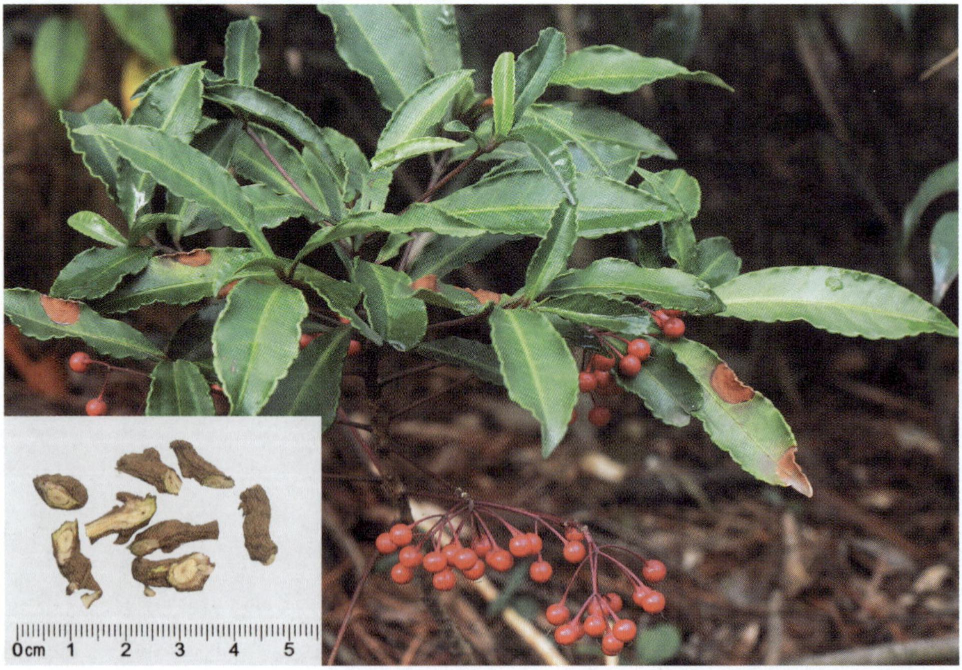

血竭

【别名】血竭花。

【来源】为棕榈科植物麒麟竭 *Daemonorops draco* Bl. 果实渗出的树脂经加工制成。

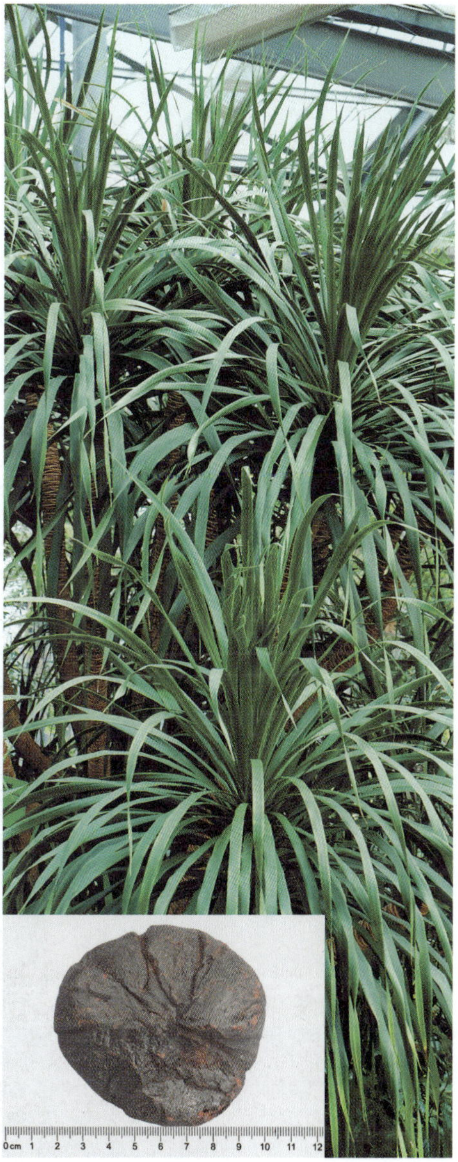

【植物识别要点】乔木状。幼枝有密环状叶痕。叶聚生于茎、枝顶端，几乎互相套叠，剑形，薄革质，向基部略变窄而后扩大，抱茎，无柄。圆锥花序；花序轴无毛或近无毛；花簇生，绿白色或淡黄色。浆果。

【生长环境】适宜生长在温度为 25~30℃的热带雨林生态环境，不耐寒。主产于印度尼西亚的爪哇和苏门答腊、印度、马来西亚等东南亚热带地区。现在我国云南西双版纳有少量引种栽培。

【采制】采取果实，置蒸笼内蒸煮，使树脂渗出；或取果实捣烂，置布袋内，榨取树脂，然后煎熬成糖浆状，冷却凝固成块状。亦有将树干砍破或钻以若干小孔，使树脂自然渗出，凝固而成。

【性味功效】甘、咸，平。活血定痛，化瘀止血，生肌敛疮。

【应用】用于跌打损伤，心腹瘀痛，外伤出血，疮疡不敛。

【选方】**1. 治腹中血块** 血竭、没药、滑石、牡丹皮(同煮过)各一两。为末，醋糊丸，梧桐子大，服之。(《摘元方》)

2. 治鼻衄 血竭、蒲黄等分。为末，吹之。(《医林集要》)

3. 治嵌甲疼痛 血竭末调敷之。(《医林集要》)

合欢皮

【别名】 合昏皮、夜合皮、合欢木皮。

【来源】 为豆科植物合欢 *Albizia julibrissin* Durazz. 的干燥树皮。

【植物识别要点】 落叶乔木。托叶线状披针形，较小叶小，早落；二回羽状复叶，互生；小叶线形至长圆形。头状花序在枝顶排成圆锥花序，花粉红色，花萼管状，花冠裂片三角形，花萼、花冠外均被短柔毛。荚果带状。

【生长环境】 生于山坡、林丛中或栽培。

【采制】 夏、秋二季剥取，晒干。

【性味功效】 甘，平。解郁安神，活血消肿。

【应用】 用于心神不安，忧郁失眠，肺痈，疮肿，跌扑伤痛。

【选方】 **1. 治打扑伤损筋骨** 合欢皮（炒干，末之）12g，入麝香、乳香各 3g。每服 9g，温酒调，不饥不饱时服。（《续本事方》）

2. 治心烦失眠 合欢皮 9g，夜交藤 15g。水煎服。（《浙江药用植物志》）

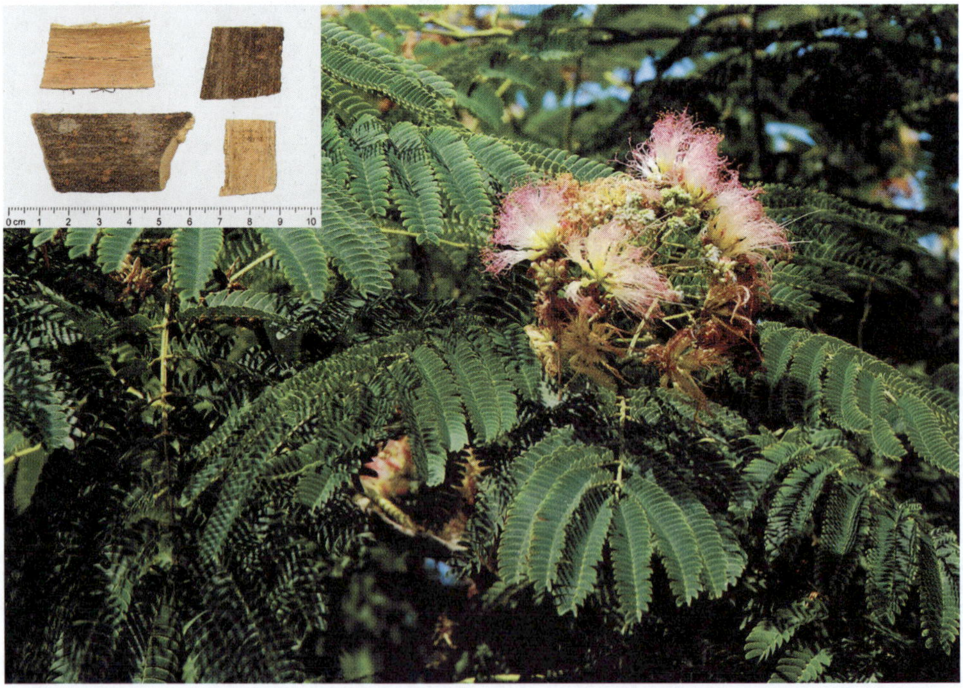

决明子

【别名】草决明、假花生、假绿豆、马蹄决明。

【来源】为豆科植物钝叶决明 *Cassia obtusifolia* L. 或决明(小决明) *Cassia tora* L. 的干燥成熟种子。

【植物识别要点】一年生草本。叶互生;双数羽状复叶;托叶线状,早落;小叶3对,倒卵形,全缘,上面近无毛,下面被柔毛。花腋生,成对。荚果,线形,略扁,弓形弯曲,被疏柔毛。种子多数,菱形,灰绿色,有光亮。

【生长环境】生于山坡、旷野及河滩沙地上。

【采制】秋季采收成熟果实,晒干,打下种子,除去杂质。

【性味功效】甘、苦、咸,微寒。清热明目,润肠通便。

【应用】用于目赤涩痛,羞明多泪,头痛眩晕,目暗不明,大便秘结。

【选方】1. 止泪明目　主肝经热,风赤眼。朝取1匙挼令净,空心水吞下。(《奇效良方》)

2. 治急性结膜炎　决明子、菊花各三钱,蔓荆子、木贼各二钱,水煎服。(《河北中药手册》)

3. 治高血压　决明子五钱,炒黄,水煎,代茶饮。(《江西草药》)

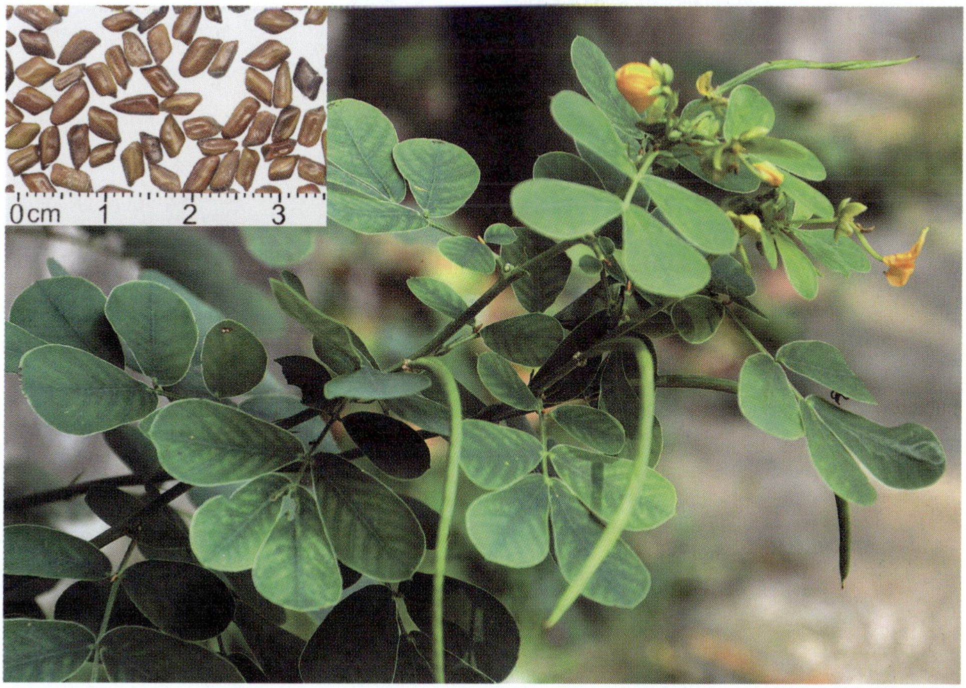

闭鞘姜

【别名】广商陆、水蕉花。

【来源】为闭鞘姜科植物闭鞘姜 Hellenia *speciosa*(J. Koenig)S. R. Dutta 的干燥根状茎。

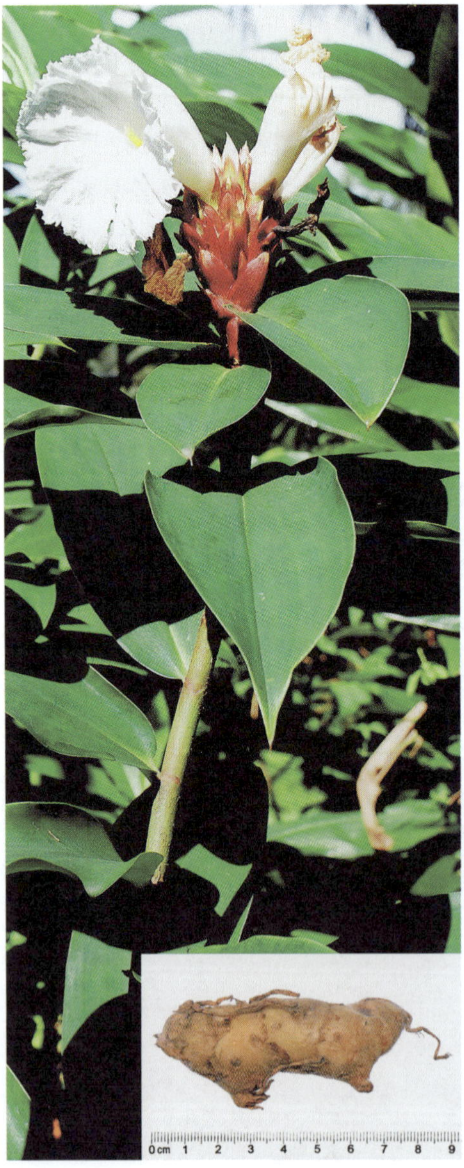

【植物识别要点】多年生草本,基部近木质,顶部常分枝,旋卷。叶片长圆形或披针形,顶端渐尖或尾状渐尖,基部近圆形,叶背密被绢毛。穗状花序顶生,椭圆形或卵形,苞片卵形,革质,红色,被短柔毛,具增厚及稍锐利的短尖头,淡红色;花萼革质,红色,嫩时被绒毛;花冠白色或顶部红色;唇瓣宽喇叭形,纯白色,顶端具裂齿及皱波状;蒴果稍木质。种子黑色,光亮。

【生长环境】生于疏林下、山谷阴湿地、路边草丛、荒坡、水沟边等温暖、湿润环境处。

【采制】四季均可采,以秋末为宜,入药,洗净切片,蒸熟晒干。

【性味功效】辛、酸,微寒。利水消肿,解毒止痒。

【应用】用于百日咳,肾炎水肿,尿路感染,肝硬化腹水,小便不利;外用治荨麻疹,疮疖肿毒,中耳炎。

【选方】1. **中耳炎** 鲜闭鞘姜适量,捣烂取汁,每日滴耳3次(《全国中草药汇编》)

2. **急性肾炎水肿** 闭鞘姜、白茅根、玉米须15g,筋党根、仙鹤草、车前草各9g,水煎服,每日一剂(《全国中草药汇编》)

羊角拗

【别名】羊角藕、羊角纽、羊角藤、倒钓笔、羊角扭。

【来源】为夹竹桃科植物羊角拗 *Strophanthus divaricatus* (Lour.) Hook. et Arn. 的根或茎叶。

【植物识别要点】灌木。叶对生，椭圆形或矩形，全缘，厚纸质。花顶生或呈聚伞花序。蓇葖果木质，双出扩展，长披针形，极厚，内含种子多数。种子线形而扁，一端有长尾，密生白色丝状长毛。

【生长环境】生长在丘陵山地、路旁和灌木丛中，主要分布在广西、广东、云南、贵州等地。

【采制】全年可采。

【性味功效】苦，寒，有毒。祛风湿，通经络，解疮毒，杀虫。

【应用】用于风湿肿痛，小儿麻痹后遗症，跌打损伤，痈疮，疥癣。

【选方】**1. 治风湿肿痛，小儿麻痹后遗症，疥癣**　羊角扭叶适量，煎汤温洗。(广州空军《常用中草药手册》)

2. 治多发性脓肿，腱鞘炎，毒蛇咬伤，跌打骨折　羊角扭叶粉末适量，用酒水调和温敷患处。(广州空军《常用中草药手册》)

3. 治乳痈初期　羊角拗鲜叶、红糖同捣烂，烤热外敷。(《福建中草药》)

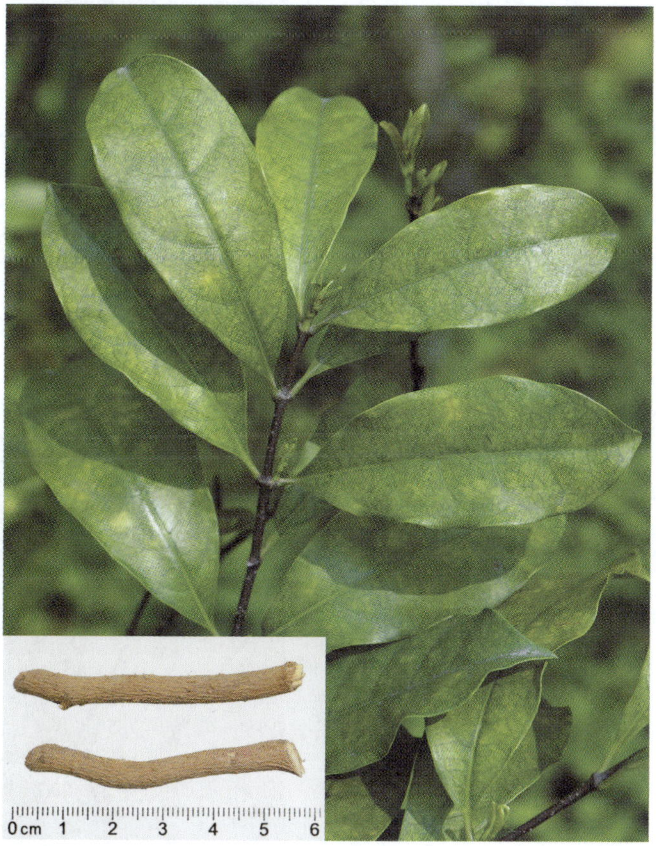

灯心草

【别名】秧草、水灯心、野席草、龙须草、灯草、水葱。

【来源】为灯心草科植物灯心草 *Juncus effusus* L. 的干燥茎髓。

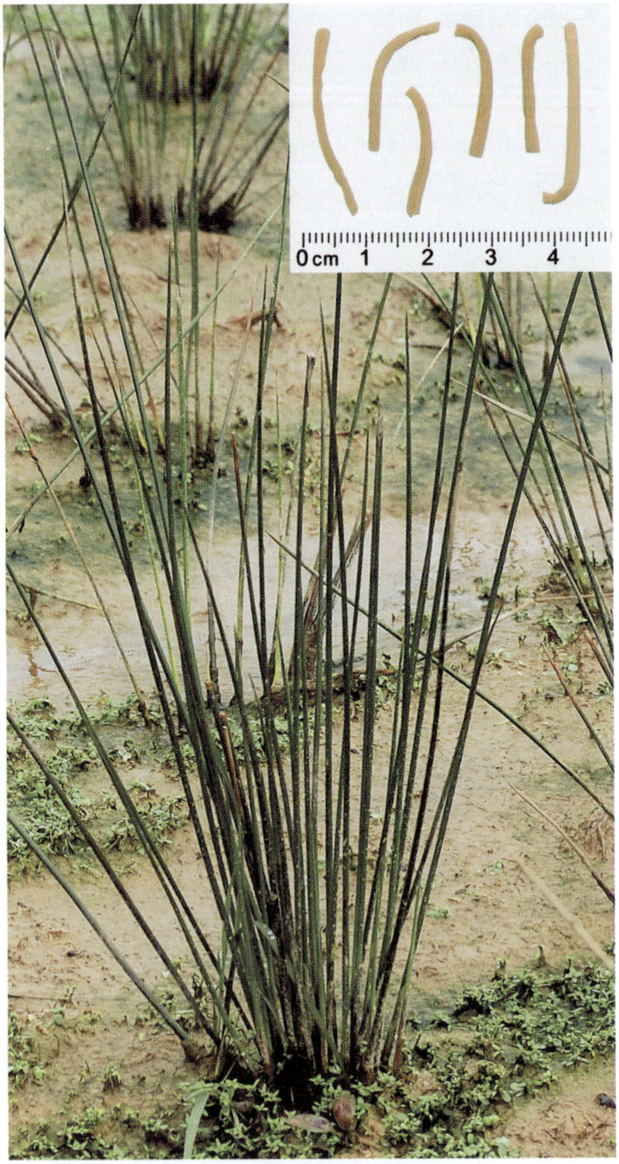

【植物识别要点】多年生草本。根茎横走，密生须根。茎簇生，直立，细柱形，内具有乳白色髓。叶鞘红褐色或淡黄色；叶片刺芒状。花序假侧生，聚伞状；花淡绿色；花被片条状披针形，2 轮。蒴果长圆状。种子多数，卵状长圆形，褐色。

【生长环境】生于水旁、田边等潮湿处。

【采制】夏末至秋季割取茎，取出茎髓，剪段，晒干，生用或制用。

【性味功效】甘、淡，微寒。清心火，利小便。

【应用】用于心烦失眠，尿少涩痛，口舌生疮。

【选方】**1. 治水肿** 灯心草四两。水煎服。(《方脉正宗》)

2. 治热淋 鲜灯心草、车前草、凤尾草各一两。淘米水煎服。(《河南中草药手册》)

阴香

【别名】山玉桂、桂树、八角、山桂枝、连粘树、土山肉桂。

【来源】为樟科植物阴香 *Cinnamomum burmannii* (Nees) Blume 的干燥树皮。

【植物识别要点】乔木；树皮光滑，灰褐色至黑褐色，内皮红色，味似肉桂，叶互生或近对生，稀对生，圆锥花序腋生或近顶生，比叶短少花，疏散，密被灰白微柔毛，最末分枝为3花的聚伞花序。花绿白色，花被内外两面密被灰白微柔毛，子房近球形，长约1.5mm，略被微柔毛，花柱长2mm，具棱角，略被微柔毛，柱头盘状。果卵球形。

【生长环境】生于疏林、密林或灌丛中，或溪边路旁等处。

【采制】一般夏季剥取茎皮，晒干。

【性味功效】辛、微甘，温。祛风散寒，温中止痛。

【应用】用于虚寒胃痛，腹泻，风湿关节痛；外用治跌打肿痛，疮疖肿毒，外伤出血。

【选方】**1. 治虚寒胃痛，腹泻** 二至三钱水煎服，或半至一钱研粉吞服。(《全国中草药汇编》)

2. 疮疖肿毒，外伤出血 外用适量，研粉酒调涂敷或干粉撒患处。(《全国中草药汇编》)

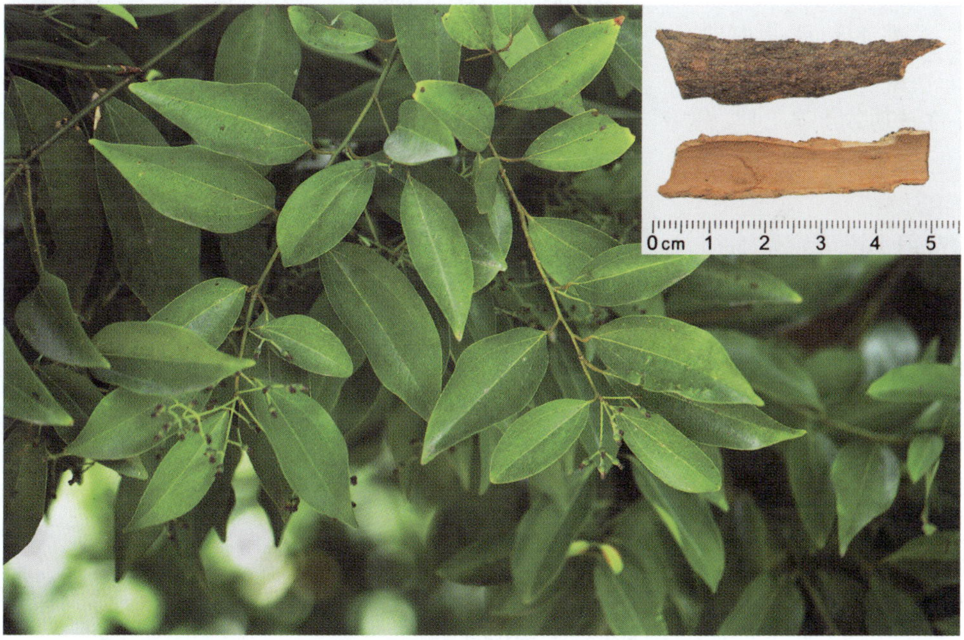

防风

【别名】茴芸、茴草、百枝、闾根、屏风。

【来源】为伞形科植物防风 *Saposhnikovia divaricata*（Turcz.）Schischk. 的干燥根。

【植物识别要点】多年生草本。根粗壮，有分枝，根茎处密被纤维状叶残基。茎单生，两歧分枝，有细棱。基生叶有长叶柄，基部鞘状，稍抱茎。叶片卵形或长圆形，2~3回羽状分裂，第一次裂片卵形，第二次裂片在顶部的无柄，在下部的有短柄。复伞形花序多数，顶生，形成聚伞状圆锥花序，双悬果卵形。

【生长环境】生于草原、丘陵、多石砾的山坡上。

【采制】春、秋二季采挖未抽花茎植株的根，除去须根和泥沙，晒干。

【性味功效】辛、甘，微温。祛风解表，胜湿止痛，止痉。

【应用】用于感冒头痛，风湿痹痛，风疹瘙痒，破伤风。

【选方】1. 治自汗　防风、黄芪各30g，白术60g。每服9g，水一钟半，姜三片煎服。（《丹溪心法》玉屏风散）

2. 治盗汗　防风五钱，川芎二钱半，人参一钱二分半。为细末，每服二钱，临卧米饮调下。（《世医得效方》防风散）

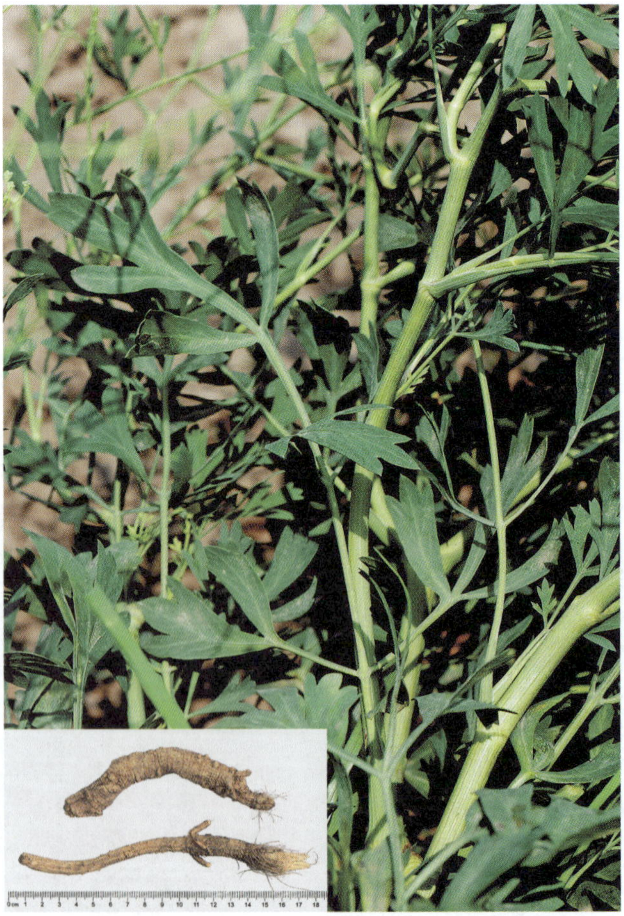

买麻藤

【别名】买子藤，黑藤，乌骨风，麻骨风，大节藤，接骨藤。

【来源】为买麻藤科植物买麻藤 *Gnetum montanum* Markgr. 或小叶买麻藤 *Gnetum parvifolium*（Warb.）C. Y. Cheng 的干燥藤茎。

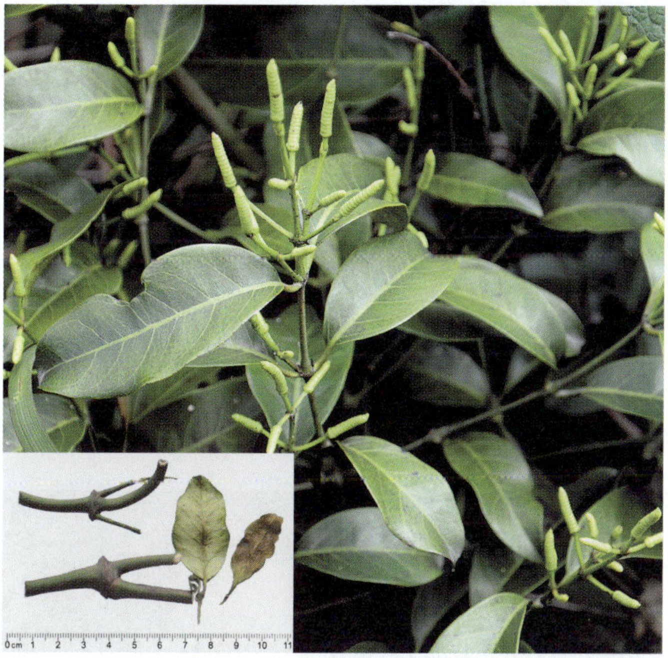

【植物识别要点】买麻藤 高达 10m 以上藤本。叶形大小多变，通常呈矩圆形，革质或半革质。雄球花序 1~2 回三出分枝，雄球花穗圆柱形，具 13~17 轮环状总苞，每轮环状总苞内有雄花 25~45，排成两行；雌球花序有 3~4 对分枝，雌球花穗每轮环状总苞内有雌花 5~8，胚珠先端有短珠被管；雌球花穗成熟时长约 10cm。种子矩圆状，熟时黄褐色或红褐色，光滑，有时被亮银色鳞斑。

小叶买麻藤 与买麻藤相似，主要区别在于小叶买麻藤的叶较小，椭圆形或长倒卵形，长 4~10cm，宽约 2.5cm；雄球花穗短小，长 1.2~2cm，总苞 5~10 轮；成熟种子无柄或几无柄，窄长椭圆形，长 2cm 以下。

【生长环境】常生于林中，或山坡、山谷、河边。

【采制】割取带叶藤茎，趁鲜切斜片晒干。

【性味功效】苦，温。祛风除湿，活血散瘀。

【应用】用于跌打损伤，风湿骨痛。

【选方】1. **治骨折** 鲜接骨藤适量捣烂，酒炒，复位后热敷包扎，固定，每天换药一次。（《全国中草新医疗法展览会技术资料选编（外科疾病）》）

2. **治筋骨酸软** 小叶买麻藤、五加皮、千斤拔。水煎服。（《全国中药草药汇编》）

红花

【别名】草红花、红蓝花。

【来源】为菊科植物红花 *Carthamus tinctorius* L. 的干燥花。

【植物识别要点】一年生草本。叶互生，近无柄，长卵形或卵状披针形，叶缘齿端有尖刺。头状花序外侧总苞2~3列，上部边缘有锐刺，内侧数列卵形，无刺；全为管状花，初开时黄色，后变为红色。瘦果近卵形，具四棱，无冠毛。

【生长环境】喜温暖干燥气候，耐寒、耐旱、耐盐碱、耐瘠薄。以选向阳、地势高燥、土层深厚栽培为宜。忌连作，花期忌涝。

【采制】夏季花由黄变红，选晴天，每日早晨6—8时采摘，阴干或低温烘干。

【性味功效】辛，温。活血通经，散瘀止痛。

【应用】用于经闭，痛经，恶露不行，癥瘕痞块，胸痹心痛，瘀滞腹痛，胸胁刺痛，跌扑损伤，疮疡肿痛。

【选方】1. 治痛经　红花6g，鸡血藤24g。水煎调黄酒适量服。(《福建药物志》)

2. 治瘀滞腹痛　常与桃仁、川芎、牛膝等同用，如血府逐瘀汤。(《医林改错》)

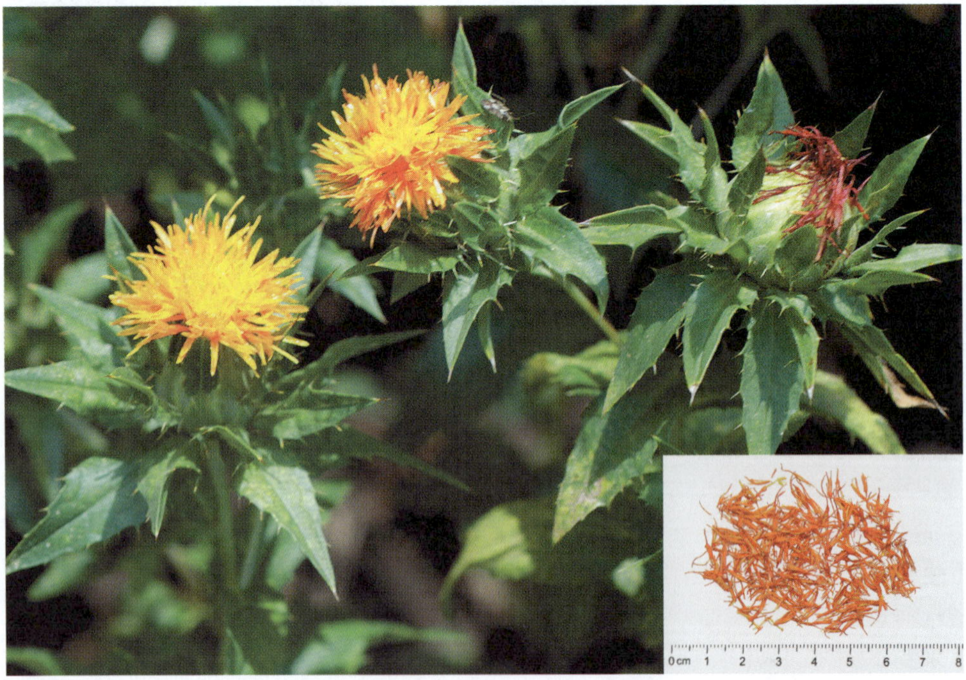

红花羊蹄甲

【别名】 红花紫荆、马鞍叶、紫荆花。

【来源】 为豆科植物红花羊蹄甲 *Bauhinia blakeana* Dunn. 的根、树皮、叶及花。

【植物识别要点】 乔木。叶革质，近圆形或阔心形，基部心形，先端 2 裂，裂片顶钝或狭圆，似羊蹄甲。总状花序顶生或腋生；苞片和小苞片三角形，花蕾纺锤形；萼佛焰状，有淡红色和绿色线条；花瓣红紫色，具短柄，倒披针形。

【生长环境】 喜温暖湿润、多雨的气候、阳光充足的环境，分布于福建、广东、海南、广西、云南等地。

【采制】 四季采集。

【性味功效】 微涩，微凉。止血，健脾。平和，味苦，解毒。

【应用】 用于月经闭止、气滞痛、牙痛、跌打损伤。

【选方】 **1. 治跌打损伤** 马鞍叶适当，捣烂外敷患处。(《中草药手册》)

2. 治筋骨疼痛 马鞍叶 15g，水煎服。(《全国中草药汇编》)

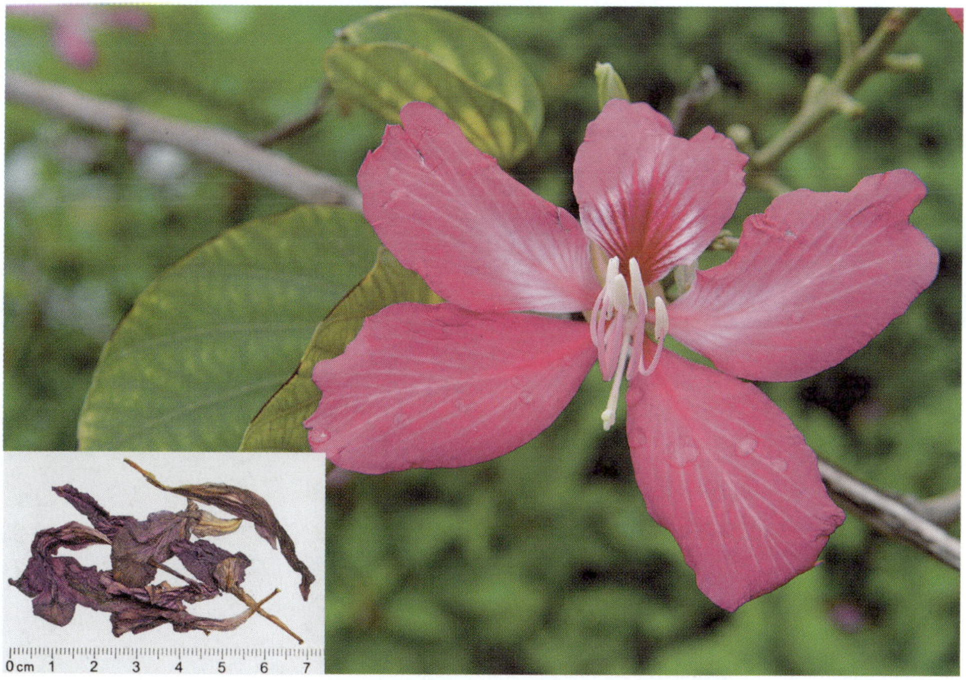

红花酢浆草

【别名】大叶酢浆草、三夹莲、铜锤草。
【来源】为酢浆草科植物红花酢浆草 *Oxalis corymbosa* DC. 的全草。

【植物识别要点】多年生草本。地下部分有多数小鳞茎。叶基生，扁圆状倒心形，顶端凹入，两侧角圆形，小叶两面有棕红色瘤状小腺点。花瓣5，倒心形，淡紫色至紫红色，基部颜色较深，雄蕊10枚，长的5枚超出花柱，伞房花序。蒴果有毛。

【生长环境】生于旷野村边、路旁阴湿处。分布于全国各地，栽培，亦有野生。

【采制】夏季采收全草，鲜用或晒干。

【性味功效】酸，寒。清热解毒，散瘀消肿，调经。

【应用】用于咽炎，牙痛，肾盂肾炎，月经不调；外用治毒蛇咬伤，跌打损伤，烧烫伤。

【选方】1. 治扁桃体炎　鲜红花酢浆草30~60g。米泔水洗净，捣烂绞汁，调蜜服。(《福建药物志》)

2. 治慢性肾炎　(红花酢浆草)鲜品15~30g。配鸡蛋煎服。(福建省晋江专区革委会民卫组编《中草药手册》)

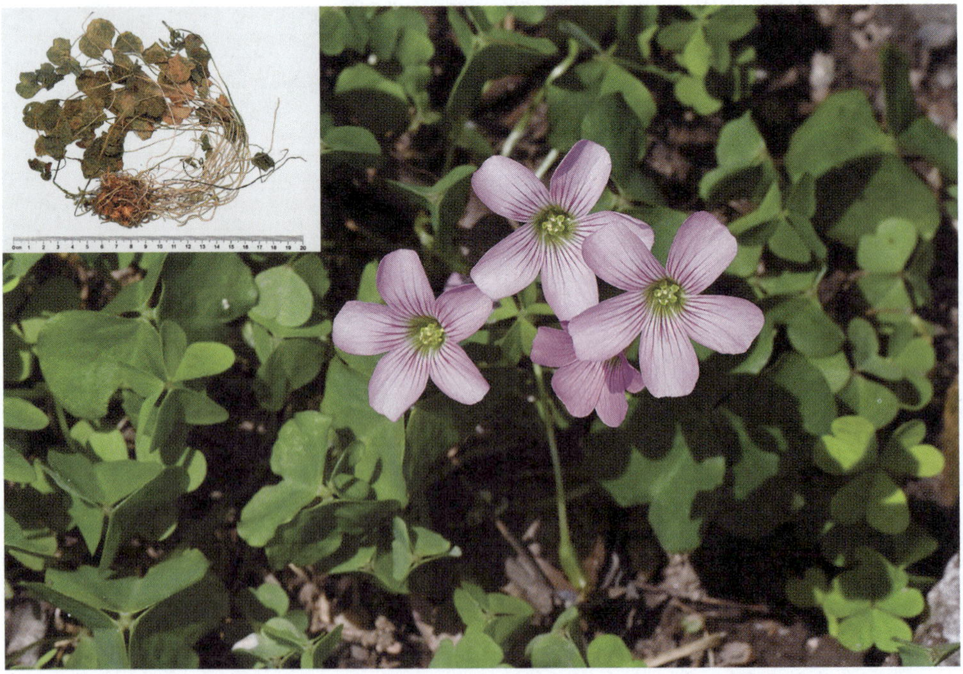

红豆蔻

【别名】大良姜、山姜。

【来源】为姜科植物大高良姜 *Alpinia galanga* Willd. 的干燥成熟果实。

【植物识别要点】株高达 2m；根茎块状，稍有香气。叶片长圆形或披针形，两面均无毛或叶背被长柔毛；叶舌近圆形。圆锥花序密生多花，花绿白色；萼筒状宿存；花冠管长约 6~10mm，裂片长圆形，唇瓣倒卵状匙形，长达 2cm，白色而有红线条，深 2 裂。果长圆形，中部稍收缩，熟时棕色或枣红色，内有种子 3~6 颗。

【生长环境】生于山坡、旷野的草地或灌丛中。

【采制】秋季果实变红时采收，除去杂质，阴干。

【性味功效】辛，温。散寒燥湿，醒脾消食。

【应用】用于脘腹冷痛，食积胀满，呕吐泄泻，饮酒过多。

【选方】1. **治伤寒后宿食不化**　缩砂仁、白术、茯苓（去黑皮）各一两，红豆蔻、甘草（炙）、人参、枳壳（去瓤麸炒）各半两，上七味，捣罗为末，炼蜜和捣三五百杵，丸如梧桐子大，每服空心米饮下五丸，日再。（《圣济总录》助胃丸方）

2. **治脾受水气之水肿**　藿香、丁香、羌活、红豆蔻、川芎、独活、木香、草豆蔻（去皮）、甘草（炙）以上各一分，干姜三铢，陈皮半两，上为细末，每服二钱，水一盏，煎二三沸，空心和滓服。（《奇效良方》）

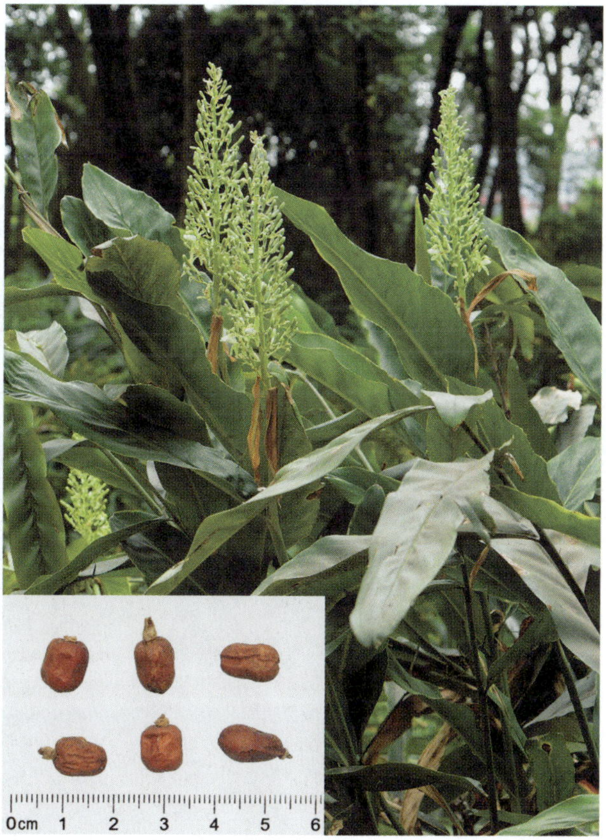

麦冬

【别名】麦门冬、沿阶草。

【来源】为百合科植物麦冬 *Ophiopogon japonicus* (Linn. f.) Ker-Gawl. 的干燥块根。

【植物识别要点】丛生；根稍粗有时分枝多，近末端处常膨大成矩圆形、椭圆形或纺锤形的肉质小块根；根状茎短，木质，具地下走茎。叶先端急尖或钝，基部常包以褐色的叶鞘，上面深绿色，背面粉绿色。花葶通常长于或几等长于叶；总状花序长 6~15cm，具多数花；花被片矩圆形、矩圆状披针形，先端钝圆，淡紫色或淡蓝色。种子近球形。

【生长环境】生于海拔 50~1 400m 的山坡、山谷林下、路旁或湿地；为常见栽培的观赏植物。

【采制】夏初采挖，洗净，反复暴晒、堆置，至近干，除去须根，干燥。

【性味功效】甘、微苦，微寒。养阴生津，润肺清心。

【应用】用于肺燥干咳，虚劳咳嗽，津伤口渴，心烦失眠，肠燥便秘。

【选方】**治虚热上攻，脾肺有热，咽喉生疮**　麦门冬一两，黄连五钱。上为末，蜜丸如梧桐子大。每服三十丸，食前麦门冬汤下。(《普济方》麦门冬丸)

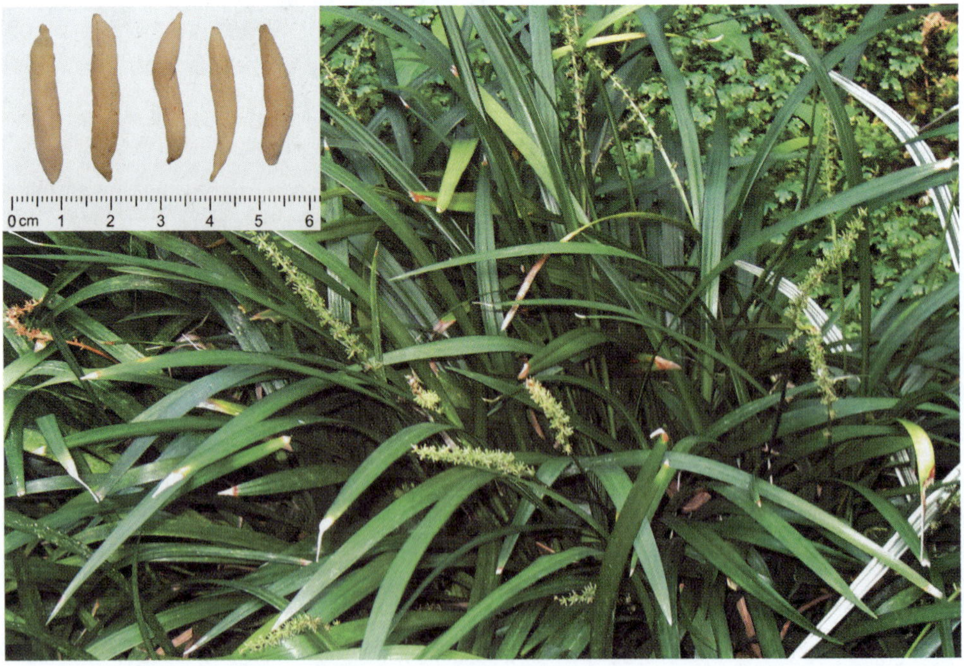

远志

【别名】小草、细草、小鸡腿、细叶远志、线茶。

【来源】为远志科植物远志 *Polygala tenuifolia* Willd. 或卵叶远志 *Polygala sibirica* L. 的干燥根。

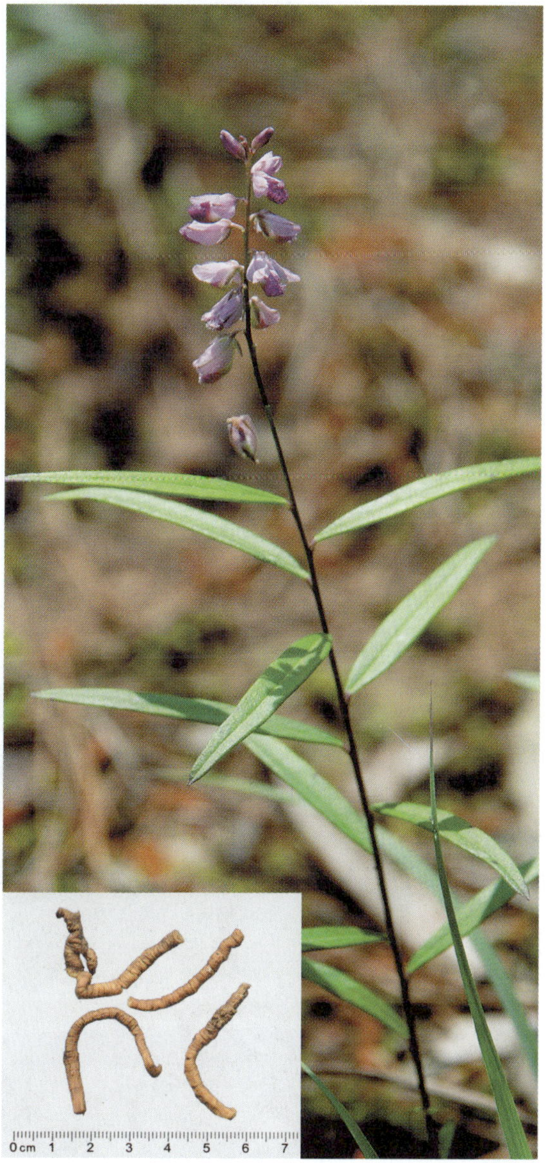

【植物识别要点】多年生草本。根圆柱形。茎丛生。叶互生，线形或狭线形。总状花序，花淡蓝色。蒴果扁平，圆状倒心形，绿色，光滑，边缘狭翅状，基部有宿存的花萼，种子卵形，微扁，棕黑色，密被白色绒毛。

【生长环境】生于山坡林下或草地上。

【采制】栽培品于播种后2~3年采收，在春季或秋季采挖，除去茎部及泥土，趁鲜抽去木质心，晒干。

【性味功效】苦、辛，温。安神益智，交通心肾，祛痰，消肿。

【应用】用于失眠健忘，咳痰，疮疡肿毒，乳房肿痛。

【选方】1. **健忘**　远志、石菖蒲等分。煎汤常服。（《卫生易简方》）

2. **不寐**　远志（去心）煎汤。随时饮之。（《普济方》）

赤小豆

【别名】赤豆、红小豆。

【来源】为豆科植物赤小豆 *Vigna umbellate* Ohwi et Ohashi 或赤豆 *Vigna angularis* Ohwi et Ohashi 的干燥成熟种子。

【植物识别要点】**赤小豆** 一年生草本。茎纤细，幼时被黄色长柔毛，老时无毛。羽状复叶，小叶3，纸质，卵形或披针形，全缘或微3裂，薄被疏毛，基出脉3条。总状花序腋生，苞片披针形，花黄色。荚果线状圆柱形，种子长椭圆形，种脐凹陷。

赤豆 呈短圆柱形，两端较平截或钝圆，直径4~6mm。表面暗棕红色，有光泽，种脐不突起。

【生长环境】多为栽培。

【采制】秋季荚果成熟而未开裂时拔取全株，晒干并打下种子。

【性味功效】甘、酸，平。利水消肿，解毒排脓。

【应用】用于水肿，黄疸，风湿热痹，痈肿疮毒，肠痈。

【选方】**1. 治流行性腮腺炎** 取赤小豆50~70粒研成细粉，和入温水、鸡蛋清或蜜调成稀糊状，摊在布上，敷于患处。一般一次即能消肿。(《中药大辞典》)

2. 治黄胆，遍身如金色 瓜蒂（二钱），母丁香（一钱），黍米（四十九粒），赤小豆（半钱），上为细末，每夜吹两鼻孔内，嗅入便睡，明日取下黄水，次服黄连散。(《奇效良方》)

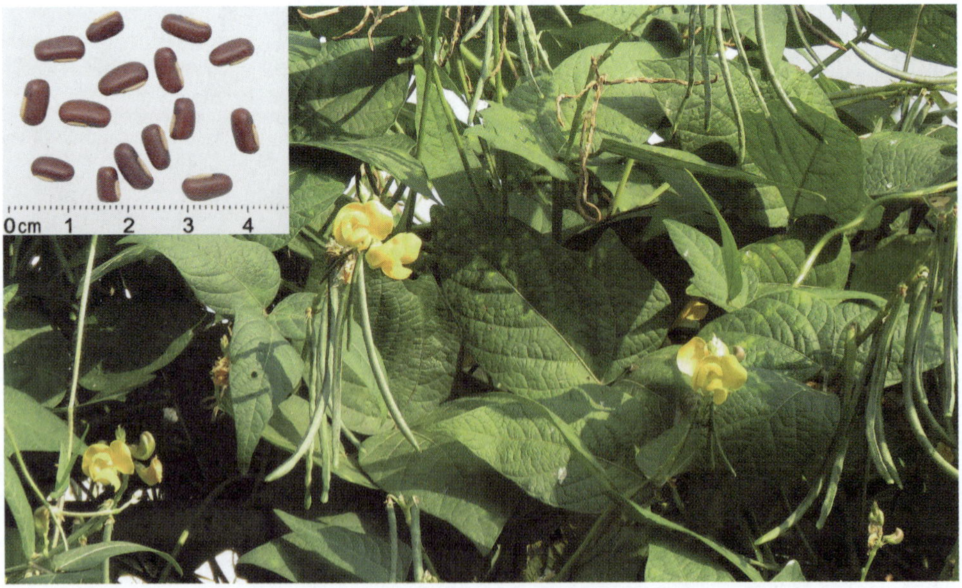

芫花

【别名】药鱼草、老鼠花、闹鱼花、头痛花、闷头花。

【来源】为瑞香科植物芫花 *Daphne genkwa* Sieb. et Zucc. 的干燥花蕾。

【植物识别要点】落叶灌木。叶对生，纸质，卵形或卵状披针形至椭圆状长圆形，全缘。花紫色或淡紫蓝色，常3~6朵簇生于叶腋或侧生，花梗短，具灰黄色柔毛。果实肉质，白色，椭圆形。种子1枚。

【生长环境】生于路旁或山坡上。

【采制】春末夏初，花未开放时，选择晴天采集，晒干。

【性味功效】苦、辛，温，有毒。泻水逐饮；外用杀虫疗疮。

【应用】用于水肿胀满，胸腹积水，痰饮积聚等。

【选方】1. **痰冷不消，结成癖块，胸胁胀痛**　芫花一两（醋拌炒令干），硝石半两，半夏一两（汤洗七次去滑）。上为末，生姜汁和丸，如绿豆大。每服，空心温酒下十丸。（《普济方》）

2. **痈疽**　芫花为末，胶和如粥敷之。（《千金要方》）

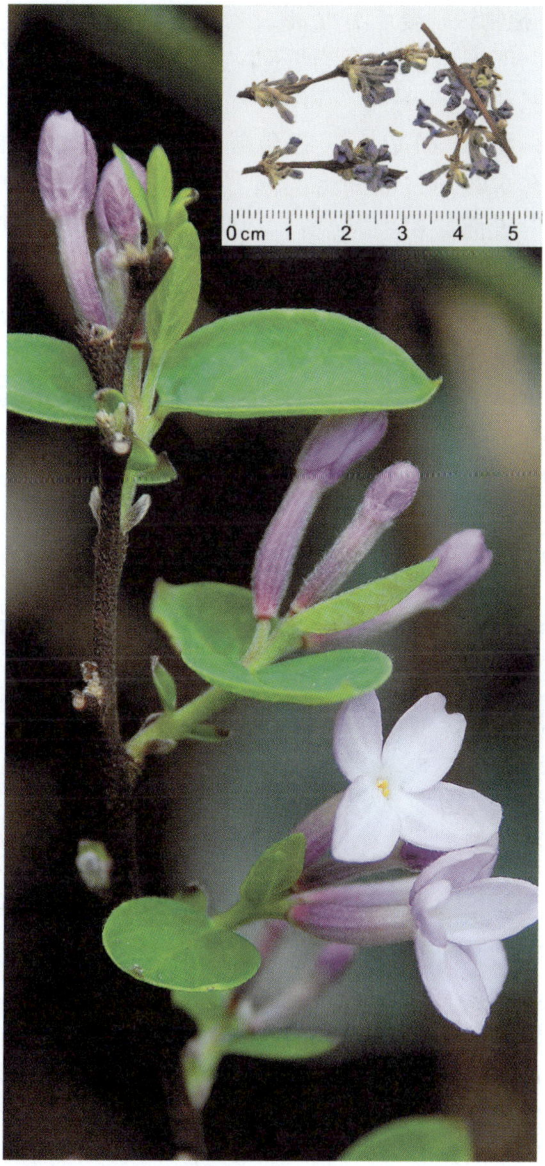

花椒

【别名】香椒、大花椒、椒目。

【来源】为芸香科植物青椒 *Zanthoxylum schinifolium* Sieb. et Zucc. 或花椒 *Zanthoxylum bungeanum* Maxim. 的干燥成熟果皮。

【植物识别要点】**青椒**　多为2~3个上部离生的小蓇葖果，集生于小果梗上，蓇葖果球形，沿腹缝线开裂，直径3~4mm。外表面灰绿色或暗绿色，散有多数油点和细密的网状隆起皱纹；内表面类白色，光滑。内果皮常由基部与外果皮分离。残存种子呈卵形，长3~4mm，直径2~3mm，表面黑色，有光泽。

花椒　灌木或小乔木。茎枝有皮刺，基部侧扁。叶互生，单数羽状复叶，小叶5~9，卵形、椭圆形至广卵形。伞房状圆锥花序，顶生。花单性，雌雄异株，花被4~8，三角状披针形。果实红色至紫红色，有突起的腺点。

【生长环境】生于路旁、山坡的灌木丛中。

【采制】秋季果实成熟后采收，除去枝叶，晒干，将果皮与种子分开。

【性味功效】辛，温。温中止痛，杀虫止痒。

【应用】用于胃腹冷痛、呕吐、泄泻、血吸虫、蛔虫等。

【选方】**1. 冷虫心痛**　花椒四两，炒出汗，酒一碗淋之。服酒。(《寿域神方》)

2. 膏瘅，七人饮少小便多　花椒一分，出汗瓜蒂二分。为末。水服方寸匕，日三服。(《伤寒类要》)

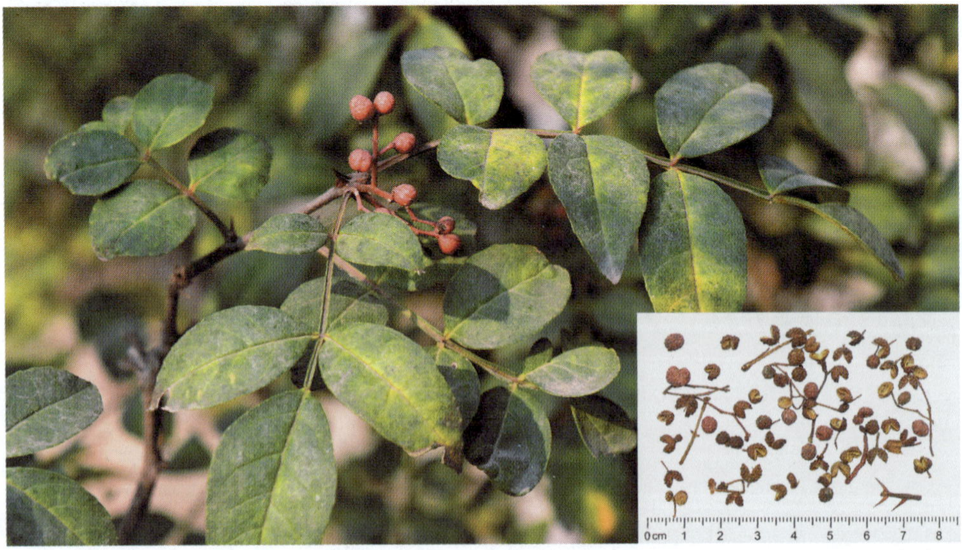

苍术

【别名】赤术、枪头菜。
【来源】为菊科植物茅苍术 *Atractylodes lancea*（Thunb.）DC. 或北苍术 *Atractylodes chinensis*（DC.）Koidz. 的干燥根茎。

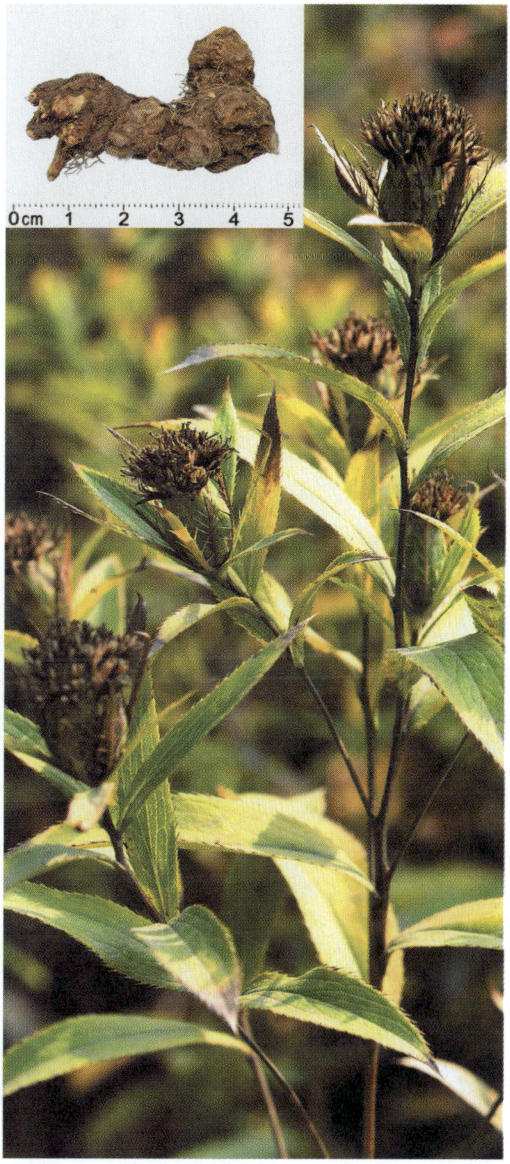

【植物识别要点】多年生草本。茎直立，单生或簇生。叶卵形或椭圆形，裂或不裂，基部扩大半抱茎，硬纸质，边缘有针刺状缘毛或刺齿。头状花序单生茎枝顶端，总苞钟状，覆瓦状排列。小花白色。瘦果倒卵圆状，被毛。冠毛刚毛褐色或污白色，基部连合成环。

【生长环境】生于山坡或草丛中。

【采制】秋季挖出根状茎后除去地上部分及泥沙杂质，晒干。

【性味功效】辛、苦，温。燥湿健脾，祛风散寒，明目。

【应用】用于脘腹胀满，水肿泄泻，脚气痿躄，风湿痹痛，夜盲。

【选方】**1. 脘腹胀满，不思饮食** 苍术（去粗皮，米泔浸二日）五斤，厚朴（去粗皮，姜汁制，炒香）、陈皮（去白）各三斤二两，甘草（炒）三十两。上为细末。每服二钱，以水一盏，入生姜二片，干枣二枚，同煎至七分，去姜、枣，带热服，空服，食前入盐一捻，沸汤点服亦得。（《太平惠民和剂局方》）

2. 湿气身痛 苍术，泔浸、切、水煎，取浓汁熬膏。白汤点服。（《简便单方》）

苍耳子

【别名】粘头婆、虱马头、卷耳。

【来源】为菊科植物苍耳 *Xanthium strumarium* L. 的全草和干燥带总苞的果实。

【植物识别要点】一年生草本。根纺锤形。茎直立，上部有纵沟，被灰白色粗糙毛。叶互生，三角状卵形或心形。头状花序聚生，单性同株，雄花序球形，小花管状，雌花序卵形，外面有倒刺毛。瘦果倒卵形，包藏在有刺的总苞内。

【生长环境】生于干旱山坡或砂质荒地。

【采制】夏季割取全草，去泥晒干。秋季果实成熟时采收，干燥，除去梗、叶等杂质。

【性味功效】辛、苦，微寒，有小毒。散风寒，通鼻窍，祛风湿。

【应用】用于风寒头痛，鼻塞流涕，鼻鼽，鼻渊，风疹瘙痒，湿痹拘挛。

【选方】**1. 治风疹和遍身湿痒**　苍耳全草煎汤外洗。(《闽东本草》)

2. 治一切风湿痹，四肢拘挛　苍耳子三两，捣末，以水一升，煎五合，去渣呷之。(《食医心镜》)

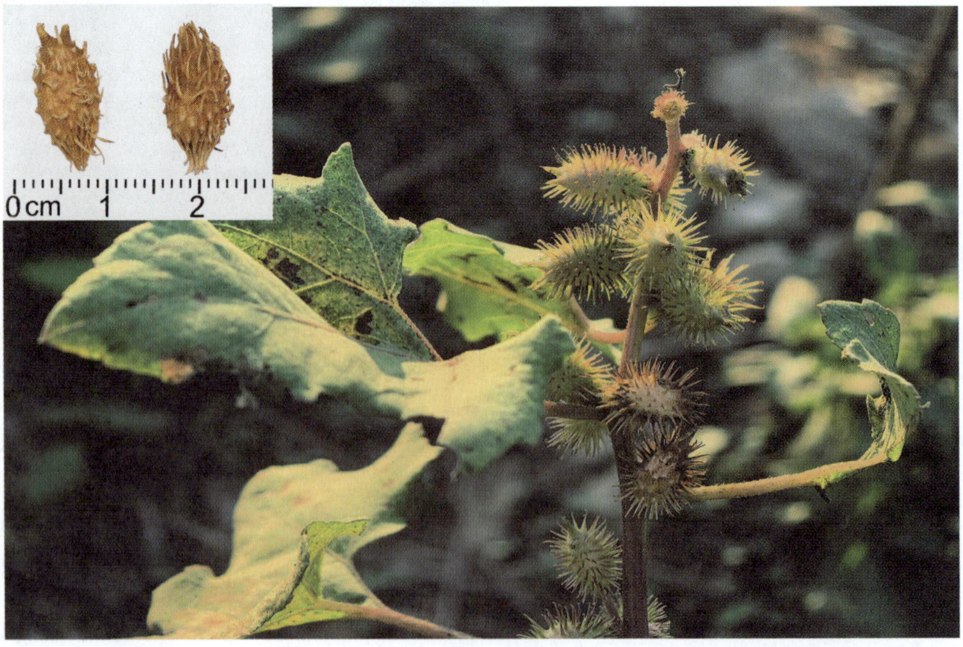

芡实

【别名】鸡头米、鸡头。

【来源】为睡莲科植物芡 *Euryale ferox* Salisb. 的干燥成熟种仁。

【植物识别要点】水生草本。初生叶沉水箭形，后生叶浮于水面，叶柄中空，有刺，叶椭圆状肾形或圆状盾形，表面深绿色，叶脉分歧点有刺。花紫红色，花梗粗长，多刺。浆果球形，海绵质，紫红色，外被皮刺，种子球形，黑色，坚硬。

【生长环境】生于池塘、湖沼中。

【采制】秋末冬初采收成熟果实，除去果皮，取出种子，洗净，再除去硬壳(外种皮)，晒干。

【性味功效】甘、涩，平。益肾固精，补脾止泻，除湿止带。

【应用】用于遗精滑精，遗尿尿频，脾虚久泻，白浊，带下。

【选方】1. 治精滑不禁　沙苑蒺藜(炒)、芡实(蒸)、莲须各二两，龙骨(醋炙)、牡蛎(盐水煮一日一夜，煅粉)各一两。共为末，莲子粉糊为丸，盐汤下。(《医方集解》金锁固精丸)

2. 治老幼脾肾虚热及久痢　芡实、山药、茯苓、白术、莲肉、薏苡仁、白扁豆各四两，人参一两。俱炒燥为末，白汤调服。(《方脉正宗》)

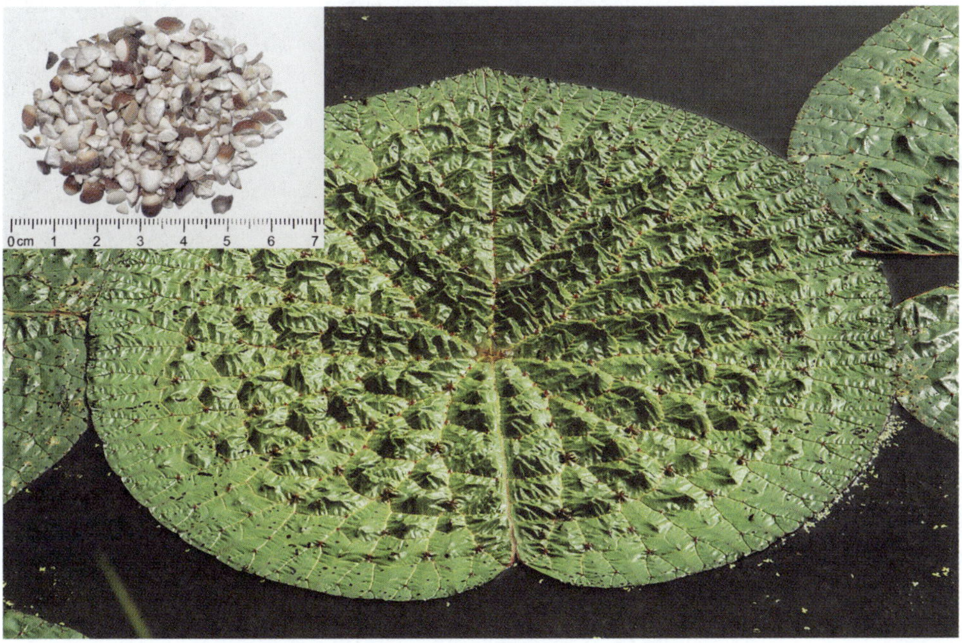

芒麻根

【别名】野麻、野芒麻、家麻、青麻。

【来源】为荨麻科植物芒麻 *Boehmeria nivea* (L.) Gaudich 的干燥根及根茎。

【植物识别要点】半灌木。茎直立，密生灰白粗柔毛。单叶互生，宽卵形或近圆形，先端渐尖，基部圆形或宽楔形，边缘具粗齿，上面粗糙，下面密生白色柔毛，基出3脉。花单性，花序圆锥状，腋生。瘦果椭圆形，密生短毛。

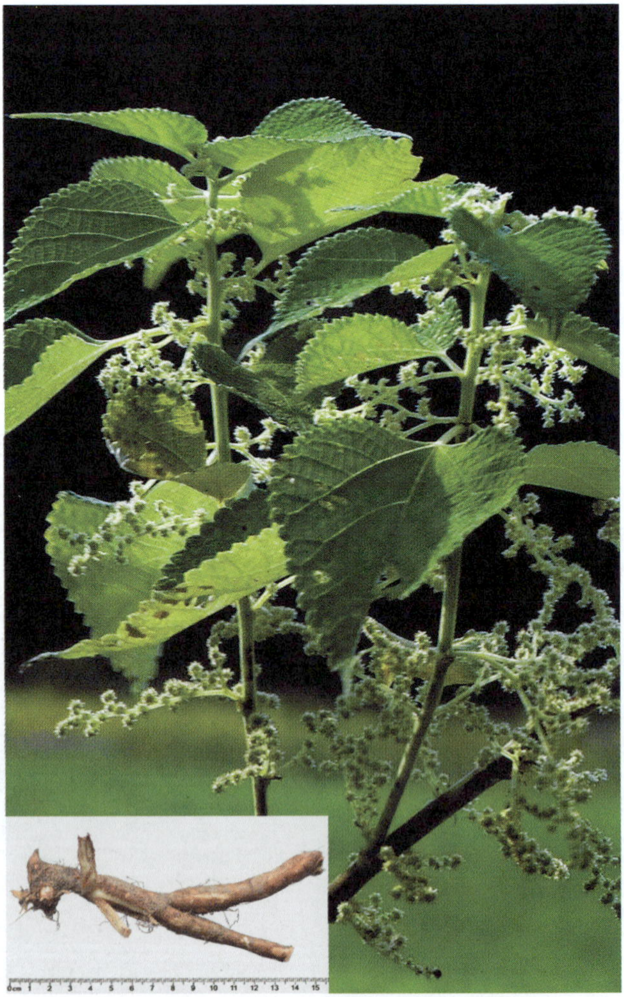

【生长环境】生于山区平地、缓坡地、丘陵地或平原冲积土上。

【采制】冬春季采挖，洗净，晒干。

【性味功效】甘，寒。清热安胎，凉血止血，利尿，解毒，散瘀。

【应用】用于感冒发热，麻疹高烧，尿路感染，肾炎水肿，孕妇腹痛，胎动不安，先兆流产；外用治跌打损伤，骨折，疮疡肿毒。

【选方】**1. 治咯血** 芒麻根30g，白茅根30g，水煎服。（《四川中药志》）

2. 治妊娠胎动 芒麻根15~30g，莲子30g，白葡萄干、冰糖各15g，水煎服。若见少量出血者加砂仁9g，艾叶15g。（《福建药物志》）

芦苇

【别名】芦根、苇根、水芦竹、芦茅根。

【来源】为禾本科植物芦苇 *Phragmites australis*(Cav.) Trin. ex Steud. 的根状茎。

【植物识别要点】多年生，根状茎十分发达。秆直立，高1~3(8)米，直径1~4cm，具20多节，基部和上部的节间较短，最长节间位于下部第4~6节，长20~25(40)cm，节下被腊粉。叶鞘下部者短于上部者，长于其节间；叶舌密生短纤毛，易脱落；叶片披针状线形，长30cm，宽2cm，无毛，顶端长渐尖成丝形。大型圆锥花序，分枝多数，着生稠密下垂的小穗；颖果长约1.5mm。

【生长环境】生于江河湖泽、池塘沟渠沿岸和低湿地。

【采制】全年均可采挖，除去芽、须根及膜状叶，鲜用或晒干。

【性味功效】甘，寒。清热泻火，生津止渴，除烦，止呕，利尿。

【应用】用于热病烦渴，肺热咳嗽，肺痈吐脓，胃热呕哕，热淋涩痛。

【选方】**1. 治呕哕不止厥逆者** 芦根三斤。切，水煮浓汁，频饮。(《肘后备急方》)

2. 治食鱼中毒，面肿，烦乱，及食鲈鱼中毒欲死者 芦根汁，多饮良，并治蟹毒。(《千金方》)

3. 治牙龈出血 芦根水煎，代茶饮。(《湖南药物志》)

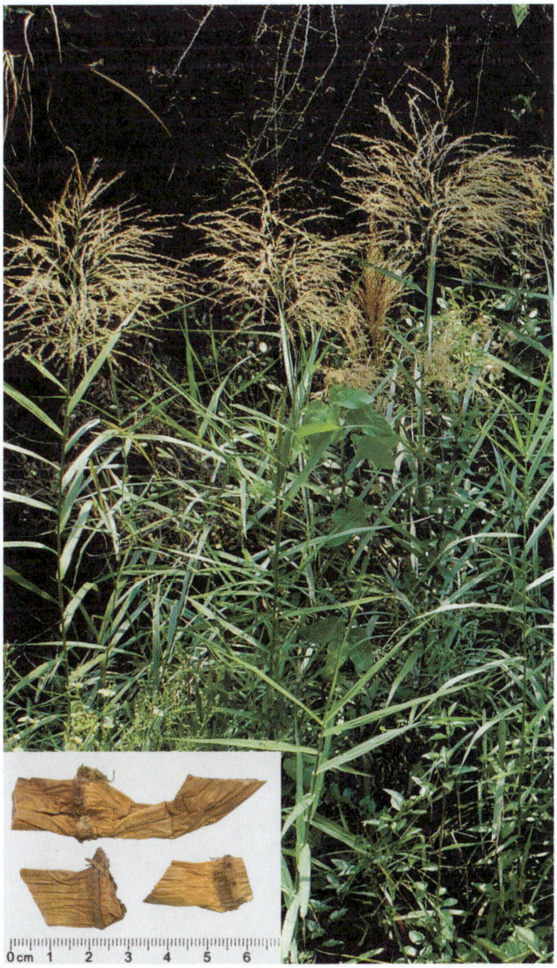

苏木

【别名】 苏方、苏方木、苏枋。

【来源】 为豆科植物苏木 *Biancaea sappan* (L.) Tod. 的干燥心材。

【植物识别要点】 小乔木，高达 6m，具疏刺，除老枝、叶下面和荚果外，多少被细柔毛；枝上的皮孔密而显著。二回羽状复叶；羽片 7~13 对，对生，小叶 10~17 对，紧靠，无柄，小叶片纸质，长圆形至长圆状菱形，先端微缺，基部歪斜，着生于羽轴上；侧脉纤细，两面明显，至边缘附近连结。圆锥花序顶生或腋生。荚果木质，近长圆形至长圆状倒卵形；种子 3~4 颗，长圆形，稍扁，浅褐色。

【生长环境】 生于海拔 200~1 050m 的山谷丛林中或栽培。

【采制】 秋季采伐，除去白色边材，干燥。

【性味功效】 甘、咸，平。活血祛瘀，消肿止痛。

【应用】 用于跌打损伤，骨折筋伤，瘀滞肿痛，经闭痛经，产后瘀阻，胸腹刺痛，痈疽肿痛。

【选方】 1. **治产后气滞作喘** 苏木、人参、麦门冬，水煎服。(《妇科玉尺》苏木汤)

2. **治破伤风** 苏枋木不拘多少，捣罗为细散。每服三钱匕，酒调服之。(《圣济总录》独圣散)

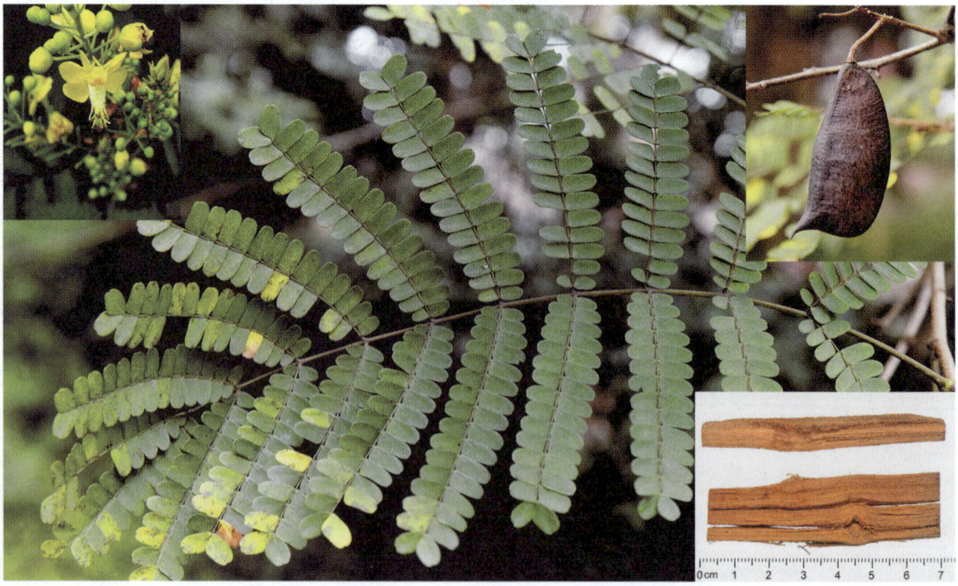

苏铁

【别名】铁树、避火蕉、凤尾松、凤尾蕉。

【来源】为苏铁科植物苏铁 *Cycas revoluta* Thunb. 的干燥根、叶、花及种子。

【植物识别要点】树干高约 2m 或更高，茎圆柱形，有明显螺旋状排列的菱形叶柄残痕。羽状叶从茎的顶部生出，长 75~200cm，叶轴横切面四方状圆形，柄略成四角形，两侧有齿状刺；羽状裂片达 100 对以上，条形，厚革质，坚硬，长 9~18cm，宽 4~6mm，中脉显著隆起，雄球花圆柱形，长 30~70cm，径 8~15cm，有短梗，种子红褐色或橘红色。

【生长环境】生于暖热湿润的环境。

【采制】叶根全年可采，夏季采花，秋季采种子，采后及时晒干。

【性味功效】苦、涩，微寒。化湿理气，清热解毒。

【应用】叶：适用于各种出血，胃炎，胃溃疡，高血压，神经痛，闭经，癌症。根：适用于肺痨咯血，肾虚牙痛，腰痛，白带，风湿关节，麻木疼痛，跌打损伤。

【选方】1. 治胃病　苏铁叶 15g。水煎服。(《浙江民间常用草药》)

2. 痢疾　苏铁根 15g，算盘子根 15g，煎服。(《安徽中草药》)

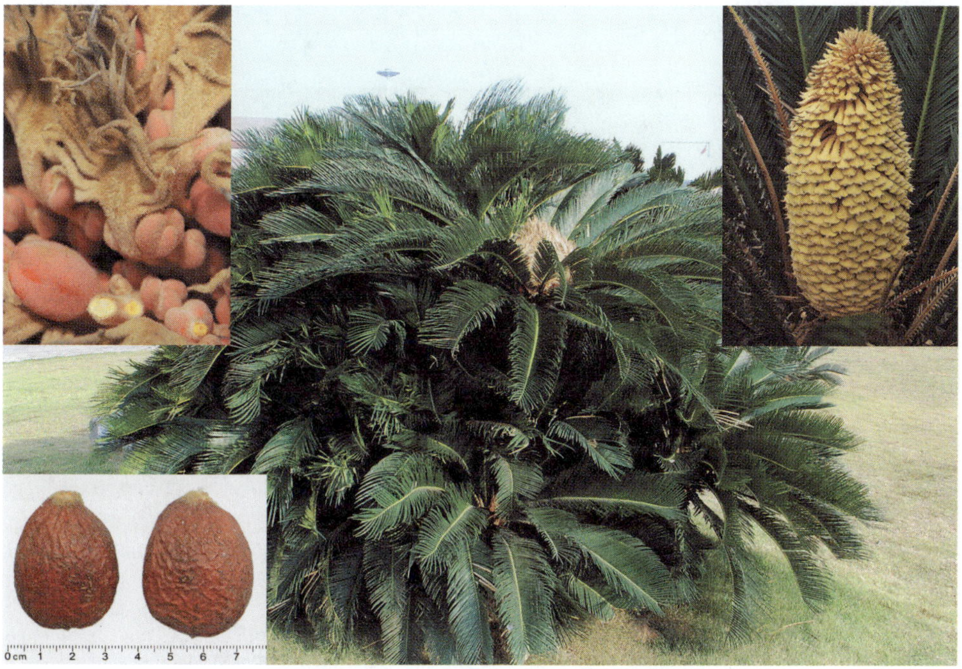

杠板归

【别名】扛板归、刺犁头、蛇倒退、贯叶蓼。

【来源】蓼科植物杠板归 *Persicaria perfoliata* (L.) H. Gross 的干燥地上部分。

【植物识别要点】一年生草本。茎攀缘，多分枝，长 1~2m，具纵棱，沿棱具稀疏的倒生皮刺。叶三角形，长 3~7cm，宽 2~5cm，顶端钝或微尖，基部截形或微心形，薄纸质，上面无毛，下面沿叶脉疏生皮刺；叶柄与叶片近等长，具倒生皮刺，盾状着生于叶片的近基部；托叶鞘叶状，草质，绿色，圆形或近圆形，穿叶，直径 1.5~3cm。总状花序呈短穗状。瘦果球形，黑色，包于宿存花被内。

【生长环境】生于野外湿润半湿润地。

【采制】夏季开花时采割，晒干。

【性味功效】酸，微寒。清热解毒，利水消肿，止咳。

【应用】用于咽喉肿痛，肺热咳嗽，小儿顿咳，水肿尿少，湿热泻痢，湿疹，疖肿，蛇虫咬伤。

【选方】**1. 治缠腰火丹（带状疱疹）** 鲜扛板归叶，捣烂绞汁，调雄黄末适量，涂患处，一日数次。（《江西民间草药》）

2. 治蛇咬伤 扛板归叶不拘多少，捣汁酒调，随量服之，用渣搭伤处。（《万病回春》）

3. 治痔漏 扛板归七钱至一两，猪大肠不拘量，同炖汤服。（《江西民间草药》）

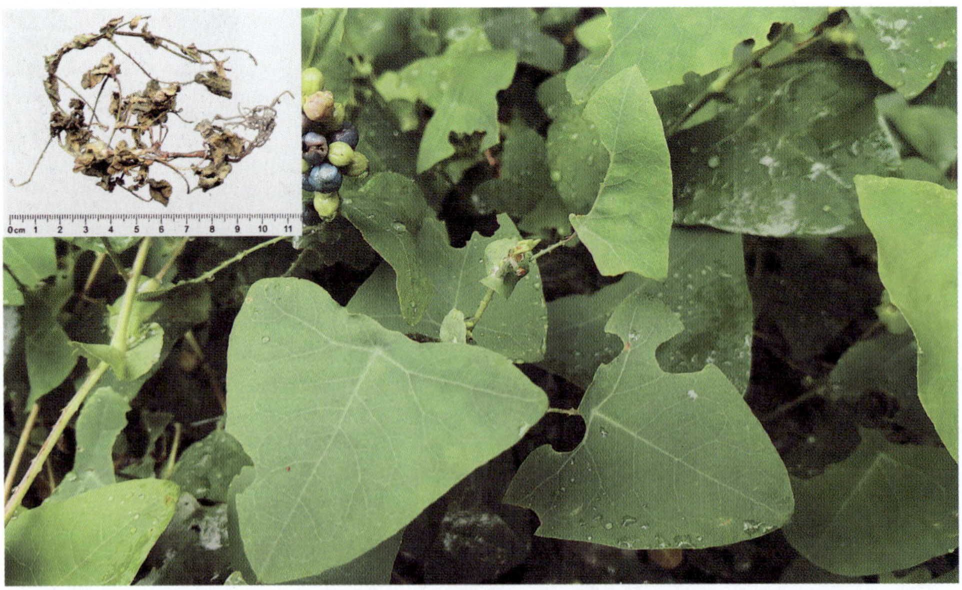

杜仲

【别名】扯丝皮、思仲、丝棉皮、玉丝皮。

【来源】为杜仲科植物杜仲 *Eucommia ulmoides* Oliv. 的干燥树皮。

【植物识别要点】落叶乔木;树皮灰褐色,粗糙,内含橡胶,折断拉开有多数细丝。叶椭圆形、卵形或矩圆形,薄革质;基部圆形或阔楔形,先端渐尖;上面暗绿色,下面淡绿,脉上有毛;侧脉6~9对;边缘有锯齿;叶柄长1~2cm,上面有槽,被散生长毛。花生于当年枝基部,雄花无花被;雌花单生。翅果扁平,长椭圆形;坚果位于中央,稍突起。种子扁平,线形。

【生长环境】生于低山、谷地或低坡的疏林里。

【采制】4—6月剥取,刮去粗皮,堆置"发汗"至内皮呈紫褐色,晒干。

【性味功效】甘,温。补肝肾,强筋骨,安胎。

【应用】用于肝肾不足,腰膝酸痛,筋骨无力,头晕目眩,妊娠漏血,胎动不安。

【选方】1. 治腰痛　川木香一钱,八角茴香三钱,杜仲(炒去丝)三钱。水一钟,酒半钟,煎服,渣再煎。(《活人心统》思仙散)

2. 治高血压　杜仲、黄芩、夏枯草各五钱。水煎服。(《陕西中草药》)

【附注】杜仲叶为本植物的叶。微辛,性温。补肝肾,强筋骨。用于肝肾不足,头晕目眩,腰膝酸痛,筋骨痿软。

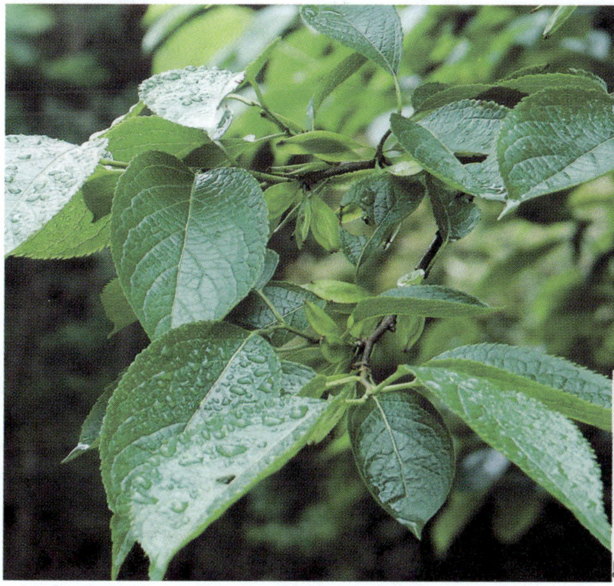

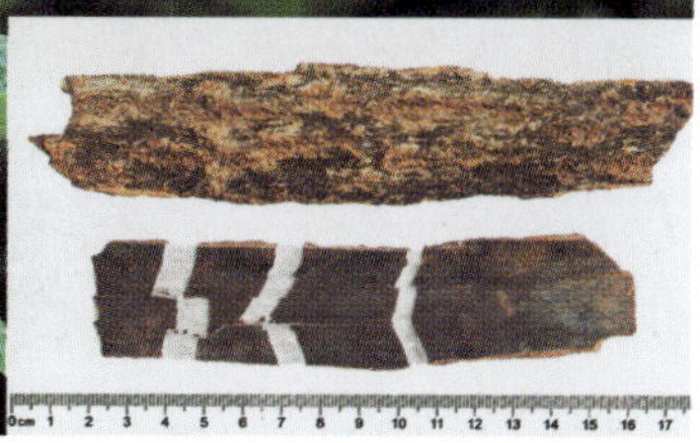

杜鹃

【别名】映山红、杜鹃花、红杜鹃、艳山红、清明花。

【来源】为杜鹃花科植物杜鹃 *Rhododendron simsii* Planch. 的花或果实。

【植物识别要点】半常绿灌木。叶互生，纸质，卵状椭圆形至披针形，花冠漏斗形，玫瑰红色，5裂。蒴果卵圆形，有褐色毛。

【生长环境】生于林中或岩畔腐殖土中。

【采制】春末采花，夏季采叶，秋冬采根，晒干或鲜用。

【性味功效】甘、酸，平。和血，调经，祛风湿。

【应用】用于月经不调，闭经，崩漏，跌打损伤等。

【选方】**1. 治白带**　杜鹃花，猪脚爪，同煮。(《浙江民间常用草药》)

2. 治鼻衄　映山红花，当归，水煎服。(《贵州草药》)

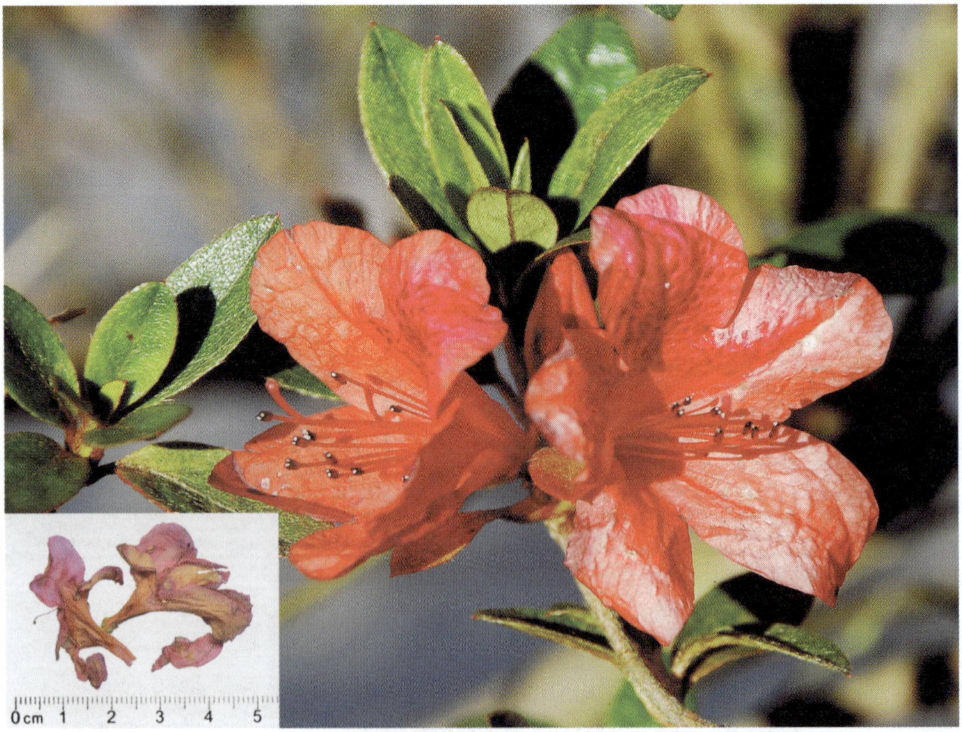

两面针

【别名】叶下穿针、入地金牛、麻药藤、入山虎。

【来源】为芸香科植物两面针 *Zanthoxylum nitidum* (Roxb.) DC. 的干燥根。

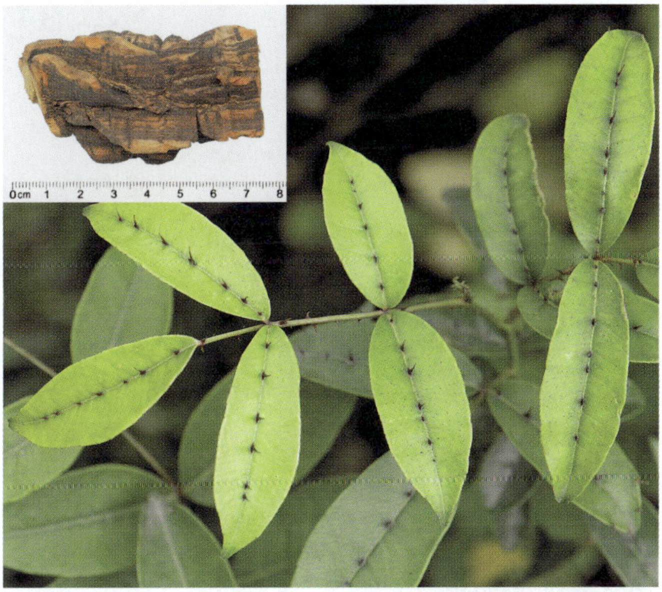

【植物识别要点】木质藤本。老茎有木栓层，茎枝及叶轴均有弯钩锐刺，茎干上有皮刺。叶有小叶(3)5~11片；小叶对生，成长叶硬革质，阔卵形或近圆形，或狭长椭圆形，顶端有明显凹口，凹口处有油点，边缘有疏浅裂齿，齿缝处有油点，有时全缘；小叶柄长2~5mm，稀近于无柄。花序腋生，花4基数。果皮红褐色，顶端有短芒尖；种子圆珠状，腹面稍平坦。

【生长环境】生于山地、丘陵、平地的疏林、灌丛中、荒山草坡的有刺灌丛中。

【采制】全年均可采挖，洗净，切片或段，晒干。

【性味功效】苦、辛，平。有小毒。活血化瘀，行气止痛，祛风通络，解毒消肿。

【应用】用于跌扑损伤，胃痛，牙痛，风湿痹痛，毒蛇咬伤；外治烧烫伤。

【选方】**1. 治鼻咽癌**　入地金牛、土鳖虫各15g，蛇泡勒、白茅根、野菊花、铁包金各30g，大蓟21g，甘草9g。水煎服，日1剂。(《抗癌中草药制剂》)

2. 治牙痛　韩信草、入地金牛各二钱。水煎服。(《岭南采药录》)

3. 治疮疖　生地15g，甘草9g，白蔹9g，土茯苓15g，入地金牛6g，甘菊9g，苦参6g，土兔冬6g，地肤子9g。水煎，内服。(《中医皮肤病学简编》)

【附注】本植物通常以根入药，茎、叶、果皮亦可入药。

连翘

【别名】黄花条、连壳、青翘、落翘、黄奇丹。

【来源】为木犀科植物连翘 *Forsythia suspensa*(Thunb.) Vahl 的干燥果实。

【植物识别要点】灌木,高可达3m;茎直立,枝条常下垂,髓中空。叶对生,卵形,顶端锐尖,基部圆形至宽楔形,边缘除基部以外有粗锯齿。先花后叶,花黄色,腋生,通常单生;花冠裂片4,倒卵状椭圆形。蒴果卵球状,基部略狭,表面散生瘤点。

【生长环境】多为栽培。

【采制】白露前采青绿果实,晒干,称"青翘"。寒露前采蒸透的果实,晒干,称"老翘"。

【性味功效】苦,微寒。清热解毒,消肿散结,疏散风热。

【应用】用于痈疽,丹毒,风热感冒,高热烦渴,神昏发斑。

【选方】1. **治乳腺炎** 连翘15g,蒲公英30g,王不留行9g,野菊花15g。水煎服。(《青岛中草药手册》)

2. **治肠痈** 连翘15g,黄芩、栀子各12g,金银花18g。水煎服。(《青岛中草药手册》)

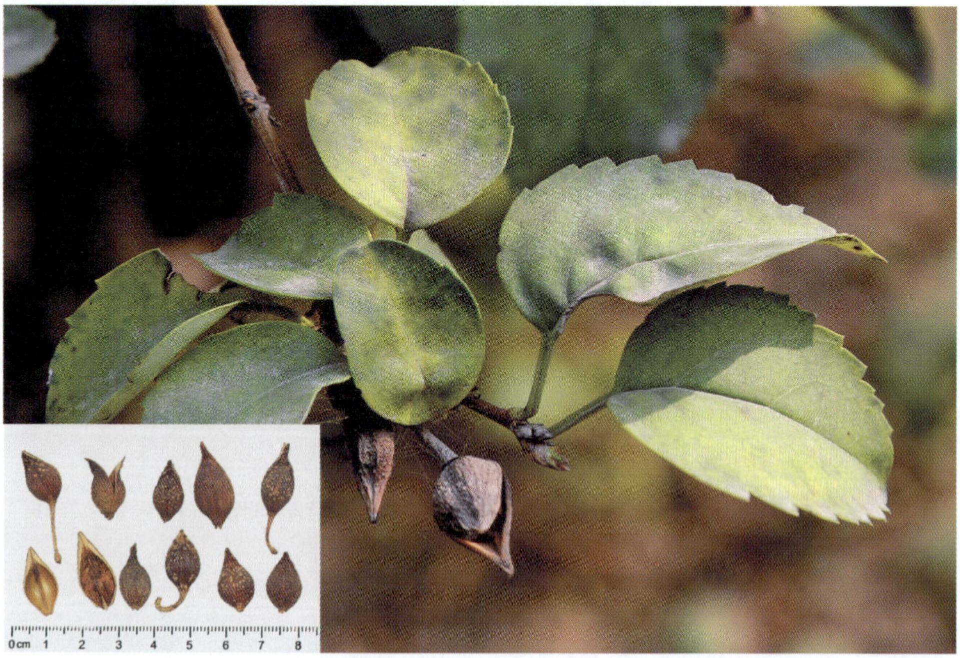

连钱草

【别名】 活血丹、透骨消、落地金钱、肺风草、十八缺。

【来源】 为唇形科植物活血丹 *Glechoma longituba*(Nakai) Kupr. 的干燥地上部分。

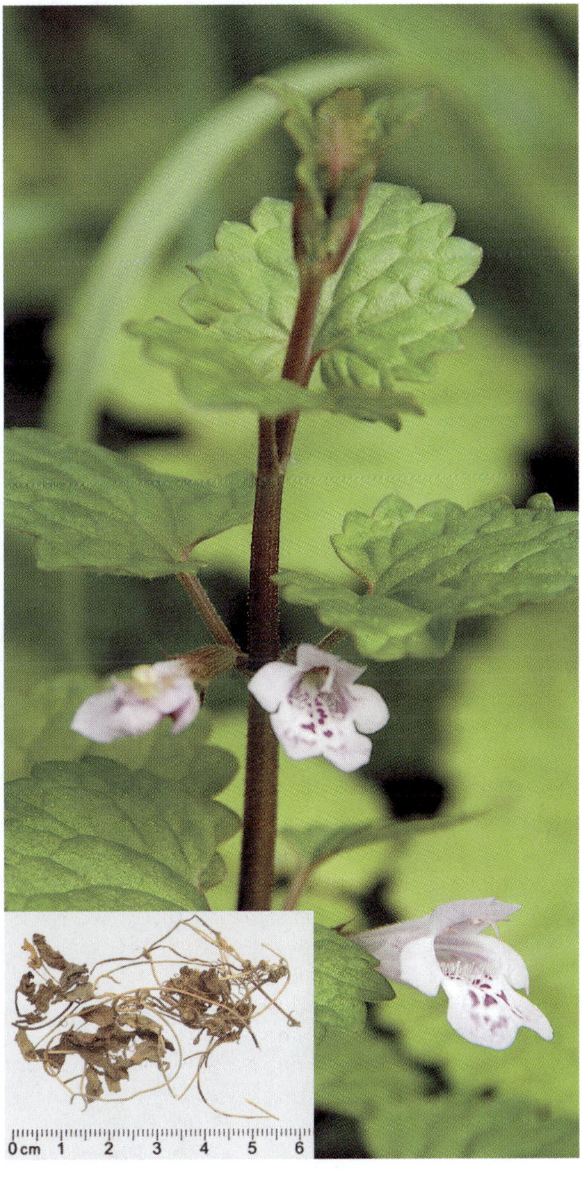

【植物识别要点】 多年生草本。茎细,方形,被细柔毛,下部匍匐,上部直立。叶对生,肾形至圆心形,边缘有圆锯齿,两面有毛或近无毛,下面有腺点。轮伞花序腋生,每轮 2~6 花;苞片刺芒状,花冠 2 唇形,淡蓝色至紫色。小坚果长。

【生长环境】 喜生于潮湿荫蔽的沟边、山野、草丛及林缘。

【采制】 全年可采,洗净、鲜用或晒干。

【性味功效】 辛、微苦,微寒。利湿通淋,清热解毒,散瘀消肿。

【应用】 用于热淋,石淋,湿热黄疸,疮痈肿痛,跌打损伤。

【选方】 **1. 治肾炎水肿** 连钱草、扁蓄草各一两,荠菜花五钱。煎服。(《上海常用中草药》)

2. 利小便,治膀胱结石 连钱草、龙须草、车前草各五钱。煎服。(《浙江民间草药》)

吴茱萸

【别名】茶辣、辣子、臭辣子、吴椒、臭泡子。

【来源】为芸香科植物吴茱萸 *Euodia rutaecarpa* (Juss.) Benth. 的干燥近成熟果实。

【植物识别要点】小乔木或灌木，小叶卵形，椭圆形或披针形，油点大且多。花序顶生；雄花序的花彼此疏离，雌花序的花密集或疏离；萼片及花瓣均5片，镊合排列。果密集或疏离，暗紫红色，有大油点。

【生长环境】生于山坡、林缘或草丛。

【采制】果实由绿变黄时采果，晒干。

【性味功效】辛、苦，热，有小毒。散寒止痛，降逆止呕，助阳止泻。

【应用】用于厥阴头痛，寒疝腹痛，脘腹胀痛，呕吐吞酸，五更泄泻。

【选方】**1. 治厥阴头痛，干呕吐涎沫；少阴吐利，手足逆冷，烦躁欲死** 吴茱萸一升（汤洗），人参三两，生姜六两（切），大枣十二枚（擘）。以水七升，煮取二升，去滓，温服七合。一日三次。（《伤寒论》吴茱萸汤）

2. 治赤白带下 吴茱萸、石菖蒲等分，为末。每旦盐酒温服二钱。（《经验方》）

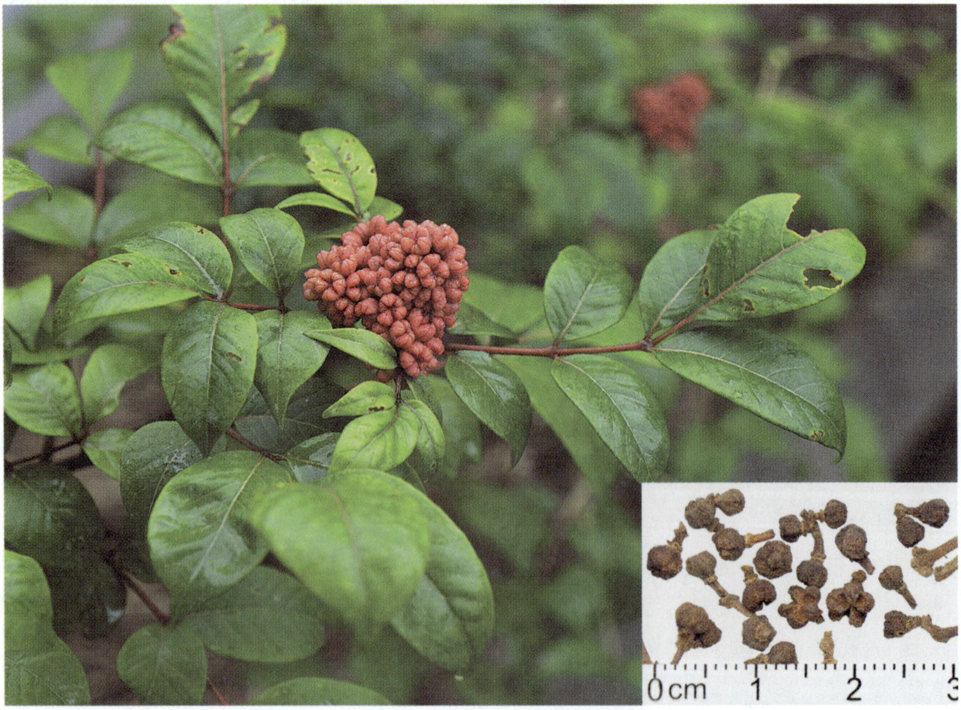

岗梅

【别名】秤星树、梅叶冬青、假青梅、苦梅根。

【来源】为冬青科植物秤星树 *Ilex asprella* (Hook. et Arn.) Champ. ex Benth. 的根及茎。

【植物识别要点】落叶灌木。具长枝和宿短枝，长枝纤细，栗褐色，无毛，具淡色皮孔，短枝多皱，具宿存的鳞片和叶痕，形如秤星。叶膜质，在长枝上互生，在缩短枝上，1~4 枚簇生枝顶，卵形或卵状椭圆形。雄花序：2~3 花呈束状或单生于叶腋或鳞片腋内，位于腋芽与叶柄之间。雌花序：单生于叶腋或鳞片腋内，花萼 4~6 深裂，裂片边缘具缘毛，花冠辐状，花瓣近圆形，基部合生。

【生长环境】生于山地、疏林中或路旁灌丛。

【采制】全年均可采收，除去嫩枝及叶，洗净，趁鲜时切或劈成片、块或段，晒干。

【性味功效】苦、甘，凉。清热解毒，生津止渴。

【应用】用于感冒，高热烦渴，扁桃体炎，咽喉炎，气管炎，百日咳，肠炎，痢疾，传染性肝炎，野蕈、砒霜中毒。为广东凉茶主要原料。

【选方】1. **治痔疮出血**　岗梅根八两。去皮切碎，煮猪肉食。（《岭南草药志》）

2. **治双单喉蛾**　岗梅根一两，竹蜂四只，陈皮二钱，细辛一钱。水煎服。（《岭南草药志》）

3. **治流感，感冒高热，急性扁桃体炎，咽喉炎**　岗梅干根五钱至一两，或鲜根一至二两。水煎服。（广州部队《常用中草药手册》）

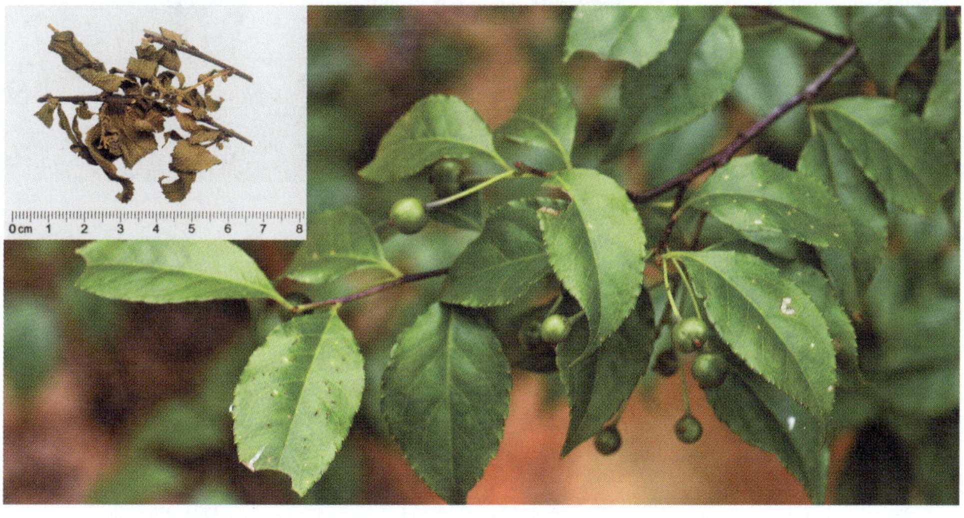

牡丹皮

【别名】 丹皮、粉丹皮、木芍药、条丹皮。
【来源】 为毛茛科植物牡丹 *Paeonia suffruticosa* Andr. 的干燥根皮。

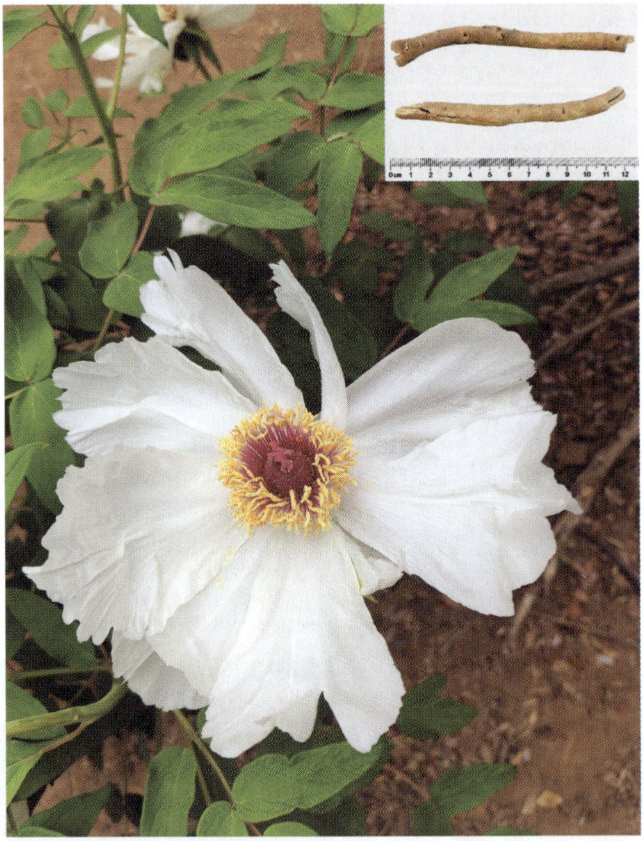

【植物识别要点】 落叶灌木。小枝通常脱皮，叶通常为二回三出复叶，小叶狭卵形或长圆状卵形，花单生枝顶，花瓣5，或为重瓣，粉红色或白色。蓇葖长圆形，密生黄褐色硬毛。

【生长环境】 主要在黄河中下游地区栽培。

【采制】 秋季叶枯萎时挖根，除去木心，晒干。

【性味功效】 苦、辛，微寒。清热凉血，活血化瘀。

【应用】 用于热入营血，吐血衄血，夜热早凉，跌扑伤痛，痈肿疮毒。

【选方】 **1. 治金疮内漏，血不出** 牡丹皮为散，水服三指撮。（《千金要方》）

2. 治过敏性鼻炎 牡丹皮9g，水煎服。连服10天为1疗程。（《青岛中草药手册》）

牡荆叶

【别名】荆叶、午时草、土柴胡。

【来源】为马鞭草科植物牡荆 *Vitex negundo* L. var. *cannabifolia*（Sieb. et Zucc.）Hand.-Mazz. 的新鲜或干燥叶。

【植物识别要点】落叶灌木或小乔木。具香味。小枝四棱形，掌状复叶，对生；小叶5，稀为3，中间1枚最大；叶片披针形或椭圆状披针形，边缘具粗锯齿，通常被柔毛。圆锥花序顶生；果实球形，黑色。

【生长环境】生于向阳山坡、路旁、草丛及灌木丛中。

【采制】夏、秋采叶，鲜用或晒干。

【性味功效】微苦、辛，平。祛痰，止咳，平喘。

【应用】用于咳嗽痰多。

【选方】**治风寒感冒**　鲜牡荆叶24g，或加紫苏鲜叶12g。水煎服。（《福建中草药》）

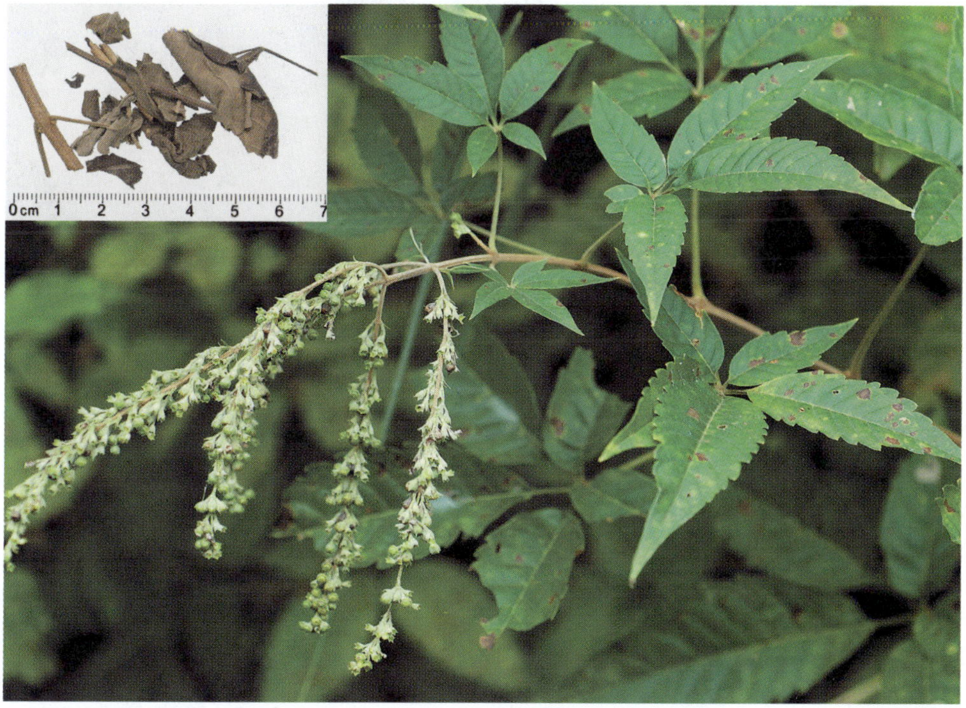

何首乌

【别名】首乌、赤首乌、铁秤砣、红内消。
【来源】为蓼科植物何首乌 *Polygonum multiflorum* Thunb. 的干燥块根。

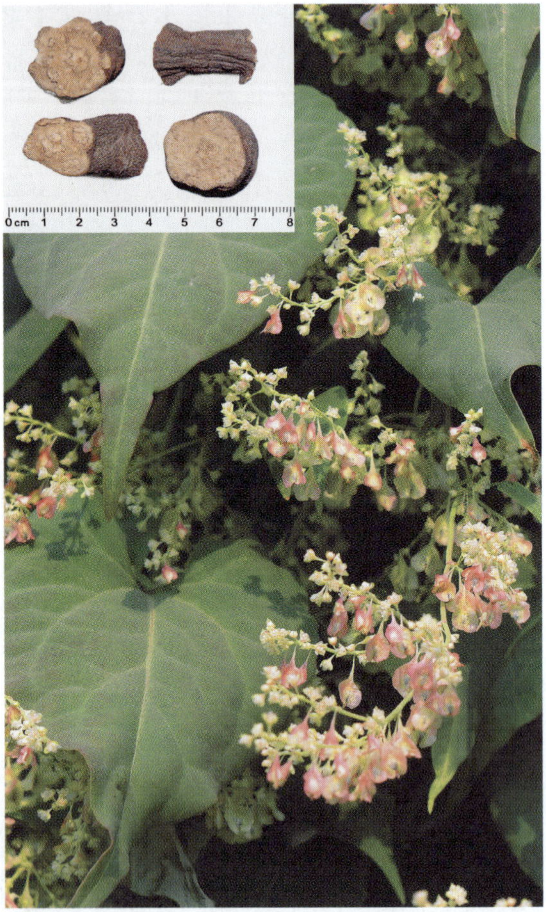

【植物识别要点】多年生落叶草质藤本，长 3~4m。宿根肥大，呈不规整的块状，质坚硬而重。茎缠绕，上部多分枝，常红紫色，无毛。单叶互生，具柄；叶片为窄卵形至心形，基部心形或近截形，全缘。托叶膜质，棕褐色，抱茎。小花白色，圆锥花序顶生或腋生，花被 5 深裂，裂片大小不等，雄蕊 8，短于花被；花柱 3，瘦果椭圆形，有 3 棱。

【生长环境】多生于灌木丛中、溪边、山脚阴处或石隙中。

【采制】秋、冬二季叶枯萎时采挖，削去两端，洗净，个大的切成块，干燥。

【性味功效】苦、甘、涩，微温。解毒，消痈，截疟，润肠通便。

【应用】用于疮痈，瘰疬，风疹瘙痒，久疟体虚，肠燥便秘。

【选方】**1. 治大肠风毒，泻血不止** 何首乌二两，捣细罗为散，每于食前，以温粥饮调下一钱。（《太平圣惠方》）

2. 治疥癣满身 何首乌、艾各等分，锉为末。上相和，度疮多少用药，并水煎令浓，盆内盛洗，甚解痛生肌。（《博济方》）

【附注】首乌藤为本植物的干燥藤茎。性甘，平。养血安神，祛风通络。用于失眠多梦，血虚身痛，风湿痹痛，皮肤瘙痒。

佛手

【别名】九爪木、佛手柑、五指橘。
【来源】为芸香科植物佛手 *Citrus medica* L. var. *sarcodactylis* Swingle 的干燥果实。

【植物识别要点】常绿小乔木或灌木，枝条上有短而硬的刺。单叶互生，长椭圆形，有透明油点。圆锥花序或为腋生的花束；常单性，雄花较多，丛生；花冠五瓣，白色微带紫晕。柑果顶端分裂如拳或张开如手指。

【生长环境】各地有栽种。

【采制】秋季果实尚未变黄或变黄时采收，纵切成薄片，晒干或低温干燥。

【性味功效】辛、苦、酸，温。疏肝理气，和胃止痛，燥湿化痰。

【应用】用于肝胃气滞，胸胁胀痛，胃脘痞满，食少呕吐，咳嗽痰多。

【选方】1. **治慢性胃炎，胃神经痛等** 鲜佛手 12~15g（干品 6g），开水冲泡，代茶饮；或佛手、延胡索各 6g，水煎服，治胃气痛有效。（《全国中草药汇编》）

2. **治食欲不振** 佛手、枳壳、生姜各 3g，黄连 0.9g，水煎服，每日 1 剂。（《全国中草药汇编》）

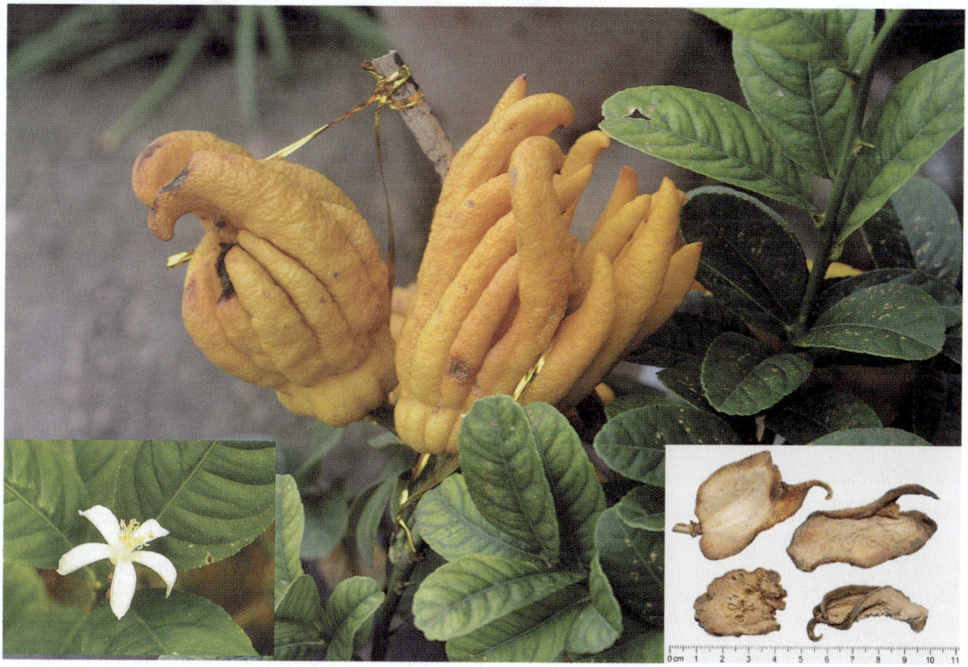

谷精草

【别名】耳朵刷子、挖耳朵草、珍珠草、鼓槌草、谷精珠。

【来源】为谷精草科植物谷精草 *Eriocaulon buergerianum* Koern. 的干燥带花茎的头状花序。

【植物识别要点】一年生草本。须根细软稠密。叶基生，线形，半透明，具横格。头状花序呈半球形，底部有苞片层层紧密排列，苞片淡黄绿色，上部边缘密生白色短毛，花序顶部灰白色。蒴果3裂。种子矩圆状，表面具横格及"T"字形突起。

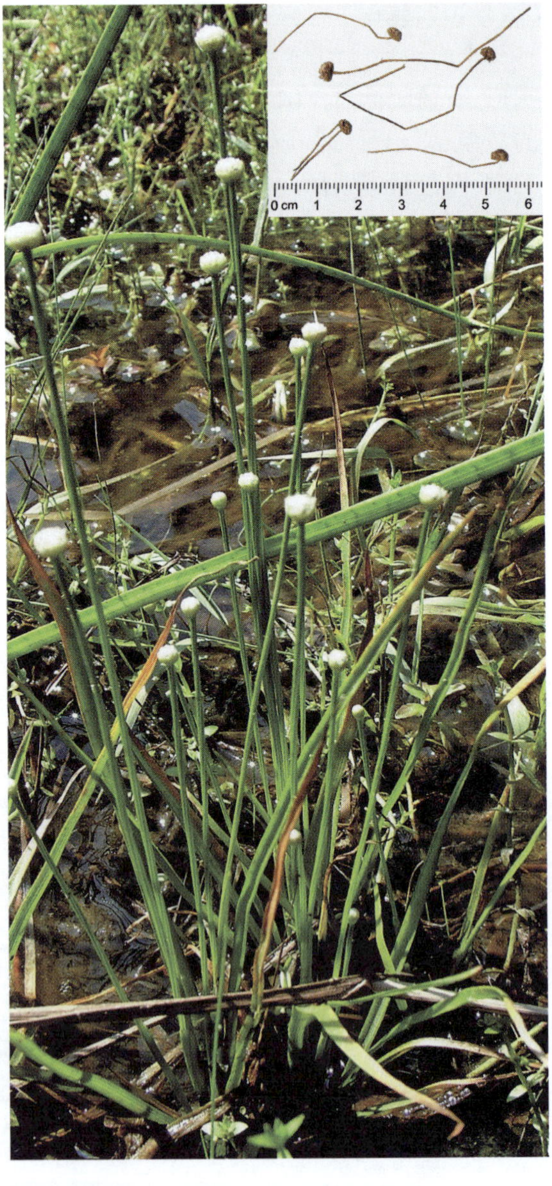

【生长环境】生于湖沼地、溪沟、田边潮湿处。

【采制】秋季采收，将花序连同花茎拔出，晒干。

【性味功效】辛、甘，平。疏散风热，明目退翳。

【应用】用于风热目赤，肿痛羞明，眼生翳膜，风热头痛。

【选方】**治小儿中暑吐泻** 谷精草全草30~60g，鱼首石9~15g，水煎内服，每日服2次。(《本草拾遗》)

含羞草

【别名】感应草、喝呼草、知羞草、怕丑草。

【来源】为豆科植物含羞草 *Mimosa pudica* L. 的全草。

【植物识别要点】草本；茎有散生、下弯的钩刺及倒生刺毛。羽片和小叶触之即闭合而下垂；羽片通常2对，指状排列于总叶柄之顶端。头状花序圆球形，花小，淡红色，多数。荚果具刺毛。

【生长环境】生于山坡丛林中、路旁、潮湿地等。

【采制】夏、秋季采收。

【性味功效】甘、涩，凉，有小毒。清热利尿，化痰止咳，安神止痛。

【应用】用于感冒，胃炎，肠炎，泌尿系结石，神经衰弱；外用治跌打肿痛，疮疡肿毒。

【选方】1. **治神经衰弱，失眠**　含羞草一至二两(干品)，水煎服。(广州部队《常用中草药手册》)

2. **治带状疱疹**　含羞草鲜叶捣烂外敷。(广州部队《常用中草药手册》)

【注意】孕妇忌服。本品有麻醉作用，内服不宜过量。

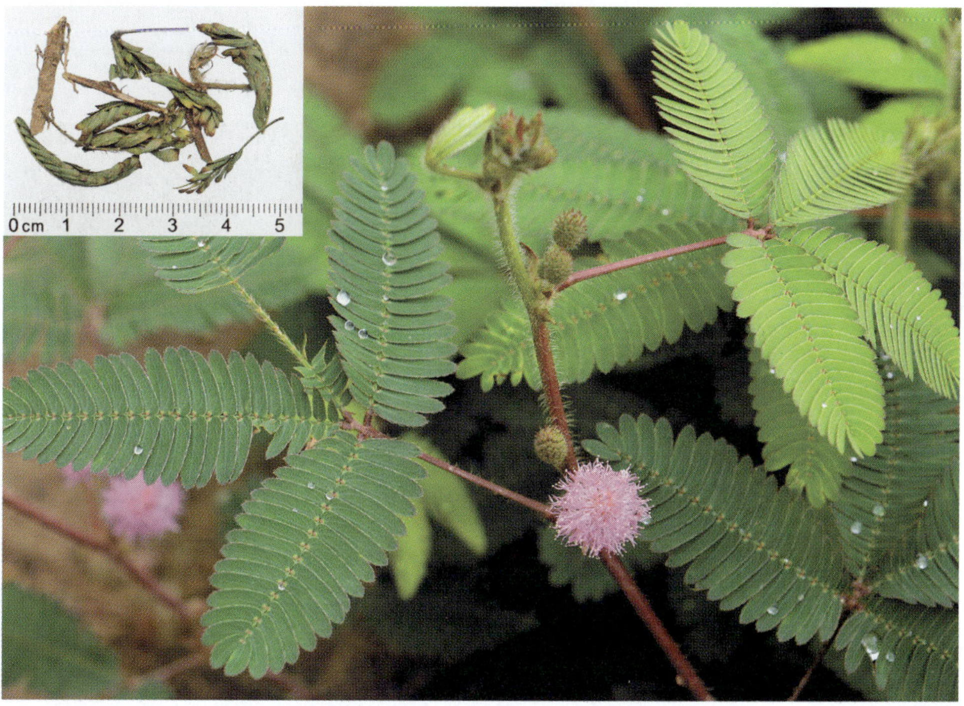

辛夷

【别名】木笔花、玉兰、木莲花。

【来源】为木兰科植物望春花 *Magnolia biondii* Pamp.、玉兰 *Magnolia denudata* Desr. 或武当玉兰 *Magnolia sprengeri* Pamp. 的干燥花蕾。

【植物识别要点】呈长卵形，似毛笔头，长 1.2~2.5cm，直径 0.8~1.5cm。基部常具短梗，长约 5mm，梗上有类白色点状皮孔。苞片 2~3 层，每层 2 片，两层苞片间有小鳞芽，苞片外表面密被灰白色或灰绿色茸毛，内表面类棕色，无毛。花被片 9，棕色，外轮花被片 3，条形，约为内两轮长的 1/4，呈萼片状，内两轮花被片 6，每轮 3，轮状排列。雄蕊和雌蕊多数，螺旋状排列。

【生长环境】生于海拔 500~1 000m 的常绿阔叶树和落叶阔叶树混交林中，喜光，稍耐旱。

【采制】冬末春初花未开放时采收，除去枝梗，阴干。

【性味功效】辛，温。散风寒，通鼻窍。

【应用】用于风寒头痛，鼻塞流涕，鼻鼽，鼻渊。

【选方】**1. 治急性鼻炎，鼻旁窦炎**　辛夷、木香各 3g，酒知母、酒黄柏各 9g，水煎服。（《全国中草药汇编》）

2. 治慢性鼻炎　辛夷、鱼脑石等分，研末，用棉球蘸药末塞鼻。（《全国中草药汇编》）

3. 治感冒头痛　辛夷花 1.8g，苏叶 6g，开水泡服。（《全国中草药汇编》）

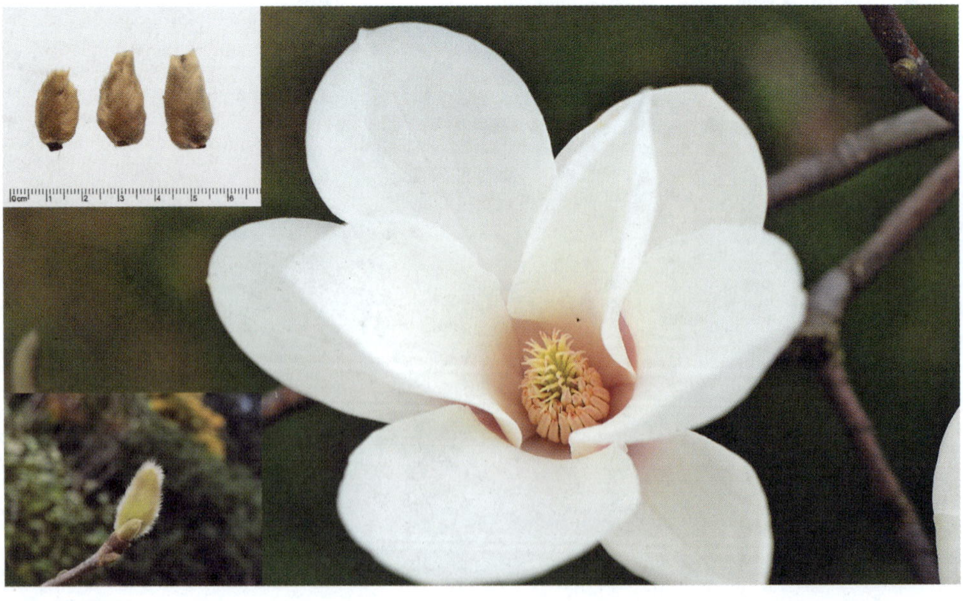

沉香

【别名】土沉香、蜜香、栈香、沉水香、白木香。

【来源】为瑞香科植物白木香 *Aquilaria sinensis*(Lour.) Gilg含有树脂的木材。

【植物识别要点】乔木,叶革质,上面暗绿色或紫绿色,光亮,下面淡绿色,两面均无毛。花芳香,黄绿色,多朵,组成伞形花序。蒴果卵球形。种子卵球形,基部具有附属体,上端宽扁,下端成柄状。

【生长环境】生于低海拔的山地、丘陵,以及路边阳处疏林中。

【采制】全年均可采收,割取含树脂的木材,除去不含树脂的部分,阴干。

【性味功效】辛、苦,微温。入脾、胃、肾经。行气止痛、温中止呕、纳气平喘。

【应用】用于胸腹胀闷疼痛,胃寒呕吐呃逆,肾虚气逆喘急。

【选方】1. **治一切哮症** 土沉香二两,莱菔子(淘净蒸熟,晒干)五两,上为细末,生姜汁为细丸。每服八分,白滚汤送下。(《丹台玉案》二仙丹)

2. **治胃冷久呃** 土沉香、紫苏、白豆蔻各一钱,为末。每服五七分,柿蒂汤下。(《活人心统》沉香散)

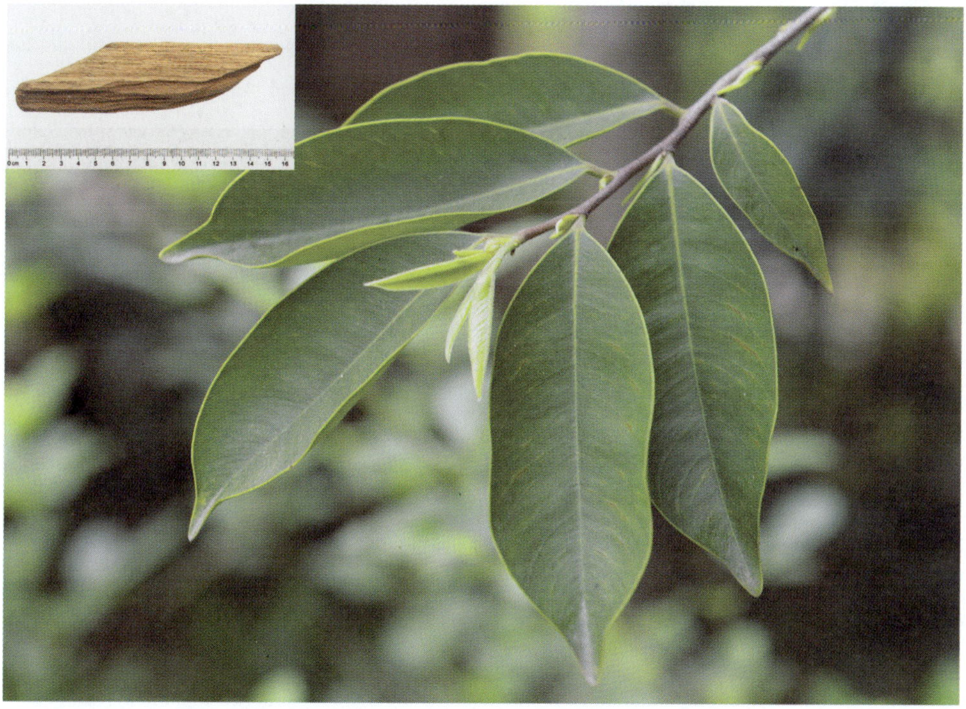

诃子

【别名】诃黎勒、诃黎、诃梨、随风子。

【来源】为使君子科植物诃子 *Terminalia chebula* Retz. 或绒毛诃子 *Terminalia chebula* Retz. var. *tomentella* Kurt. 的干燥成熟果实。

【植物识别要点】乔木，幼枝被绒毛。叶互生或近对生，叶片卵形或椭圆形至长椭圆形，密被细瘤点。穗状花序腋生或顶生，有时又组成圆锥花序；核果坚硬，卵形或椭圆形，成熟时黑褐色，通常有5条钝棱。

【生长环境】生于疏林中或向阳坡地。

【采制】秋、冬二季果实成熟时采收，除去杂质，晒干。

【性味功效】苦、酸、涩，平。涩肠止泻，敛肺止咳，降火利咽。

【应用】用于久泻久痢，便血脱肛，肺虚喘咳，久嗽不止，咽痛音哑。

【选方】**1. 治慢性支气管炎** 诃子、甘草各1.5g，百合15g，百部12g。取甘草1.5g，诃子0.75g，百合7.5g，研成细粉，再取百部12g，百合7.5g，诃子0.75g煎煮浓缩成膏，与药粉混合制成丸剂。每次4.5g，每日3次，饭后服。(《全国中草药汇编》)

2. 治胃、十二指肠溃疡 诃子3.6g，白及0.6g，甘草0.6g，延胡索1.2g，莨菪子(天仙子)0.09g，共研细粉，炼蜜为丸(以上为一丸量)。每次1丸，每日3~4次。(《全国中草药汇编》)

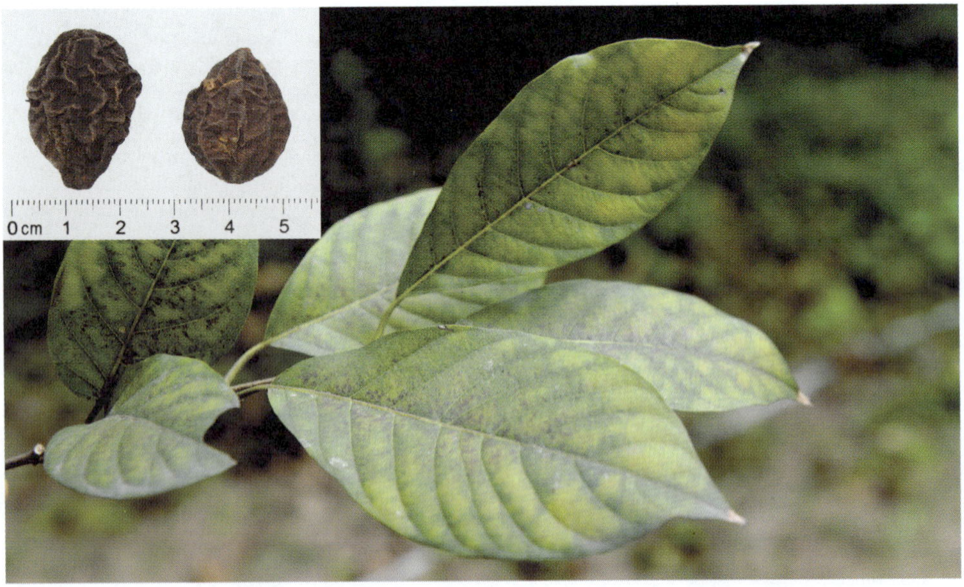

补骨脂

【别名】破故纸、婆固脂、胡韭子、黑故子。

【来源】豆科植物补骨脂 *Psoralea corylifolia* L. 的干燥成熟果实。

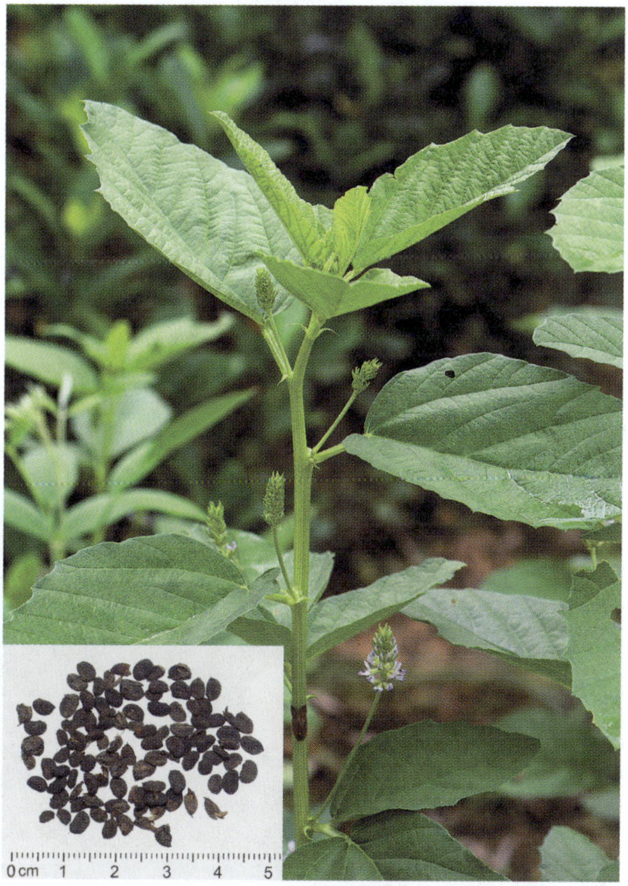

【植物识别要点】草本，枝疏被白色绒毛，有明显腺点。叶为单叶，边缘有粗而不规则的锯齿，质地坚韧，两面有明显黑色腺点，花序腋生，组成密集的总状或小头状花序，花瓣明显具瓣柄，荚果卵形，表面具不规则网纹，不开裂，果皮与种子不易分离，种子扁。

【生长环境】生于山坡、溪边或田边。

【采制】秋季果实成熟时采收果序，晒干，搓出果实，除去杂质。

【性味功效】苦、辛，温。温肾助阳，纳气平喘，温脾止泻；外用消风祛斑。

【应用】用于肾阳不足，阳痿遗精，遗尿尿频，腰膝冷痛，肾虚作喘，五更泄泻；外用治白癜风，斑秃。

【选方】**1. 治腰疼**　破故纸为末，温酒下三钱匕。（《经验后方》）

2. 治牙痛日久，肾虚　补骨脂二两、青盐半两，炒，研，擦之。（《御药院方》）

灵芝

【别名】赤芝、紫芝、木灵芝、菌灵芝、灵芝草。

【来源】为多孔菌科真菌赤芝 *Ganoderma lucidum*(Leyss. ex Fr.) Karst. 或紫芝 *Ganoderma sinense* Zhao, Xu et Zhang 的干燥子实体。

【植物识别要点】赤芝 外形呈伞状，菌盖肾形、半圆形或近圆形。皮壳坚硬，黄褐色至红褐色，有光泽，具环状棱纹和辐射状皱纹，边缘薄而平截，常稍内卷。菌肉白色至淡棕色。菌柄圆柱形，侧生，少偏生，红褐色至紫褐色，光亮。孢子细小，黄褐色。

紫芝 皮壳紫黑色，有漆样光泽。菌肉锈褐色。菌柄长 17~23cm。

【生长环境】生于树的根部或枯干上。

【采制】全年采收，除去杂质，剪除附有朽木、泥沙或培养基质的下端菌柄，阴干或在 40~50℃烘干。

【性味功效】甘，平。补气安神，止咳平喘。

【应用】用于心神不宁，失眠心悸，肺虚咳喘，虚劳短气，不思饮食。

【选方】1. 治神经衰弱，心悸头晕，夜寐不宁 灵芝 1.5~3g，水煎服，日服两次。(《中国药用真菌》)

2. 治积年胃病 灵芝 1.5g，切碎，用老酒浸泡服用。(《杭州药用植物志》)

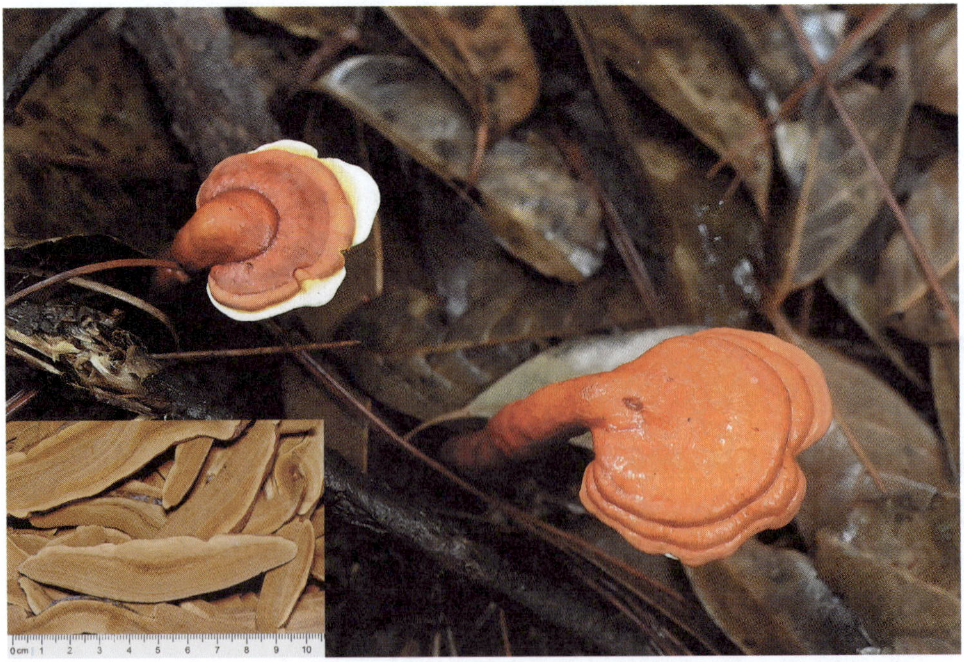

陈皮

【别名】橘皮。
【来源】为芸香科植物橘 *Citrus reticulata* Blanco 及其栽培变种的干燥成熟果皮。

【植物识别要点】小乔木。单身复叶，翼叶通常狭窄，或仅有痕迹，花单生或2~3朵簇生。柑果通常扁圆形至近圆球形，果皮甚薄而光滑，瓤囊7~14瓣；种子或多或少数，稀无籽，通常卵形。

【生长环境】多栽于平原、江河湖泊沿岸、丘陵或低山地带。

【采制】采摘成熟果实，剥取果皮，晒干或低温干燥。

【性味功效】苦、辛，温。理气健脾，燥湿化痰。

【应用】用于脘腹胀满，食少吐泻，咳嗽痰多。

【选方】1. **治胸痹，胸中气塞短气** 陈皮500g，枳实90g，生姜250g。上三味，以水5 000ml，煮取2 000ml。分温再服。(《金匮要略》橘皮枳实生姜汤)

2. **治卒失声，声噎不出** 陈皮150g。水3 000ml，煮取1 000ml，去滓，顿服。(《肘后备急方》)

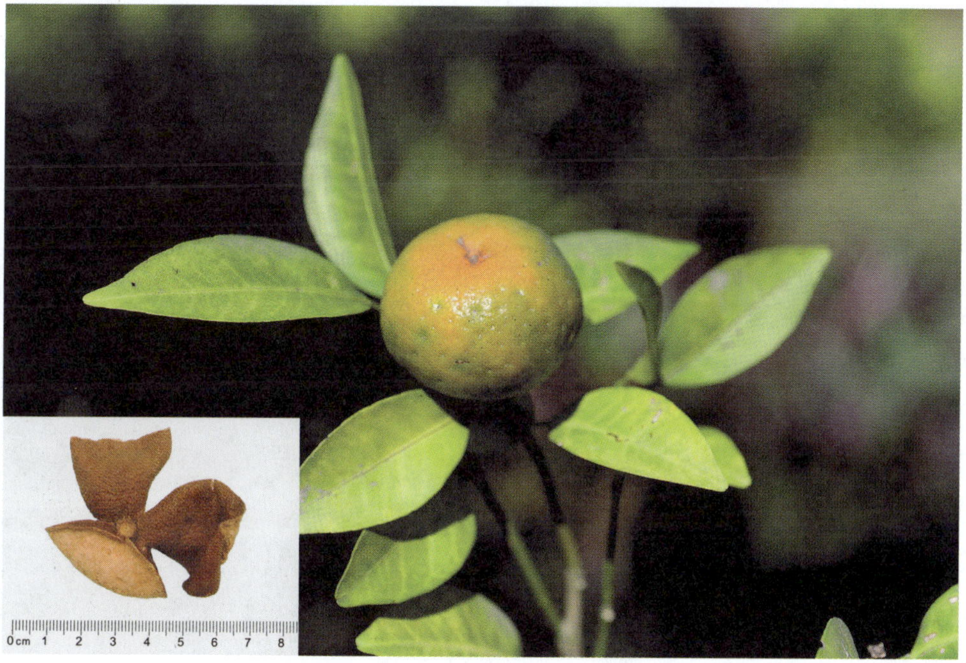

附子

【别名】川乌头、五毒根。

【来源】为毛茛科植物乌头 *Aconitum carmichaelii* Debx. 的子根的加工品。

【植物识别要点】多年生草本。块根通常2个连生，纺锤形至倒卵形，外皮黑褐色；茎直立或稍倾斜。叶互生，革质，有柄；叶片卵圆形，3裂几达基部，两侧裂片再2裂。总状圆锥花序；萼片5，蓝紫色，外被微柔毛；花瓣2，无毛；雄蕊多数；心皮3~5个，密被灰黄色的短绒毛。蓇葖果长圆形。

【生长环境】生于山地草坡或灌丛中。

【采制】6月下旬至8月上旬采挖，除去母根、须根及泥沙，习称“泥附子”，加工成盐附子、黑顺片、白附片。

【性味功效】辛、甘，大热，有毒。回阳救逆，补火助阳，散寒止痛。

【应用】用于亡阳虚脱，肢冷脉微，心阳不足，胸痹心痛，虚寒吐泻，脘腹冷痛，肾阳虚衰，阳痿宫冷，阴寒水肿，阳虚外感，寒湿痹痛。

【选方】**1. 治小儿脾胃气逆，呕吐不止**　肉豆蔻1枚(30g)，附子1枚(60g)，白石脂1分(60g)，制成丸。(《太平圣惠方》)

2. 治脾肾阳虚，血瘀气滞，水湿内停　党参15g，白术10g，猪苓10g，茯苓10g，附子10g，肉桂3g(分冲)，丹参15g，鸡血藤20g，当归10g，车前子10g，泽泻10g，地胆草15g。(戴锦成方)

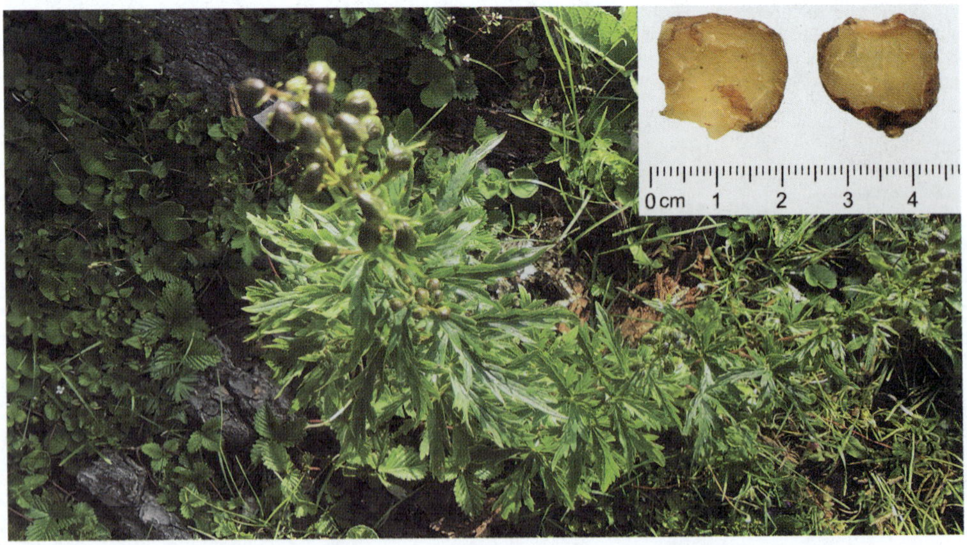

鸡矢藤

【别名】鸡屎藤、牛皮冻、臭藤、女青。

【来源】为茜草科植物鸡矢藤 *Paederia scandens* (Lour.) Merr. 的干燥全草。

【植物识别要点】草质藤本，全株均被灰色柔毛，揉碎后有恶臭。叶对生，卵形或狭卵形，全缘；托叶三角形，早落。花多数集成聚伞状圆锥花序；花冠筒钟形，外面灰白色，具细茸毛，内面紫色，5裂。

【生长环境】多生于溪边、河边、路边、林旁及灌木林中，常攀缘于其他植物或岩石上。

【采制】全草夏季采收，根秋冬季采收。

【性味功效】甘、微苦，平。祛风利湿，消食化积，止咳，止痛。

【应用】用于风湿筋骨痛，黄疸痢疾，消化不良；外用治皮炎，湿疹。

【选方】**1. 治小儿疳积** 鸡屎藤干根五钱、猪小肚一个，水炖服。(《福建中草药》)

2. 治跌打损伤 鸡屎藤根、藤一两，酒水煎服。(《福建中草药》)

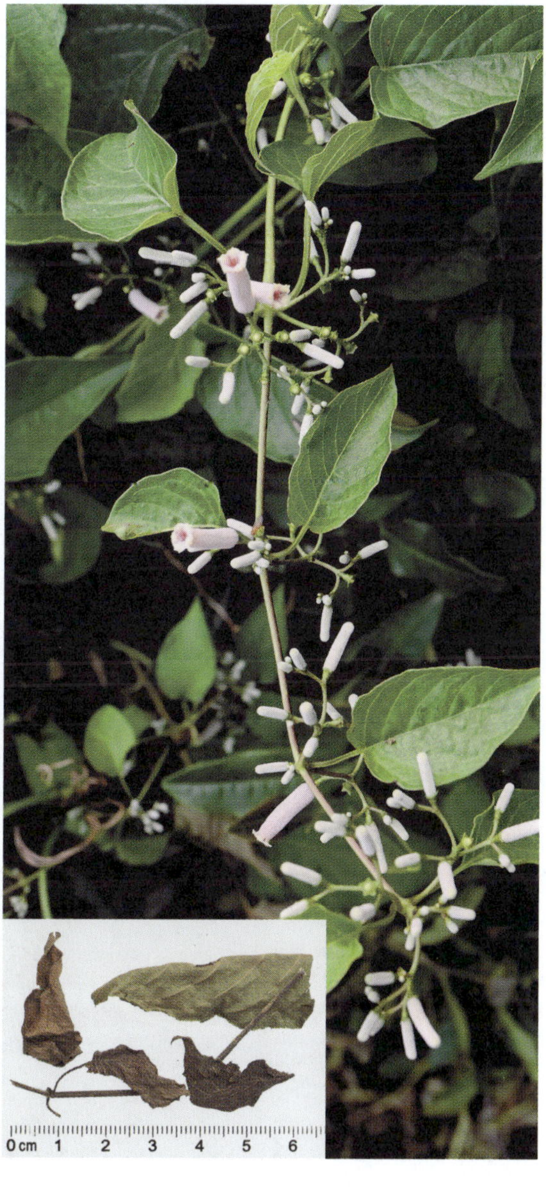

鸡血藤

【别名】血风、血藤、血风藤、九层风。

【来源】为豆科植物密花豆 *Spatholobus suberectus* Dunn 的干燥藤茎。

【植物识别要点】木质藤本，老茎砍断时可见数圈偏心环，鸡血状汁液从环处渗出。三出复叶互生；顶生小叶阔椭圆形，上面疏被短硬毛，背面脉间具黄色短髯毛，圆锥花序腋生，大型，花多而密；花冠白色，肉质。

【生长环境】生于灌木丛中、深谷林荫等潮湿处。

【采制】秋、冬二季采收，除去枝叶，切片，晒干。

【性味功效】苦、甘，温。活血补血，调经止痛，舒筋活络。

【应用】用于月经不调，痛经，经闭，风湿痹痛，血虚萎黄。

【选方】**1. 治放射线引起的白血病** 鸡血藤一两，长期煎服。（江西药科学校革命委员会《中草药学》）

2. 治疗闭经 鸡血藤糖浆 10~30ml，日服 3 次，疗程 1~4 周。（《中药大辞典》）

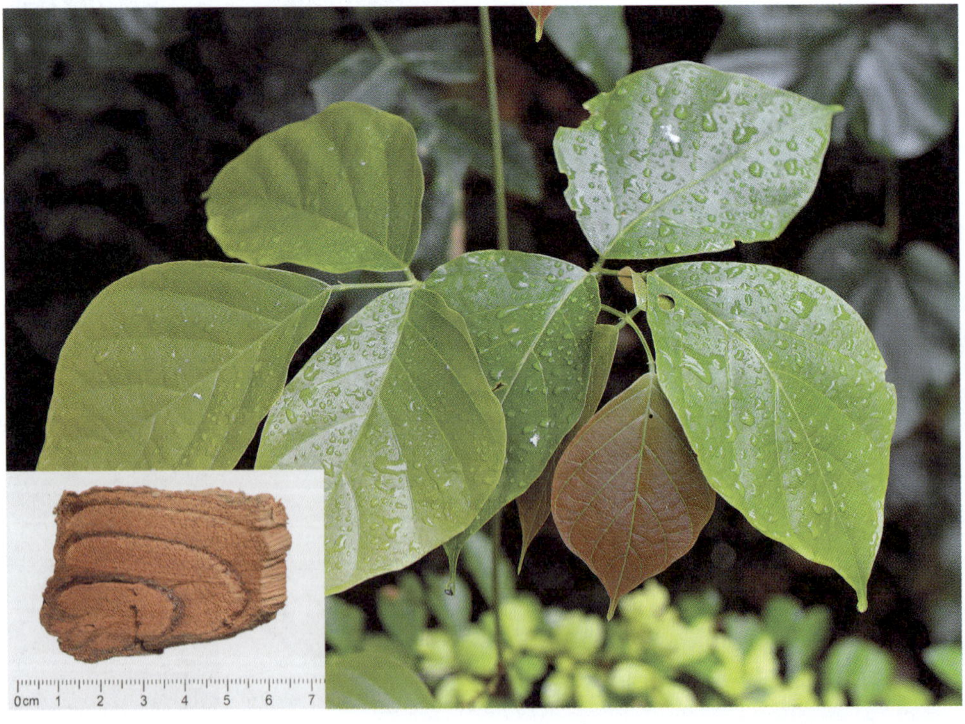

鸡骨草

【别名】红母鸡草、石门坎、大黄草、广州相思子。

【来源】为豆科植物广州相思子 *Abrus cantoniensis* Hance 的干燥全株。

【植物识别要点】攀缘灌木。枝细直，平滑，被白色柔毛，老时脱落。羽状复叶互生。总状花序腋生；花小，聚生于花序总轴的短枝上；花冠紫红色或淡紫色。荚果长圆形，扁平，顶端具喙。

【生长环境】生于山地或旷野灌木林边。

【采制】11—12 月或清明后连根挖出，除去荚果(种子有毒)，去净根部泥土，将茎藤扎成束，晒至八成干，发汗再晒足干即成。

【性味功效】甘、微苦，凉。利湿退黄，清热解毒，疏肝止痛。

【应用】用于湿热黄疸，胁肋不舒，胃脘胀痛，乳痈肿痛。

【选方】1. 治黄疸　用广州相思子 60g，红枣七八枚。水煎服。(《岭南草药志》)

2. 治外感风热　用广州相思子 60g。水煎，每日分 2 次服。(《广西民间常用中草药手册》)

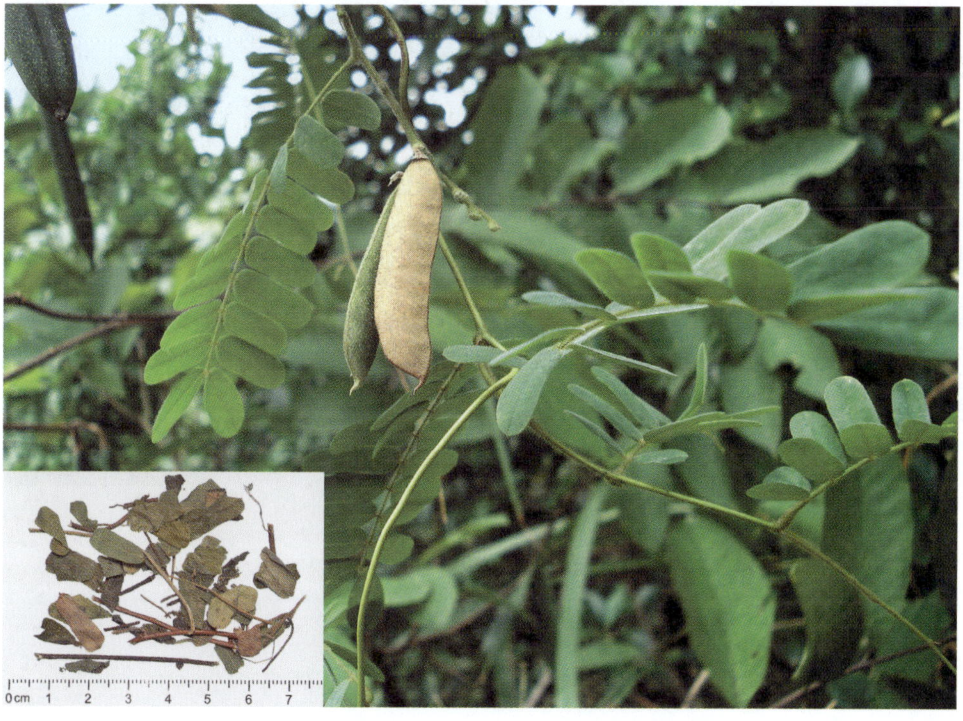

鸡冠花

【别名】鸡髻花、鸡公花、鸡角枪、鸡冠头。

【来源】为苋科植物鸡冠花 *Celosia cristata* L. 的干燥花序。

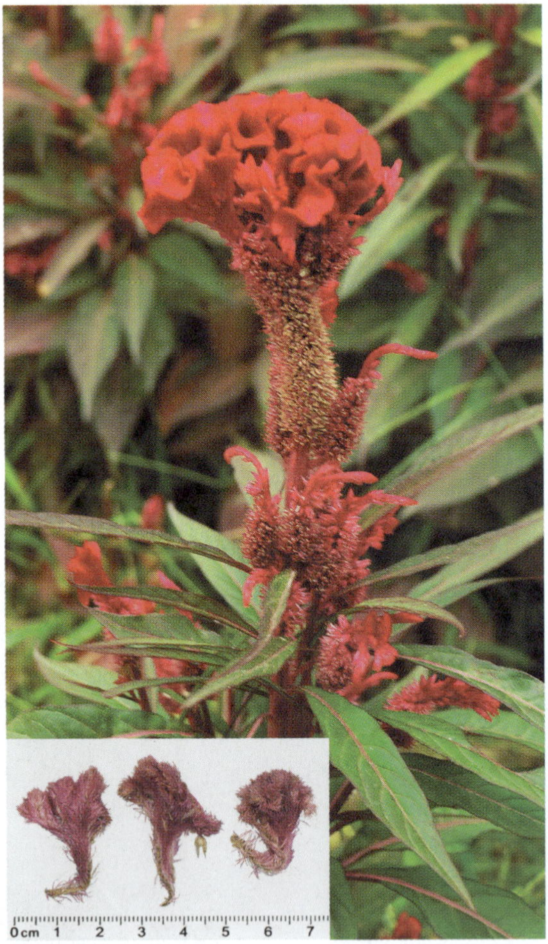

【植物识别要点】草本，单叶互生；基部渐狭而成叶柄。穗状花序多变异，生于茎的先端或分枝的末端，常呈鸡冠状，色有紫、红、淡红、黄或杂色；花密生。胞果成熟时横裂，内有黑色细小种子 2 至数粒。

【生长环境】各地区均有栽培。

【采制】秋季花盛开时采收，晒干。

【性味功效】甘、涩，凉。收敛止血，止带，止痢。

【应用】用于吐血，崩漏，便血，痔血，赤白带下，久痢不止。

【选方】**1. 治肠风下血，肠中疼痛**　黄连、贯众、大黄、鸡冠花、乌梅肉、枳壳、荆芥各一两，甘草（炙）七钱，上为末，每服二钱，食前温米饮调下。（《古今医统大全》黄连贯众散）

2. 治赤白带下　鸡冠花、椿根皮各 15g，水煎服。（《河北中草药》）

鸡眼草

【别名】人字草、掐不齐、老鸦须、铺地锦、白斑鸠窝。

【来源】为豆科植物鸡眼草 *Kummerowia striata*（Thunb.）Schindl. 的干燥全草。

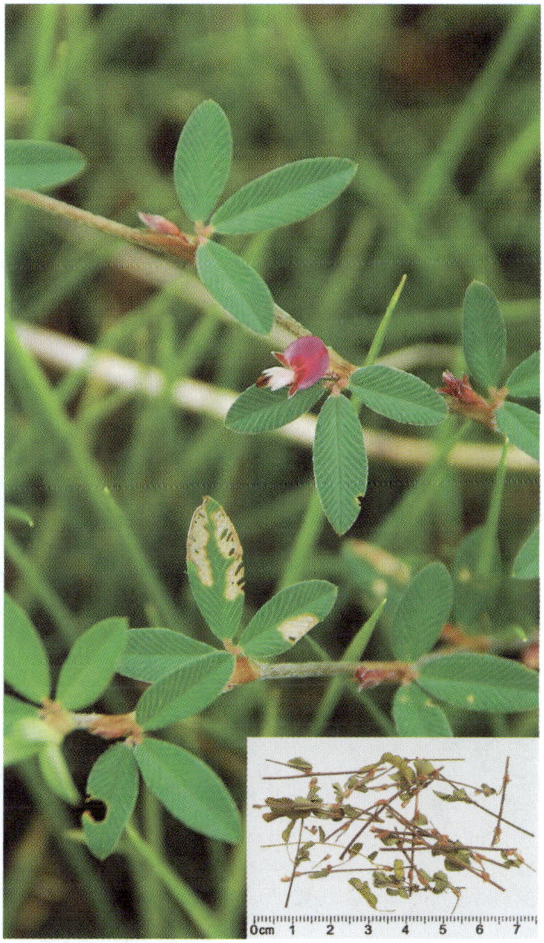

【植物识别要点】草本，披散或平卧，多分枝，茎和枝上被倒生的白色细毛。三出羽状复叶；小叶纸质，花小，单生或2~3朵簇生于叶腋；花冠粉红色或紫色。荚果圆形或倒卵形，先端短尖，被小柔毛。

【生长环境】生于山坡、路旁、田边、林边和林下溪旁等处。

【采制】夏、秋采收。

【性味功效】甘、淡，微寒。清热解毒，活血，利湿止泻。

【应用】用于胃肠炎，肝炎，夜盲症，泌尿系感染，疔疮疖肿。

【选方】**1. 治中暑发痧** 鲜鸡眼草三至四两，捣烂冲开水服。（《福建中草药》）

2. 治赤白久痢 鲜鸡眼草二两、凤尾蕨五钱，水煎饭前服。（《浙江民间常用草药》）

鸡蛋花

【别名】缅栀子、蛋黄花、擂捶花、大季花、蕃花。

【来源】为夹竹桃科植物鸡蛋花 *Plumeria rubra* L. cv. 'Acutifolia' 的花。

【植物识别要点】落叶小乔木。全株具丰富乳汁。叶互生。顶生聚伞花序;总花梗三歧,肉质,绿色;花梗淡红色;花冠外面白色,内面黄色。蓇葖果双生,广歧,圆筒形,向端部渐尖。种子斜长圆形,先端具长圆形膜质翅。

【生长环境】各地均有栽培。

【采制】夏季采收。

【性味功效】甘,凉。清热,利湿,解暑,止咳。

【应用】用于感冒发热,湿热黄疸,泄泻痢疾,预防中暑,肺热咳嗽。

【选方】**治痢疾,夏季腹泻**　鸡蛋花干品四至八钱,水煎服。(广州部队《常用中草药手册》)

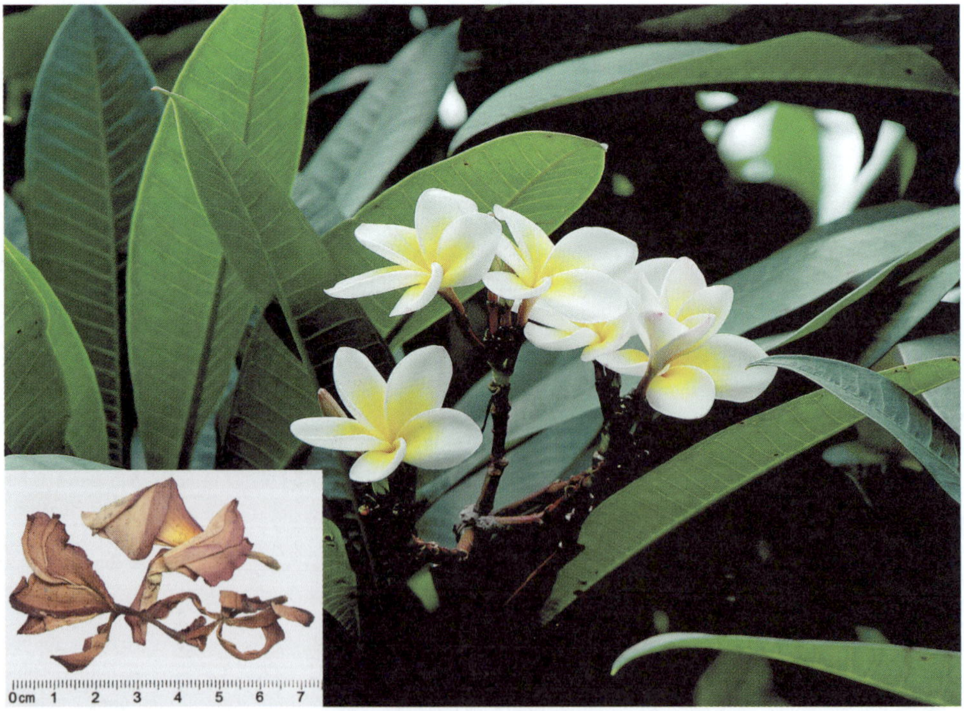

青蒿

【别名】蒿子、臭蒿、香蒿、香青蒿、细叶蒿。

【来源】为菊科植物黄花蒿 *Artemisia annua* L. 的干燥地上部分。

【植物识别要点】一年生草本；植株有浓烈的挥发性香气。茎单生，有纵棱。具基生叶和茎生叶。头状花序球形，多数，排成总状或复总状花序，在茎上组成开展的、尖塔形的圆锥花序；花深黄色，管状花冠。瘦果。

【生长环境】常生于低海拔、河岸边砂地、山谷、林缘、路旁等。

【采制】秋季花盛开时采割，除去老茎，阴干。

【性味功效】苦、辛，寒。清虚热，除骨蒸，解暑热，截疟，退黄。

【应用】用于温邪伤阴，夜热早凉，阴虚发热，疟疾寒热，湿热黄疸。

【选方】**1. 治暑毒热痢**　青蒿叶一两，甘草一钱。水煎服。(《圣济总录》)

2. 治阴虚骨蒸潮热　女贞子、地骨皮各9g，青蒿、夏枯草各6g。煎服。(《安徽中草药》)

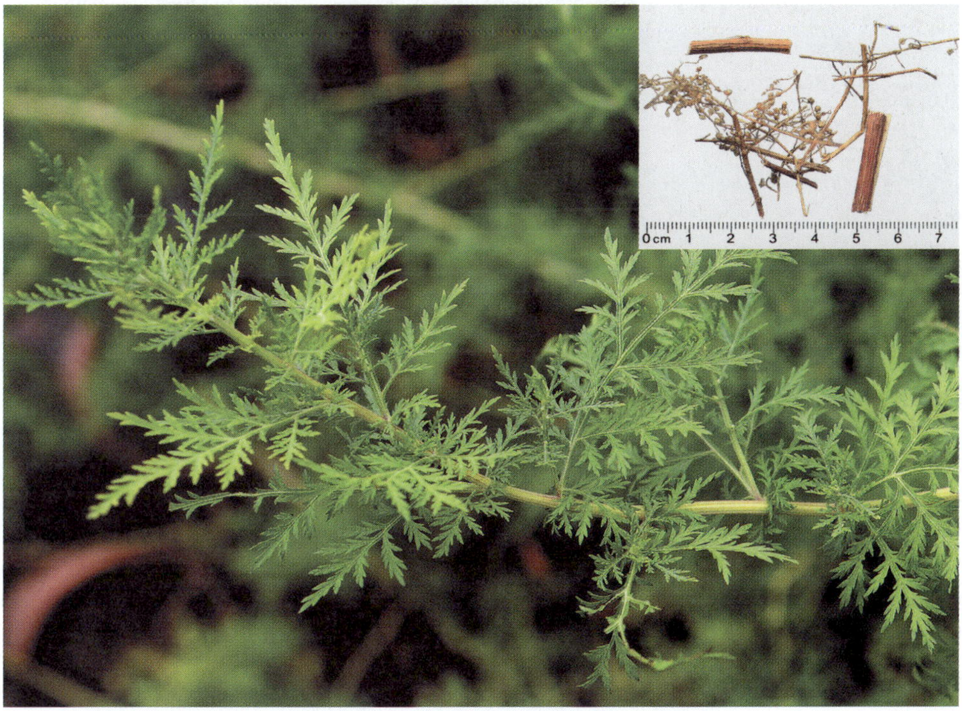

青葙子

【别名】野鸡冠花、狗尾花、狗尾苋、百日红。

【来源】为苋科植物青葙 *Celosia argentea* L. 的种子。

【植物识别要点】一年生草本。茎直立，有纵条纹。叶互生，披针形或椭圆状披针形。塔状或圆柱状穗状花序顶生或腋生，苞片、小苞片和花被片干膜质，淡红色，后变白色。胞果卵形，盖裂；种子扁圆形，黑色，有光泽。

【生长环境】生于平原或山坡。

【采制】秋季果实成熟时采割植株或摘取果穗，晒干，收集种子，除去杂质。

【性味功效】苦，微寒。清肝泻火，明目退翳。

【应用】用于肝热目赤，目生翳膜，视物昏花，肝火眩晕。

【选方】1. 治疗风热泪眼 青葙子五钱，鸡肝炖服。(《泉州本草》)

2. 治鼻衄血不止 青葙子汁灌鼻中。(《贞元集要广利方》)

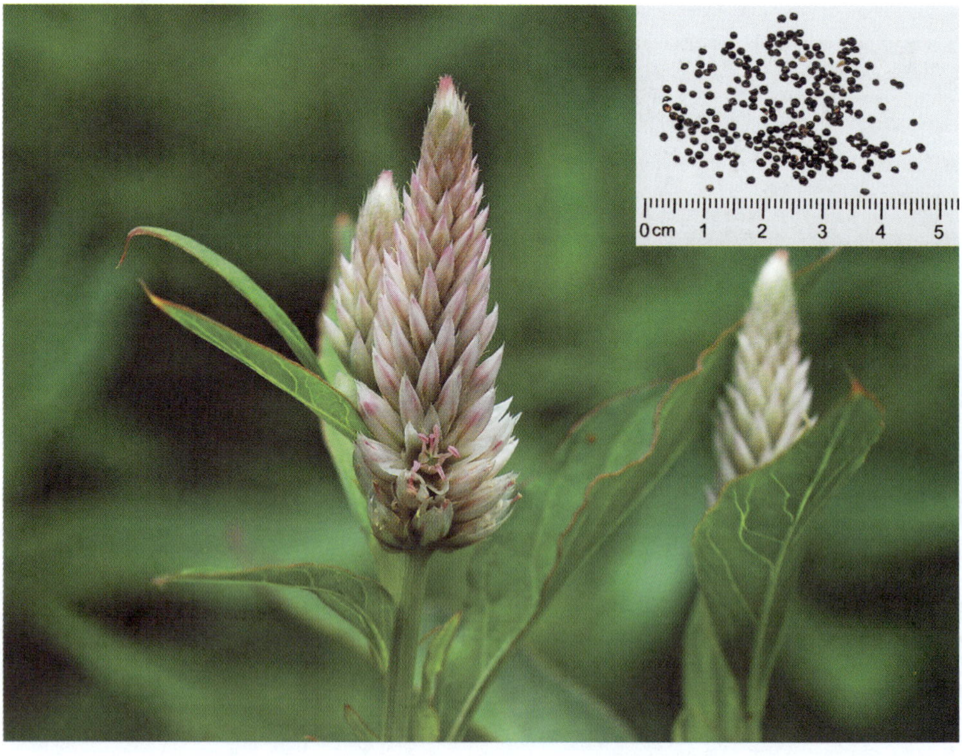

玫瑰花

【别名】徘徊花、笔头花、湖花、刺玫花、刺玫菊。

【来源】为蔷薇科植物玫瑰 *Rosa rugosa* Thunb. 的干燥花蕾。

【植物识别要点】直立灌木。枝丛生，密生绒毛、腺毛及刺。单数羽状复叶互生，边缘有细锯齿，下面苍白色，被柔毛。花单生或数朵簇生，单瓣或重瓣，紫色或白色；花瓣5。瘦果骨质，扁球形，暗橙红色。

【生长环境】各地多有栽培。

【采制】春末夏初花将开放时分批采摘，及时低温干燥。

【性味功效】甘、微苦，温。行气解郁，和血，止痛。

【应用】用于肝胃气痛，食少呕恶，月经不调，跌扑伤痛。

【选方】1. **治噤口痢** 玫瑰花阴干煎服。（《本草纲目拾遗》）

2. **治乳痈** 玫瑰花七朵，母丁香七粒。无灰酒煎服。（《本草纲目拾遗》）

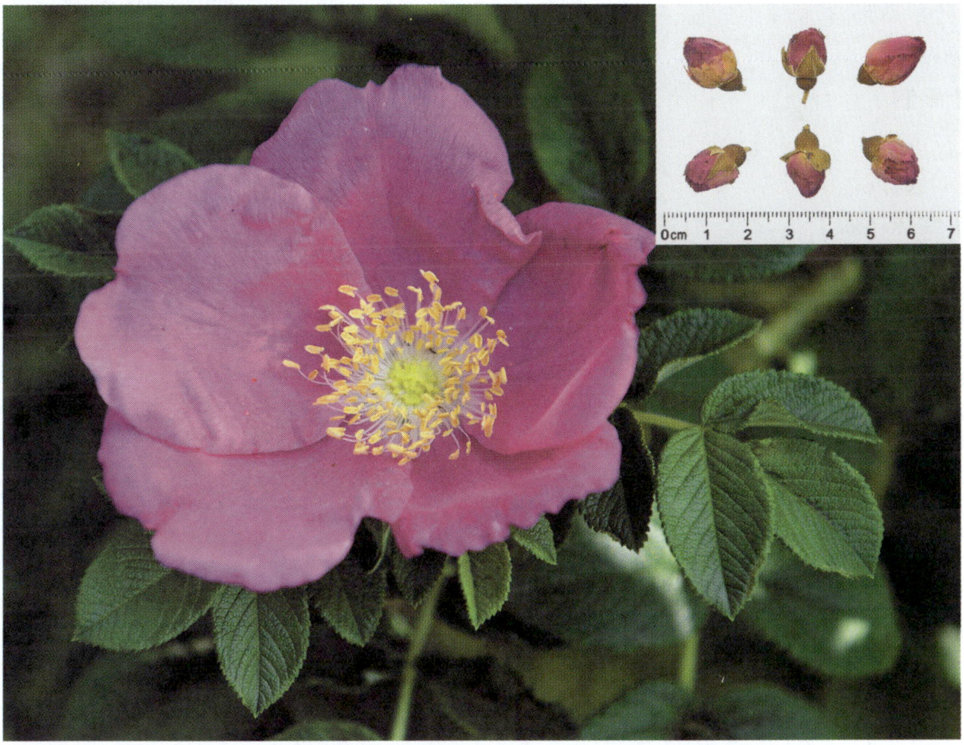

苦参

【别名】野槐、好汉枝、苦骨、地骨、地槐。

【来源】为豆科植物苦参 *Sophora flavescens* Ait. 的干燥根。

【植物识别要点】亚灌木。茎枝草本状。单数羽状复叶，互生；小叶 5~21 枚，卵状椭圆形至长椭圆状披针形，全缘。总状花序顶生，花淡黄白色，蝶形花冠。荚果线形，先端具长喙，种子间有缢缩，黑色，近球形。

【生长环境】常见于山坡、沙地草坡灌木林中或田野附近。

【采制】春、秋二季采挖，除去根头和小支根，洗净，干燥，或趁鲜切片，干燥。

【性味功效】苦，寒。清热燥湿，杀虫，利尿。

【应用】用于热痢，便血，黄疸尿闭，赤白带下，阴肿阴痒，湿疹，湿疮，皮肤瘙痒，疥癣麻风；外治滴虫性阴道炎。

【选方】治疮疖 生地 15g，甘草 9g，白蔹 9g，土茯苓 15g，入地金牛 6g，甘菊 9g，苦参 6g，土兔冬 6g，地肤子 9g。水煎，内服。（《中医皮肤病学简编》）

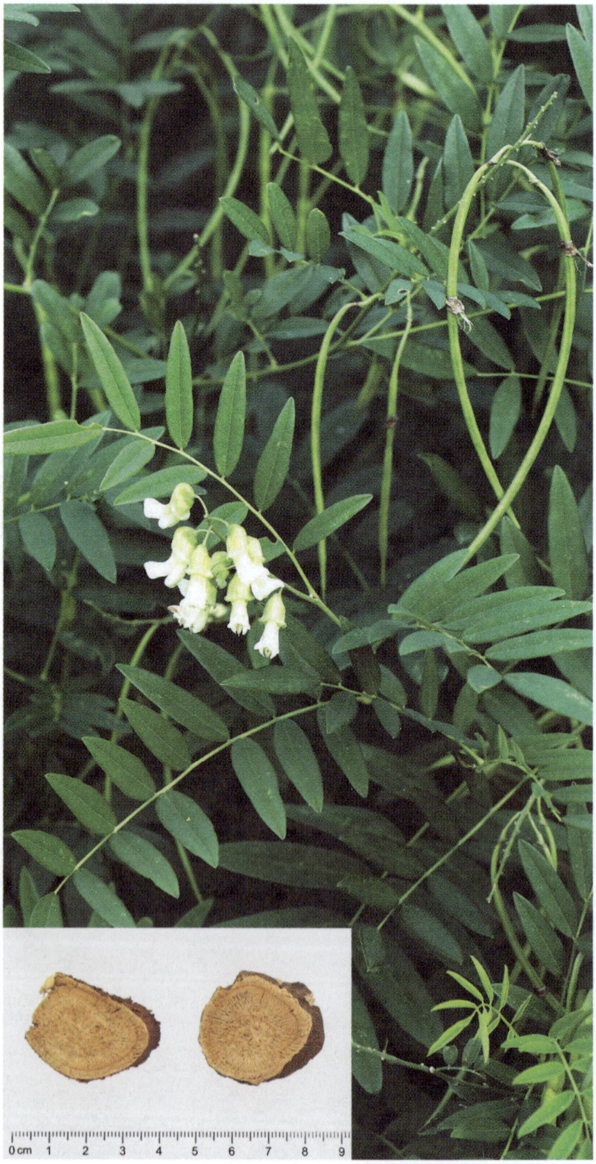

苦杏仁

【别名】杏仁。

【来源】为蔷薇科植物杏 *Prunus armeniaca* Linn. 等的干燥成熟种子。

【植物识别要点】落叶小乔木，单叶互生，卵形至近圆形，边缘有圆钝锯齿。花单生，先叶开放，无梗或有极短梗；花瓣5，白色或稍带红色，核果卵圆形，沿腹两侧各有一棱。种子扁圆形。

【生长环境】多为栽培。

【采制】初夏采摘成熟果实，除去果肉，打碎果核，取出种子，晒干。

【性味功效】苦，微温，有小毒。降气止咳平喘，润肠通便。

【应用】用于咳嗽气喘，胸满痰多，肠燥便秘。

【选方】1. **治气喘促浮肿，小便涩** 杏仁一两，去皮尖，煎研，和米煮粥极熟。空心吃二合。（《食医心鉴》）

2. **痰饮咳嗽病脉证** 茯苓四两，甘草三两，五味子半升，干姜三两，细辛三两，半夏三两，杏仁（去皮、尖）半升。右七味，以水一斗，煮取三升，去滓，温服半升，日三服。（《医宗金鉴》苓甘五味加姜辛半夏杏仁汤方）

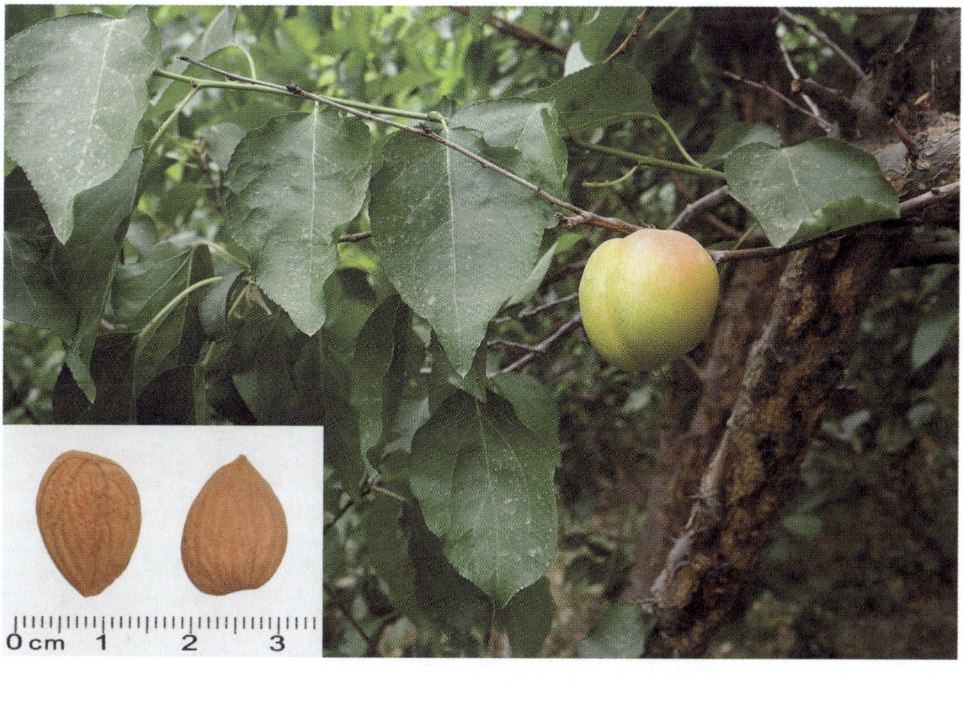

枇杷叶

【别名】巴叶、芦橘叶。

【来源】为蔷薇科植物枇杷 *Eriobotrya japonica*（Thunb.）Lindl. 的干燥叶。

【植物识别要点】常绿小乔木；小枝密生锈色或灰棕色绒毛。叶片革质，背面密生灰棕色绒毛。圆锥花序顶生，具多花；果实球形或长圆形，黄色或橘黄色，外有锈色柔毛，种子球形或扁球形，褐色，光亮。

【生长环境】常种养于村边、平地、坡地。

【采制】全年可采，晒至七八成干时，可扎成小把，再晒干。

【性味功效】苦，微寒。清肺止咳，降逆止呕。

【应用】用于肺热咳嗽，气逆喘急，胃热呕逆，烦热口渴。

【选方】1. **治咳嗽，喉中有痰声** 枇杷叶 25g，川贝 2.5g，巴旦杏仁 10g，陈皮 10g。为末，每服 5~10g，开水送下。（《滇南本草》）

2. **治风热咳嗽** 枇杷叶、苦杏仁、桑白皮、菊花、牛蒡子各 9g。煎服。（《安徽中草药》）

3. **治百日咳** 枇杷叶 15g，桑白皮 15g，地骨皮 9g，甘草 3g。水煎服。（江西《草药手册》）

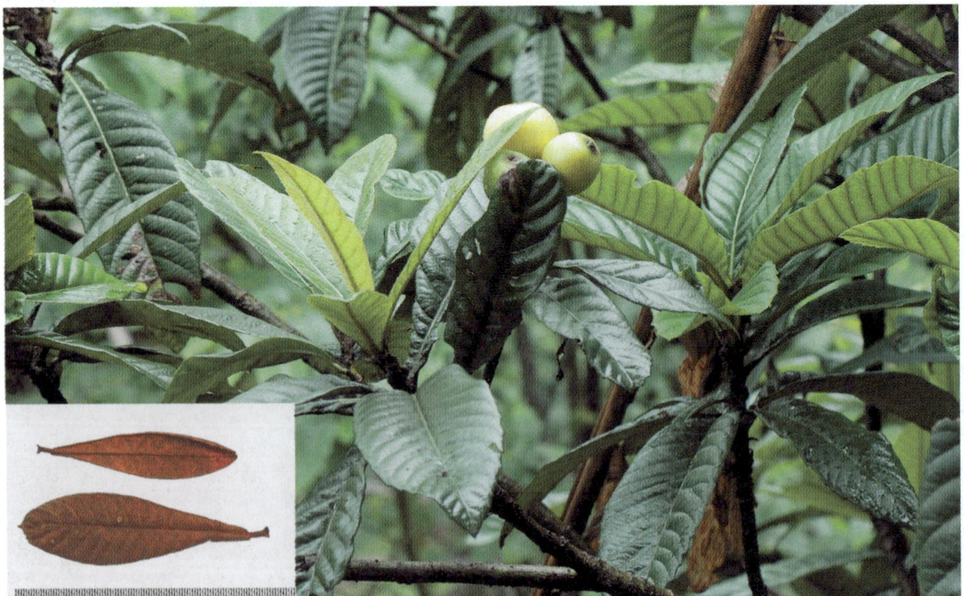

板蓝根

【别名】靛青根、蓝靛根、大青根。
【来源】为十字花科植物菘蓝 *Isatis indigotica* Fort. 的干燥根。

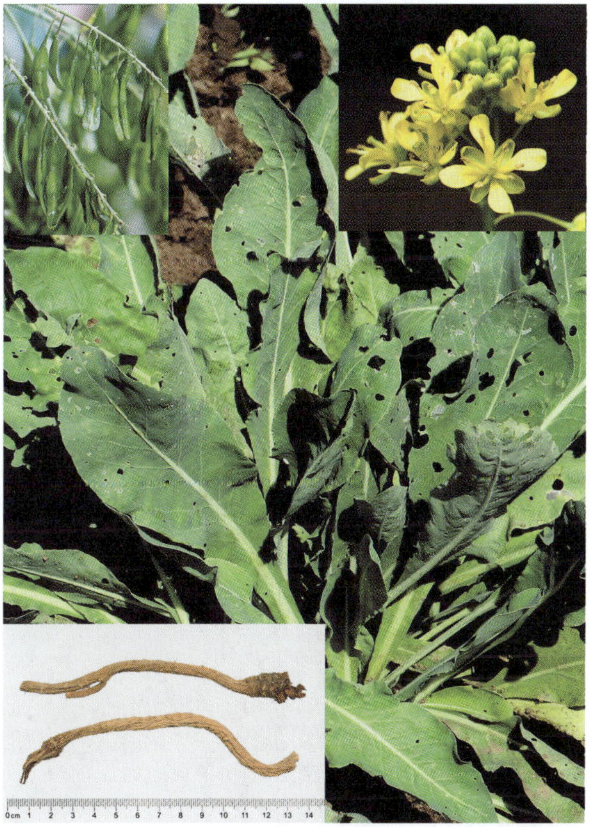

【植物识别要点】草本。全株无毛。基生叶较大，具柄，长圆状椭圆形，茎生叶基部垂耳形至箭形，半抱茎。花萼4；花瓣4，黄色，4强雄蕊；雌蕊1。长角果长圆形，扁平翅状。种子1枚。

【生长环境】生于山坡、林下、沟边和草丛。

【采制】秋季采挖，除去泥沙，晒干。

【性味功效】苦，寒。清热解毒，凉血利咽。

【应用】用于温疫时毒，发热咽痛，温毒发斑，痄腮，烂喉丹痧，大头瘟疫，丹毒，痈肿。

【选方】**1. 治流行性感冒** 板蓝根一两，羌活五钱，煎汤，一日二次分服，连服二至三日。(《江苏验方草药选编》)

2. 治肝炎 板蓝根一两，水煎服。(《辽宁常用中草药手册》)

松萝

【别名】松落、龙须草、金钱草、关公须、天蓬草。

【来源】为松萝科植物松萝 *Usnea diffracta* Vain. 的全体。

【植物识别要点】全体呈地衣体丝状，细长不分枝，基部着生于树皮上，向下悬垂；主轴单一，极少大分枝，两侧密生细而短的侧枝，长约 1cm，形似蜈蚣，故名蜈蚣松萝，灰绿色，柔软。子囊果极稀，侧生，盘状，生于枝的先端，孢子椭圆形。

【生长环境】松萝喜生长于深山老林树干上或岩石上。

【采制】春、秋采收，洗净，切段，晒干。

【性味功效】甘，平，有小毒。清热解毒，止咳化痰。

【应用】用于肺结核，慢性支气管炎，外用治创伤感染，疮疖，烧伤，子宫颈糜烂，阴道滴虫。

【选方】**治痈肿，无名肿毒**　天蓬草 3 钱，楤木根皮 5 钱，细辛 2 钱。共研细粉，水或酒调敷。(《陕西中草药》)

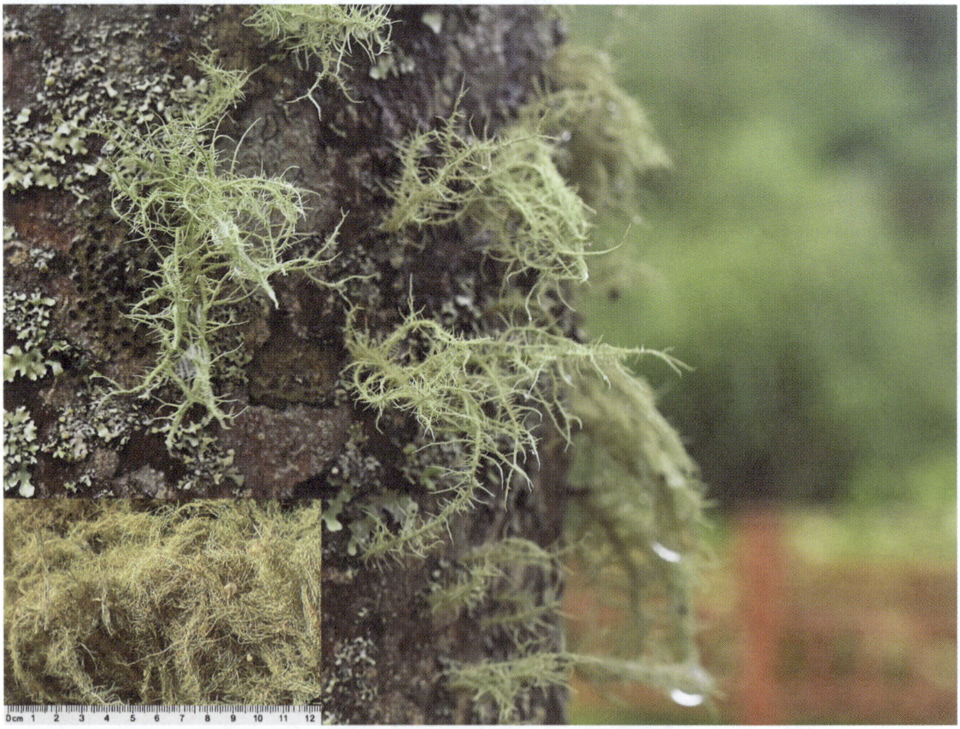

刺桐

【别名】海桐、山芙蓉、空桐树、木本象牙红。

【来源】为豆科植物刺桐 *Erythrina variegata* Linn. 树皮或根皮。

【植物识别要点】落叶大乔木，枝有黑色直刺，羽状复叶具3小叶，常密集枝端；总状花序顶生，花萼佛焰苞状，口部偏斜，一边开裂；花冠红色，旗瓣椭圆形，先端圆，瓣柄短；翼瓣与龙骨瓣近等长；龙骨瓣2片离生，雄蕊10，单体；荚果黑色，种子肾形红色。

【生长环境】常见于树旁或近海溪边，或栽于公园。

【采制】初夏剥取有钉刺的树皮，晒干。

【性味功效】苦、辛，平。祛风湿，舒筋通络。

【应用】用于风湿麻木，腰腿筋骨疼痛，跌打损伤。

【选方】1. **治中恶霍乱**　海桐皮煮汁服之。(《圣济总录》)

2. **治风虫牙痛**　海桐皮煎水漱之。(《太平圣惠方》)

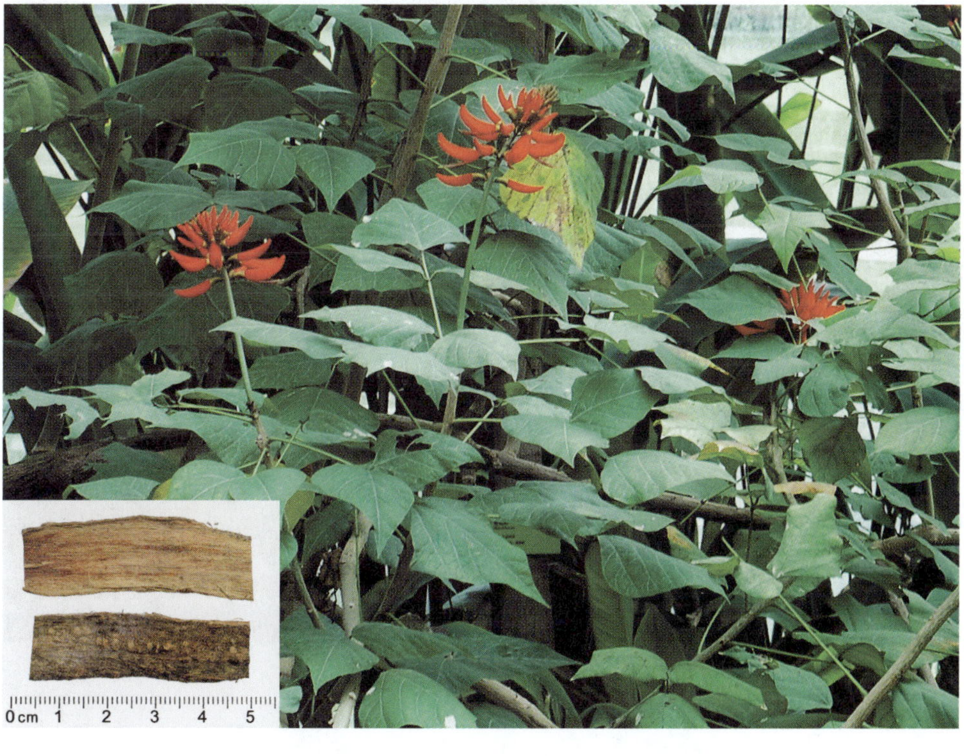

刺五加

【别名】刺拐棒、一百针、五加参。

【来源】为五加科植物刺五加*Acanthopanax senticosus*(Rupr. et Maxim.) Harms的干燥根和根茎或茎。

【植物识别要点】灌木，一、二年生的通常密生刺，叶有小叶5，稀3；叶柄常疏生细刺，小叶片纸质，椭圆状倒卵形或长圆形，上面粗糙，脉上有粗毛，边缘有锐利重锯齿，伞形花序，花紫黄色，花瓣5，果实球形或卵球形，有5棱，黑色。

【生长环境】生于山坡林中及路旁灌丛中。

【采制】春、秋二季采收，洗净，干燥。

【性味功效】辛、微苦，温。益气健脾，补肾安神。

【应用】用于脾肺气虚，体虚乏力，食欲不振等。

【选方】**治各型骨折** 麻风树鲜皮或叶，配铜锤草、刺五加、胡椒敷粒捣细，酒炒外敷。(《云南思茅中草药选》)

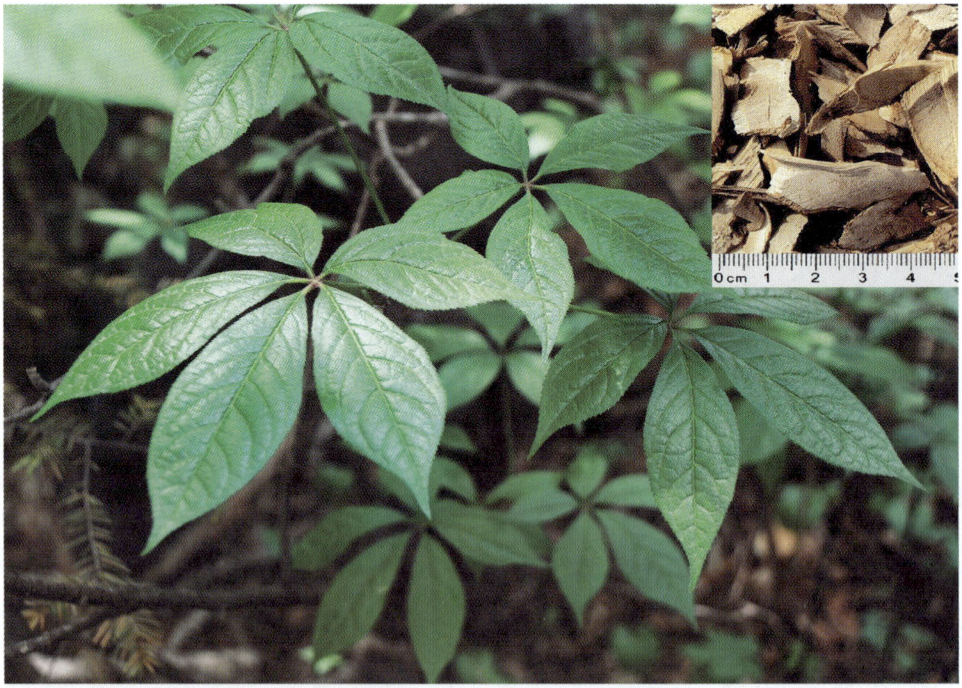

枣

【别名】 大枣、红枣。

【来源】 为鼠李科植物枣 *Ziziphus jujuba* Mill. 的干燥成熟果实。

【植物识别要点】 落叶小乔木,稀灌木,有长枝,短枝和无芽小枝(即新枝)呈之字形曲折,具2个托叶刺,叶纸质,卵形,边缘具圆齿状锯齿,基生三出脉;花黄绿色,两性,5基数,单生或聚伞花序;花瓣倒卵圆形,基部有爪,与雄蕊等长;核果,种子扁椭圆形。

【生长环境】 生于海拔1 700m以下的山区,丘陵或平原。

【采制】 秋季果实成熟时采收,晒干。

【性味功效】 甘,温。补中益气,养血安神。

【应用】 用于脾虚食少,乏力便溏,妇人脏躁。

【选方】 **1. 治反胃吐食** 大枣一枚(去核),班蝥一枚(去头翅)入内煨热,去蝥,空心食之,白汤下。(《本草纲目》)

2. 治虚劳烦闷不得眠 大枣二十枚,葱白七茎。上二味,以水三升,煮一升,去滓顿服。(《千金方》)

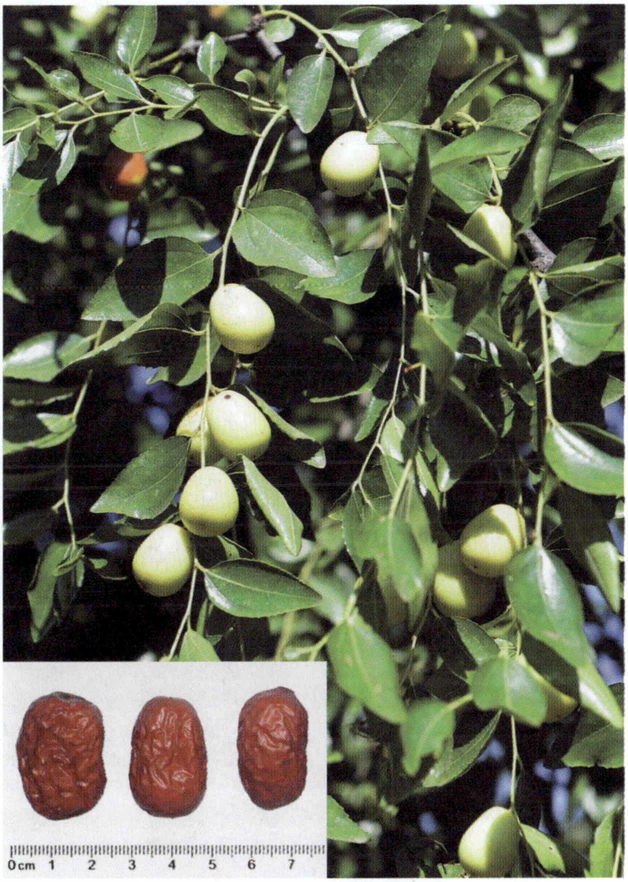

郁李仁

【别名】爵梅、秧李。
【来源】为蔷薇科郁李 *Prunus japonica* Thunb. 成熟种子。

【植物识别要点】灌木，叶片卵形或卵状披针形，边有缺刻状尖锐重锯齿，托叶线形，边有腺齿。花1~3朵，簇生，花叶同开或先叶开放；花瓣白色或粉红色，倒卵状椭圆形；雄蕊约32；花柱与雄蕊近等长，无毛。核果近球形，深红色。

【生长环境】生于荒山坡或沙丘边。

【采制】夏、秋季采收成熟果实，除去果肉及核壳，取出种子，干燥。

【性味功效】辛、苦、甘，平。润肠通便，下气利水。

【应用】用于津枯肠燥，食积气滞，腹胀便秘等。

【选方】**1. 治血汗** 郁李仁研细。每服5g，研鹅梨汁调下。(《圣济总录》)

2. 治脚气肿满喘促，大小便涩 郁李仁25g(去皮，研)，粳米三合，蜜一合，生姜汁一蚬壳。上先煮粥临欲熟，入三味搅令匀，更煮令熟。空心食之。(《太平圣惠方》)

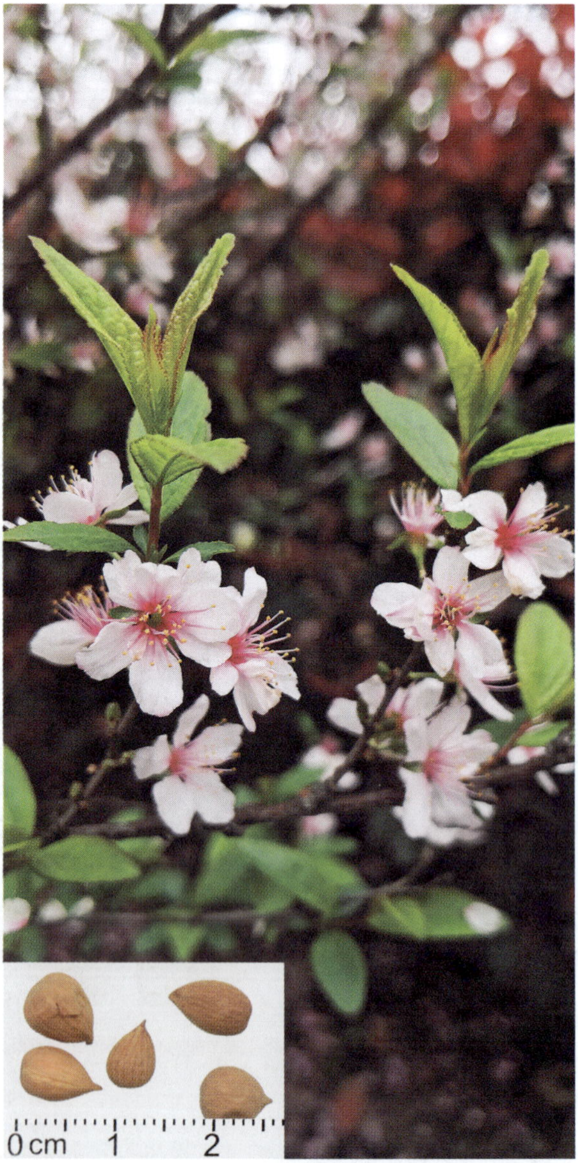

虎杖

【别名】斑竹、酸筒杆、酸汤梗。

【来源】为蓼科植物虎杖 *Polygonum cuspidatum* Sieb.et Zucc. 干燥根茎和根。

【植物识别要点】多年生草本。茎直立空心，具明显的纵棱，散生红色斑点。叶宽卵形，近革质，边缘全缘，两面无毛，托叶鞘膜质，早落。花单性，雌雄异株，花序圆锥状，腋生；苞片漏斗状，每苞内具2~4花；花梗中下部具关节；花被5深裂，淡绿色。瘦果卵形，具3棱，黑褐色。

【生长环境】生于山谷、溪边、林下阴湿地。

【采制】春、秋二季采挖，除去须根，洗净，趁鲜切短段或厚片，晒干。

【性味功效】微苦，微寒。利湿退黄，清热解毒，散瘀止痛，止咳化痰。

【应用】用于湿热黄疸，淋浊，带下，风湿痹痛等。

【选方】1. **治急性肝炎** 虎杖一两，鸡眼草二两，每日一剂，两次煎服，连服2~15天。(《全国中草药汇编》)

2. **治关节炎** 虎杖根半斤，切碎，白酒1.5斤，泡半月，每服五钱，每日2次。(《全国中草药汇编》)

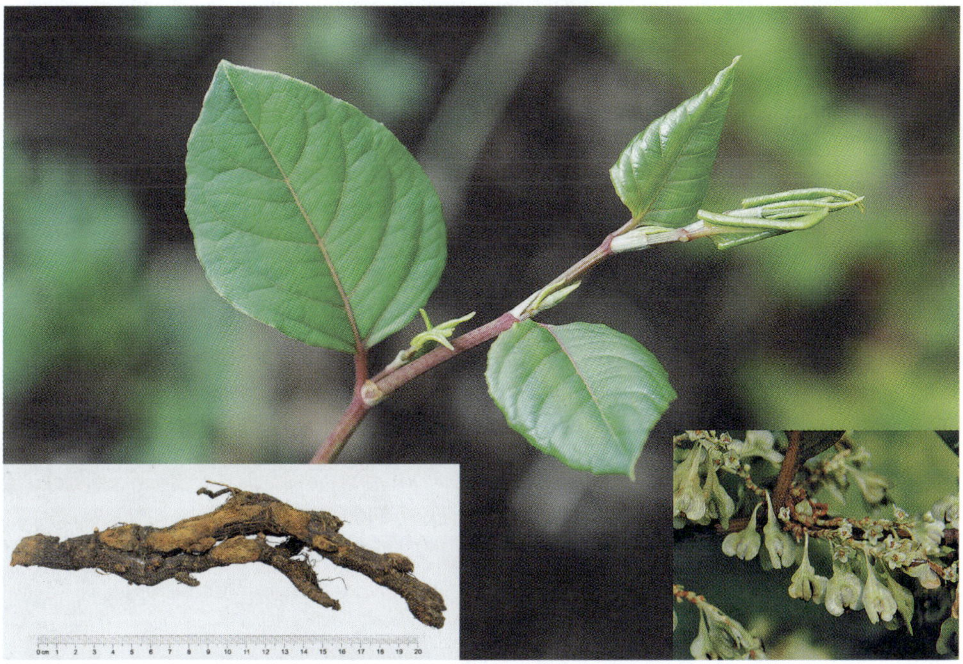

虎刺

【别名】黄脚鸡、绣花针、伏牛花、刺虎。

【来源】为茜草科植物虎刺 *Damnacanthus indicus* C. F. Gaertn. 的干燥全草。

【植物识别要点】常绿有刺小灌木，高30~70cm。根坚硬，有时缢缩成串珠状，外皮灰褐色。茎多分枝，枝条灰白色，有细直针状刺，常2~3枚着生一起，三叉或对生。叶小，对生；近无柄；叶片卵形至卵圆形，长1~2cm，全缘，革质，有光泽。初夏开花，花1~2朵腋生及顶生；花冠漏斗状，白色，4裂；雄蕊4；子房下位。核果近球形，成熟时赤红色，果柄极短。

【生长环境】生于河边、溪边、灌木丛中及常绿阔叶林下阴湿处。

【采制】全年均可采收，洗净，鲜用或晒干。

【性味功效】甘、苦，平。祛风利湿，活血止痛。

【应用】用于痰饮咳嗽，痛风，风湿痹痛，跌打损伤，水肿。

【选方】**1. 治痛风**　虎刺鲜根或花30g（干根10~15g）。煎汁用酒冲服。（《浙江民间草药》）

2. 治痰饮咳嗽　虎刺鲜根60~90g。水煎服。（《福建中草药》）

3. 治水肿　虎刺根10~15g。水煎服。（《浙江民间草药》）

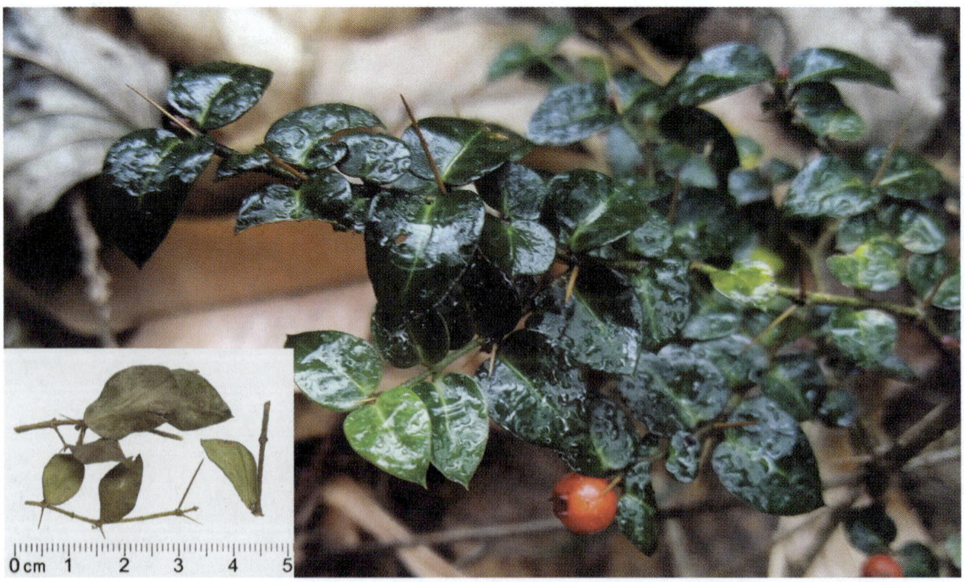

虎耳草

【别名】石荷叶、金线吊芙蓉、老虎耳。

【来源】为虎耳草科植物虎耳草 *Saxifraga stolonifera* Curt. 的全草。

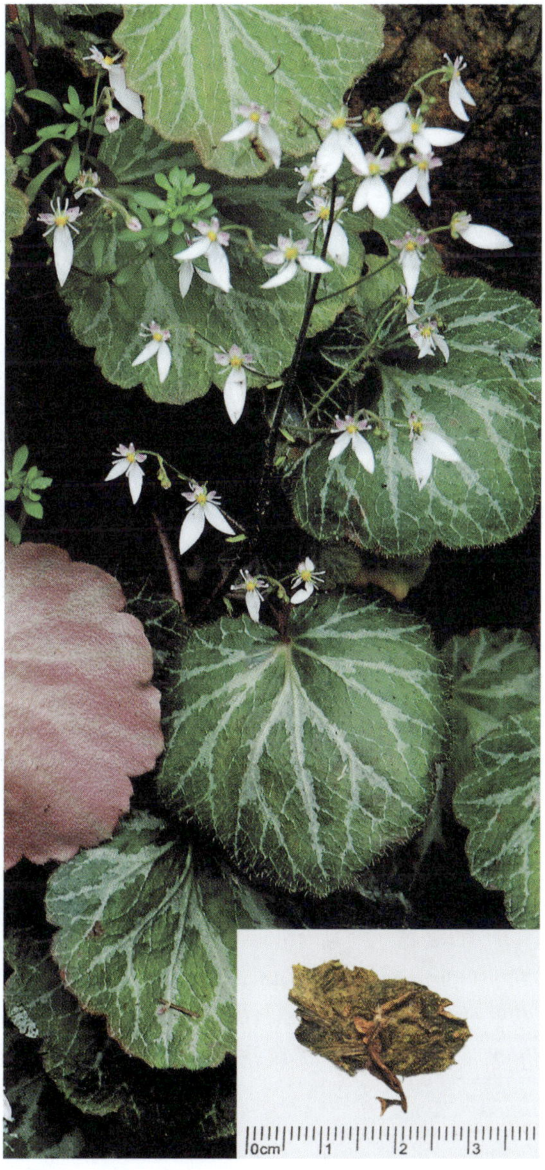

【植物识别要点】多年生常绿草本，株高 8~45cm，全株被毛。有细长的匍匐茎，赤紫色。单叶，基部丛生，具长柄，叶片圆形或肾形，表面深绿色，沿脉具白色斑纹，叶缘具疏生锐齿，叶背紫红色，密生小球形细点。花葶赤红，有长毛，多分枝，每枝有花 4~7 朵；花白色，花瓣 5 枚，3 瓣小，2 瓣大。蒴果卵圆形。

【生长环境】生于林下、灌丛、草甸和阴湿岩隙。

【采制】全年可采。以花后采者为好。

【性味功效】微苦、辛，寒，有小毒。祛风清热，凉血解毒。

【应用】用于小儿发热，咳嗽气喘；外用于中耳炎，疔疮，湿疹。

【选方】1. **治荨麻疹**　虎耳草、青黛。煎服。（《四川中药志》）

2. **治风丹热毒，风火牙痛**　鲜虎耳草一两，水煎服。（《南京地区常用中草药》）

3. **治风疹瘙痒，湿疹**　鲜虎耳草五钱至一两。煎服。（《上海常用中草药》）

罗布麻叶

【别名】野茶叶、红麻、茶叶花、红柳子。

【来源】为夹竹桃科植物罗布麻*Apocynum venetum* L.的干燥叶。

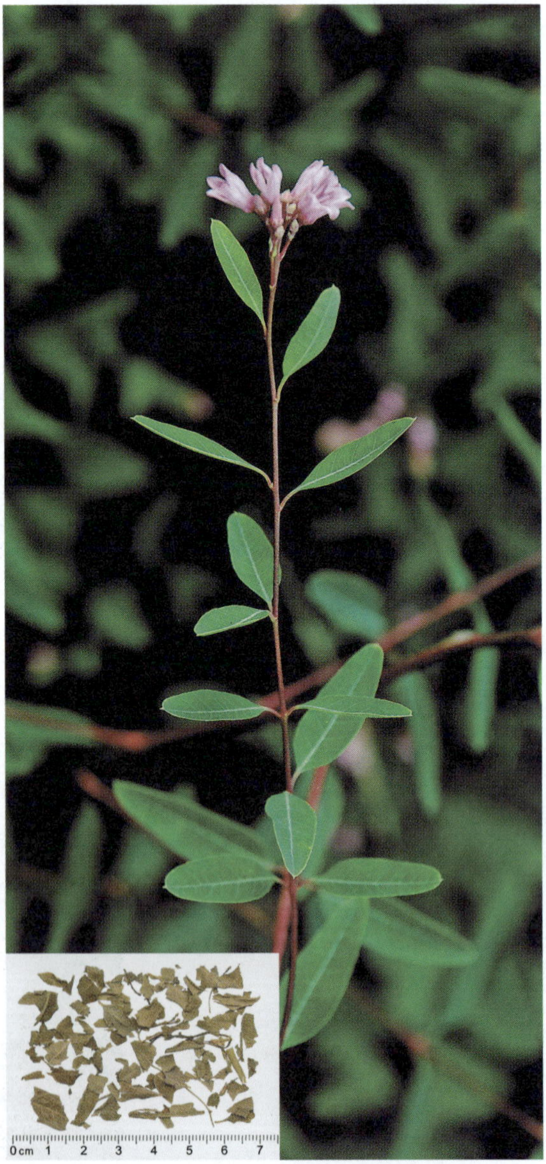

【植物识别要点】直立半灌木；枝条对生或互生，紫红色。叶对生，仅在分枝处为近对生，叶片椭圆状披针形，圆锥状聚伞花序，通常顶生，有时腋生，花冠圆筒状钟形，紫红色或粉红色，两面密被颗粒状突起，蓇葖果，种子卵圆状长圆形。

【生长环境】主要野生在盐碱荒地和沙漠边缘及河流两岸、冲积平原、河泊周围及戈壁荒滩上。

【采制】夏季采收，除去杂质，干燥。

【性味功效】甘、苦，凉。平肝安神，清热利水。

【应用】用于肝阳眩晕，心悸失眠，浮肿尿少。

【选方】1. **高血压，头痛，头晕，失眠** 罗布麻叶3~5g，每天泡水代茶饮。(《全国中草药汇编》)

2. **防治感冒** 罗布麻500g，加水5 000ml，煎至2 500ml，再加苯甲酸0.25g。每日服100ml，分2次服。每周连服两天。(《全国中草药汇编》)

罗汉松

【别名】罗汉杉、长青罗汉杉、土杉、金钱松。

【来源】为罗汉松科植物罗汉松 *Podocarpus macrophyllus* (Thunb.) Sweet. 的根和球果。

【植物识别要点】树皮灰色，浅纵裂，成薄片状脱落。叶螺旋状着生，条状披针形，微弯，先端尖，上面深绿色，有光泽，中脉显著隆起，下面带白色、灰绿色，中脉微隆起。雄球花穗状、腋生，常 3~5 个簇生于极短的总梗上，雌球花单生叶腋。种子卵圆形。

【生长环境】生于海拔 1 300~1 500m 的坡顶密林中，多为栽培。

【采制】根皮四季可采。球果秋季采收。

【性味功效】甘，微温。球果：益气补中；根皮：活血，止痛，杀虫。

【应用】球果：心胃气痛，血虚面色萎黄；根皮：跌打损伤，疥癣。

【选方】根皮外用适量，加黄酒捣烂敷患处。（《全国中草药汇编》）

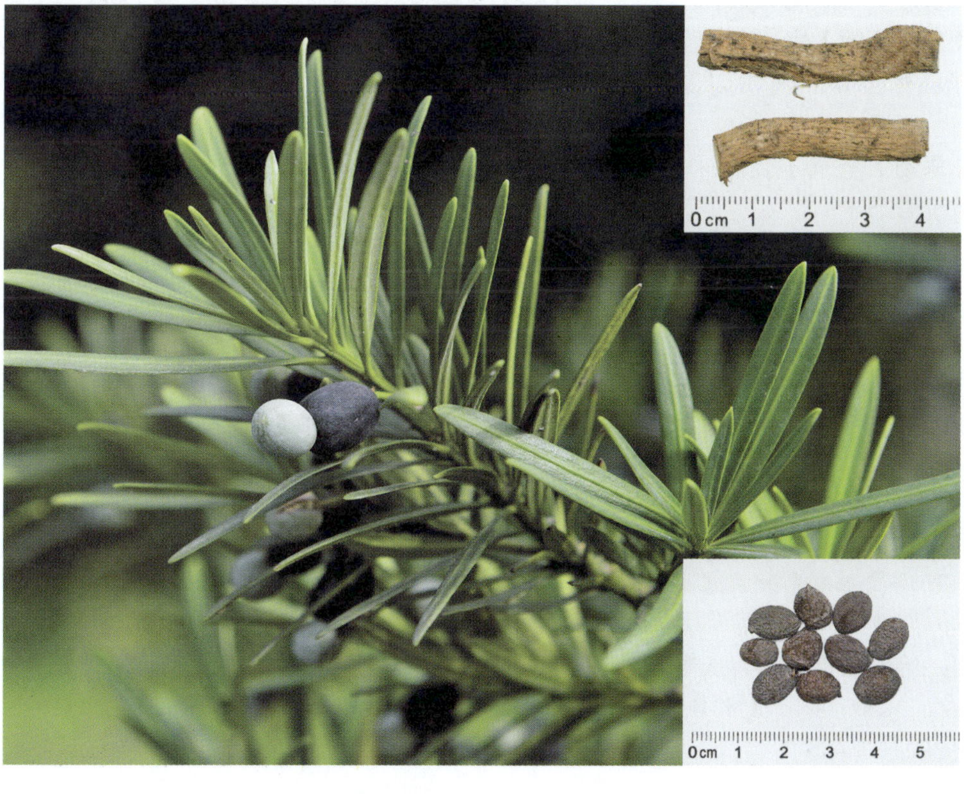

败酱草

【别名】黄花败酱、龙牙败酱、黄花龙芽。

【来源】为败酱科植物败酱 *Patrinia scabiosaefolia* Fisch. ex Trev. 的干燥全草。

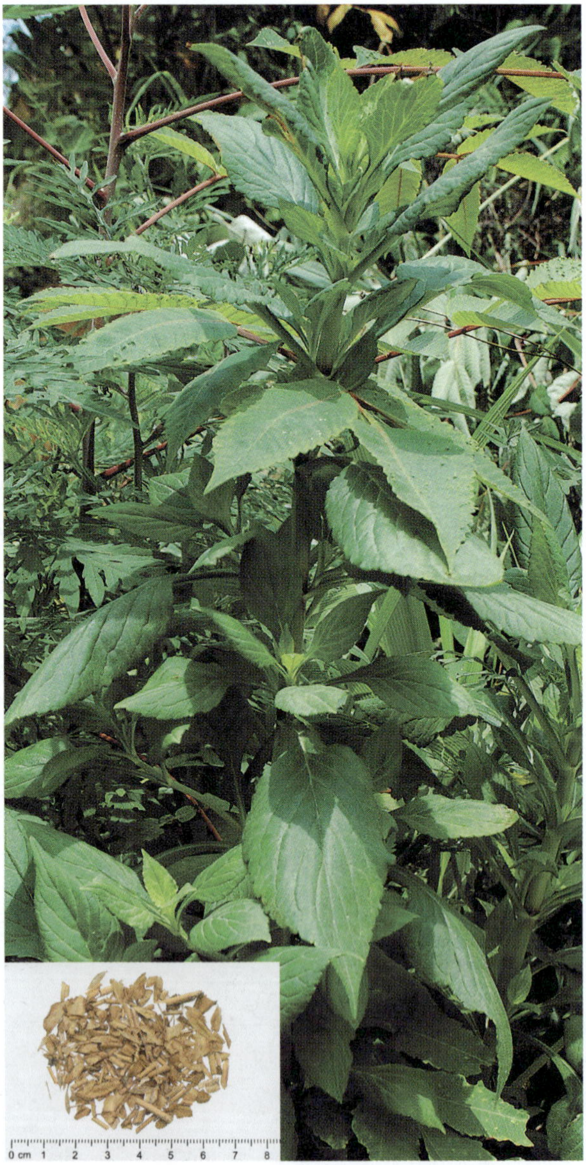

【植物识别要点】多年生草本，茎密被白色倒生粗毛或仅两侧各有 1 列倒生粗毛。基生叶簇生，边缘有粗齿；茎生叶对生，卵形，1~2 对羽状分裂，边缘有粗齿，两面有粗毛，近无柄。伞房状圆锥聚伞花序，花序分枝及梗上密生或仅 2 列粗毛；花冠黄色，瘦果倒卵形。

【生长环境】生于山坡林下、林缘和灌丛中以及路边、田埂边的草丛中。

【采制】全草于夏秋采割，洗净，晒干。

【性味功效】辛、苦，凉。清热解毒，祛瘀止痛，消痈排脓。

【应用】用于肠痈，肺痈，痢疾，产后瘀血腹痛，痈肿疔疮。

【选方】**1. 治无名肿毒** 鲜（败酱）全草，酒水各半煎服，渣捣烂敷患处。（《闽东本草》）

2. 治赤白痢疾 鲜败酱草 60g，冰糖 15g。开水炖服。（《闽东本草》）

知母

【别名】 蒜辫子草、羊胡子根、地参。
【来源】 为百合科植物知母 *Anemarrhena asphodeloides* Bge. 的干燥根茎。

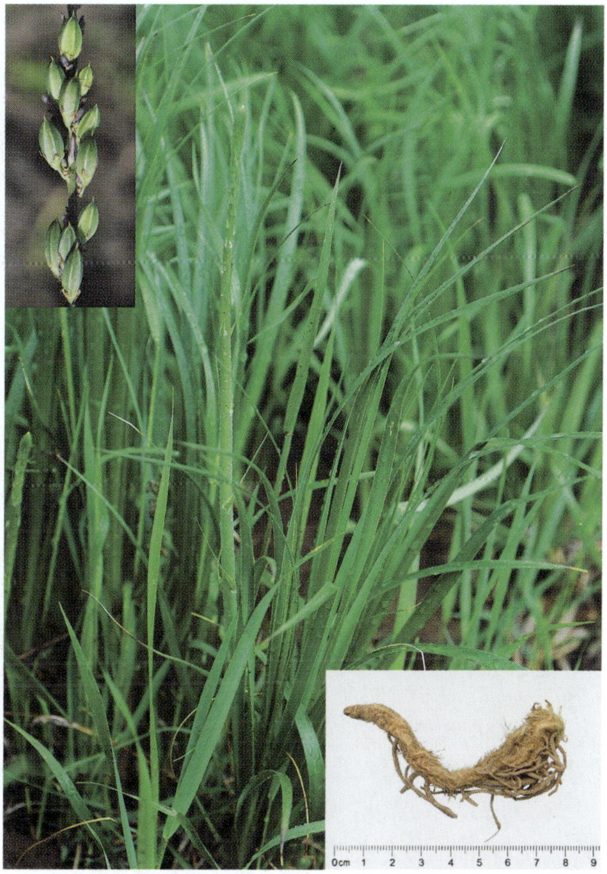

【植物识别要点】 多年生草本，叶向先端渐尖而成近丝状，基部渐宽而成鞘状，具多条平行脉。花葶比叶长得多；总状花序通常较长，苞片小，卵形或卵圆形，先端长渐尖；花粉红色、淡紫色至白色；花被片条形，中央具3脉，宿存。蒴果狭椭圆形，顶端有短喙。

【生长环境】 生于海拔1 450m以下的山坡、草地或路旁较干燥或向阳的地方。

【采制】 春、秋两季采挖，除去须根和泥沙，晒干，习称“毛知母”；或除去外皮，晒干即为“知母肉”。

【性味功效】 苦、甘，寒。清热泻火，滋阴润燥。

【应用】 用于外感热病，高热烦渴，肺热燥咳等。

【选方】 **1. 治糖尿病口渴** 知母、天花粉、麦冬各四钱，黄连一钱半。水煎服。(《全国中草药汇编》)

2. 治阴虚火盛、潮热盗汗 知母、黄柏、淮山药、茯苓各三钱，熟地黄五钱，山茱萸、牡丹皮、泽泻各两钱。水煎服。(《全国中草药汇编》)

3. 治慢性支气管炎(热型) 知母、黄芩、桑白皮、茯苓、麦冬各三钱，桔梗、生甘草各一钱，水煎服。(《全国中草药汇编》)

垂盆草

【别名】狗牙瓣、石头菜、佛甲草、鼠牙半支。

【来源】为景天科植物垂盆草 *Sedum sarmentosum* Bunge. 的干燥全草。

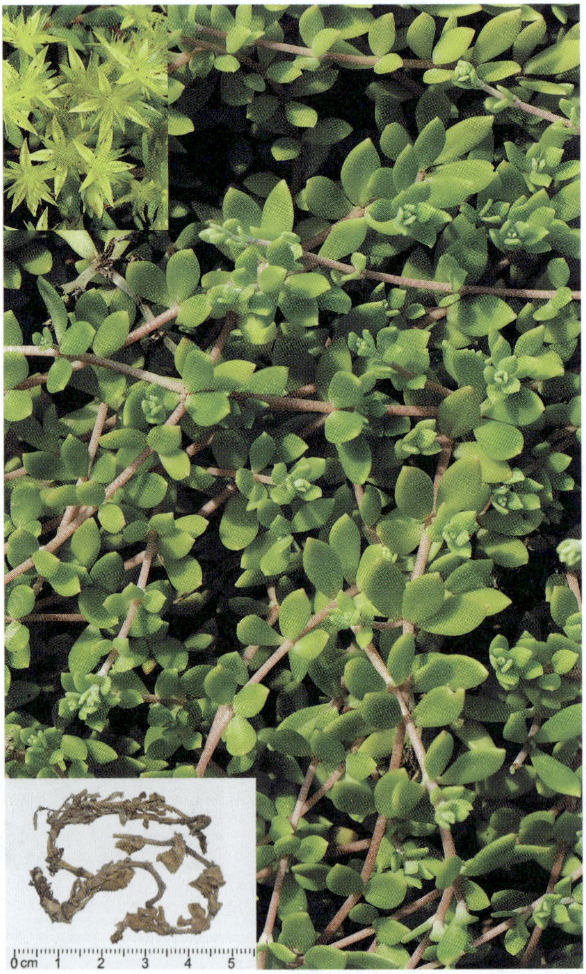

【植物识别要点】多年生肉质草本。叶轮生，叶倒披针形，先端近急尖，基部急狭，有距。聚伞花序，有3~5分枝，花少，花无梗；萼片5，披针形至长圆形，花瓣5，黄色，披针形，雄蕊10，较花瓣短；鳞片10，楔状四方形，种子卵形。

【生长环境】喜阴湿环境，较耐寒，适宜肥沃的砂质壤土栽培。

【采制】夏、秋二季采收，除去杂质，干燥或鲜用。

【性味功效】甘、淡，凉。利湿退黄，清热解毒。

【应用】用于湿热黄疸，小便不利，痈肿疮疡。

【选方】**1. 治一切大毒，如发背、对口、冬瓜、骑马等痈，初起者消，已成者溃，出脓亦少**　鼠牙半支一两，捣汁，陈酒和服，渣敷留头，取汗而愈。(《百草镜》半枝莲饮)

2. 治水火烫伤，痈肿疮疡，毒蛇咬伤　鲜垂盆草一至四两，洗净，捣汁服。外用鲜草适量捣烂敷患处。(《上海常用中草药》)

3. 治喉头肿痛　鲜垂盆草捣汁一杯，加烧酒少许含漱五至十分钟，每日三四次。(《浙江民间常用草药》)

垂穗石松

【别名】筋骨草、小伸筋、过山龙、铺地蜈蚣。

【来源】为石松科垂穗石松 *Palhinhae acernua* (L.) Vasc. & Franco 的全草。

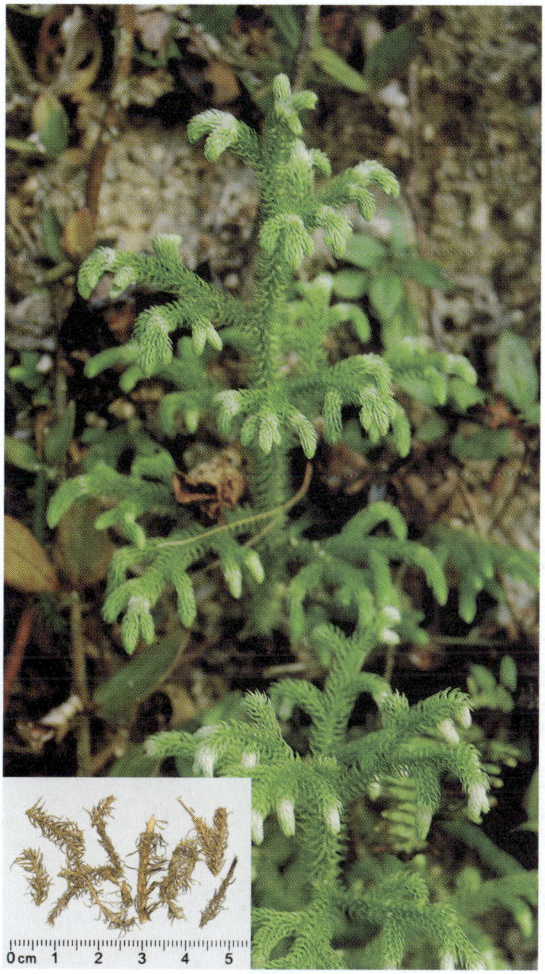

【植物识别要点】多年生草本。主茎光滑无毛，叶螺旋状排列，稀疏，钻形至线形，侧枝及小枝上的叶螺旋状排列，密集，略上弯，钻形至线形，纸质。孢子囊穗单生于小枝顶端，短圆柱形，成熟时通常下垂，淡黄色，孢子叶卵状菱形，覆瓦状排列，孢子囊生于孢子叶腋，圆肾形。

【生长环境】生长于山溪边或林下阴湿石上。

【采制】7—9月采收，去净泥土杂质，晒干。

【性味功效】辛，温。祛风湿，舒筋络，活血，止血。

【应用】用于风湿拘疼麻木，肝炎，痢疾，赤目，吐血，衄血，便血，跌打损伤、汤、火烫伤。

【选方】1. **治虚痨病，咳嗽，吐血，小便不利，遗精** 铺地蜈蚣一两，公猪小肚一个（去浊洗净）和水适量，炖两小时服。日服一次。连服三至五次。（《闽南民间草药》）

2. **治肝炎，黄疸** 鲜铺地蜈蚣一至二两。煎服，每日一至二次。（《福建民间草药》）

3. **治小便不利、梦遗失精** 鲜铺地蜈蚣一两，鲜海金沙草一两。水煎服。（《福建中草药》）

委陵菜

【别名】 翻白草、天青地白、毛鸡腿子、野鸡膀子。

【来源】 为蔷薇科植物委陵菜 *Potentilla chinensis* Ser. 的干燥全草。

【植物识别要点】 多年生草本。根肥大，圆锥状。茎直立，密生灰白色绵毛。基生叶为羽状复叶，有小叶 5~15 对，叶柄被柔毛；小叶片边缘羽状中裂，裂片三角卵形，上面绿色，下面被白色绒毛；伞房状聚伞花序；花冠黄色，宽倒卵形，顶端微凹。瘦果卵球形。

【生长环境】 生于海拔 400~3 200m 的山坡、草地、沟谷、林缘、灌丛及疏林下。

【采制】 春季未抽茎时采挖，除去泥沙，晒干。

【性味功效】 苦，寒。清热解毒，凉血止痢。

【应用】 用于赤痢腹痛，久痢不止，痔疮出血，痈肿疮毒。

【选方】 **1. 治赤白痢疾**　委陵菜 15g，马齿苋 15g，茶叶 6g。水煎服，每日 2 次。（《甘肃中草药手册》）

2. 治久痢不止　委陵菜、白木槿花各 15g。煎水服。（《贵阳民间药草》）

3. 治疮疖痈肿　委陵菜 15g，蒲公英 15g。水煎服。（《山西中草药》）

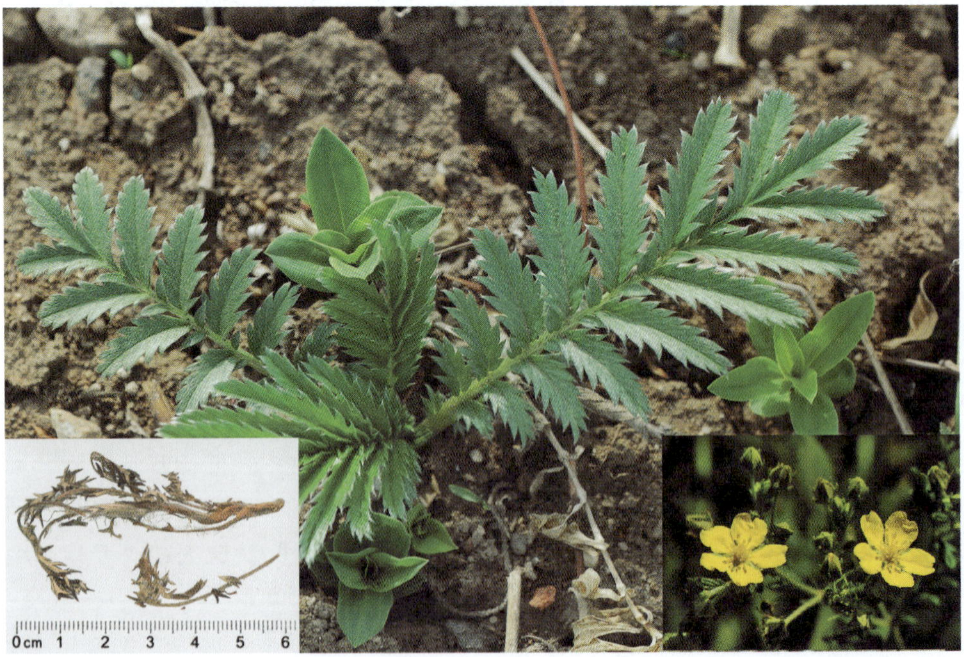

使君子

【别名】史君子、四君子、留求子、五棱子。

【来源】为使君子科植物使君子 *Quisqualis indica* L. 的干燥成熟果实。

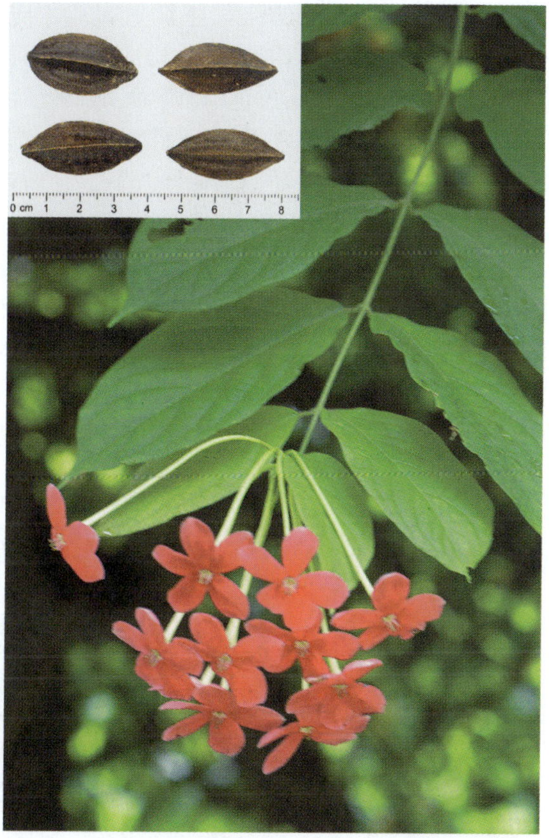

【植物识别要点】攀缘状灌木，小枝被棕黄色短柔毛。叶近对生，叶片膜质，卵形，表面无毛，背面有时疏被棕色柔毛。顶生穗状花序，花瓣5，先端钝圆，初为白色，后转淡红色；雄蕊10，果卵形，具明显的锐棱角5条，种子1颗，白色，圆柱状纺锤形。

【生长环境】喜温暖湿润气候，不耐寒，怕霜冻，耐荫蔽，生于平地、山坡、路旁等向阳灌丛中。

【采制】秋季果皮变紫黑色时采收，除去杂质，干燥。

【性味功效】甘，温。杀虫消积。

【应用】用于蛔虫病，蛲虫病，虫积腹痛，小儿疳积。

【选方】**1. 治小儿蛔虫咬痛，口吐清沫** 使君子（去壳）为极细末，用米饮调，五更早空心服。（《补要袖珍小儿方论》使君子散）

2. 治小儿五疳，脾胃不和，心腹膨胀，时复㽲痛，不进饮食，渐致羸瘦 厚朴（去皮，姜汁炙）、陈皮（去白）、川芎各一分，使君子仁（浸，去黑皮）一两。上为细末。炼蜜丸如皂子大。三岁以上一粒，三岁以下半粒，陈米饮化下。（《太平惠民和剂局方》使君子丸）

3. 治小儿痞块腹大，肌瘦面黄，渐成疳疾 使君子仁三钱，木鳖子仁五钱。为末，水丸龙眼大。每以一丸，用鸡子一个破顶，入药在内，饭上蒸热，空心食。（《简便单方》）

侧柏叶

【别名】扁柏、香柏、柏树、柏子树。

【来源】为柏科植物侧柏 *Platycladus orientalis*（L.）Franco 的干燥枝梢和叶。

【植物识别要点】常绿乔木，生鳞叶的小枝细，向上直展或斜展，扁平，排成一平面。叶鳞形，雄球花黄色，卵圆形，雌球花近球形，蓝绿色，被白粉。球果近卵圆形，成熟前近肉质，蓝绿色，被白粉，成熟后木质，开裂，红褐色；种子卵圆形，顶端微尖，灰褐色或紫褐色。

【生长环境】生于较干燥的山坡。

【采制】多在夏、秋二季采收，阴干。

【性味功效】苦、涩，寒。凉血止血，化痰止咳，生发乌发。

【应用】用于吐血，衄血，咯血，便血，崩漏下血，肺热咳嗽，血热脱发，须发早白。

【选方】1. **功能性子宫出血**　侧柏叶四两，水煎，分 3 次服。（《全国中草药汇编》）

2. **治秃发**　新鲜侧柏叶（包括青绿色种子）25~35g，切碎浸泡于 100ml 60%~75% 乙醇中，7 天后以滤液涂擦毛发脱落部位，每日 3~4 次。（《中国中草药图典》）

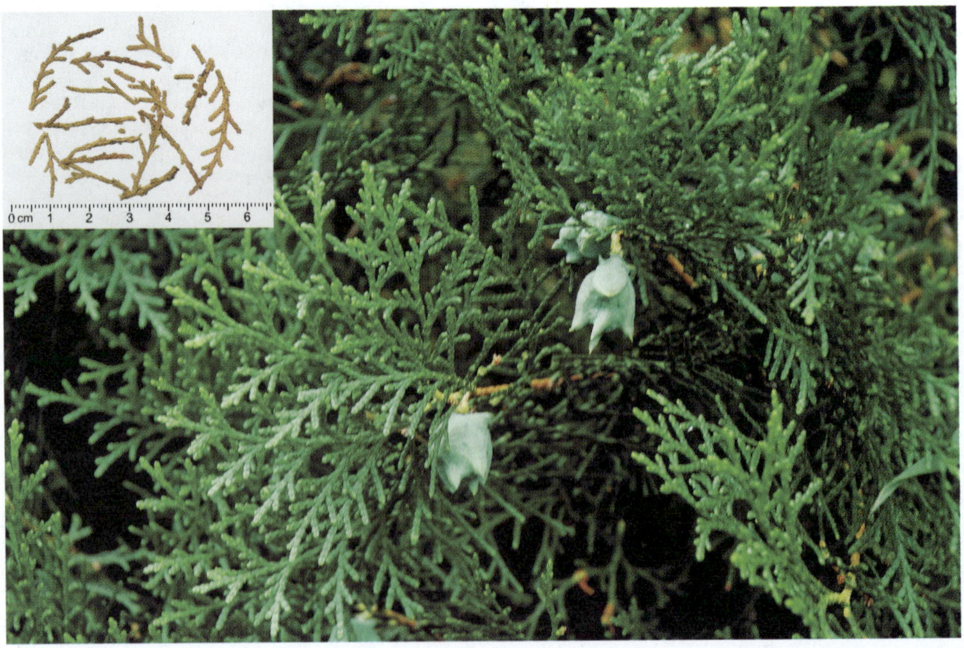

佩兰

【别名】兰草、鸡骨香、水香。

【来源】为菊科植物佩兰 *Eupatorium fortunei* Turcz. 的干燥地上部分。

【植物识别要点】多年生草本，中部茎叶对生，3 全裂或 3 深裂，头状花序多数在茎顶及枝端排成复伞房花序，总苞钟状，每个头状花序具花 4~6 朵，花白色或带微红色，全部为管状花，瘦果圆柱形，熟时黑褐色，5 棱，冠毛白色。

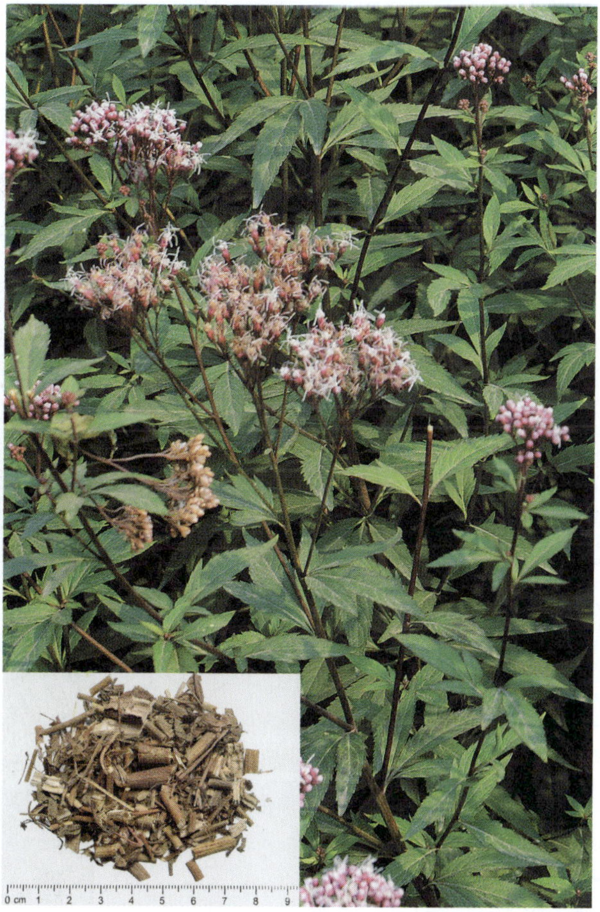

【生长环境】野生罕见，栽培者多。野生者生于路边灌丛及山沟路旁。

【采制】夏、秋二季分两次采割，除去杂质，晒干。

【性味功效】辛，平。芳香化湿，醒脾开胃，发表解暑。

【应用】用于湿浊中阻，脘痞呕恶，口中甜腻，口臭，多涎，暑湿表证，湿温初起，发热倦怠，胸闷不舒。

【选方】**1. 治五月霉湿，并治秽浊之气**　藿香叶 3g，佩兰叶 3g，陈皮 4.5g，制半夏 4.5g，大腹皮（酒洗）3g，厚朴（姜汁炒）2.4g，加鲜荷叶 9g 为引。煎汤服。（《时病论》芳香化浊法）

2. 治中暑头痛　佩兰、青蒿、菊花各 9g，绿豆衣 12g。水煎服。（《青岛中草药手册》）

3. 治急性胃肠炎　佩兰、藿香、苍术、茯苓、三颗针各 9g。水煎服。（《全国中草药汇编》）

金毛狗脊

【别名】金狗毛蕨、金毛狗、狗脊、狗青。

【来源】为蚌壳蕨科植物金毛狗脊 *Cibotium barometz*（L.）J. Sm. 的干燥根茎。

【植物识别要点】根状茎卧生，顶端生出一丛大叶，基部被有金黄色茸毛，叶片大，广卵状三角形，三回羽状分裂；下部羽片为长圆形；叶几为革质。孢子囊群在每一末回能育裂片1~5对，生于下部的小脉顶端，囊群两瓣状，成熟时张开如蚌壳，孢子为三角状的四面形，透明。

【生长环境】生于山脚沟边，或林下阴处酸性土壤。

【采制】秋、冬二季采挖，除去泥沙，干燥；或去硬根、叶柄及金黄色绒毛，切厚片，干燥，为“生狗脊片”；蒸后晒至六七成干，切厚片，干燥，为“熟狗脊片”。

【性味功效】苦、甘，温。祛风湿，补肝肾，强腰膝。

【应用】用于风湿痹痛，腰膝酸软，下肢无力。

【选方】**1. 治五种腰痛，利脚膝**　狗脊二两，萆薢二两（锉），菟丝子一两（酒浸三日，曝干别捣）。上药捣罗为末，炼蜜和丸，如梧桐子大。每日空心及晚食前服三十丸，以新萆薢渍酒二七日，取此酒下药。（《太平圣惠方》狗脊丸）

2. 治男女一切风疾　金毛狗脊（盐泥固济，火煅红，去毛用肉，出火气，锉）、萆薢、苏木节、川乌头（生用）。上各等分，为细末，米醋糊为丸，如梧桐子大，每服二十丸，温酒或盐汤下。病在上，食后服；病在下，空心服。（《普济方》四宝丹）

3. 治风湿骨痛、腰膝无力　金毛狗脊根茎六钱，香樟根、马鞭草各四钱，杜仲、续断各五钱，铁脚威灵仙三钱，红牛膝二钱。泡酒服。（《贵州草药》）

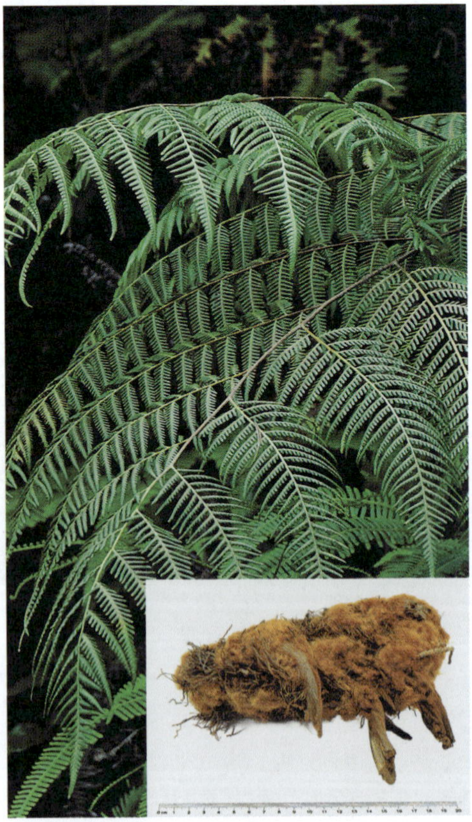

金丝草

【别名】落苏、黄毛草、笔仔草、猫仔草、墙头竹。

【来源】为禾本科植物金丝草 *Pogonatherum crinitum*(Thunb.) Kunth. 的全草。

【植物识别要点】多年生草本。秆直立，丛生，具纵条纹，粗糙，节上被白色髯毛。叶鞘短于或长于节间，叶舌短，纤毛状；叶片线形，扁平，穗形总状花序单生于秆顶，细弱而微弯曲，乳黄色；无柄小穗长不及 2mm，含 1 两性花，颖果卵状长圆形。

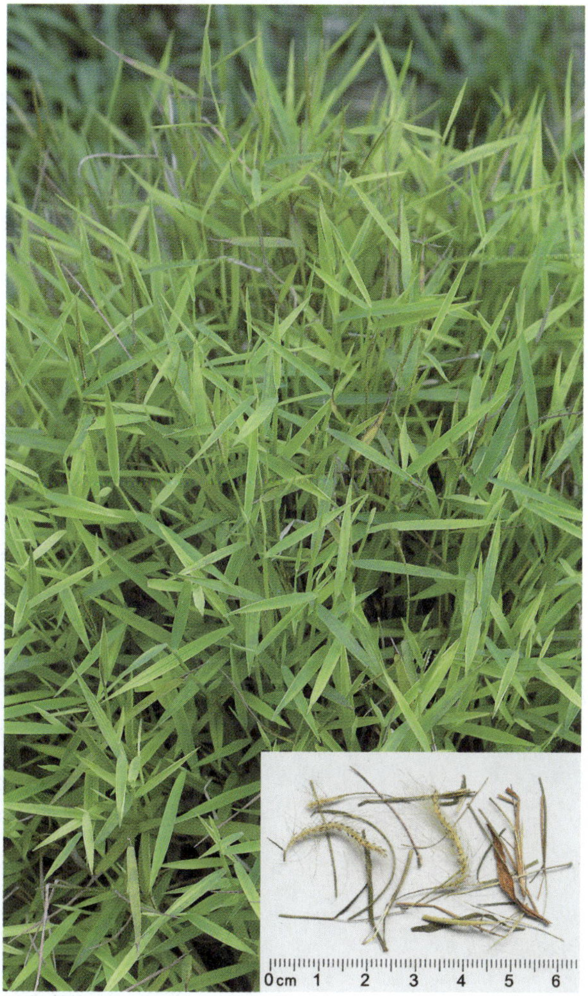

【生长环境】生于河边、墙隙、山坡和潮湿田圩。

【采制】夏季采收，割取地上部分，捆成小把，晒干或鲜用。

【性味功效】甘、淡，凉。清热解毒，凉血止血，利湿。

【应用】用于感冒高热，中暑，尿路感染，肾炎水肿，黄疸型肝炎，糖尿病，小儿久热不退。

【选方】**1. 治黄疸型肝炎** 金丝草 30g，龙胆草、栀子各 15g。水煎服。(《福建药物志》)

2. 治糖尿病 金丝草 60g，白果 12 枚。酌加水煎服。(《福建民间草药》)

3. 治尿路感染 金丝草、海金沙各 15g。水煎服。(《福建药物志》)

金钗石斛

【别名】扁金钗、石斗、金钗、角斗、金石斛。

【来源】为兰科植物金钗石斛 *Dendrobium nobile* Lindl. 的新鲜或干燥茎。

【植物识别要点】多年生草本。茎丛生，直立，上部多少回折状，稍扁，具槽纹，节略粗，基部收窄。叶近革质，矩圆形，先端2圆裂。总状花序具花1~4；花大，下垂，白色带淡紫色顶端；唇瓣倒卵状矩圆形，唇盘上面具1个紫斑。蒴果。

【生长环境】附生于密林树干或岩石上，长江以南各省广为分布，并有人工栽培。

【采制】全年均可采收，鲜用者除去根和泥沙；干用者采收后，除去杂质，用开水略烫或烘软，再边搓边烘晒，至叶鞘搓净，干燥。

【性味功效】甘，微寒。益胃生津，滋阴清热。

【应用】用于热病津伤，口干烦渴，胃阴不足，食少干呕，病后虚热不退，阴虚火旺，骨蒸劳热，目暗不明，筋骨痿软。

【选方】**治热病伤阴口渴** 石斛、麦冬各12g，鲜地黄30g，天花粉、桑叶、沙参各9g，水煎服。（《全国中草药汇编》）

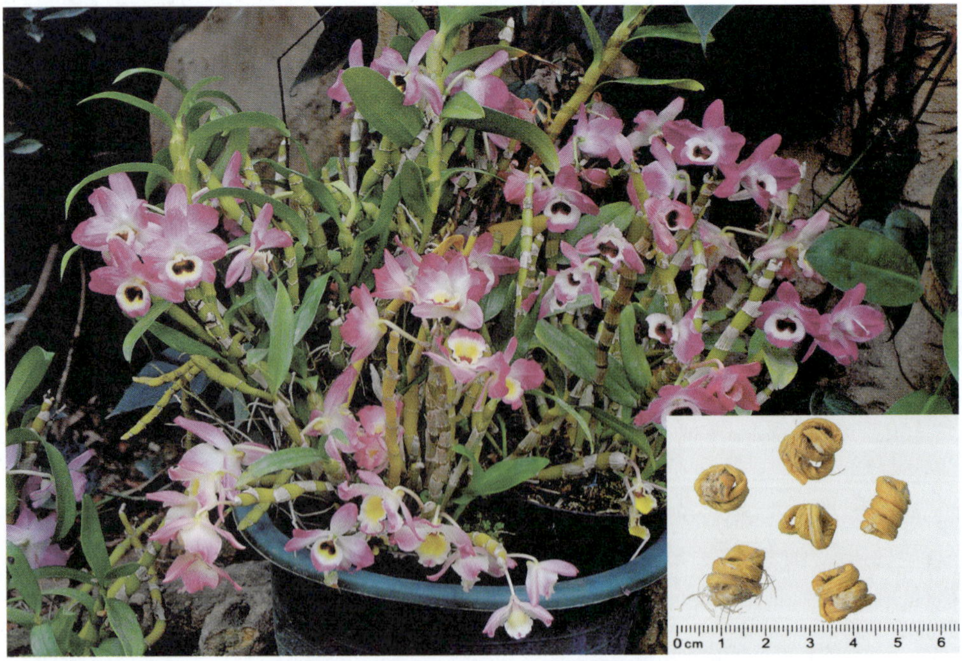

金线吊乌龟

【别名】白药(子)、盘花地不容、头花千金藤、山乌龟。

【来源】为防己科植物金线吊乌龟 *Stephania cepharantha* Hayata. 的块根。

【植物识别要点】多年生缠绕性落叶藤本,块根团块状,小枝紫红色。叶纸质,三角状扁圆形,头状花序,雄花序常于腋生、具小型叶的小枝上作总状花序式排列,雌花序单个腋生,雄花萼片6,花瓣3或4,近圆形或阔倒卵形,雌花萼片1,花瓣2肉质,比萼片小。核果阔倒卵圆形,成熟时红色。

【生长环境】生于山野肥沃湿润的草丛及灌木林中,以石灰岩地生长较茂盛。

【采制】秋末冬初采收为好,除去须根,洗净,切片晒干。

【性味功效】苦,寒。清热解毒,凉血止血,散瘀消肿。

【应用】用于急性肝炎,细菌性痢疾,跌打损伤,外用于痄腮,疖肿。

【选方】**1. 治咽喉肿痛** 白药一两(捣罗为末),龙脑一分。同研令匀,炼蜜和丸,芡子大,常含一丸咽津。(《太平圣惠方》龙脑丸)

2. 治喉中热塞肿痛,散痰散血 白药、朴硝。为末,以小管吹入喉。(《仁斋直指方》白药散)

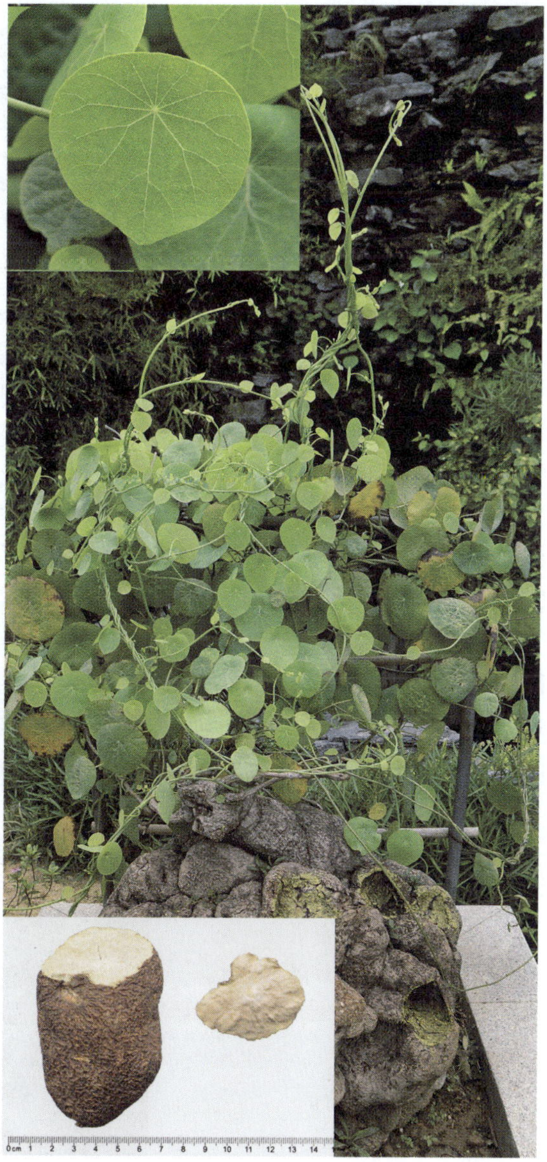

金荞麦

【别名】苦荞麦、荞麦当归、荞麦三七、金锁银开。

【来源】为蓼科植物金荞麦 *Fagopyrum dibotrys*(D. Don) Hara 的干燥根茎。

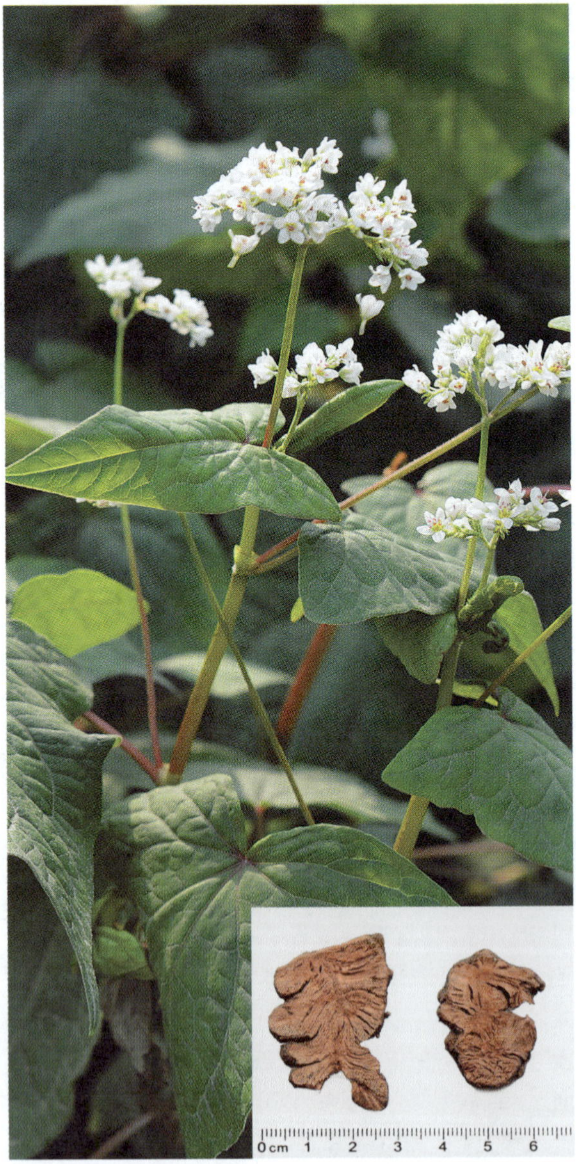

【植物识别要点】多年生草本。茎具纵棱。叶三角形，边缘全缘，两面具乳头状突起或被柔毛；叶柄长可达10cm；托叶鞘筒状，膜质，褐色。花序伞房状，顶生或腋生；苞片卵状披针形，每苞内具2~4花；花梗中部具关节，与苞片近等长；花被5深裂，白色，瘦果宽卵形，具3锐棱，黑褐色。

【生长环境】生于海拔250~3 200m山谷湿地、山坡灌丛。

【采制】冬季采收。

【性味功效】微辛、涩，凉。清热解毒，排脓祛瘀。

【应用】用于肺痈吐脓，肺热喘咳，乳蛾肿痛。

【选方】1. **治喉风喉毒**　金荞麦，用醋磨，漱喉，涎痰去而喉闭自开。(《本草纲目拾遗》)

2. **治痰核瘰疬**　金荞麦(须鲜者)，将根捣汁冲酒服；其茎叶用白开水煮烂，和米粉作饼饵食之，不过二三服立消。(《本草纲目拾遗》)

金钱草

【别名】过路黄、镜面草、翠屏草、荷苞草。

【来源】为报春花科植物过路黄 *Lysimachia christinae* Hance 的干燥全草。

【植物识别要点】多年生小草本，匍匐茎细长，被灰色短柔毛，节上生根。叶肾形至圆形，基部阔心形，叶面微被毛，背面被贴生短柔毛，全缘；具长的叶柄。花单生叶腋，萼片背面及边缘被毛；花冠钟状，黄色，深5裂，蒴果近球形，种子1~2，黄色至褐色。

【生长环境】生于沟边、路旁阴湿处和山坡林下。

【采制】夏、秋二季采收，除去杂质，晒干。

【性味功效】甘、咸，微寒。利湿退黄，利尿通淋，解毒消肿。

【应用】用于湿热黄疸，胆胀胁痛，石淋，热淋，小便涩痛，痈肿疔疮，蛇虫咬伤。

【选方】1. 治胆石症　金钱草60g，鸡内金18g。共研细粉，分3次开水冲服。(《福建药物志》)

2. 治急性黄疸型肝炎　金钱草90g，茵陈45g，板蓝根15g，水煎加糖适量，每日分3次服，连服10~15剂。(《浙南本草新编》)

3. 治胆囊炎　金钱草一两半，虎杖根五钱。水煎服，如有疼痛加郁金五钱。(《全国中草药汇编》)

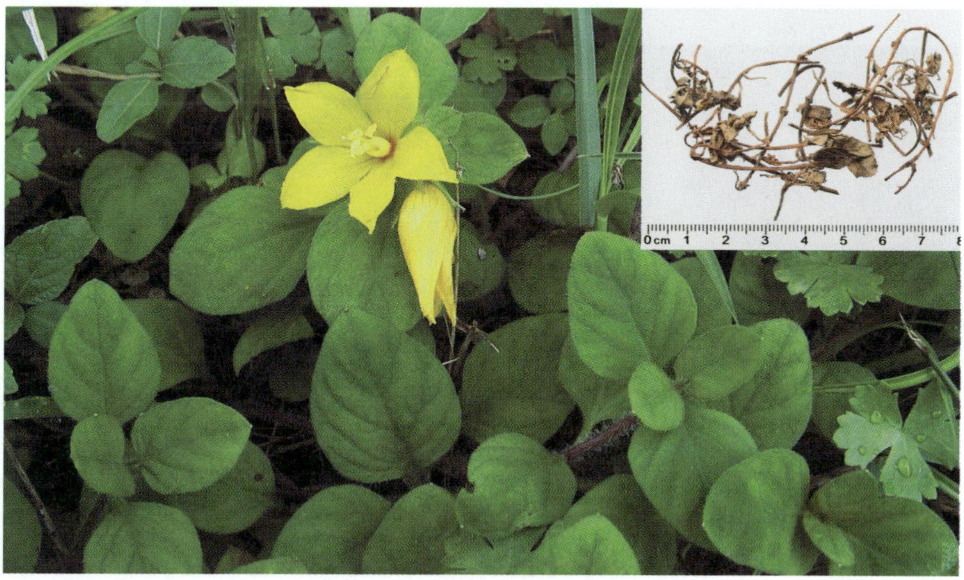

金银花

【别名】忍冬花、双花、银花。

【来源】为忍冬科植物忍冬 *Lonicera japonica* Thunb. 的干燥花蕾或带初开的花。

【植物识别要点】多年生半常绿藤本。小枝细长，中空。卵形叶对生，枝叶均密生柔毛和腺毛。花蕾呈棒状，上粗下细，密生短柔毛。花萼细小，先端5裂，裂片边缘有毛。花筒状，先端二唇形，浆果圆形，熟时蓝黑色；种子卵圆形褐色。

【生长环境】生于山坡灌丛或疏林中、乱石堆、山足路旁及村庄篱笆边。也常栽培。

【采制】夏初花开放前采收，干燥。

【性味功效】甘，寒。清热解毒，疏散风热。

【应用】用于痈肿疔疮，喉痹，丹毒，热毒血痢，风热感冒，温病发热。

【选方】**1. 预防乙脑、流脑** 金银花、连翘、大青根、芦根、甘草各15g。水煎代茶饮，每日一剂，连服三至五天。(《江西草药》)

2. 治太阴风温、温热，冬温初起，但热不恶寒而渴者 连翘50g，银花50g，苦桔梗30g，薄荷30g，竹叶20g，生甘草25g，荆芥穗20g，淡豆豉25g，牛蒡子30g。上杵为散，每服30g，鲜苇根汤煎服。(《温病条辨》银翘散)

3. 治痢疾 金银花(入铜锅内，焙枯存性)25g。红痢以白蜜水调服，白痢以沙糖水调服。(《惠直堂经验方》)

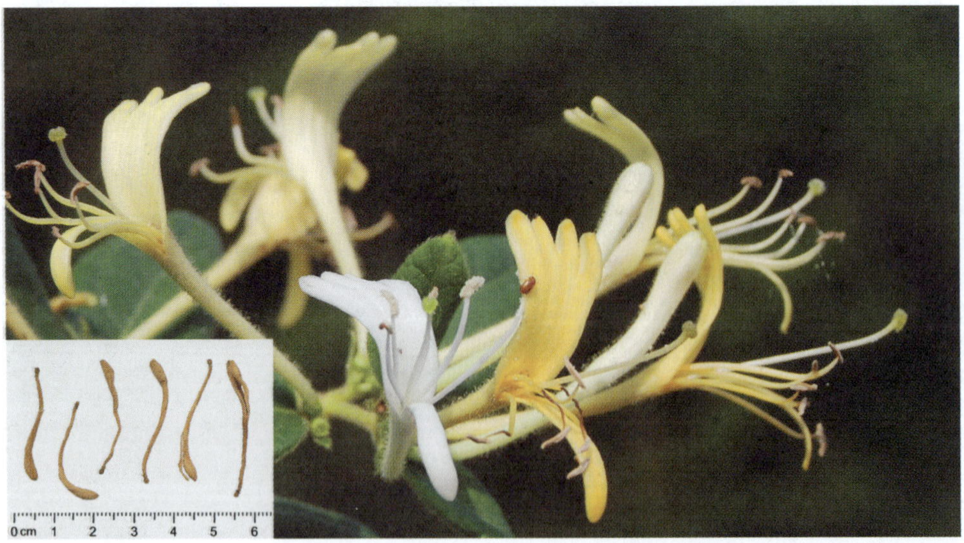

金樱子

【别名】刺榆子、刺梨子、金罂子。
【来源】为蔷薇科植物金樱子 *Rosa laevigata* Michx. 的干燥成熟果实。

【植物识别要点】常绿攀缘灌木，小枝除有钩状皮刺外，密生细刺。小叶椭圆状卵形，边缘有细锯齿，两面无毛，背面沿中脉有细刺；叶柄、叶轴有小皮刺，托叶线形，早落。花单生侧枝顶端，白色，花柄和萼筒外面密生细刺。蔷薇果近球形，有细刺，顶端有长而外反的宿存萼片。

【生长环境】生于向阳的山野、田边、溪畔灌木丛中。

【采制】10—11月果实成熟变红时采收，干燥，除去毛刺。

【性味功效】酸、甘、涩，平。固精缩尿，固崩止带，涩肠止泻。

【应用】用于遗精滑精，遗尿尿频，崩漏带下，久泻久痢。

【选方】1. **治梦遗，精不固**　金樱子十斤，剖开去子毛，于木臼内杵碎。水二升，煎成膏子服。(《明医指掌》金樱子膏)

2. **治脾泄下利，止小便利，涩精气**　(金樱子煎) 经霜后以竹夹子摘取，于木臼中转杵却刺，勿损之，擘为两片，去其子，以水淘洗过，烂捣，入大锅以水煎，不得绝火，煎约水耗半，取出澄滤过，仍重煎似稀饧。每服取一匙，用暖酒一盏，调服。(《寿亲养老新书》金樱子煎)

3. **治久虚泄泻下痢**　金樱子(去外刺和内瓤)30g，党参9g。水煎服。(《泉州本草》)

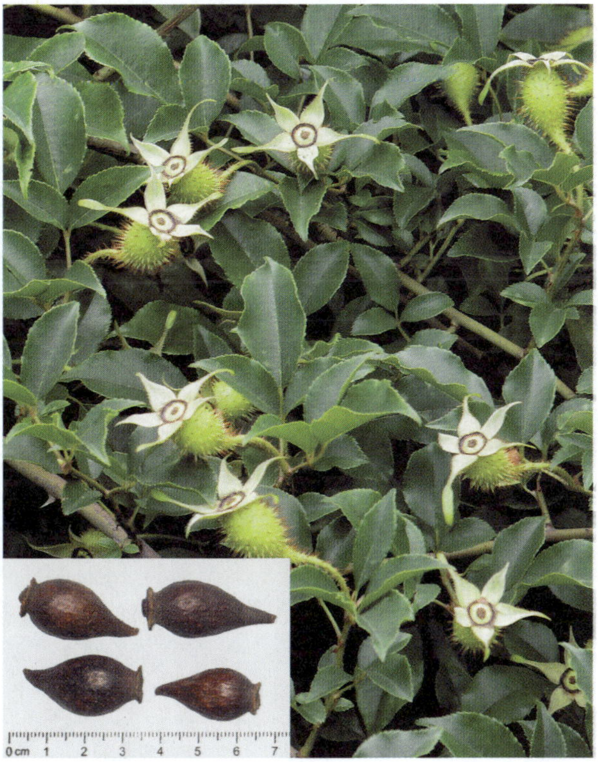

肿节风

【别名】接骨金粟兰、九节茶、接骨茶、九节花、九节风。

【来源】为金粟兰科植物草珊瑚*Sarcandra glabra*(Thunb.)Nakai的干燥全草。

【植物识别要点】多年生常绿草本或亚灌木,茎与枝均有膨大的节。叶对生,近革质,椭圆形、卵形至卵状披针形,长6~17cm。穗状花序顶生,苞片三角形;花黄绿色;雄蕊1枚,棒状,子房球形或卵形,无花柱,柱头近头状。核果球形。

【生长环境】野生草珊瑚常生长于海拔400~1 500m的山坡、沟谷常绿阔叶林下阴湿处。

【采制】夏、秋二季采收,除去杂质,晒干。

【性味功效】苦、辛,平。清热凉血,活血消斑,祛风通络。

【应用】用于血热发斑发疹,风湿痹痛,跌打损伤。

【选方】**1. 治跌打损伤,骨折,风湿性关节炎** 鲜接骨金粟兰草捣烂,酒炒敷患处,或用根五钱至一两,浸酒服。(《广西中草药》)

2. 治劳伤腰痛 接骨茶、四块瓦、退血草各五钱,煨酒服。(《贵州草药》)

3. 治胃痛 接骨茶五钱,煨水服。(《贵州草药》)

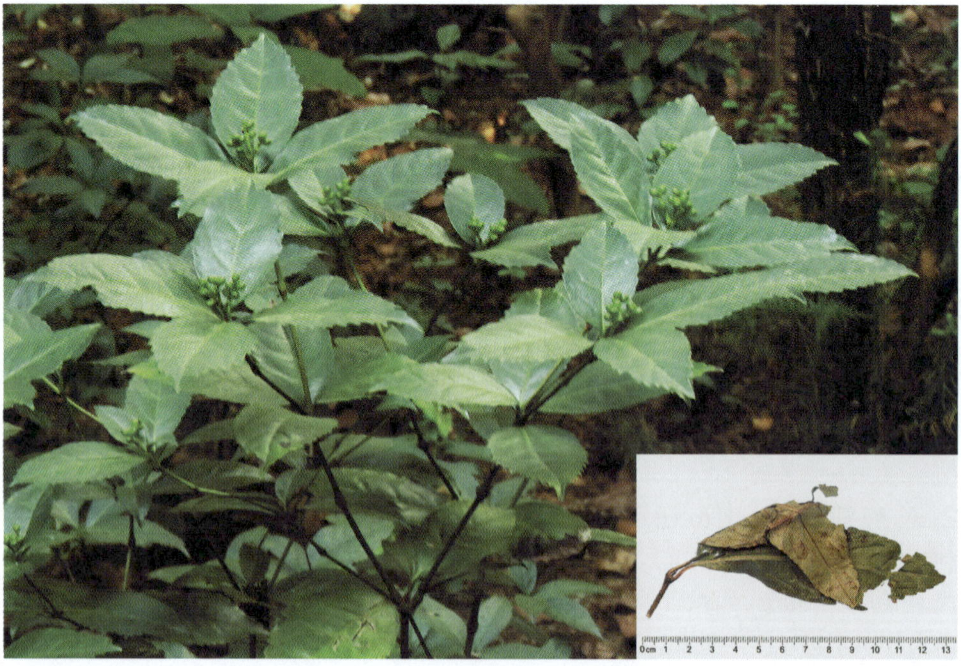

鱼腥草

【别名】侧耳根、臭根草、折耳根、臭腥草、蕺。

【来源】为三白草科植物蕺菜 *Houttuynia cordata* Thunb. 的新鲜全草或干燥地上部分。

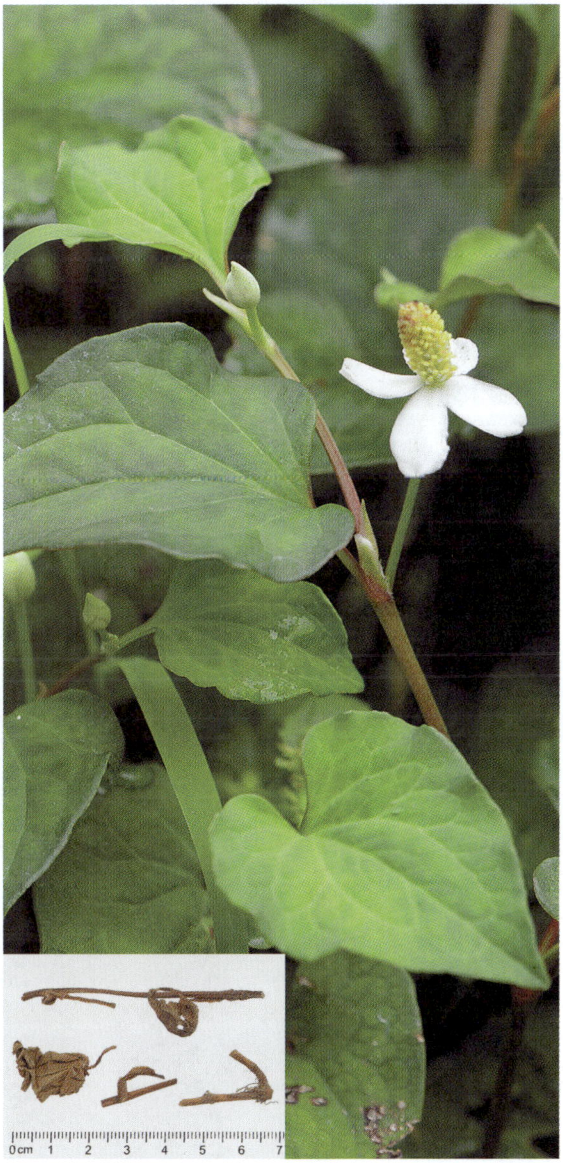

【植物识别要点】多年生草本。茎呈扁圆柱形，具纵棱数条，节明显，下部节上有残存须根；叶互生，呈心形，先端渐尖，全缘；叶柄细长，基部与托叶合生成鞘状。穗状花序顶生，具白色总苞4片，无被花。搓碎有鱼腥气味。

【生长环境】多生于山地、沟边、塘边、川埂或林下湿地上。

【采制】夏季茎叶茂盛、花穗多时采割，除去杂质，鲜用或晒干。

【性味功效】辛，微寒。清热解毒，消痈排脓，利尿通淋。

【应用】用于肺痈吐脓，痰热喘咳，热痢，热淋，痈肿疮毒。

【选方】1. **治肺痈吐脓吐血**　鱼腥草、天花粉、侧柏叶等分。煎汤服之。(《滇南本草》)

2. **治肺痈**　蕺，捣汁，入年久芥菜卤饮之。(《本草经疏》)

3. **治病毒性肺炎，支气管炎，感冒**　鱼腥草、厚朴、连翘各三钱。研末，桑枝一两，煎水冲服药末。(《江西本草》)

狗肝菜

【别名】四籽马蓝、华九头狮子草。

【来源】为爵床科植物狗肝菜 *Dicliptera chinensis* (Linn.) Juss. 的全草。

【植物识别要点】草本，茎具6条钝棱和浅沟，节常膨大，近无毛或节处被疏柔毛。叶卵状椭圆形，纸质，绿深色，两面近无毛或背面脉上被疏柔毛。花序腋生或顶生，由3~4个聚伞花序组成，花冠淡紫红色，被柔毛，2唇形，有紫红色斑点。蒴果被柔毛，种子4粒。

【生长环境】生于海拔1 800m以下疏林下、溪边、路旁。

【采制】采夏、秋采收，晒干，或取鲜草使用。

【性味功效】苦，寒。解毒疗疮。

【应用】用于治实热内结之热毒斑疹、便血、小便不利、肿毒疔疮等症；外用可用治跌打损伤、红肿出血。

【选方】**1. 治溺血** 狗肝菜三至四两，马齿苋三至四两。水一至二斤，煎二小时，加食盐适量服之。(《岭南草药志》)

2. 治小便淋沥 新鲜狗肝菜一斤，蜜糖一两，捣烂取汁，冲蜜糖和开水服。(《广西民间常用草药》)

3. 治疯狗咬伤 狗肝菜、狗芽花叶、狗咬菜、颠茄药，捣黄糖敷。并以适量煎水和黄糖服。戒食肉类、房事。(《岭南草药志》)

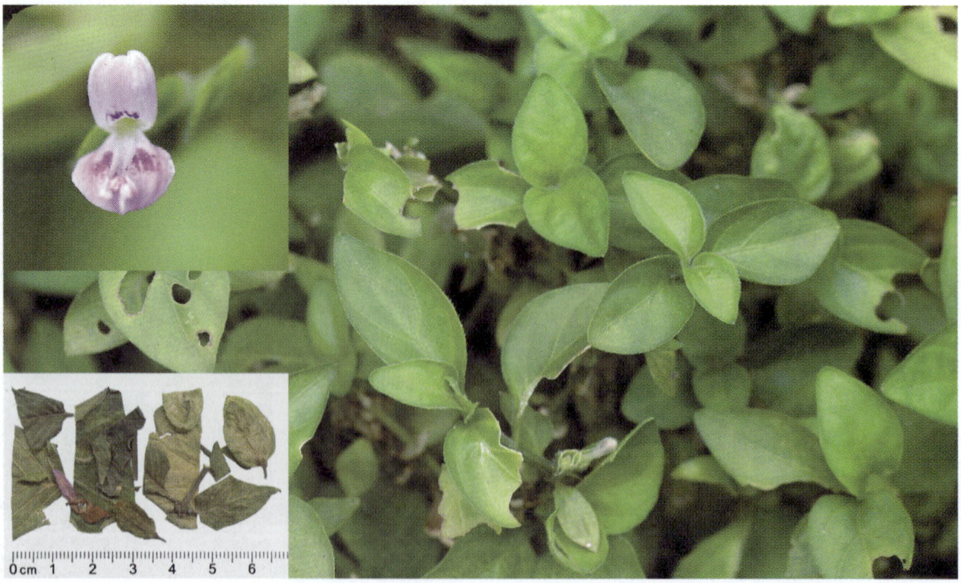

闹羊花

【别名】黄杜鹃、黄色映山红、三钱三、毛老虎。

【来源】为杜鹃花科植物羊踯躅 *Rhododendron molle* G. Don 的干燥花。其根、茎、果也入药。

【植物识别要点】落叶灌木，老枝光滑，幼枝有短柔毛及刚毛。单叶互生；叶片纸质，常簇生于枝顶，椭圆形，边缘有睫毛，两面密被灰白色柔毛。花萼5裂，花冠宽钟状，金黄色，先端5裂，蒴果长椭圆形。

【生长环境】生于海拔1 000m的山坡草地或丘陵地带的灌丛或山脊杂木林下。

【采制】4—5月花初开时采收，阴干或晒干。

【性味功效】花：辛，温，有大毒。镇痛，杀虫。根：辛，温，有毒。祛风，止咳，散瘀，止痛，杀虫。

【应用】用于风湿痹痛，偏正头痛，跌扑肿痛，顽癣。

【选方】1. **治慢性气管炎** 闹羊花根两钱，五指毛桃一两，加水煎至3小时以上，去渣过滤浓缩为60ml。每次30ml，饭后服，每日2次。(《全国中草药汇编》)

2. **杀灭钉螺** 闹羊花根3斤，辣蓼草1.5斤，烟梗、苦楝树皮各半斤，以上均水煎取汁，喷洒，每亩田用200~300斤。根、茎、叶切碎或捣烂投粪坑或污水中可杀蝇蛆和孑孓。(《全国中草药汇编》)

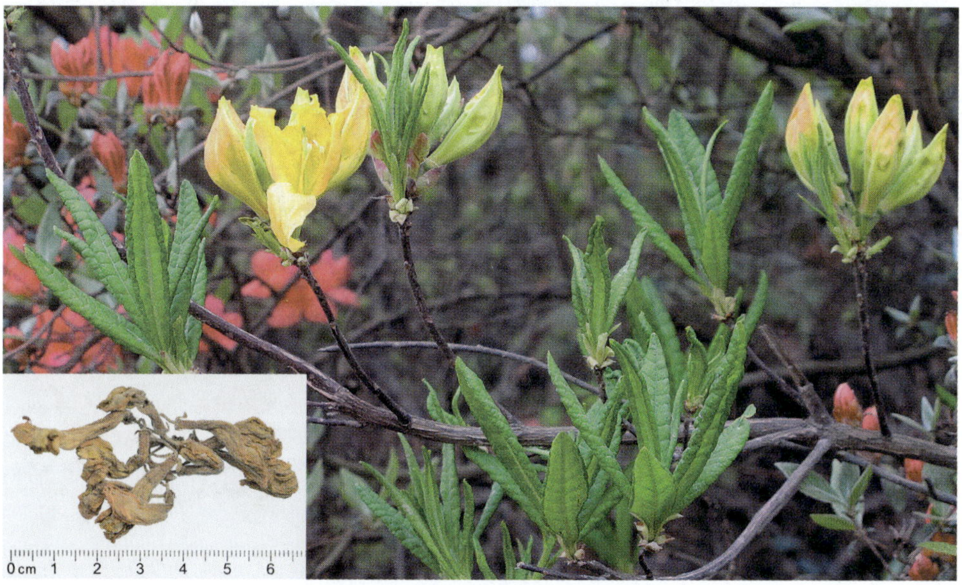

卷柏

【别名】九死还魂草、石莲花、回阳草、万年松。

【来源】为卷柏科植物卷柏 *Selaginella tamariscina* (Beauv.) Spring 和垫状卷柏 *Selaginella pulvinata* (Hook.et Grev.) Maxim. 的干燥全草。

【植物识别要点】多年生草本。主茎直立,下着须根。各枝丛生,干后拳卷,密被覆瓦状叶。叶小,异型,交互排列。孢子囊穗生于枝顶,四棱形;孢子叶三角形,先端有长芒,边缘有宽的膜质;孢子囊肾形,大小孢子的排列不规则。

【生长环境】常见于石灰岩上,海拔60~2 100m。

【采制】全年均可采收,除去须根和泥沙,晒干。

【性味功效】辛,平。活血通经。

【应用】用于经闭痛经,癥瘕痞块,跌扑损伤。

【选方】**1. 治便血、痔出血、子宫出血** 卷柏碳、地榆碳、侧柏碳、荆芥碳、槐花各三钱,研粉,每服一钱五分,开水送服。每日2~3次。(《全国中草药汇编》)

2. 治宫缩无力、产后流血 卷柏五钱开水浸泡后去渣1次服。(《全国中草药汇编》)

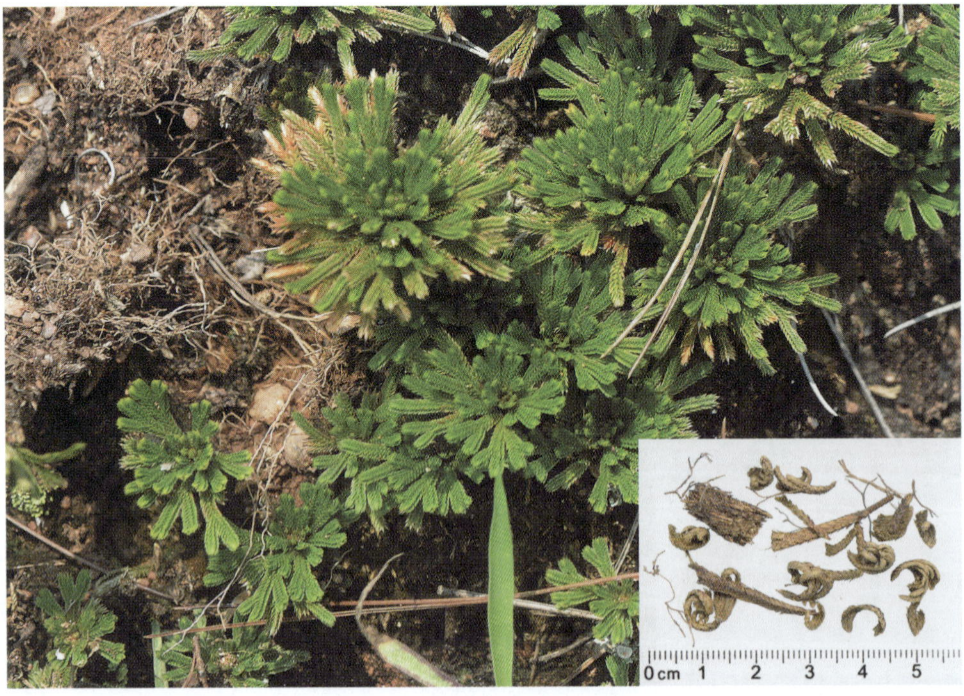

泽兰

【别名】地瓜儿苗、地笋、甘露子、方梗泽兰。

【来源】为唇形科植物毛叶地瓜儿苗 *Lycopus lucidus* Turcz. var. *hirtus* Regel 的干燥全草。

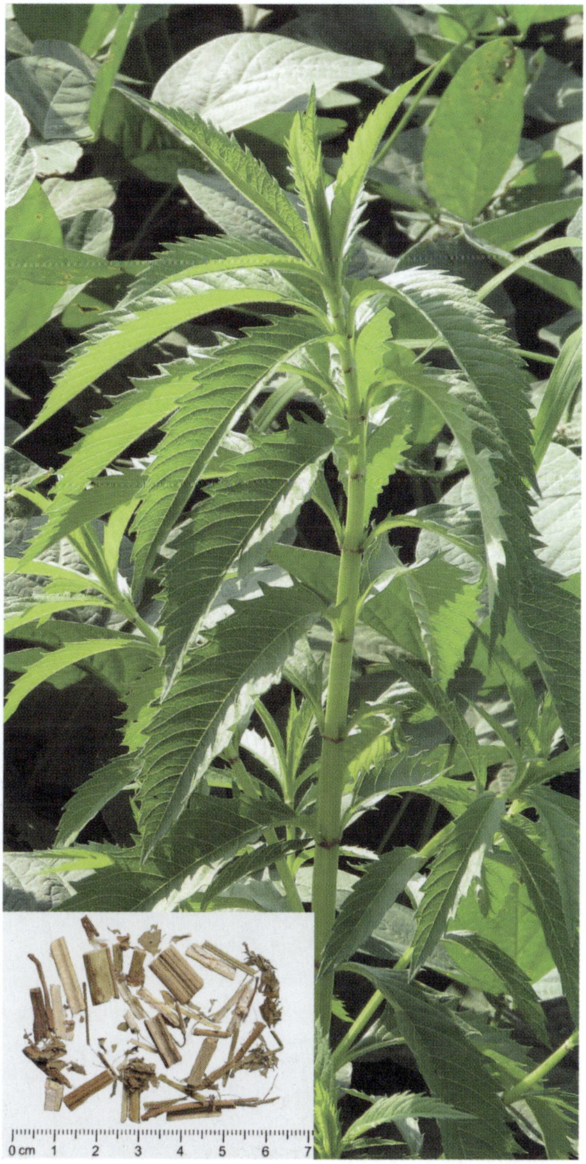

【植物识别要点】多年生草本，根状茎横走，稍肥厚，白色。茎直立，方形，中空，绿色。叶交互对生，披针形，边缘有粗锐锯齿，近革质，下面密被腺点。轮伞花序腋生，花萼5深裂，钟形，花冠白色，二唇形，花柱顶端2裂伸出。小坚果扁平。

【生长环境】生于沼泽地、水边等潮湿处，海拔可达2 100m。

【采制】夏、秋二季茎叶茂盛时采割，晒干。

【性味功效】苦、辛，微温。活血调经，祛瘀消痈，利水消肿。

【应用】用于月经不调，经闭，痛经，产后瘀血腹痛，疮痈肿毒，水肿腹水。

【选方】**1. 治产后子宫复旧不良** 泽兰半至一两，水煎服，砂糖为引，每日1剂。(《全国中草药汇编》)

2. 治产后淤血腹痛 泽兰、赤芍、延胡索、蒲黄各三钱，丹参四钱。水煎服。(《全国中草药汇编》)

泽泻

【别名】水泻、芒芋、鹄泻。
【来源】为泽泻科植物泽泻 *Alisma orientali* (Sam.) Juzep. 的块茎。

【植物识别要点】多年生水生或沼生草本。地下块茎球形或卵圆形，密生须根。单叶数片生基部，叶片椭圆形，有弧形脉5~7条。花丛自叶丛生出，为大型轮生状圆锥花序，小花梗长短不一。果环状排列，扁平倒卵形，褐色。

【生长环境】生于湖泊、河湾、溪流、水塘的浅水带，沼泽、沟渠及低洼湿地亦有生长。

【采制】冬季茎叶开始枯萎时采挖，洗净，干燥，除去须根和粗皮。

【性味功效】甘、淡，寒。利水渗湿，泄热，化浊降脂。

【应用】用于小便不利，水肿胀满，泄泻尿少，痰饮眩晕，热淋涩痛，高脂血症。

【选方】**1. 治冒暑霍乱，小便不利，头晕引饮** 泽泻、白术、白茯苓各三钱。水一盏，姜五片，灯心十茎，煎八分，温服。(《本草纲目》三白散)

2. 治妊娠遍身浮肿，上气喘急，大便不通，小便赤涩 泽泻，桑白皮(炒)、槟榔、赤茯苓各五分。姜水煎服。(《妇人良方》泽泻散)

3. 治湿热黄疸，面目身黄 茵陈、泽泻各一两，滑石三钱。水煎服。(《千金方》)

4. 治寒湿脚气，有寒热者 泽泻、木瓜、柴胡、苍术、猪苓，木通、萆薢各五钱。水煎服。(《外科正宗》)

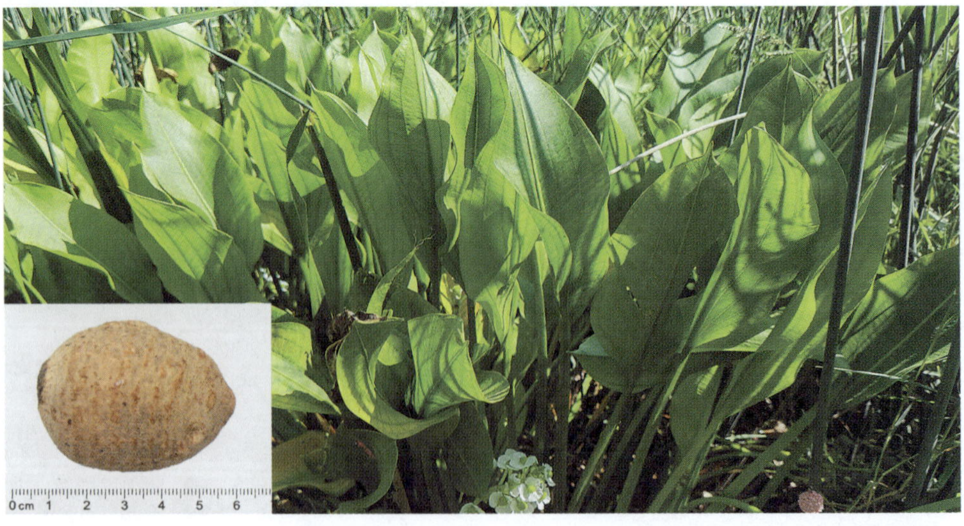

降香

【别名】 海南黄花梨、黄花梨、花梨母、降香木。

【来源】 为豆科植物降香檀 *Dalbergia odorifera* T. Chen 的树干和根的干燥心材。

【植物识别要点】 半落叶乔木，小枝密具小皮孔，老枝有近球形侧芽。奇数羽状复叶；小叶近纸质，卵形或椭圆形，先端急尖，钝头，基部圆形或宽楔形。圆锥花序由多数聚伞花序组成，花淡黄色或乳白色，花瓣均具爪。荚果，种子肾形。

【生长环境】 生于中海拔地区的山坡疏林中、林边或村旁。

【采制】 全年均可采收，除去边材，阴干。

【性味功效】 辛，温。化瘀止血，理气止痛。

【应用】 用于吐血，衄血，外伤出血，肝郁胁痛，胸痹刺痛，跌扑伤痛，呕吐腹痛。

【选方】 **1. 治金刃或打扑伤损，血出不止** 降香香末、五倍子末、铜末（是削下镜面上铜，于乳钵内研细）等分或随间加减用之。上拌匀敷。（《是斋百一选方》）

2. 治外伤性吐血 紫降香 3g，花蕊石 3g，没药 1.5g，乳香 1.5g。共研极细末。每服 0.3g，童便（新尿出者）或黄酒 1 杯送服。（《现代实用中药》）

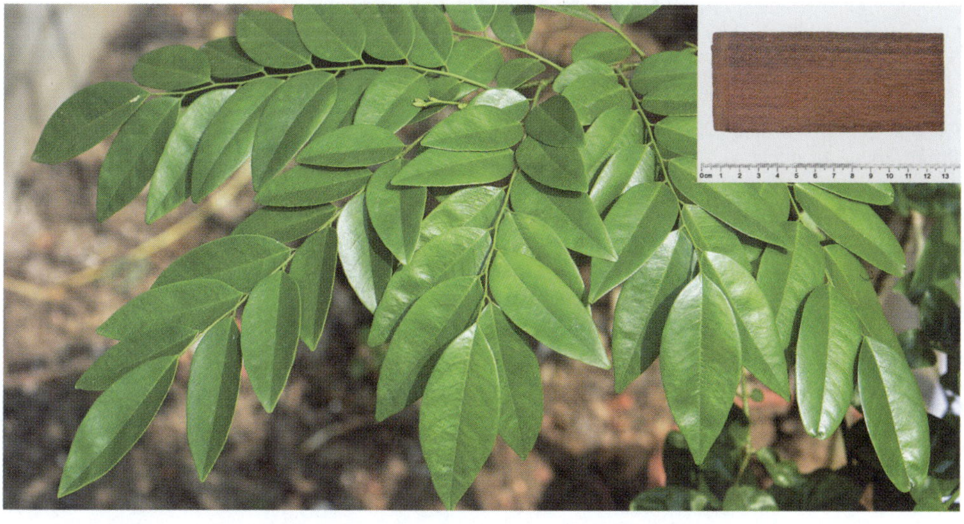

细辛

【别名】细辛、小辛、细条、独叶草。

【来源】为马兜铃科植物北细辛 *Asarum heterotropoides* Fr. Schmidt var. *mandshuricum* (Maxim.) Kitag、汉城细辛 *Asarum sieboldii* Miq. var. *seoulense* Nakai 或华细辛 *Asarum sieboldii* Miq. 的干燥根和根茎。前二种习称“辽细辛”。

【植物识别要点】**北细辛** 多年生草本。黄白色须根有辛香。叶片卵心形或近于肾形,全缘,叶面在脉上有毛,有时被疏生短毛,叶背毛较密,基生叶序。花紫绿色,花被管壶状或半球状,喉部稍缢缩,内壁有纵行脊皱,果实半球形,种子多数,被黑色肉质假种皮。

汉城细辛 根茎直径 0.1~0.5cm,节间长 0.1~1cm。基生叶多为 2,叶柄有毛,叶片较厚,花被裂片开展。果实半球形。

华细辛 根茎长 5~20cm,直径 0.1~0.2cm,节间长 0.2~1cm。基生叶 1~2,叶片较薄,心形,先端渐尖。花被裂片开展。果实近球形。气味较弱。

【生长环境】生长于林下、灌木丛间、山沟、林缘或山阴湿地。

【采制】夏季果熟期或初秋采挖,除去泥沙,阴干。

【性味功效】辛、温。解表散寒,祛风止痛,通窍,温肺化饮。

【应用】用于风寒感冒,头痛,牙痛,鼻塞流涕,鼻渊,风湿痹痛,痰饮喘咳。

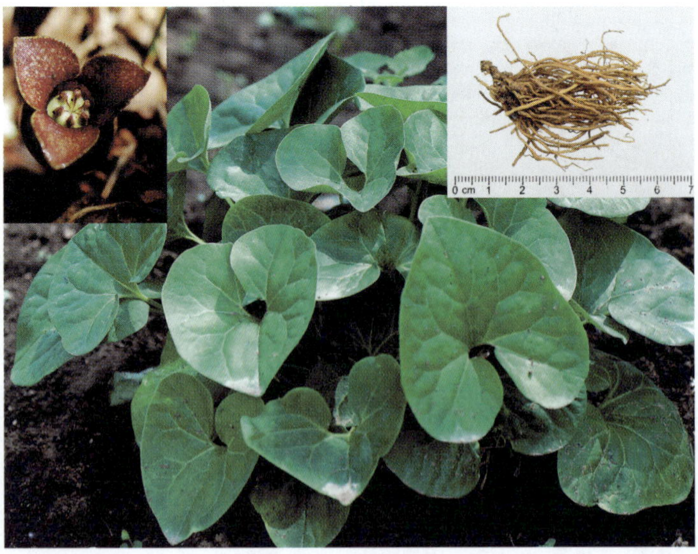

【选方】**1. 治风冷头痛,痛则如破,其脉微弦而紧** 细辛一两(净),川芎一两,附子(炮)半两净,麻黄一分。上细切,入连根葱白、姜、枣。每服五钱,水一盏半,煎至一盏,连进三服。(《普济方》细辛散)

2. 治偏头痛 雄黄(研)、细辛(去苗叶,为末)等分。上二味,再同研匀。每服一字,左边疼搐入右鼻,右边痛搐入左鼻。(《圣济总录》至灵散)

3. 治伤风鼻塞 细辛、紫苏、防风、杏仁、桔梗、薄荷、桑白皮。煎服。(《方脉正宗》)

贯众

【别名】粗茎鳞毛蕨、东北贯众、绵马贯众、绵马鳞毛蕨。

【来源】为鳞毛蕨科植物贯众 *Cyrtomium fortunei* J. Sm. 的根茎及叶柄基部。

【植物识别要点】多年生高大草本。根茎粗大，连同叶柄基部密生褐棕色卵状披针形大鳞片。叶簇生，二回羽裂，羽片 20~30 对，裂片紧密，矩圆形，圆头，几为全缘或先端有钝锯齿，两面及叶轴上有黄褐色鳞片。孢子囊群颁于叶片中部以上的羽片上，生于小脉中部以下，每裂片 1~4 对，囊群盖圆肾形，棕色。

【生长环境】常生于林下湿地。

【采制】秋季采挖，削去叶柄，须根，除去泥沙，晒干。

【性味功效】寒，苦，有小毒。清热解毒，止血，杀虫。

【应用】用于感冒发热，痢疾，出血，蛔虫，蛲虫，绦虫病。

【选方】**1. 治蛔虫攻心，吐如醋水，痛不能止** 贯众一两，鹤虱一两（纸上微炒），狼牙一两，麝香一钱（细研），芜荑仁一两，龙胆一两（去芦头）。上药捣细罗为散。每于食前以淡醋汤调下二钱。（《太平圣惠方》贯众散）

2. 治钩虫病 贯众三两，苦楝皮、山紫苏、土荆芥各五钱。煎汤，成人一次服用。（《中医杂志》）

3. 预防麻疹 贯众五钱，银花五钱，鬼灯笼三钱。水煎服，连服五剂以上，每日服一剂。（《陆川本草》）

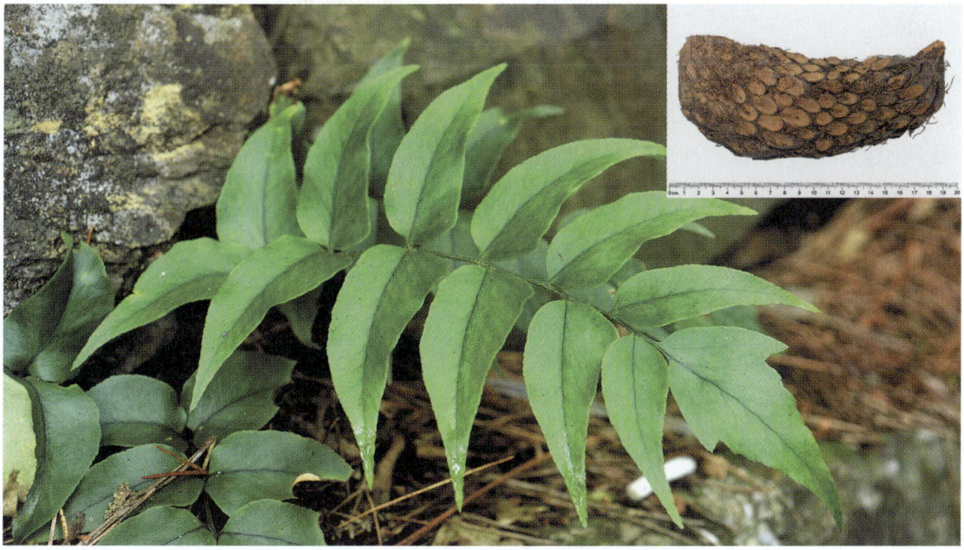

荆芥

【别名】香荆芥、线荠、四棱杆蒿、假苏。

【来源】为唇形科植物荆芥 *Schizonepeta tenuifolia* Briq. 的干燥地上部分。

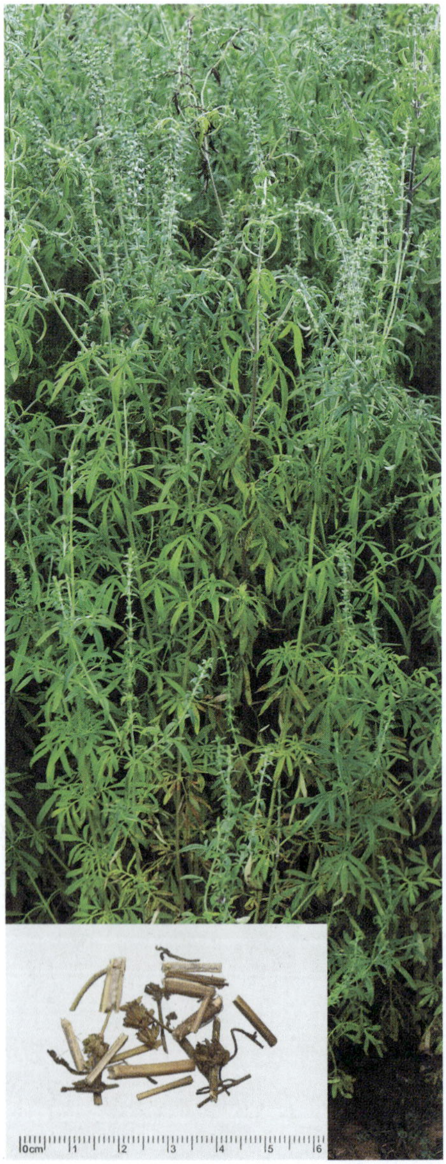

【植物识别要点】一年生草本。茎直立，四棱形，上部多分枝，全株被短柔毛，叶对生，羽状深裂，茎基部的叶裂片5；中部及上部的叶裂片3~5，线形或披针形，全缘，两面均被柔毛；穗状轮伞花序；苞片叶状，线形，无柄；花萼钟形，被毛；花冠淡紫色，2唇形；雄蕊4，2强；子房4裂，柱头2裂。小坚果4。

【生长环境】全国大部分地区有分布，生于山坡路旁或山谷。

【采制】夏、秋二季花开到顶、穗绿时采割，除去杂质，晒干。

【性味功效】辛，微温。解表散风，透疹，消疮。

【应用】用于感冒，头痛，麻疹，风疹，疮疡初起。

【选方】**1. 治妇人因失血后气弱，或产后虚羸**　熟干地黄四两，生干地黄四两，川芎四两，白茯苓四两，马鞭草四两，荆芥四两，官桂二两，白芍药二两，当归二两，枳壳二两，牡丹皮一两，为粗末。（《普济方》）

2. 治痧麻初起，恶寒发热，咽喉肿痛，妨于咽饮，遍体痛，烦闷呕恶　连翘，桔梗，前胡，荆芥，淡豆豉，炒牛蒡子，姜竹茹，蝉蜕，射干，甘草，葛根，马勃，炒僵蚕，浮萍。水煎煮，每日一剂，分三次服。（《丁氏医案》）

茜草

【别名】血茜草、血见愁、活血丹。

【来源】为茜草科植物茜草 *Rubia cordifolia* L. 的干燥根和根茎。

【植物识别要点】攀缘草本。茎四棱形，有的沿棱有倒刺。叶4片轮生，其中1对较大具长柄，卵形或卵状披针形；叶缘和背脉均具小倒刺。聚伞花序顶生或腋生；花冠5裂，有缘毛。果肉质。

【生长环境】常生于疏林、林缘、灌丛或草地上。

【采制】春、秋二季采挖，除去泥沙，干燥。

【性味功效】苦，寒。凉血，祛瘀，止血，通经。

【应用】用于吐血，衄血，崩漏，外伤出血，瘀阻经闭，关节痹痛，跌扑肿痛。

【选方】1. **治妇人心血间有热，饮食不减，起居如常，但发烦热**　茜草一钱，当归一钱，白芍一钱，乌梅一钱，柴胡一钱，知母一钱，上为细末，加生姜三片，水煎，温服。（《扁鹊心书》地血散）

2. **治衄血**　茜草根、艾叶各30g，乌梅肉（焙干）15g，上研细末，炼蜜为丸，如梧桐子大，每服30丸，乌梅汤下。（《普济本事方》）

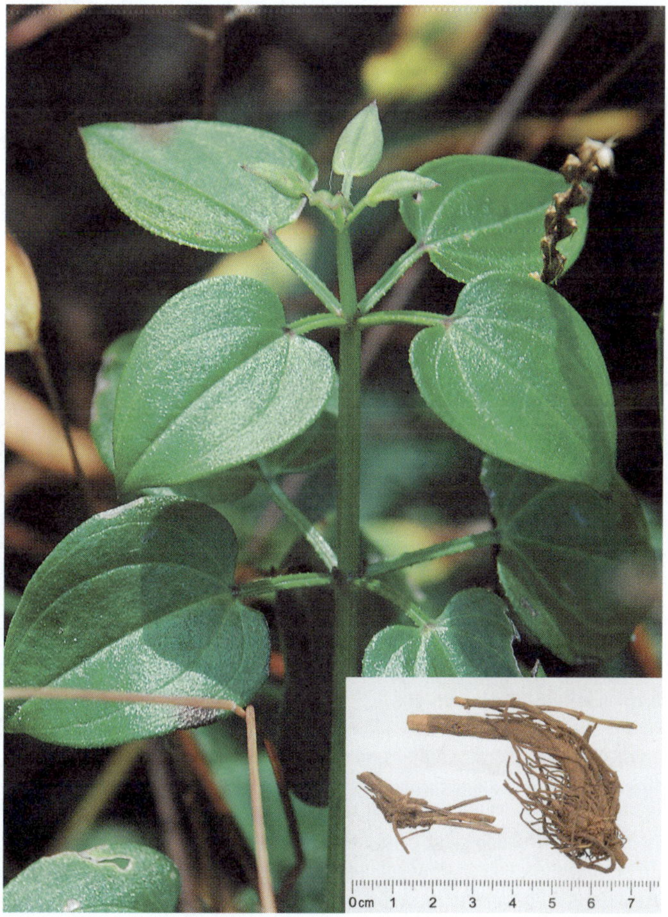

荜茇

【别名】毕勃、荜拔、荜菝、椹圣、鼠尾。

【来源】为胡椒科植物荜茇 *Piper longum* L. 的干燥近成熟或成熟果穗。

【植物识别要点】攀缘藤本，枝有粗棱。叶纸质，顶端骤尖，基部阔心形，耳状，基出叶脉 7 条，顶端叶有时近无柄而抱茎，叶鞘达叶柄 1/3。叶两面均被粉状短柔毛。花单性，雌雄异株，穗状花序与叶对生。浆果下部与花序轴合生。

【生长环境】生于热带林下。广西、广东、海南、福建等地有栽培。

【采制】果穗由绿变黑时采收，除去杂质，晒干。

【性味功效】辛，热。温中散寒，下气止痛。

【应用】用于脘腹冷痛，呕吐，泄泻，寒凝气滞，胸痹心痛，头痛，牙痛。

【选方】**1. 治脾虚呕逆，心腹痛，面色青黄，腰胯冷疼**　荜茇、木香、附子（炮裂，去皮脐）、胡椒、桂（去粗皮）、干姜（炮）、诃黎勒皮（焙）各半两，厚朴（去粗皮、生姜汁炙）一两半。上八味，捣罗为末，炼蜜和丸如梧桐子大。每服空心粥饮下十五丸，日三。（《圣济总录》荜茇丸）

2. 治痰饮恶心　荜茇，捣细罗为散，每于食前，用清粥饮调下半钱。（《太平圣惠方》）

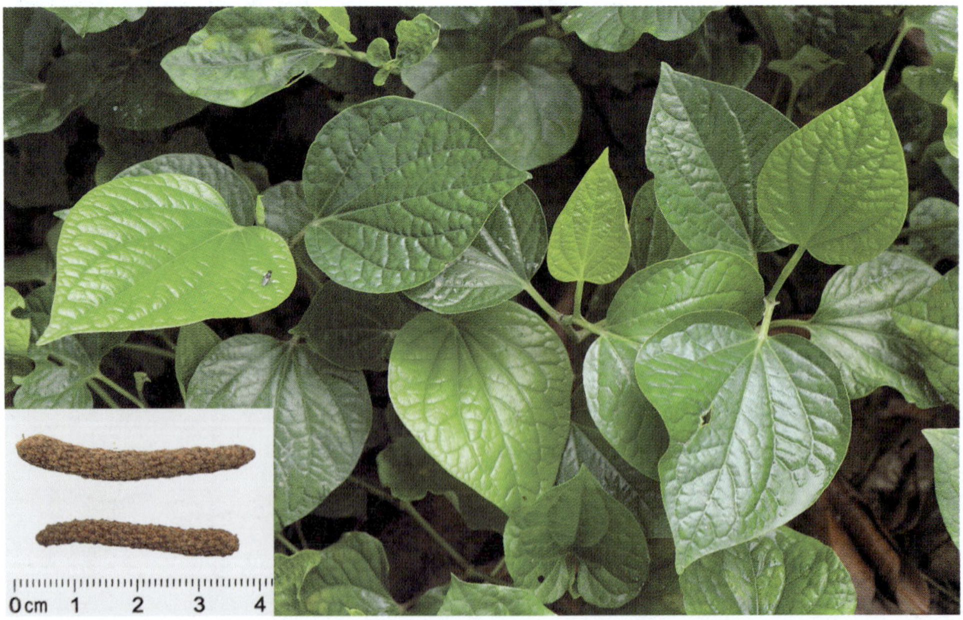

草乌

【别名】草乌头。

【来源】为毛茛科植物北乌头 *Aconitum kusnezoffii* Reichb. 的干燥块根。

【植物识别要点】多年生草本。茎直立，无毛。茎中部叶五角形，3全裂，中央裂片菱形，近羽状深裂，小裂片三角形，上被微柔毛，下面无毛。总状花序窄长；萼片5，紫蓝色，上萼片盔形；花瓣2，有长爪。蓇葖果；种子有膜质翅。

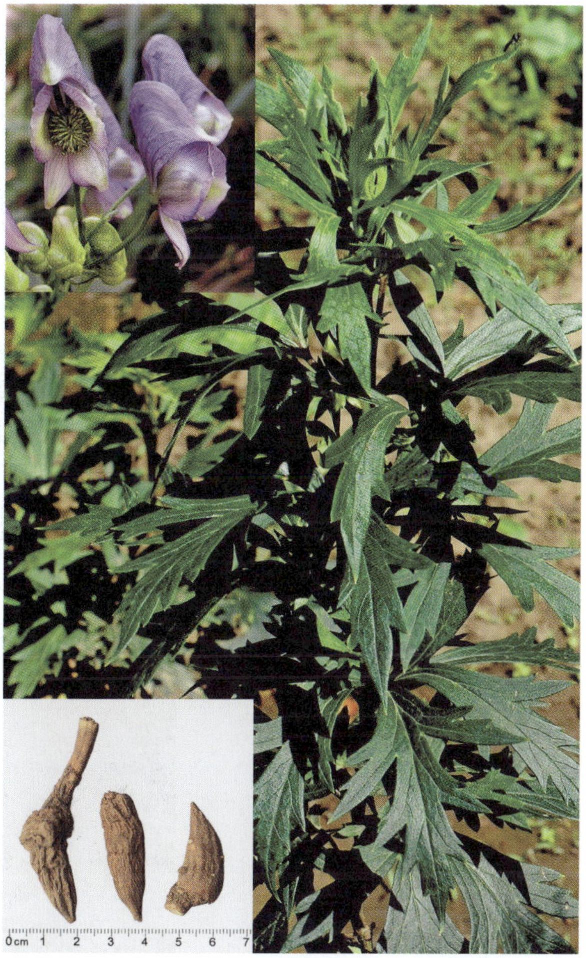

【生长环境】多生于山野阴湿地带、山坡草地、沟谷、山涧、林缘、路旁。

【采制】秋季茎叶枯萎时采挖，除去须根和泥沙，干燥。

【性味功效】辛、苦，热，有大毒。祛风除湿，温经止痛。

【应用】用于风寒湿痹，关节疼痛，心腹冷痛，寒疝作痛及麻醉止痛。一般炮制后用。孕妇禁用；不宜与半夏、瓜蒌、瓜蒌子、瓜蒌皮、天花粉、川贝母、浙贝母、平贝母、伊贝母、湖北贝母、白蔹、白及同用。

【选方】1. **治一切痈肿毒** 草乌、贝母、天花粉、南星、芙蓉叶等分。为末，用醋调搽四围，中留头出毒，如干用醋润之。（《景岳全书》）

2. **治一切诸疮未破者** 草乌头为末，入轻粉少许，腊猪油和搽。（《普济方》）

草豆蔻

【别名】草蔻、草蔻仁、偶子。

【来源】为姜科植物草豆蔻 *Alpinia katsumadai* Hayata 的干燥近成熟种子。

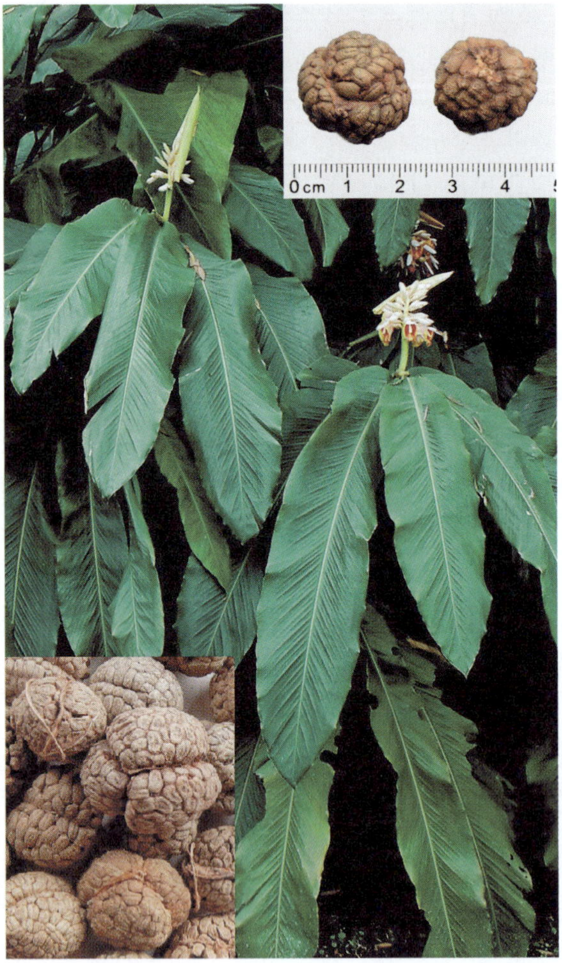

【植物识别要点】草本。叶2列,叶片披针形,顶端渐尖有1短尖头,基部急尖,柄短,叶鞘膜质抱茎。总状花序顶生,花白色,内被长柔毛,蒴果圆球形,被粗毛,种子团分三瓣,单粒呈卵圆状多面体,被淡棕色膜质假种皮。

【生长环境】生于山坡岩石旁或沟边草丛中。

【采制】夏、秋二季采收,晒至九成干,或用水略烫,晒至半干,除去果皮,取出种子团,晒干。

【性味功效】辛,温。燥湿行气,温中止呕。

【应用】用于寒湿内阻,脘腹胀满冷痛,嗳气呕逆,不思饮食。

【选方】**1. 用于治疗脾胃寒湿偏胜,气机不畅** 与干姜、厚朴、陈皮等温中行气之品同用。(《内外伤辨惑论》)

2. 用于治疗寒湿内盛,胃气上逆之呕吐呃逆 与肉桂、高良姜、陈皮等同用,如草豆蔻散。(《博济方》)

茵陈

【别名】因尘、因陈、绵茵陈。

【来源】为菊科植物滨蒿 *Artemisia scoparia* Waldst.et Kit. 或茵陈蒿 *Artemisia capillaris* Thunb. 的干燥地上部分。

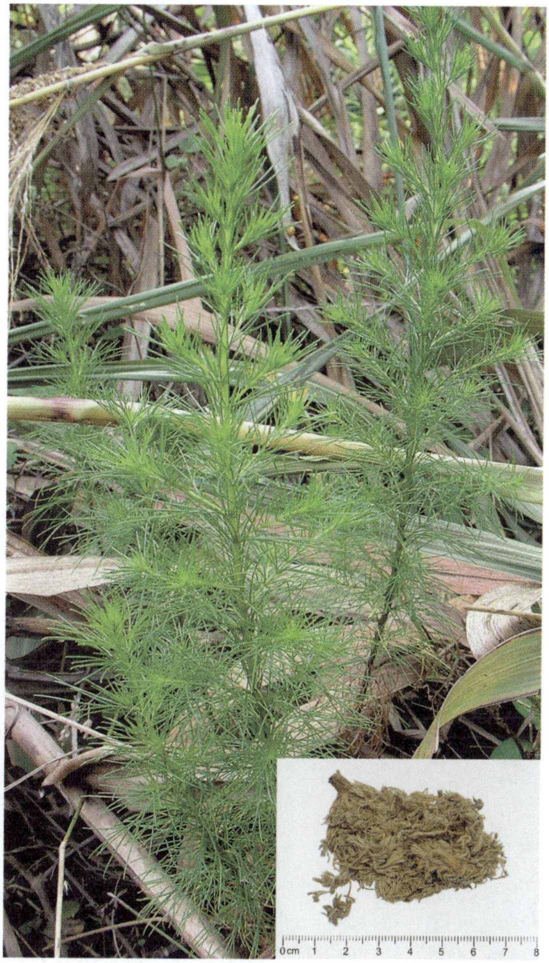

【植物识别要点】草本，幼苗密被白色柔毛。基生叶有柄，二至三回羽状全裂，最终裂片线形。花枝上叶无柄，丝状。头状花序圆锥状，淡紫色管状花，雌性花稍长，仅有一雌蕊伸出花冠外，柱头2叉状，瘦果长圆形。

【生长环境】生于低海拔地区河岸、海岸附近的湿润沙地、路旁及低山坡地区。

【采制】春季幼苗高6~10cm时采收或秋季花蕾长成至花初开时采割，除去杂质和老茎，晒干。春季采收的习称“绵茵陈”，秋季采割的称“花茵陈”。

【性味功效】苦、辛，微寒。清利湿热，利胆退黄。

【应用】用于黄疸尿少，湿温暑湿，湿疮瘙痒。

【选方】1. **治湿热黄疸** 茵陈蒿六两，栀子十四枚，擘，大黄二两，去皮。上三味，以水一斗二升，先煮茵陈，减六升，内二味，煮取三升，去滓，分三服。(《伤寒论》)

2. **治湿热黄疸，湿重于热，小便不利** 茵陈蒿末十分，五苓散五分，方见痰饮中，上二物和，先食饮方寸匕，日三服。(《金匮要略》)

胡椒

【别名】白胡椒、黑胡椒、浮椒、玉椒。

【来源】为胡椒科植物胡椒 *Piper nigrum* L. 的干燥近成熟或成熟果实。

【植物识别要点】木质攀缘藤本，节膨大常生小根。叶厚革质，阔卵形至卵状长圆形，叶鞘长为叶柄之半。花序与叶对生，苞片匙形，与花序轴分离，呈浅杯状，浆果球形，熟时红色，未熟时干后变黑色。

【生长环境】生长于荫蔽的树林中。我国华南及西南地区有引种。

【采制】秋末至次春果实呈暗绿色时采收，晒干，为黑胡椒；果实变红时采收，用水浸渍数日，擦去果肉，晒干，为白胡椒。

【性味功效】辛，热。温中散寒，下气，消痰。

【应用】用于胃寒呕吐，腹痛泄泻，食欲不振，癫痫痰多。

【选方】**1. 治各型骨折** 小桐子鲜皮或叶，配铜锤草、刺五加、胡椒敷粒捣细，酒炒外敷。(《云南思茅中草药选》)

2. 治痛经 马利筋全草50g，胡椒少许，水煎内服。(《云南思茅中草药选》)

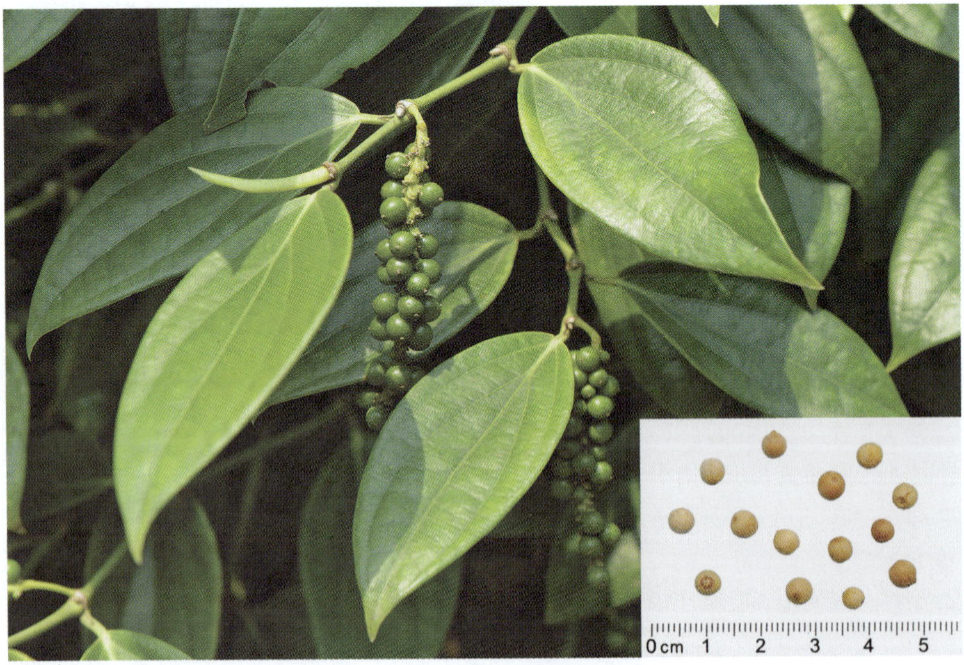

胡芦巴

【别名】苦豆、芦巴子、胡巴、芸香草、香苜蓿。

【来源】为豆科植物胡芦巴 *Trigonella foenum-graecum* L. 的干燥成熟种子。

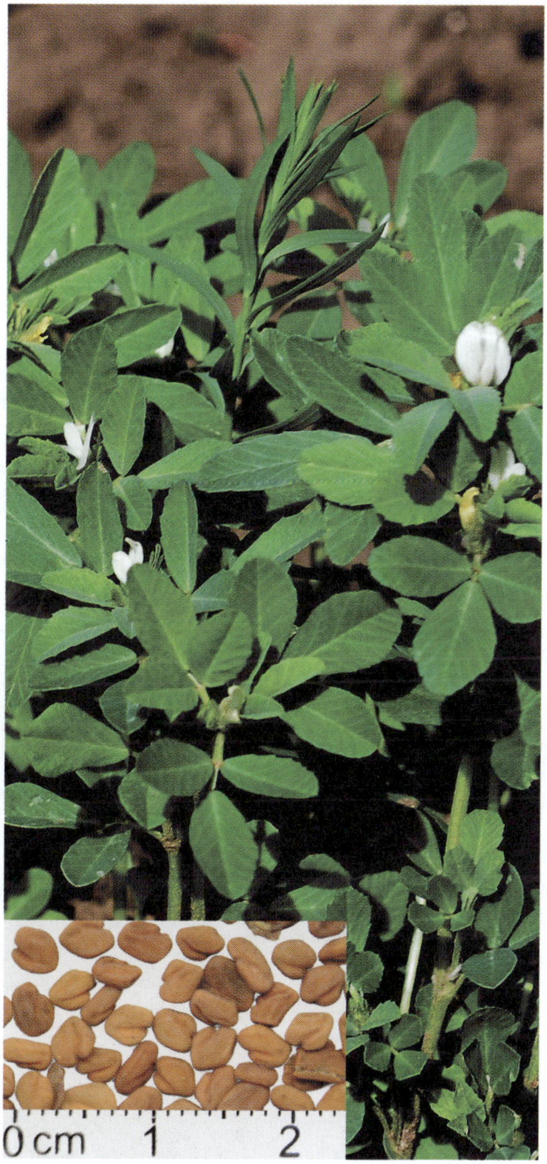

【植物识别要点】草本，全株有香气。茎直立，多丛生，被疏毛。三出复叶互生，两边均生疏柔毛。花萼筒状，花冠蝶形，荚果细长，扁圆筒状，具网脉及柔毛，先端有长喙。

【生长环境】我国南北各地均有栽培。生于田间、路旁。

【采制】夏季果实成熟时采割植株，晒干，打下种子，除去杂质。

【性味功效】苦，温。温肾助阳，祛寒止痛。

【应用】用于肾阳不足，下元虚冷，小腹冷痛，寒疝腹痛，寒湿脚气。

【选方】1. 治膀胱气　胡芦巴、茴香子、桃仁(麸炒)各等分。半以酒糊丸，半为散。每服五七十丸，空心食前盐酒下；散以热米饮调下，与丸子相间，空心服，日各一二服。(《本草衍义》)

2. 治小肠气攻刺　葫芦巴(炒)一两。为末，每服二钱，茴香炒紫，用热酒沃，盖定，取酒调下。(《仁斋直指方》葫芦巴散)

荔枝核

【别名】荔仁、枝核、大荔核。

【来源】为无患子科植物荔枝 *Litchi chinensis* Sonn. 的干燥成熟种子。

【植物识别要点】常绿乔木。偶数羽状复叶，互生，小叶 2 或 3 对，革质，披针形，顶端骤尖或尾状短尖，全缘，无毛，侧脉纤细。花序顶生多分枝，萼被黄色短毛，无花瓣。果近球形，种子被肉质半透明凝脂状假种皮包裹。

【生长环境】多栽培于果园。

【采制】夏季采摘成熟果实，除去果皮和肉质假种皮，洗净，晒干。

【性味功效】甘、微苦，温。行气散结，祛寒止痛。

【应用】用于治疝气、睾丸肿痛及少腹气聚胀痛等症。

【选方】**1. 治心腹胃脘久痛，屡触屡发者** 荔枝核一钱，木香八分。为末。每服一钱，清汤调服。(《景岳全书》荔香散)

2. 治心痛及小肠气 荔枝核一枚。煅存性，酒调服。(《本草衍义》)

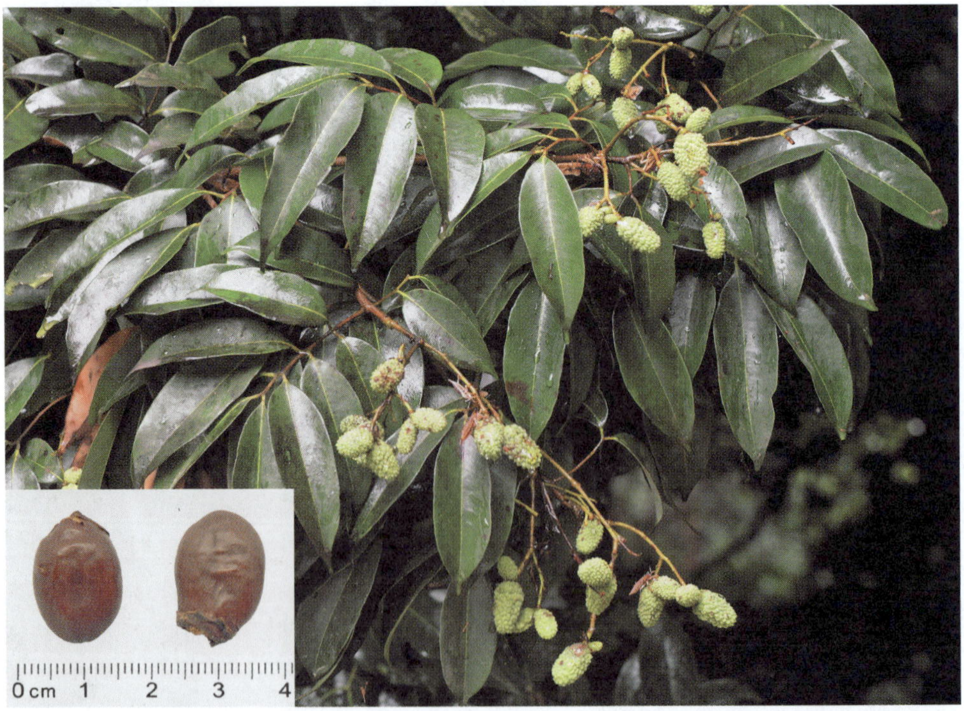

南天竹

【别名】蓝田竹、红天竺、红杷子、天烛子。

【来源】为小檗科植物南天竹 *Nandina domestica* Thunb. 的干燥成熟果实。

【植物识别要点】常绿小灌木。茎常丛生而少分枝，光滑无毛，幼枝常为红色，老后呈灰色。叶互生，集生于茎的上部，三回羽状复叶；二至三回羽片对生；小叶薄革质，椭圆形或椭圆状披针形；近无柄。圆锥花序直立；花小，白色，具芳香。浆果球形，熟时鲜红色，稀橙红色。种子扁圆形。

【生长环境】生于山地林下沟旁、路边或灌丛中。

【采制】秋季果实成熟或至次年春季采收，干燥。

【性味功效】酸、甘，平，有毒。敛肺止咳，平喘。

【应用】用于久咳，气喘，百日咳。

【选方】**治百日咳**　南天竹干果实三至五钱。水煎调冰糖服。(《福建中草药》)

【附注】1. 南天竹茎为本植物的干燥茎枝。味苦，性寒。清热除湿，降逆止咳。用于湿热黄疸，泻痢，热淋，目赤肿痛，肺热咳嗽。

2. 南天竹根为本植物的根。味苦，性寒，小毒。止咳，除湿，祛风化痰，清热，解毒。用于肺热咳嗽，湿热黄疸，腹泻，风湿痹痛，疮疡，瘰疬。

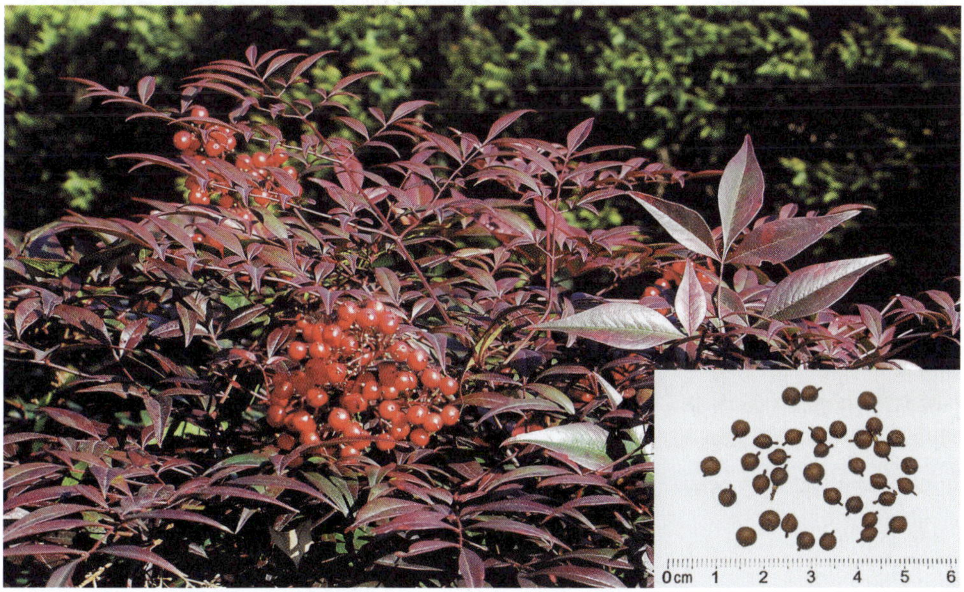

南方红豆杉

【别名】血柏、红叶水杉、美丽红豆杉、红榧。

【来源】为红豆杉科植物南方红豆杉 *Taxus wallichiana* var. *mairei*(Lemée & H. Lév.)L. K. Fu & Nan Li 的栽培品的干燥枝及叶。

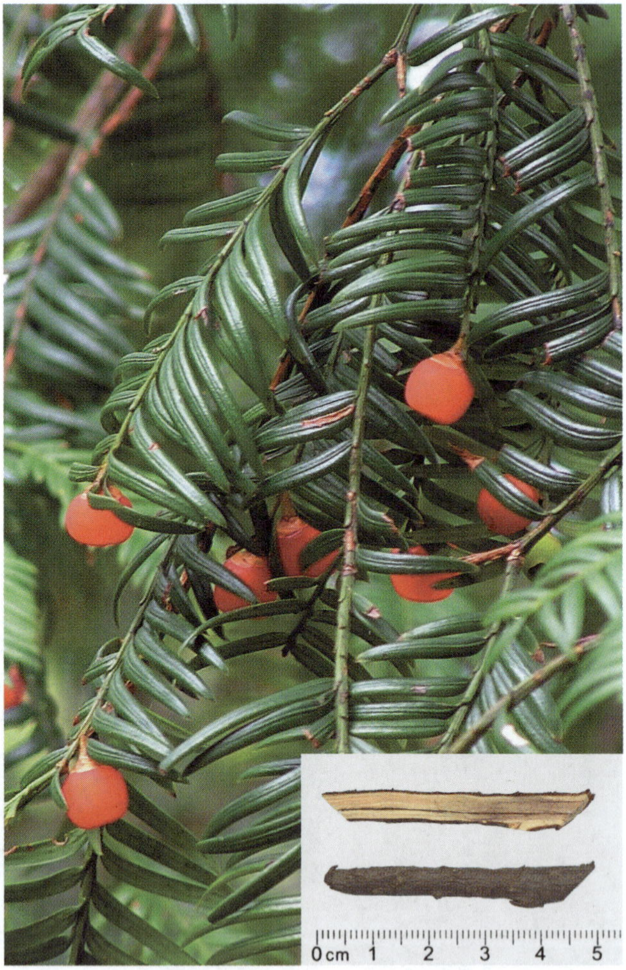

【植物识别要点】乔木。叶常较宽长,多呈弯镰状,上部常渐窄,先端渐尖,下面中脉带明晰可见,其色泽与气孔带相异,呈淡黄绿色或绿色,绿色边带亦较宽而明显;种子通常较大,微扁,多呈倒卵圆形,上部较宽,稀柱状矩圆形,种脐常呈椭圆形。

【生长环境】自然生长在海拔1 000m或1 500m以下的山谷、溪边、缓坡腐殖质丰富的酸性土壤中。

【采制】夏、秋二季采收,干燥。

【性味功效】甘、微苦,平。解毒散积,活络止痛,利水消肿,化食驱虫。

【应用】用于肿瘤,肾病,食积,咽喉痛。

【选方】**治食积、蛔虫病** 南方红豆杉三至六钱,炒热,水煎服。(《全国中草药汇编》)

南沙参

【别名】 泡参、泡沙参。

【来源】 为桔梗科植物轮叶沙参 *Adenophora tetraphylla*(Thunb.) Fisch. 的干燥根。

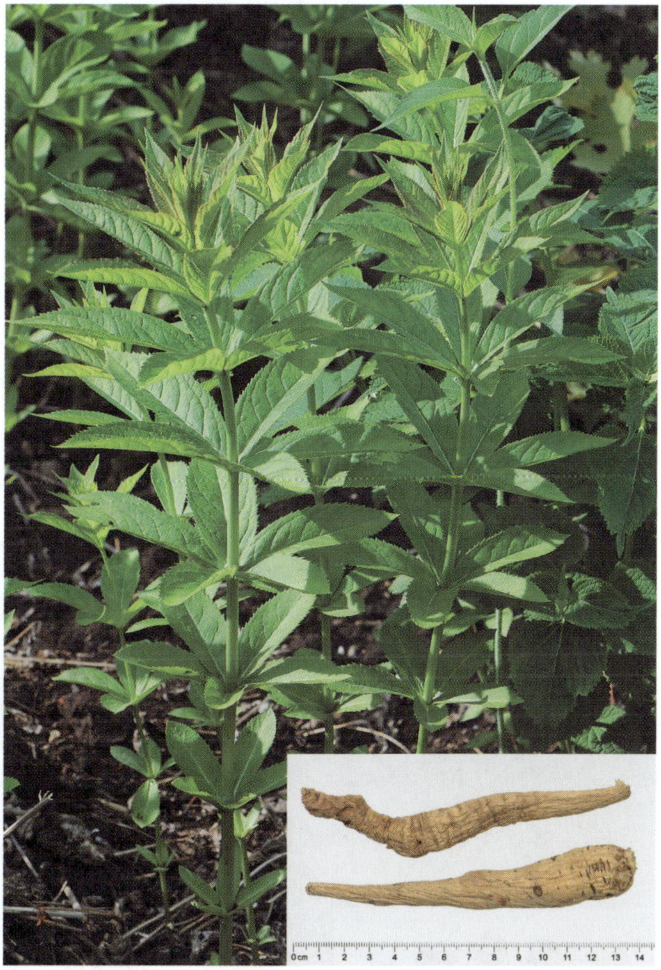

【植物识别要点】 多年生草本,含有白色乳汁,茎高大,不分枝。叶片卵圆形至条状披针形。花序狭圆锥状,花序分枝大多轮生,花萼筒部倒圆锥状;花冠筒状细钟形,蓝色、蓝紫色。蒴果球状圆锥形或卵圆状圆锥形。种子黄棕色,矩圆状圆锥形。

【生长环境】 生于草地和灌丛中。

【采制】 春、秋二季采挖,除去须根,洗后趁鲜刮去粗皮,洗净,干燥。

【性味功效】 甘,微寒。养阴清肺,益胃生津,化痰,益气。

【应用】 用于肺热燥咳,阴虚劳嗽,干咳痰黏,胃阴不足,食少呕吐,气阴不足,烦热口干。

【选方】 **1. 治肺热咳嗽** 沙参半两,水煎服之。(《卫生易简方》)

2. 治慢性支气管炎,咳嗽,痤不易吐出,口干 南沙参 9g,麦冬 9g,生甘草 6g,玉竹 9g。水煎服。(《青岛中草药手册》)

枳椇子

【别名】木蜜、拐枣、碧久子、鸡爪果、枳枣。

【来源】为鼠李科植物枳椇 *Hovenia acerba* Lindl. 的成熟种子。亦有用带花序轴的果实。

【植物识别要点】落叶乔木。叶互生；叶片卵形或卵圆形，上面无毛，背面脉上及脉腋有细毛；三出脉。二歧式聚伞花序顶生或腋生，对称；花杂性；萼片5；花瓣5，黄绿色；雄花有雄蕊5；两性花具雄蕊5，子房上位，3室，每室具1胚珠。果实近球形，无毛；果柄肉质肥大，扭曲，红褐色，上具黄色皮孔，成熟后味甜可食。种子扁圆形，暗褐色，有光泽。

【生长环境】生于海拔2 100m以下阳光充足的山坡、沟谷及路边，也常栽培于庭园内。

【采制】10—11月果实成熟时采收，将果实连果柄一并摘下，晒干。或碾碎果壳，筛出种子。晒干。

【性味功效】甘、酸，平。解酒毒，止渴除烦，止呕，利大小便。

【应用】醉酒，烦渴，呕吐，二便不利。

【选方】**1. 治醉酒** 鲜拐枣30g，煎水冷服。或枳椇子12g（杵碎），葛花9g，煎水冷服。（《安徽中草药》）

2. 治热病烦渴，小便不利 枳椇子、知母各9g，金银花24g，灯心3g。水煎服。（《青岛中草药手册》）

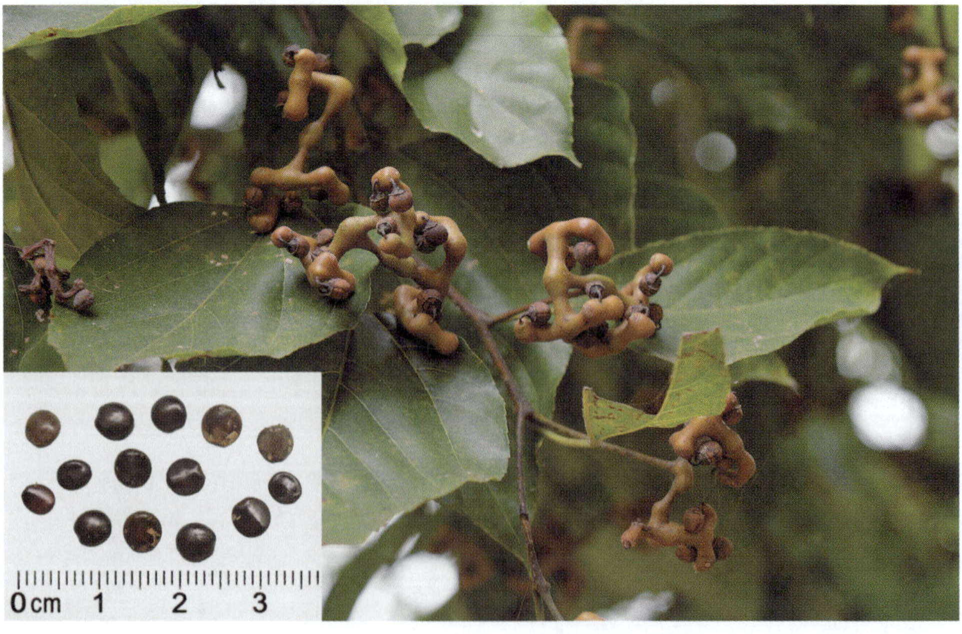

栀子

【别名】木丹、鲜支、山栀子、支子。

【来源】为茜草科植物栀子 *Gardenia jasminoides* Ellis 的干燥成熟果实。

【植物识别要点】灌木。嫩枝常被短毛，枝圆柱形，灰色。叶对生，革质，稀为纸质，少为3枚轮生。花芳香，通常单朵生于枝顶；花冠白色或乳黄色，高脚碟状。果实翅状纵棱5~8条，黄色或橙红色。种子多数，扁，近圆形而稍有棱角。

【生长环境】生于海拔10~1 500m处的旷野、丘陵、山谷、山坡、溪边的灌丛或林中。

【采制】9—11月果实成熟呈红黄色时采收，除去果梗和杂质，蒸至上气或置沸水中略烫，取出，干燥。

【性味功效】苦，寒。泻火除烦，清热利湿，凉血解毒；外用消肿止痛。

【应用】用于热病心烦，湿热黄疸，淋证涩痛，血热吐衄，目赤肿痛，火毒疮疡；外治扭挫伤痛。

【选方】**1. 治三焦火毒，大热烦躁，口燥咽干，热病吐血，湿热黄疸**　黄连9g，黄芩6g，黄柏6g，栀子9g，水煎煮，每日一剂，分二次服。（《肘后备急方》黄连解毒汤）

2. 治热水肿　山栀子25g，木香7g，白术12g。细切，水煎服。（《丹溪心法》）

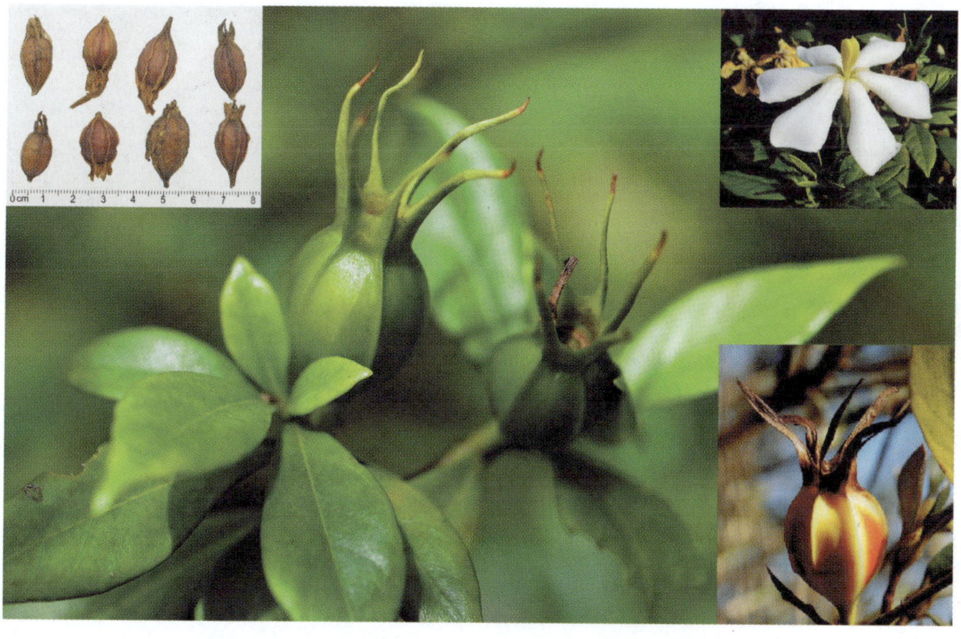

枸骨

【别名】枸骨冬青、鸟不落、鸟不宿、无刺枸骨。

【来源】为冬青科植物枸骨 *Ilex cornuta* Lindl. et Paxt. 的干燥叶。

【植物识别要点】常绿灌木或小乔木。幼枝具纵脊及沟，沟内被微柔毛或变无毛，具纵裂缝及隆起的叶痕，无皮孔。叶片厚革质，二型，四角状长圆形或卵形，先端具3枚尖硬刺齿，中央刺齿常反曲，基部圆形或近截形，叶面深绿色，具光泽，背淡绿色，无光泽，两面无毛。花淡黄色，4基数。核果球形，熟时鲜红色。

【生长环境】生于海拔150~1 900m的山坡、丘陵等的灌丛中、疏林中以及路边、溪旁和村舍附近。

【采制】秋季采收，除去杂质，晒干。

【性味功效】苦，凉。清热养阴，益肾，平肝。

【应用】用于肺痈咯血，骨蒸潮热，头晕目眩。

【选方】**治气虚阴虚**　生晒参10g，炙黄芪30g，南沙参12g，楮实子12g，参三七10g，枸骨叶15g，玄参10g，百合10g，麦冬10g，芦根15g，莪术15g，蜈蚣3条，桔梗8g，陈皮6g，水煎服，每日1剂，日服2次。（《中国医学报》）

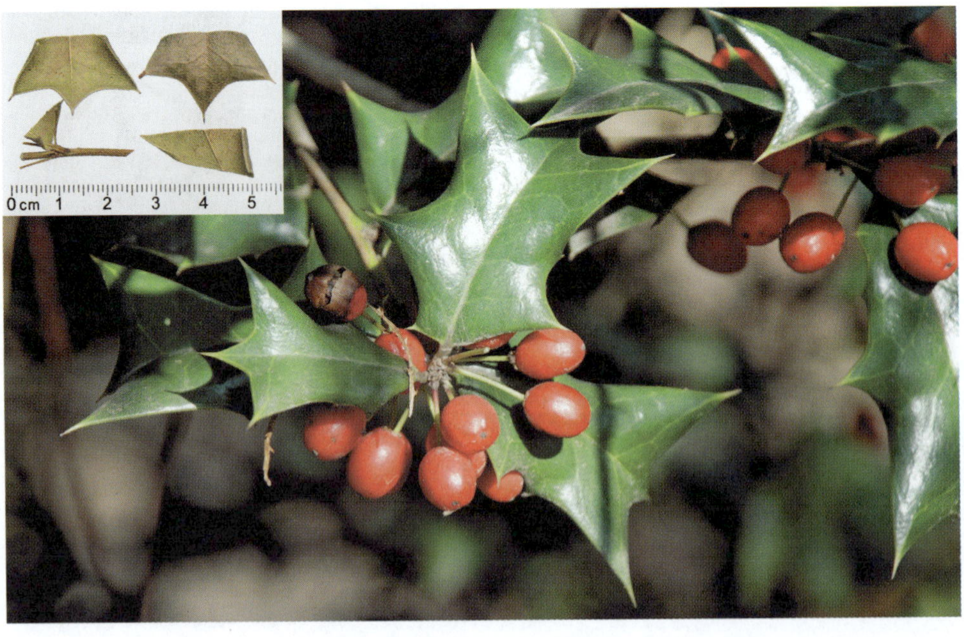

柿蒂

【别名】柿钱、柿丁、柿子把、柿萼。

【来源】为柿树科植物柿 *Diospyros kaki* Thunb. 的干燥宿萼。

【植物识别要点】落叶大乔木。单叶互生；叶片卵状椭圆形至倒卵形或近圆形，全缘。花杂性，雄花成聚伞花序，雌花单生叶腋；花萼下部短筒状，内面有毛；花冠黄白色，钟形，4 裂；雄蕊在雄花中 16 枚，在两性花中 8~16 枚，雌花有 8 枚退化雄蕊；子房上位，8 室。浆果形状种种，多为卵圆球形，橙黄色或鲜黄色，基部有宿存萼片。种子褐色。

【生长环境】多为栽培。

【采制】冬季果实成熟时采摘，食用时收集，洗净，晒干。

【性味功效】苦、涩，平。降逆止呃。

【应用】用于呃逆。

【选方】1. 治呃逆　柿钱、丁香、人参等分。为细末，水煎，食后服。(《洁古家珍》柿钱散)

2. 治伤寒呕哕不止　干柿蒂七枚，白梅三枚。上二味，粗捣筛，只作一服，用水一盏，煎至半盏。去滓温服，不拘时。(《圣济总录》柿蒂汤)

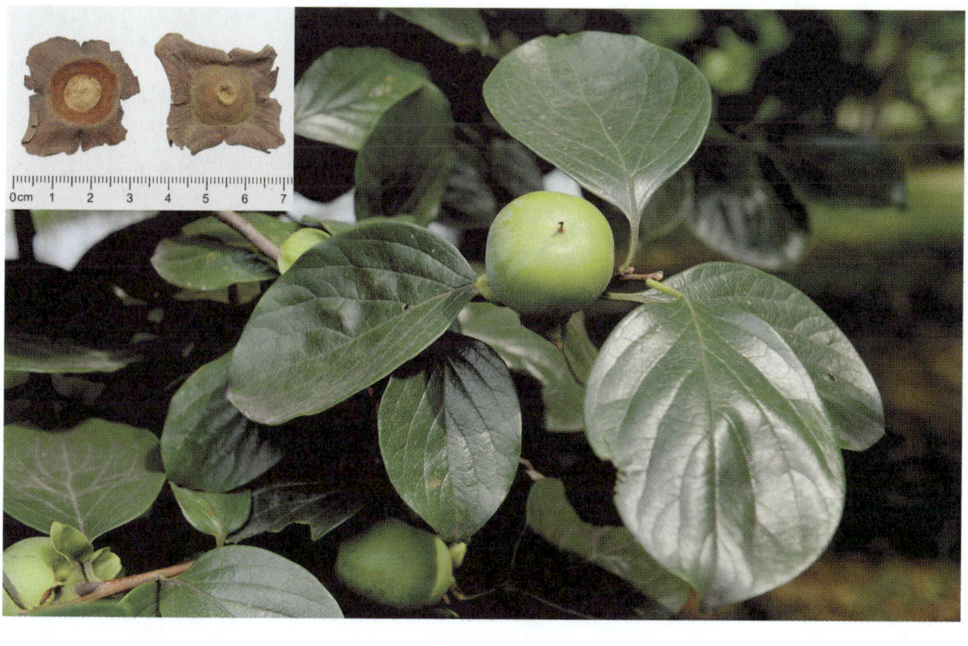

树舌

【别名】赤色老母菌、扁芝、木灵芝、树耳朵、老牛肝。

【来源】为多孔菌科真菌平盖灵芝 *Ganoderma applanatum*（Pers. Ex Wallr）Pat. 的子实体。

【植物识别要点】多年生，无柄，木质或近木栓质。菌盖扁平，半圆形、扇形，盖面皮壳灰白色至灰褐色，常覆褐色孢子粉，有明显同心环棱和环纹及疣突，盖缘薄，全缘或波状。

【生长环境】生于多种阔叶树的树干上。

【采制】夏、秋季采成熟子实体，除去杂质，切片，晒干。

【性味功效】微苦，平。消炎抗癌。

【应用】用于咽喉炎，食管癌，鼻咽癌。

【选方】1. 治食管癌　赤色老母菌（生于皂角树上者）30g，炖猪心、肺服，每日2~3次。（《中国药用真菌》）

2. 治慢性咽喉炎　树舌90g，蜂蜜60ml。水煎分3次缓缓饮下。（《中国民间生草药原色图谱》）

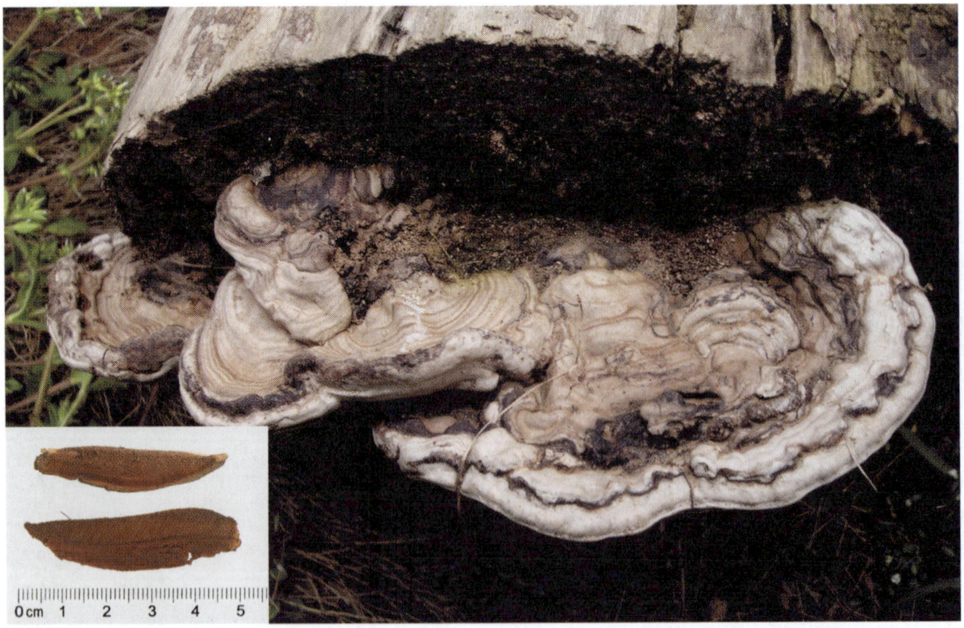

树参

【别名】长春木、枫荷梨、鸭脚板。
【来源】为五加科植物树参 *Dendropanax dentiger*(Harms) Merr 的根及茎。

【植物识别要点】小乔木。叶革质或厚纸质,密生半透明红棕色腺点,不分裂叶通常椭圆形,分裂叶为倒三角形,2~3裂;三出脉,侧脉4~6对。伞形花序,果长圆形或近球形,熟时红色,具5棱,每棱纵脊3条,花柱宿存。

【生长环境】多生于山坡、阴湿的常绿阔叶林中。

【采制】全年可采,鲜用或晒干。

【性味功效】甘、微辛,温。祛风除湿,舒筋活络,壮筋骨,活血。

【应用】用于瘫痪,偏头痛,风湿性及类风湿性关节炎,扭伤,痈疖。

【选方】1. 关节风痛　树参根30g,白地牛(黑蔓藤)根15g,猴头藤15g,画眉柴(多花勾儿茶)15g,钩藤根15g,土牛膝15g,忍冬藤根15g,桑寄生12g,南五加根20g,伸筋草15g。黄酒为引,水煎,1日1剂,分2次服。(《浙南本草新编》)

2. 跌打损伤　树参枝、叶30g,木根30g,积雪草(鲜)20g,竹叶椒20g。水煎,冲黄酒服,1日1剂。(《浙南本草新编》)

3. 偏头痛　树参枝、叶50g,算盘子根30g,煎水兑黄酒服。(《浙南本草新编》)

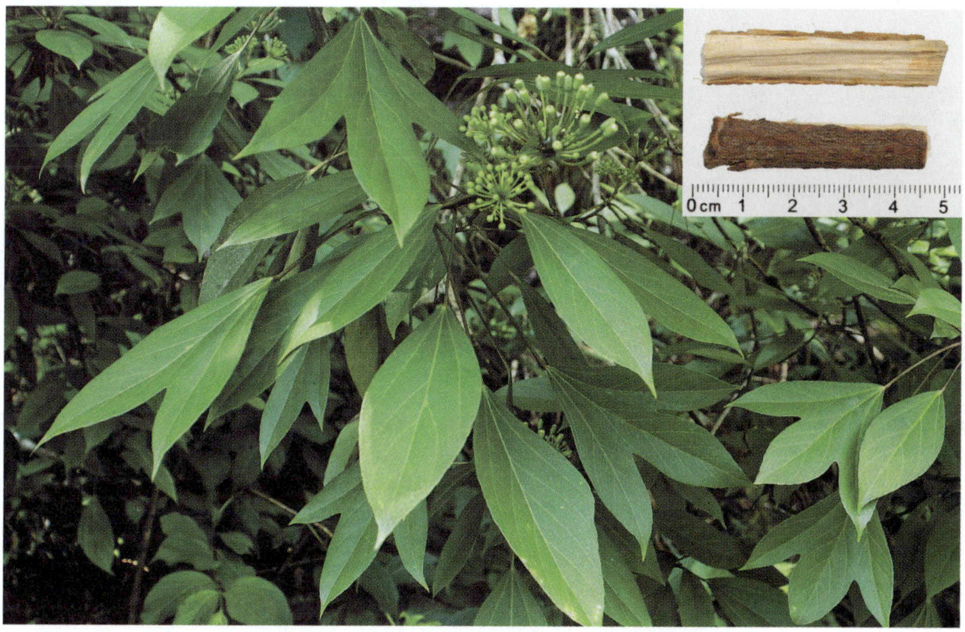

威灵仙

【别名】铁脚威灵仙、铁扫帚、青龙须。

【来源】为毛茛科植物威灵仙 *Clematis chinensis* Osbeck、棉团铁线莲 *Clematis hexapetala* Pall. 或东北铁线莲 *Clematis manshurica* Rupr. 的干燥根和根茎。

【植物识别要点】**威灵仙** 藤本。羽状复叶对生，小叶 3~5，狭卵形至三角状卵形，先端钝尖或渐尖，基部楔形或圆形，全缘，上面沿脉有毛。圆锥花序腋生或顶生；花被片 4，白色，外面边缘密生白色短柔毛。瘦果狭卵形而扁，疏生柔毛。

棉团铁线莲 根茎呈短柱状，长 1~4cm，直径 0.5~1cm。根长 4~20cm，直径 0.1~0.2cm；表面棕褐色至棕黑色；断面木部圆形。

东北铁线莲 根茎呈柱状，长 1~11cm，直径 0.5~2.5cm。根较密集，长 5~23cm，直径 0.1~0.4cm；表面棕黑色；断面木部近圆形。

【生长环境】生于山坡、山谷灌丛中或沟边、路旁草丛中。

【采制】秋季采挖，除去泥沙，晒干。

【性味功效】辛、咸，温。祛风湿，通经络。

【应用】用于风湿痹痛，肢体麻木，筋脉拘挛，屈伸不利。

【选方】**1. 治诸骨鲠咽** 威灵仙一两二钱（60g），砂仁一两（50g），沙糖一盏。水二钟，煎一钟，温服。（《本草纲目》）

2. 治痞积 威灵仙、楮桃儿各一两（50g）。上为细末。每服三钱（15g）重，用温酒调下。（《普济方》化铁散）

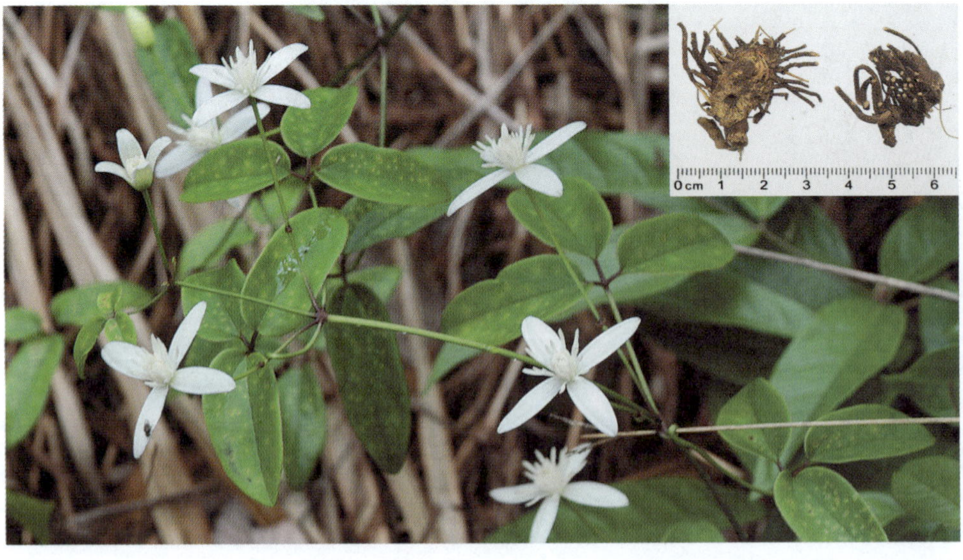

厚朴

【别名】厚皮、重皮、赤朴、油朴。

【来源】为木兰科植物厚朴 *Magnolia officinalis* Rehd et Wils. 或凹叶厚朴 *Magnolia officinalis* Rehd. et Wils. var. *biloba* Rehd.et Wils. 的干燥干皮、根皮及枝皮。

【植物识别要点】落叶乔木。单叶革质，大形，7~9 集生枝顶，基部楔形，下被灰色柔毛。叶柄粗壮。花单生，大型，芳香，花被 9~12，白色，匙形，雄蕊、雌蕊多数。聚合果长圆形。种子三角卵形，红色。

【生长环境】喜光，幼龄期需荫蔽，喜凉爽、湿润、多云雾、相对湿度大的气候环境。

【采制】4—6 月剥取，根皮及枝皮直接阴干；干皮置沸水中微煮后，堆置阴湿处，"发汗"至内表面变紫褐色或棕褐色时，蒸软，取出，卷成筒状，干燥。

【性味功效】苦、辛，温。燥湿消痰，下气除满。

【应用】用于湿滞伤中，脘痞吐泻，食积气滞，腹胀便秘，痰饮喘咳。

【选方】**1. 治虫积** 厚朴、槟榔各 6g，乌梅二个，水煎服。(《保赤全书》)

2. 治心脾不调，肾气弱，或便尿白浊 厚朴(生姜汁制，微炒用)30g，白茯苓 3g。上罗匀作一服，水酒各一碗，煎至一碗。分作二服，食前温服。(《普济方》莹泉散)

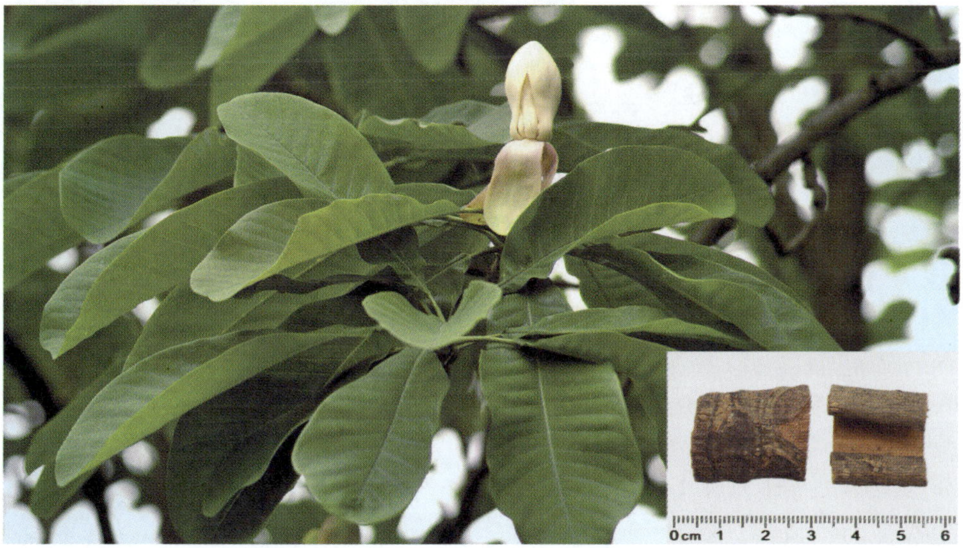

砂仁

【别名】 缩砂、缩砂仁、春砂仁、缩沙蜜。

【来源】 为姜科植物阳春砂 *Amomum villosum* Lour.、绿壳砂 *Amomum villosum* Lour. var. *xanthioides* T. L.Wu et Senjen 或海南砂 *Amomum longiligulare* T. L.Wu 的干燥成熟果实。

【植物识别要点】 多年生草本。茎丛生。根状茎节上被褐色膜质鳞片。叶矩圆状披针形，叶舌长3~5mm；穗状花序自根茎抽出，花7~13朵，白色；蒴果密被软刺状突起。种子团三瓣，气味芳香而峻烈。

【生长环境】 喜温暖、湿润的环境。

【采制】 夏、秋二季果实成熟时采收，晒干或低温干燥。

【性味功效】 辛、温。化湿开胃，温脾止泻，理气安胎。

【应用】 用于湿浊中阻，脘痞不饥，脾胃虚寒，呕吐泄泻，妊娠恶阻，胎动不安。

【选方】 **1. 消食和中，下气止心腹痛** 砂仁炒研，袋盛浸酒，煮饮。(《本草纲目》缩砂酒)

2. 治气虚肿满，痰饮结聚，脾胃不和，变生诸症者 人参一钱，白术二钱，茯苓二钱，甘草七分，陈皮八分，半夏一钱，砂仁八分，木香七分，生姜二钱。水煎服。(《古今名医方论》香砂六君子汤)

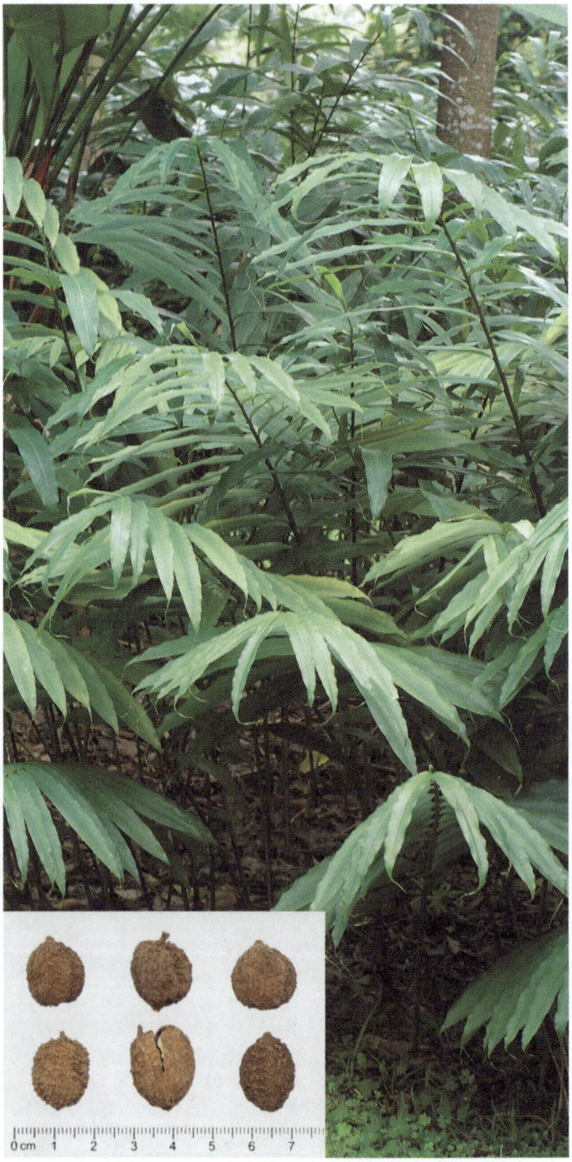

牵牛子

【别名】黑丑、白丑、二丑、黑白丑。

【来源】为旋花科植物裂叶牵牛 *Pharbitis nil*（Linn.）Choisy 或圆叶牵牛 *Pharbitis purpurea*（L.）Voigt 的干燥成熟种子。

【植物识别要点】缠绕草本，被粗毛。单叶互生，长柄，叶片心形，常3裂，裂口宽圆，先端尖。花序有花1~3，萼片5，裂片条状披针形，先端尾尖，花冠漏斗状喇叭形，蒴果球形，种子倒卵形橘瓣状。

【生长环境】生长于山野灌木丛中、村边、路旁。

【采制】秋末果实成熟、果壳未开裂时采割植株，晒干，打下种子，除去杂质。

【性味功效】苦、寒，有毒。泻水通便，消痰涤饮，杀虫攻积。

【应用】用于水肿胀满，二便不通，痰饮积聚，气逆喘咳，虫积腹痛。

【选方】**治肢体浮肿，尿少** 黑牵牛（炒）120g，大黄60g，甘遂（醋制）、红牙大戟（醋制）、芫花（醋制）、青皮、陈皮各30g，木香、槟榔各15g，轻粉3g（另研）。共为细粉，水泛小丸，滑石为衣。每服3g，日服2次，温开水送下。（《全国中草药汇编》）

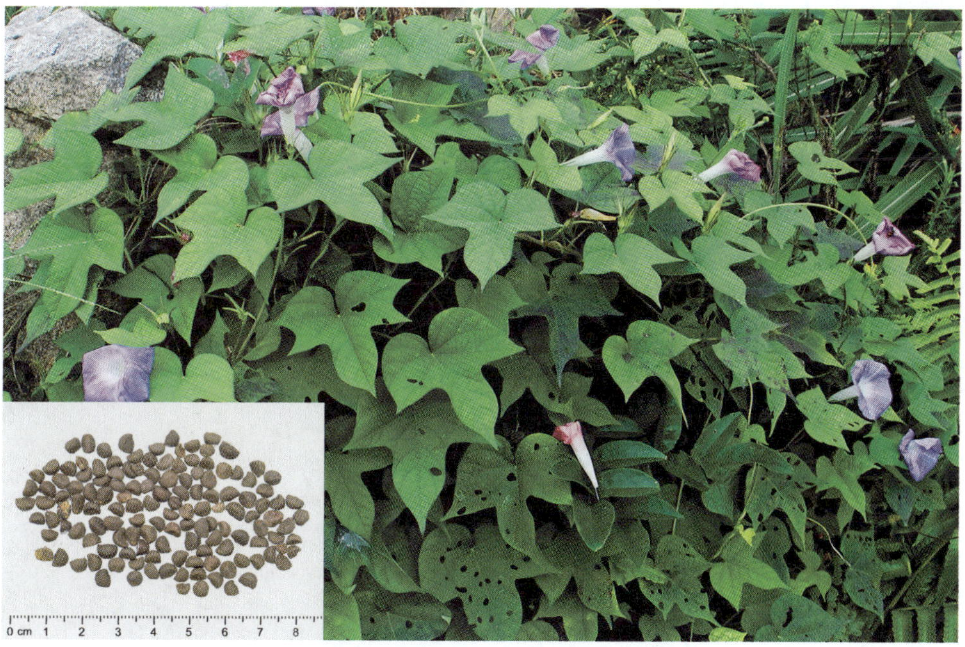

骨碎补

【别名】毛姜、崖姜、岩连姜、爬岩姜、肉碎补。

【来源】水龙骨科植物槲蕨 *Drynaria fortunei* (Kunze) J. Sm. 的干燥根茎。

【植物识别要点】根茎细长柔软，鳞片先端和边缘呈半角质状，边缘有不整齐细小锯齿，近基部盾状着生，覆瓦状排列。叶片五角形，三回羽状细裂；裂片羽状深裂，先端呈不对称2齿。孢子囊群生小脉顶端。

【生长环境】附生于树上、山林石壁上。

【采制】全年均可采挖，除去泥沙，干燥，或再燎去茸毛（鳞片）。

【性味功效】苦，温。疗伤止痛，补肾强骨；外用消风祛斑。

【应用】用于跌扑闪挫，筋骨折伤，肾虚腰痛，筋骨痿软，耳鸣耳聋，牙齿松动；外治斑秃，白癜风。

【选方】**1. 治腰脚疼痛不止**　骨碎补一两，桂心一两半，牛膝三分（去苗），槟榔二两，补骨脂三两（微炒），安息香二两（入胡桃仁捣熟）。捣罗为末，炼蜜入安息香，和捣百余杵，丸如梧桐子大。每于食前，以温酒下二十丸。（《太平圣惠方》）

2. 治牙痛　鲜槲蕨一至二两（去毛）。打碎，加水蒸服。勿用铁器打煮。（《单方验方调查资料选编》）

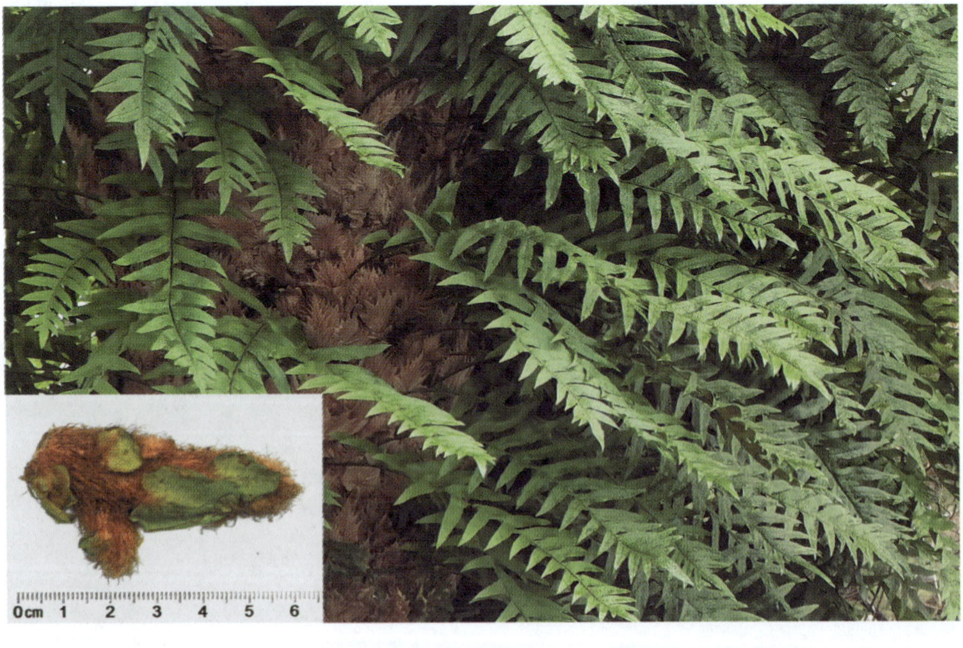

钩藤

【别名】 双钩藤、单钩、双钩、钓钩、方钩藤。

【来源】 为茜草科植物钩藤 *Uncaria rhynchophylla* (Miq.) Miq. ex Havil.、大叶钩藤 *Uncaria macrophylla* Wall.、毛钩藤 *Uncaria hirsuta* Havil.、华钩藤 *Uncaria sinensis* (Oliv.) Havil. 或无柄果钩藤 *Uncaria sessilifructus* Roxb. 的干燥带钩茎枝。

【植物识别要点】 藤本，嫩枝方柱形或有4棱角，多数枝节上对生两个或单生向下弯曲的钩。叶薄纸质，托叶阔三角形至半圆形，内面基部有腺毛。头状花序单生叶腋或成单聚伞状排列，萼、花冠裂片有短柔毛；柱头棒状。小蒴果有短柔毛。

【生长环境】 生于湿润林下或灌丛。

【采制】 秋、冬二季采收，去叶，切段，晒干。

【性味功效】 甘，凉。息风定惊，清热平肝。

【应用】 用于肝风内动，惊痫抽搐，高热惊厥，感冒夹惊，小儿惊啼，妊娠子痫，头痛眩晕。

【选方】 **1. 治面神经麻痹** 钩藤60g，鲜何首乌藤125g。水煎服。(《浙江民间常用草药》)

2. 治呕血 钩藤、隔山消、鸟不落各10g，水煎服。(《湘西苗药汇编》)

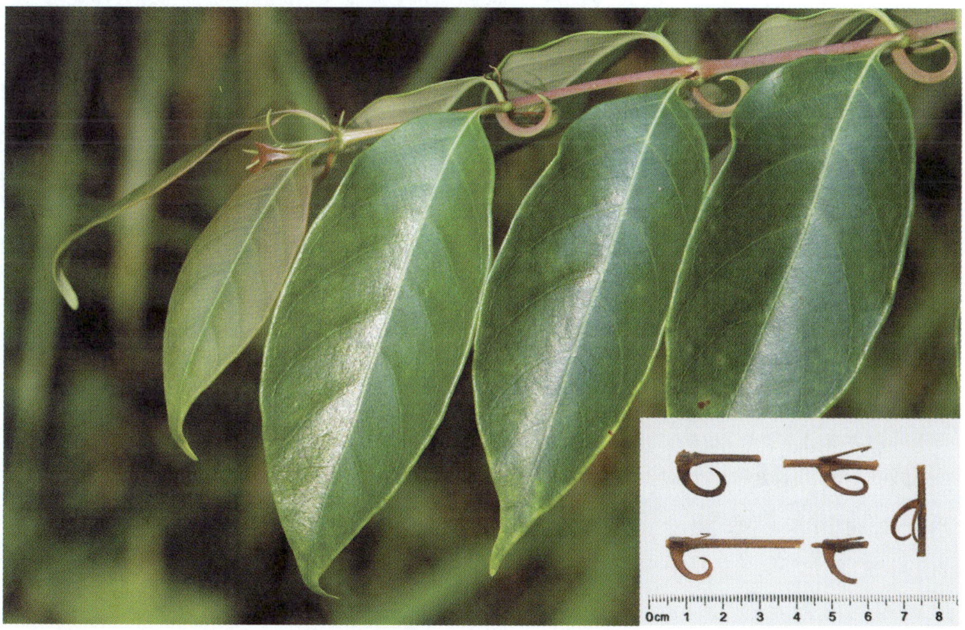

香附

【别名】莎草、雷公头、土香、雀头香、三棱草。

【来源】为莎草科植物莎草 *Cyperus rotundus* L. 的干燥根茎。

【植物识别要点】草本。匍匐根茎细长，先端形成黑色而坚硬的椭圆形块茎，于地下蔓延。秆直立，锐三棱形。叶基生，线形，聚伞花序，具3~10个辐射枝，小穗条形，小坚果倒卵形，有三棱。

【生长环境】生于荒地、路边、沟边或田间向阳处。

【采制】秋季采挖，燎去毛须，置沸水中略煮或蒸透后晒干，或燎后直接晒干。

【性味功效】辛、微苦、微甘，平。疏肝解郁，理气宽中，调经止痛。

【应用】用于肝郁气滞，胸胁胀痛，疝气疼痛，乳房胀痛，脾胃气滞，脘腹痞闷，胀满疼痛，月经不调，经闭痛经。

【选方】**1. 治一切气疾心腹胀满，胸膈噎塞，噫气吞酸，胃中痰逆呕吐及宿酒不解，不思饮食** 香附子（炒，去毛）三十二两，缩砂仁八两，甘草（爁）四两。上为细末。每服一钱，用盐汤点下。（《太平惠民和剂局方》快气汤）

2. 治心腹刺痛，调中快气 乌药（去心）十两，甘草（炒）一两，香附子（去皮毛，焙干）二十两。上为细末。每服一钱，入盐少许，或不着盐，沸汤点服。（《太平惠民和剂局方》小乌沉汤）

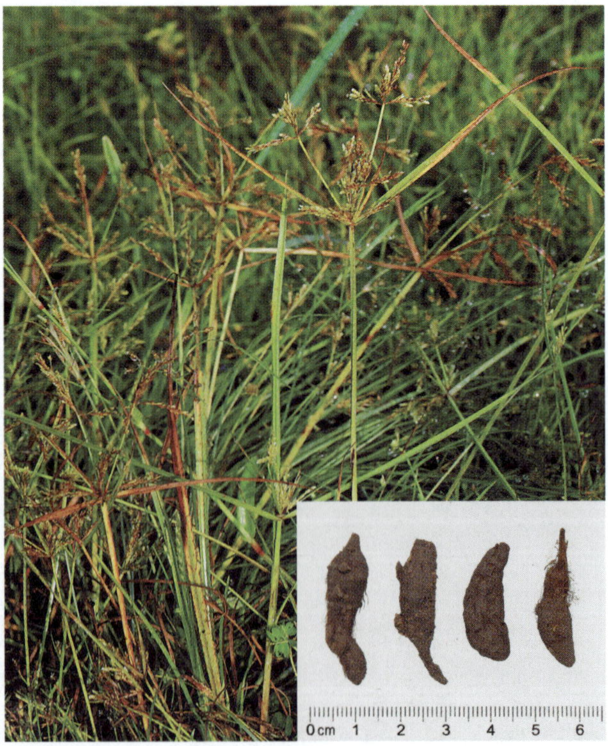

香薷

【别名】德昌香薷、土香薷、香茹、香草、蜜蜂草。

【来源】为唇形科植物香薷 *Elsholtzia ciliata*(Thunb.)Hyland 的干燥全草。

【植物识别要点】草本,茎钝四棱形,具槽,无毛或被疏柔毛,常呈麦秸秆样黄色,老时紫褐色。叶卵形或椭圆状披针形,穗状花序,花梗纤细,近无毛,花萼钟形,花冠淡紫色,花丝无毛,花药紫黑色。全株有芳香。

【生长环境】多生丁山野、路旁。

【采制】夏季茎叶茂盛、花盛时择晴天采割,除去杂质,阴干。

【性味功效】辛,微温。发汗解表,化湿和中。

【应用】用于暑湿感冒,恶寒发热,头痛无汗,腹痛吐泻,水肿,小便不利。

【选方】**1. 治小儿白秃,发不生,汗出** 浓煮陈香薷汁少许,脂和胡粉敷上。(《子母秘录》)

2. 治口臭 香薷一把,以水一斗煮,取三升,稍稍含之。(《千金要方》)

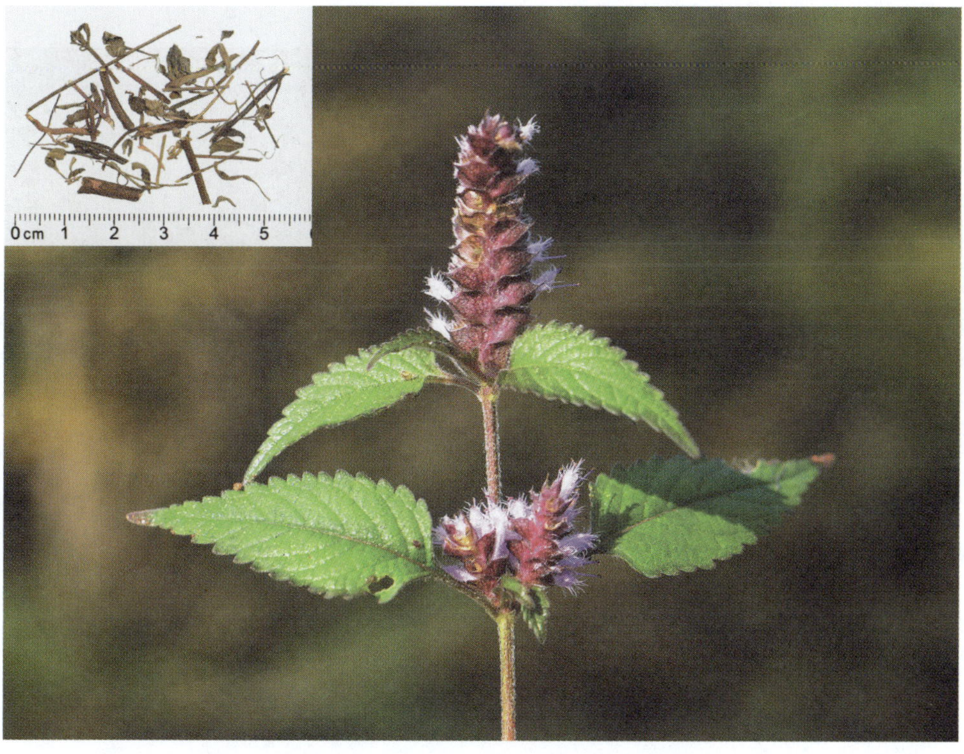

香花崖豆藤

【别名】山鸡血藤、贯肠血藤、苦藤、猪婆藤、大活血。

【来源】为豆科植物香花崖豆藤(丰城鸡血藤)*Millettia dielsiana* Harms ex Diels. 藤茎。

【植物识别要点】攀缘灌木。幼枝和花序被金黄色绒毛。羽状复叶互生,小叶5,披针形,先端钝尖,基部圆楔形,萼钟形,花蝶形,紫色。荚果近木质。种子扁长圆形。萼、花、子房及果均密被黄褐色绒毛。

【生长环境】生于山坡疏林或灌木丛中。

【采制】全年可采,切片鲜用或晒干。

【性味功效】苦、甘,温。补血,活血,通络。

【应用】用于月经不调,血虚萎黄,麻木瘫痪,风湿痹痛。

【选方】**治贫血** 香花崖豆藤、土党参、黄花稔各30g,水煎服。(《福建药物志》)

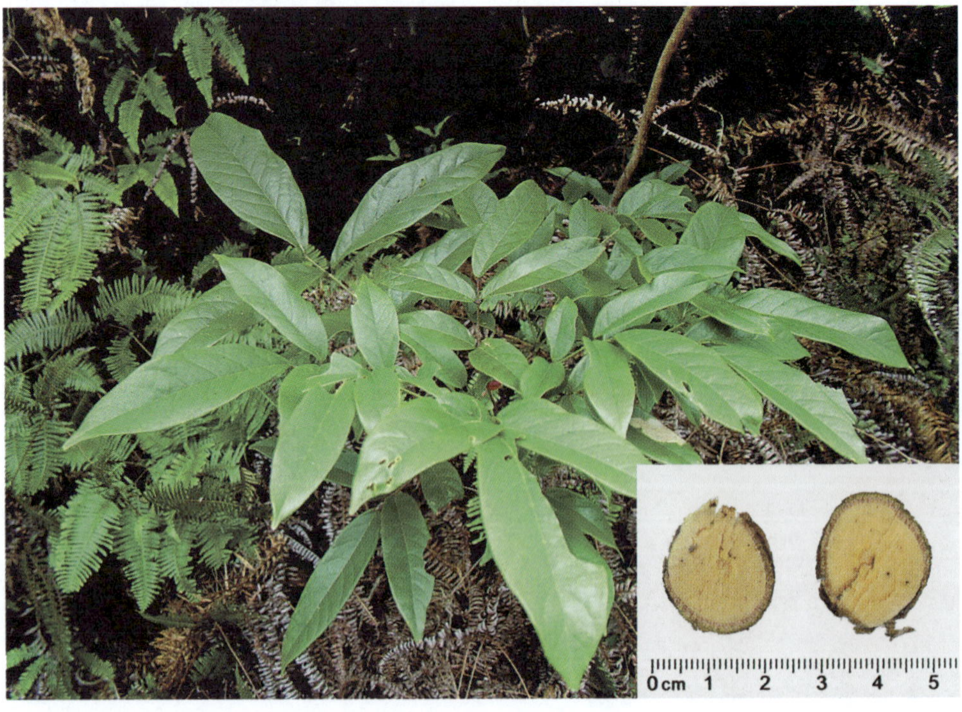

重楼

【别名】蚤休、草河车、白河车、七叶一枝花。

【来源】百合科植物云南重楼 *Paris polyphylla* Smith var. *yunnanensis*(Franch.)Hand.-Mazz. 或七叶一枝花 *Paris polyphylla* Smith var. *chinensis*(Franch.)Hara 的干燥根茎。

【植物识别要点】草本。根茎有多数斜形环节。茎单一。叶4~9片，通常7片，轮生茎顶，叶片长卵形。花梗在轮生叶的中心抽出，顶生一朵花。果球形熟时开裂，有多数鲜红色种子。

【生长环境】生于山坡林下及灌丛阴湿处。

【采制】秋末地上部枯萎后可采挖，除去须根，洗净，晒干。

【性味功效】苦，微寒，有小毒。清热解毒，消肿止痛，凉肝定惊。

【应用】用于疔疮痈肿，咽喉肿痛，蛇虫咬伤，跌扑伤痛，惊风抽搐。

【选方】**1. 治小儿胎风，手足搐搦** 蚤休为末。每服2.5g，冷水下。(《卫生易简方》)

2. 治新旧跌打内伤，止痛散瘀 七叶一枝花，童便浸四五十天，洗净晒干研末。每服1.5g，酒或开水送下。(《广西药植图志》)

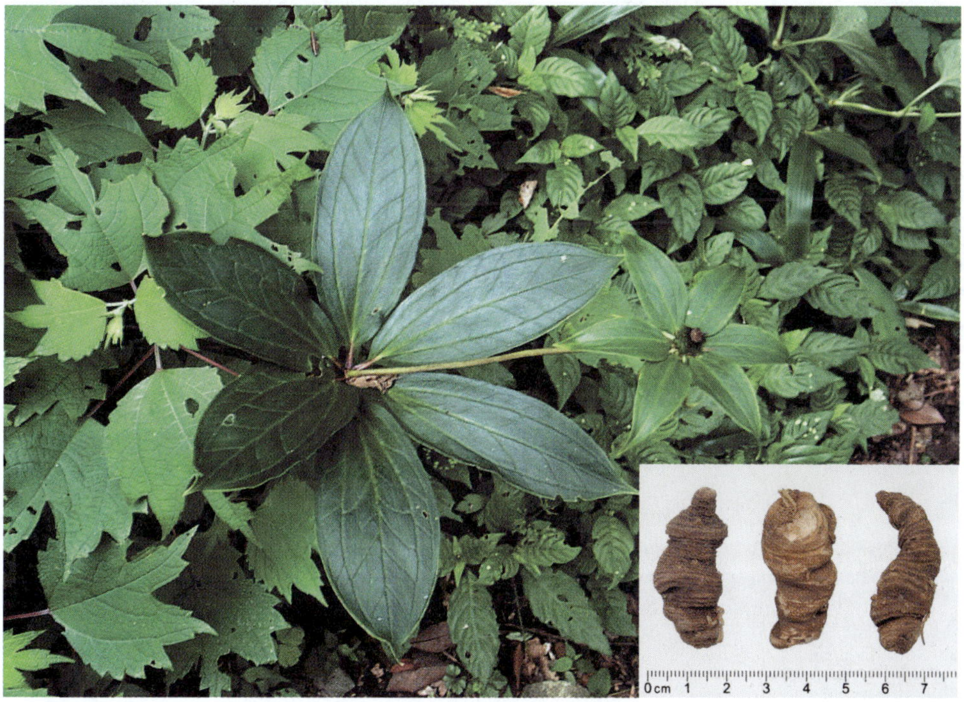

鬼针草

【别名】三叶鬼针草、四方枝、虾钳草、蟹钳草、盲肠草。

【来源】为菊科植物鬼针草 *Bidens bipinnata* L. 的干燥全草。

【植物识别要点】草本。茎直立，四棱形，无毛或略具细毛。裂片披针形或卵状披针形；头状花序，总苞杯状，边缘舌状花黄色，不育，中央管状花黄色，两性，全育。瘦果长线形，有短毛，顶端冠毛芒状。

【生长环境】生于路旁、荒地、林缘、沟边。

【采制】夏、秋季采收。晒干。

【性味功效】苦，微寒。清热，解毒，散瘀，消肿。

【应用】用于治疟疾，咽喉肿痛，跌打损伤等。

【选方】1. 治疟疾　鲜鬼针草八至十二两。煎汤，加入鸡蛋一个煮汤服。（《闽东本草》）

2. 治痢疾　鬼针草柔芽一把。水煎汤，白痢配红糖，红痢配白糖，连服三次。（《泉州本草》）

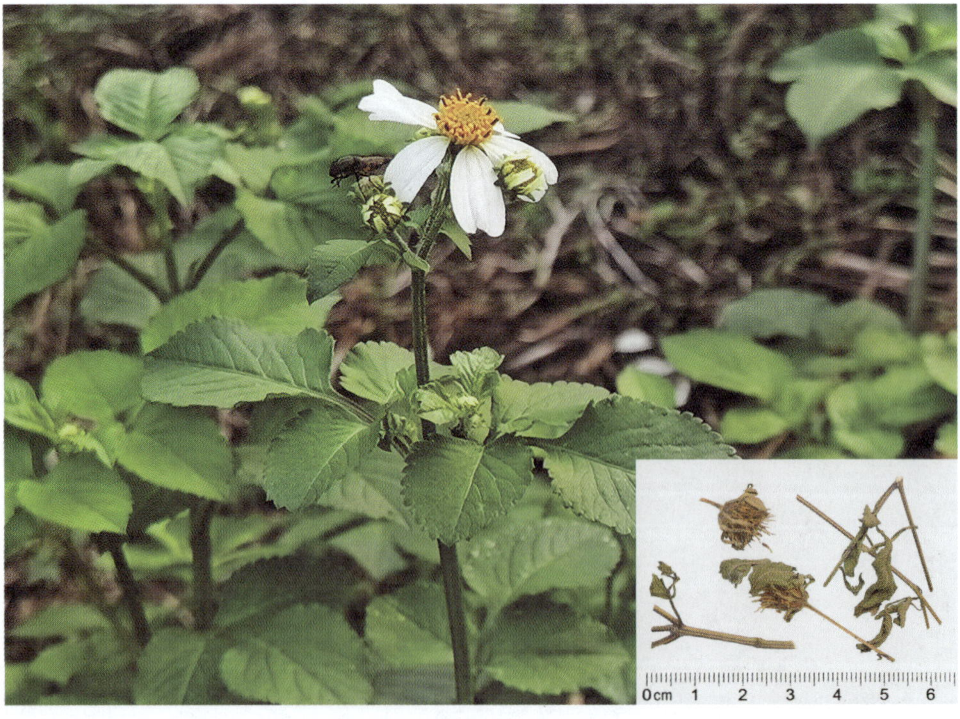

胖大海

【别名】 大海、大海子、大洞果、大发。
【来源】 为梧桐科植物胖大海 *Sterculia lychnophora* Hance. 的干燥成熟种子。

【植物识别要点】 落叶乔木。叶互生，叶片革质，卵形或椭圆状披针形，全缘，光滑无毛。花杂性同株，成顶生或腋生的圆锥花序。蓇葖果1~5个。种子梭形或倒卵形，深黑褐色，表面具皱纹。

【生长环境】 生长于热带地区。

【采制】 4—6月果实成熟开裂时，采收种子，晒干。

【性味功效】 甘，寒。清热润肺，利咽开音，润肠通便。

【应用】 用于肺热声哑，干咳无痰，咽喉干痛，热结便秘，头痛目赤。

【选方】 **1. 治肺热音哑** 胖大海3枚，金银花、麦冬各6g，蝉蜕3g。水煎服。(《全国中草药汇编》)

2. 治慢性咽炎 胖大海3g，杭仿花、生甘草各9g，水煎服。(《全国中草药汇编》)

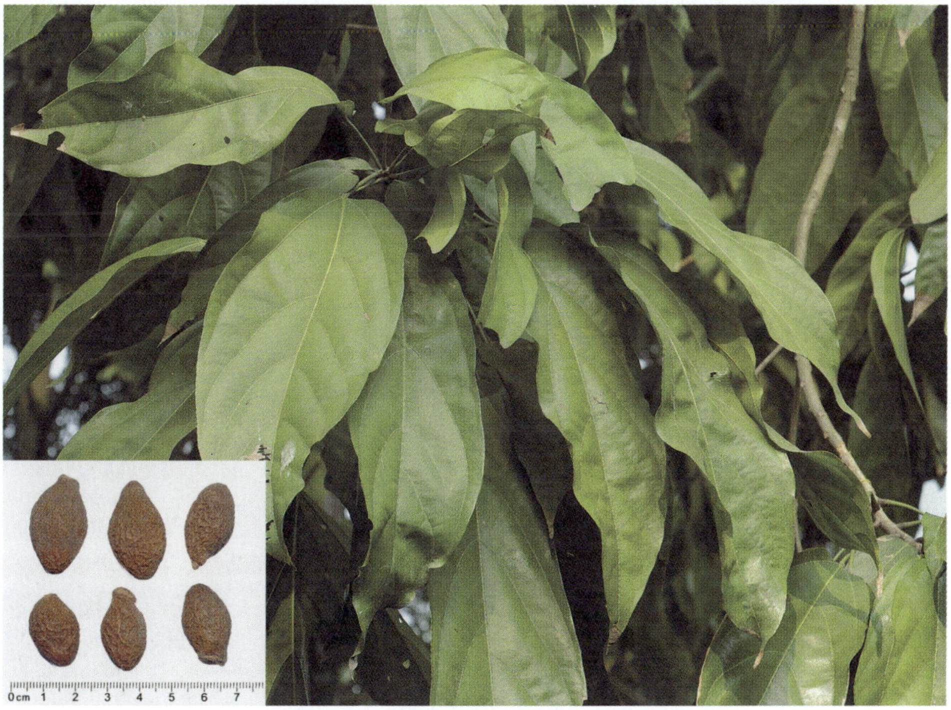

狭叶红景天

【别名】 大株红景天、狮子七、狮子草。

【来源】 为景天科植物狭叶红景天 *Rhodiola kirilowii*(Regel)Maxim. 的干燥根及根茎。

【植物识别要点】 多年生草本。根和根茎粗壮,多垂直向下生长,分枝较多。花茎较少,直立,不分枝。叶片线形至线状披针形。花序伞房状,雌雄异株。蓇葖果披针形,成熟时呈棕色或棕褐色。种子棕褐色,长圆状披针形。

【生长环境】 生于海拔 2 000~5 600m 的多石草地上或石坡上。

【采制】 秋季采挖,洗净泥土,除去残叶。须根及粗皮,晒干。

【性味功效】 涩,温。止血化瘀,调经,固涩。

【应用】 用于跌打损伤,腰痛,吐血,崩漏,痢疾等。

【选方】 **治传染性发热、流行性感冒引起的喉痛、扁桃体炎** 狭叶红景天 9g,翼首花 9g,短管兔耳草 9g,镰形棘豆 10g,高山辣根草 2g,诃子 6g,青木香 6g,安息香 5g,铁棒锤根 12g,研为细粉。(《中华藏本草》)

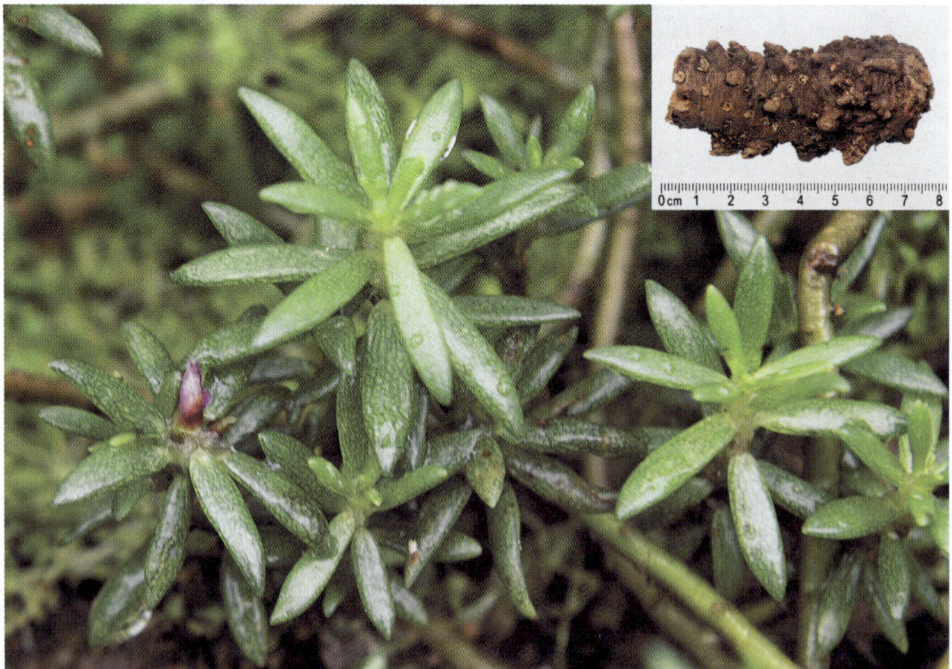

独活

【别名】假羌活、牛尾独活、大活。

【来源】伞形科植物重齿毛当归 *Angelica pubescens* Maxim. f. *biserrata* Shan et Yuan 的干燥根。

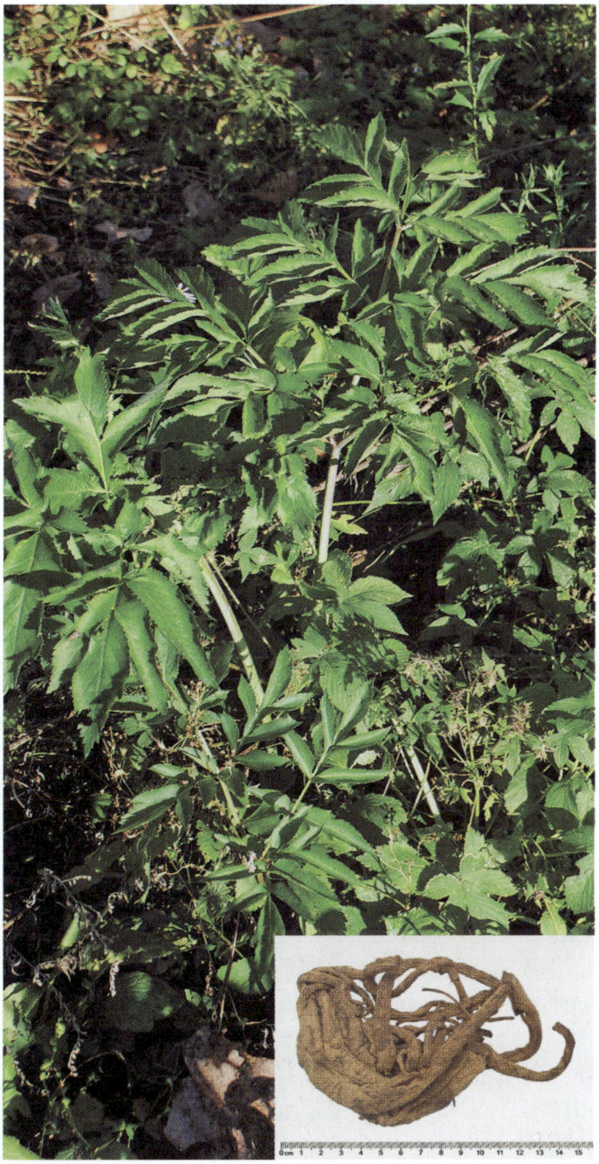

【植物识别要点】多年生草本。茎单一，中空，有纵沟纹和沟槽。叶膜质，茎下部叶一至二回羽状分裂，稀疏的刺毛，顶端裂片广卵形；茎上部叶卵形，边缘有不整齐的锯齿。复伞形花序顶生和侧生，花瓣白色。果实近圆形，侧棱有翅。

【生长环境】生长于山谷沟边或草丛中，有栽培。

【采制】春初苗刚发芽或秋末茎叶枯萎时采挖，除去须根和泥沙，烘至半干，堆置2~3天，发软后再烘至全干。

【性味功效】辛、苦，微温。祛风除湿，通痹止痛。

【应用】用于风寒湿痹，腰膝疼痛，少阴伏风头痛，风寒挟湿头痛。

【选方】风湿腰膝酸痛 独活、防风、秦艽、当归各9g，桑寄生15g，杜仲12g。水煎服。（《全国中草药汇编》）

急性子

【别名】透骨草、凤仙花、指甲花。

【来源】为凤仙花科植物凤仙花 *Impatiens balsamina* L. 的干燥成熟种子。

【植物识别要点】草本。茎肉质。叶互生，叶片披针形。花梗短，单生或数枚簇生叶腋，花大，粉红色或杂色，单瓣或重瓣，旗瓣圆，先端凹，翼瓣宽大，有短柄，唇瓣舟形，基部突然延长成细而内弯的距。蒴果纺锤形。种子球形，黑色。

【生长环境】生于温暖湿润、光照充足的土壤中。

【采制】夏、秋季果实即将成熟时采收，晒干，除去果皮和杂质。

【性味功效】微苦、辛，温，有小毒。破血，软坚，消积。

【应用】用于癥瘕痞块，经闭，噎膈。

【选方】**1. 治闭经，产后瘀血未尽**　急性子9g，捣碎，煎水，加红糖适量服。（《中草药全真图鉴》）

2. 治跌打肿痛，溃烂　本品根、茎捣敷。（《中草药全真图鉴》）

3. 治甲癣　患甲刮去，本品花捣烂外敷，每日换2~3次。（《中草药全真图鉴》）

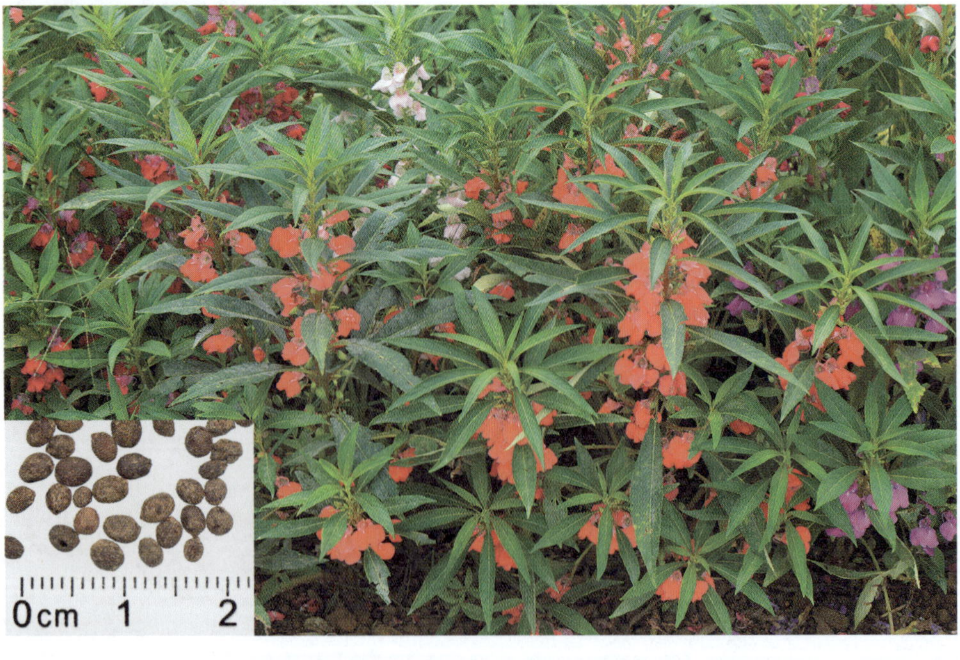

前胡

【别名】鸡脚前胡、官前胡、山独活。
【来源】为伞形科植物白花前胡 *Peucedanum praeruptorum* Dunn. 的干燥根。

【植物识别要点】多年生草本。根圆锥形。茎直立，上部分枝。基生叶和下部叶纸质，圆形至宽卵形。复伞形花序，顶生或腋生，无总苞，小总苞片条状披针形，有缘毛；花萼短三角形；花瓣白色，广卵形或近于圆形。双悬果椭圆形或卵圆形。

【生长环境】生于海拔 250~2 000m 的山坡林缘、路旁或半阴性的山坡草丛中。

【采制】冬季至次春茎叶枯萎或未抽花茎时采挖，除去须根，洗净，晒干或低温干燥。

【性味功效】苦、辛，微寒。降气化痰，散风清热。

【应用】用于痰热喘满，咯痰黄稠，风热咳嗽痰多。

【选方】1. **治妊娠伤寒，头痛壮热** 前胡(去芦头)、黄芩(去黑心)、石膏(碎)、阿胶(炙、焙)各一两。上粗捣筛，每服三钱，水一盏，煎至七分去滓。不计时温服。(《普济方》前胡汤)

2. **治骨蒸热** 前胡一钱，柴胡二钱，胡黄连一钱，猪脊髓一条，猪胆一个。水煎，入猪胆汁服之。(《国医宗旨》)

3. **治小儿风热气啼** 前胡(去芦)。上为末，炼蜜和丸小豆大。日服一丸，熟水下。服至五六丸即瘥。(《小儿卫生总微论方》前胡丸)

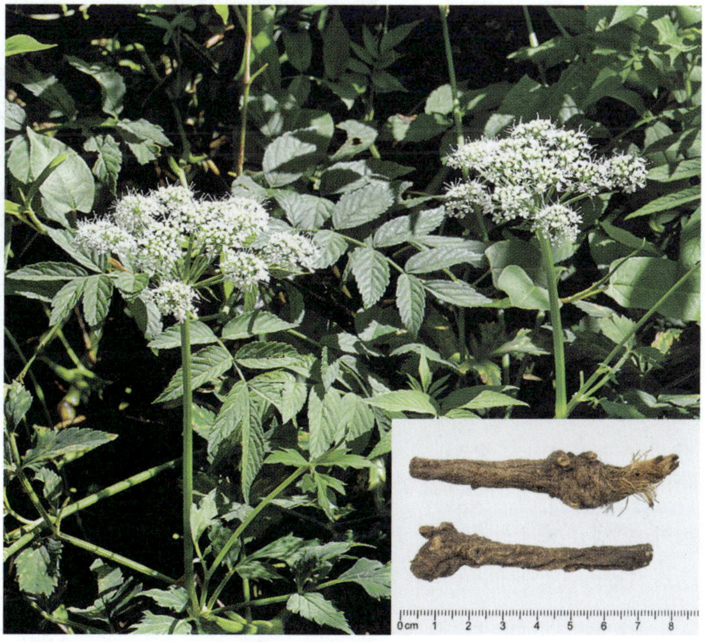

洋金花

【别名】闹洋花、南洋金花、凤茄花、风茄花、曼陀罗花。

【来源】为茄科植物白花曼陀罗 *Datura metel* Linn. 的干燥花。

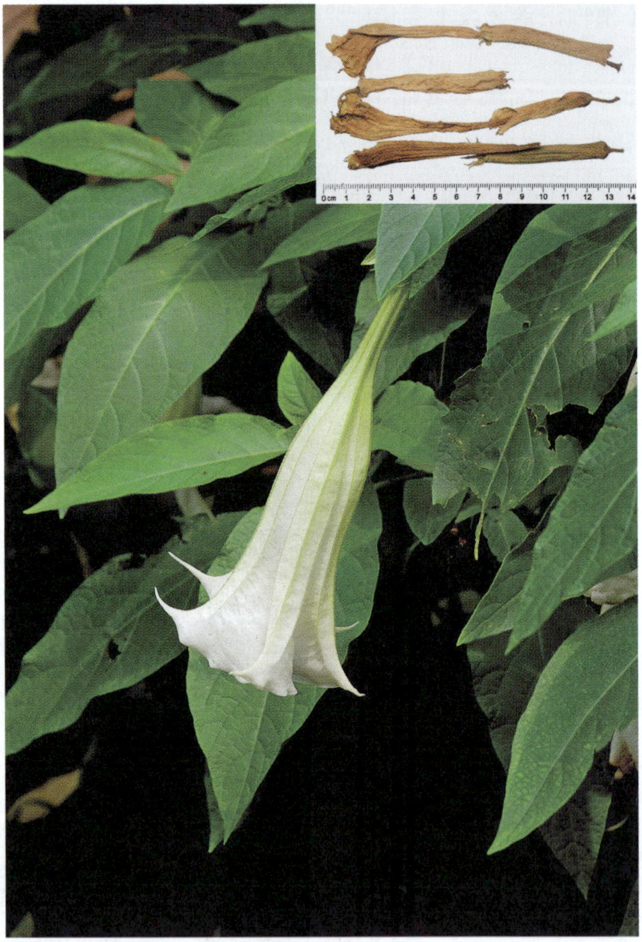

【植物识别要点】一年生直立草木而呈半灌木。茎基部稍木质化。叶卵形或广卵形。花单生于枝叉间或叶腋。花萼筒状，裂片狭三角形或披针形；花冠长漏斗状，白色、黄色或浅紫色。蒴果近球状或扁球状。种子淡褐色。

【生长环境】生于山坡、草地、住宅附近。

【采制】4—11月花初开时采收，晒干或低温干燥。

【性味功效】辛，温，有毒。平喘止咳，解痉定痛。

【应用】用于哮喘咳嗽，脘腹冷痛，风湿痹痛，小儿慢惊；外科麻醉。

【选方】治慢性支气管炎　洋金花0.1g，金银花、远志、甘草各0.5g(每丸含量)，研末，加蜂蜜制成蜜丸，每次1丸，每日2次，连服1月。(《中草药全真图鉴》)

穿心莲

【别名】春莲秋柳、苦胆草、金耳钩、印度草、苦草。

【来源】为爵床科植物穿心莲 *Andrographis paniculata* (Burm. f.) Nees 的干燥地上部分。

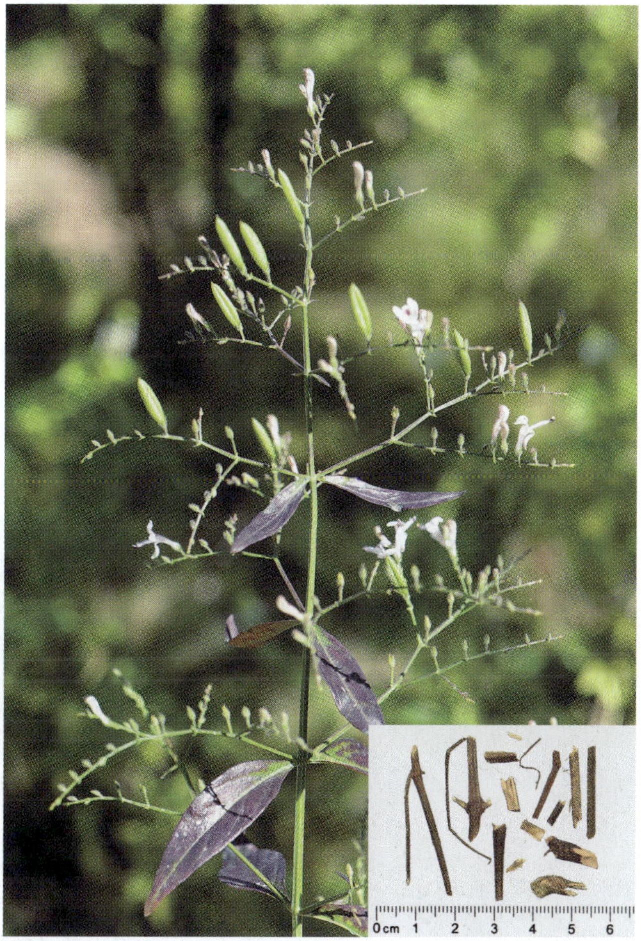

【植物识别要点】一年生草本。茎4棱,下部多分枝,节膨大。叶卵状矩圆形至矩圆状披针形。花序轴上叶较小,总状花序顶生和腋生,花萼裂片三角状披针形,花冠白色而小,下唇带紫色斑纹。蒴果扁,中有一沟,种子四方形,有皱纹。

【生长环境】生长于湿热的丘陵、平原地区。

【采制】秋初茎叶茂盛时采割,晒干。

【性味功效】苦,寒。清热解毒,凉血,消肿。

【应用】用于感冒发热,咽喉肿痛,口舌生疮,顿咳劳嗽,泄泻痢疾,热淋涩痛,痈肿疮疡,蛇虫咬伤。

【选方】1. **治多种炎症及感染** 穿心莲9~15g,水煎服。(《全国中草药汇编》)

2. **治支气管肺炎** 穿心莲、十大功劳各15g,陈皮6g。水煎成100ml,2次分服。(《全国中草药汇编》)

3. **治上呼吸道感染,肺炎** 穿心莲、车前草、裸花紫珠各15g,水煎浓缩至30ml,加糖适量。分3次服。(《全国中草药汇编》)

络石藤

【别名】石龙藤、络石草、爬墙虎。

【来源】为夹竹桃科植物络石 *Trachelospermun jasminoides* (Lindl.) Lem. 的茎叶。

【植物识别要点】为常绿攀缘木质藤本，具乳汁。茎有皮孔；幼枝带绿色、密被褐色短柔毛。单叶对生，老时革质，椭圆形或卵状披针形，全缘。聚伞花序腋生和顶生，花白色、芳香。蓇葖果2个，近水平开展，长圆柱状。种子多数，线形，顶端具种毛。

【生长环境】生于山野、荒地，常攀附生在石上、墙上或其他植物上。

【采制】秋末冬初叶未脱落前采收。

【性味功效】苦，微寒。祛风通络，凉血消肿。

【应用】用于风湿热痹，筋脉拘挛，腰膝酸痛，喉痹，痈肿，跌扑损伤。

【选方】1. 治坐骨神经痛　络石藤60~90g。水煎服。(《广西本草选编》)

2. 治关节炎　络石藤、五加根皮各30g，牛膝根15g。水煎服，白酒引。(《江西草药》)

3. 治喉痹咽塞，喘息不通，须臾欲绝　络石草二两。切，以水一大升半，煮取一大盏，去滓，细细吃。(《近效方》)

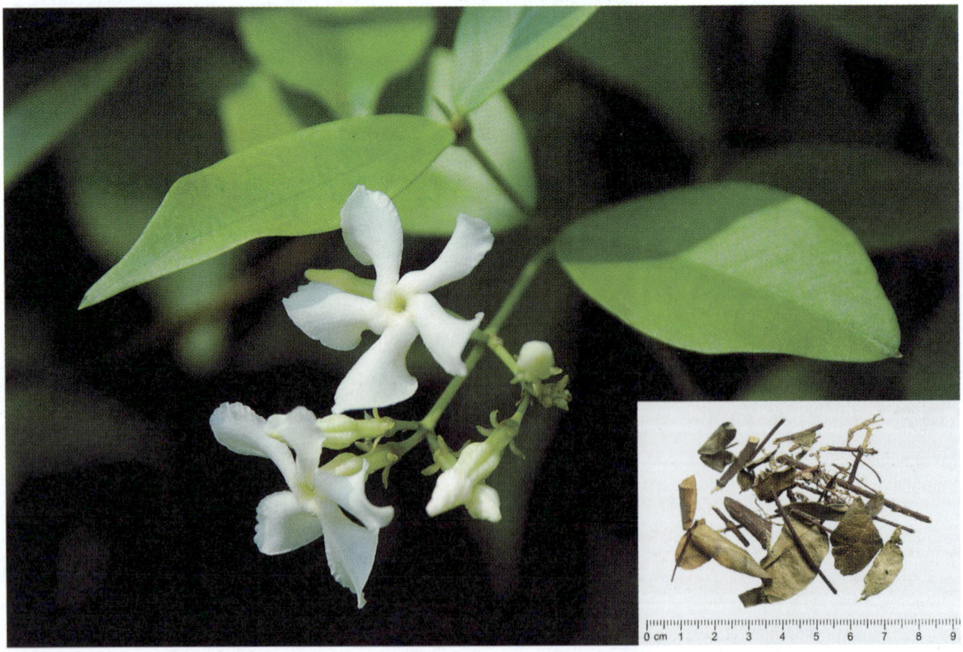

绞股蓝

【别名】五叶参、甘茶蔓、小苦药。

【来源】葫芦科植物绞股蓝 *Gynostemma pentaphyllum*(Thunb.)Mak. 的干燥地上部分或全草。

【植物识别要点】多年生攀缘草本。茎细长,卷须常2裂或不分裂。叶鸟足状,小叶片长椭圆状披针形至卵形。圆锥花序,花萼裂片三角形;花冠裂片披针形。果球形,成熟时黑色。种子卵状心形,灰褐色或深褐色。

【生长环境】生于山地灌木丛或林中。

【采制】茎叶每年可收获2次,6月中旬及10月下旬离地面10cm处收割,切成长15cm的小段,阴干。

【性味功效】性寒,味苦。清热解毒、止咳祛痰,并有类似人参的强壮补益作用。

【应用】用治慢性气管炎、支气管哮喘、高脂血症、动脉硬化、肝炎、各种肿瘤、溃疡病及失眠、头痛、白发等。

【选方】**1. 治慢性支气管炎** 绞股蓝晒干研粉。每次3~6g,吞服,每日3次。(《浙江药用植物志》)

2. 治劳伤虚损,遗精 绞股蓝15~30g,水煎服,每日1剂。(浙江《民间常用草药》)

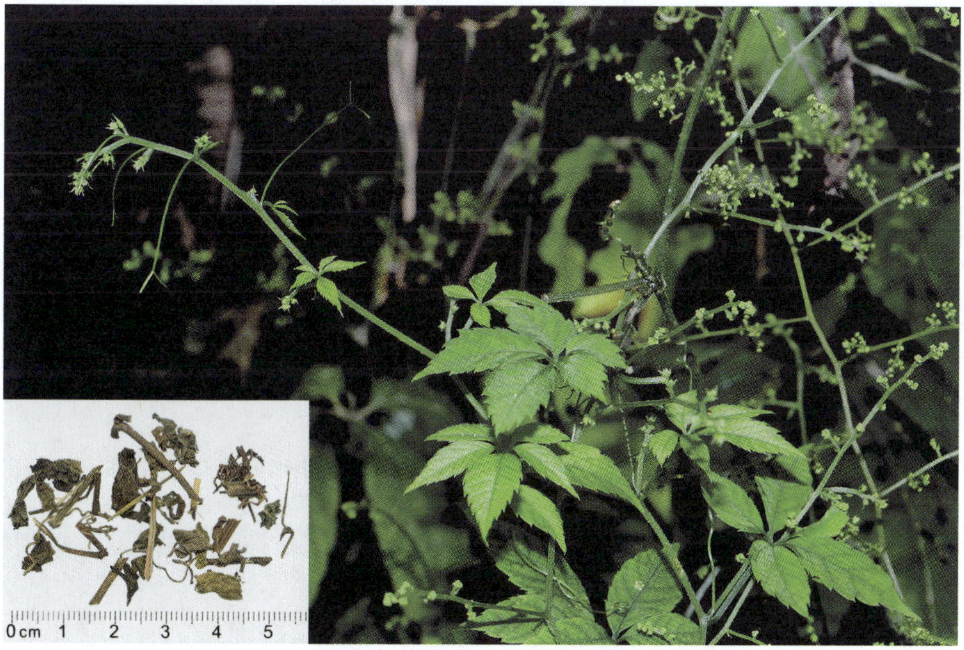

秦皮

【别名】 岑皮，梣皮，秦白皮，蜡树皮。

【来源】 为木犀科植物苦枥白蜡树 *Fraxinus rhynchophylla* Hance、白蜡树 *Fraxinus chinensis* Roxb.、尖叶白蜡树 *Fraxinus szaboana* Lingelsh. 或宿柱白蜡树 *Fraxinus stylosa* Lingelsh. 的干燥枝皮或干皮。

【植物识别要点】 **苦枥白蜡树**　落叶大乔木，高约 15m；树皮灰褐色；羽状复叶对生，叶柄基部膨大；小叶 5~7 枚，革质，阔卵形、倒卵形或卵状披针形；圆锥花序顶生或腋生当年生枝梢，花序梗细而扁，苞片长披针形；雄花与两性花异株，雌蕊具短花柱，柱头 2 叉深裂；雄花花萼小，花丝细。翅果线形。

白蜡树　落叶乔木；树皮灰褐色，纵裂。羽状复叶，叶柄基部不增厚；小叶 5~7 枚，硬纸质，卵形、倒卵状长圆形至披针形；圆锥花序顶生或腋生枝梢，花雌雄异株；雄花密集，花萼小，钟状，无花冠，花药与花丝近等长；雌花疏离，花萼大，桶状，花柱细长，柱头 2 裂。翅果匙形，坚果圆柱形。

【生长环境】 苦枥白蜡树：生于山坡、山沟和丛林中。白蜡树：生于山间向阳路旁，坡地润湿处，多栽培。

【采制】 春、秋二季剥取，晒干。

【性味功效】 苦、涩，寒。清热燥湿，收涩止痢，止带，明目。

【应用】 用于湿热泻痢，赤白带下，目赤肿痛，目生翳膜。

【选方】 **1. 治慢性细菌性痢疾**　秦皮 20g，生地榆、椿皮各 15g。水煎服。(《河北中药手册》)

2. 治急性肝炎　秦皮 9g，茵陈、蒲公英各 30g，黄柏 9g，大黄 9g。水煎服。(《山西中草药》)

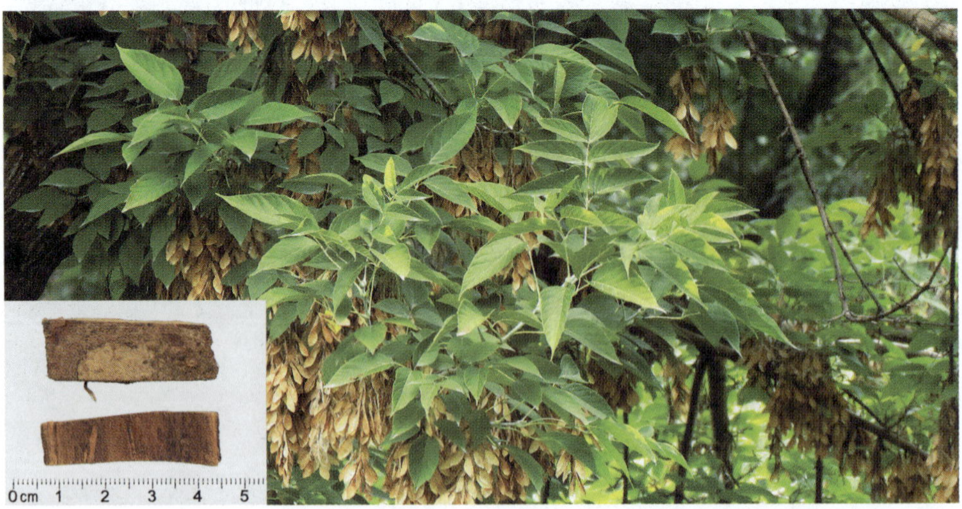

莲子心

【别名】苦薏、莲心。

【来源】为睡莲科植物莲 *Nelumbo nucifera* Gaertn. 的成熟种子中的干燥幼叶及胚根。

【植物识别要点】多年生长在水中。草本植物，根茎最初细小如手指，具横走根状茎。叶圆形，高出水面，有长叶柄，具刺，成盾状生长。花单生在花梗顶端，花瓣多数为红色、粉红色或白色。坚果呈椭圆形或卵形。

【生长环境】生于水泽、池塘、湖泊中。

【采制】将莲子剥开，取出绿色胚，晒干。

【性味功效】苦，寒。清心安神，交通心肾，涩精止血。

【应用】用于热入心包，神昏谵语，心肾不交，失眠遗精，血热吐血。

【选方】1. **治心烦不眠**　莲心 3g，炒酸枣仁 12g，夜交藤 15g，茯神 12g。水煎服。(《全国中草药汇编》)

2. **治高血压**　莲心 9g，远志 6g，酸枣仁 12g。水煎服。(《全国中草药汇编》)

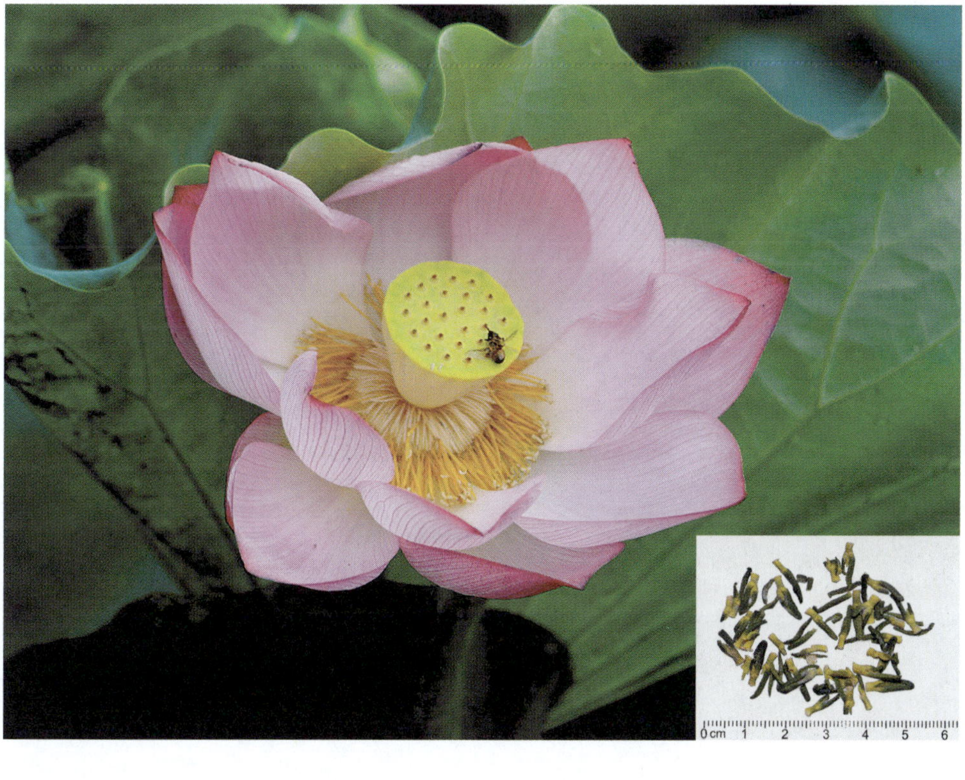

莲子草

【别名】节节花、鲎脚草、满天星。

【来源】为苋科植物莲子草 *Alternanthera sessilis* (L.) DC. 的全草。

【植物识别要点】多年生草本，高10~45cm；圆锥根粗，直径可达3mm；茎上升或匍匐，绿色或稍带紫色，有条纹及纵沟，沟内有柔毛，在节处有一行横生柔毛。叶片形状及大小有变化，条状披针形、矩圆形、倒卵形、卵状矩圆形，花药矩圆形；退化雄蕊三角状钻形，比雄蕊短，顶端渐尖，全缘；花柱极短，柱头短裂。胞果倒心形，深棕色，包在宿存花被片内。种子卵球形。

【生长环境】生于旷野路边、水边、田边潮湿处，村庄附近的草坡、水沟。

【采制】夏、秋采。洗净晒干。

【性味功效】微甘、淡，凉。清热凉血，利湿消肿，拔毒止痒。

【应用】用于痢疾，鼻衄，咯血，便血，尿道炎，咽炎，乳腺炎，小便不利；外用治疮疖肿毒，湿疹，皮炎，体癣，毒蛇咬伤。

【选方】**黑发髭** 莲子草半两，升麻（锉）半两，牛膝（切）半两，茜草（切）半两，丁香半两，生地黄（切）二两。（《圣济总录》）

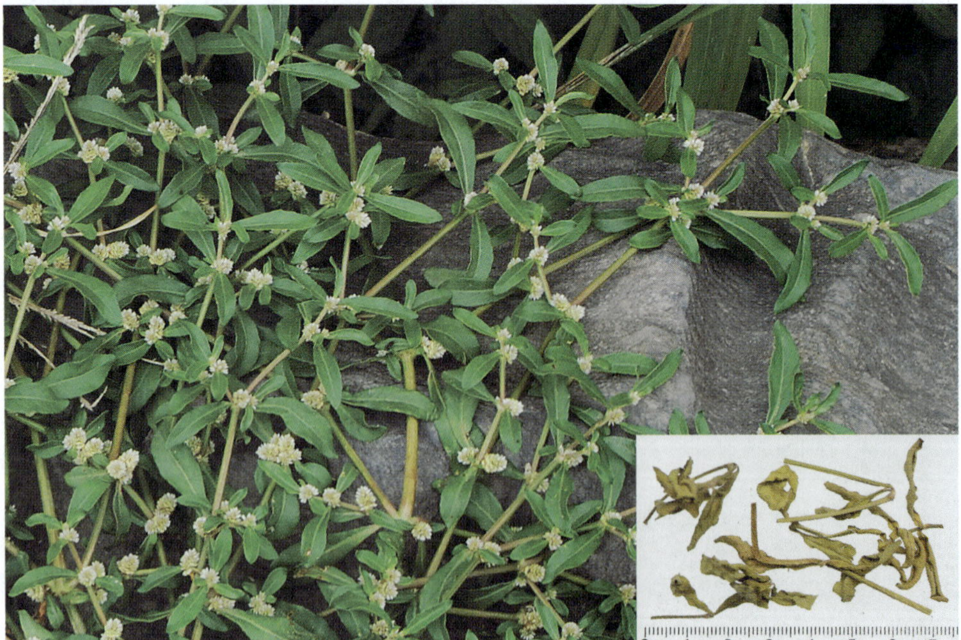

桂枝

【别名】 柳桂。

【来源】 为樟科植物肉桂 *Cinnamomum cassia* Presl 的干燥嫩枝。

【植物识别要点】 乔木。一年生枝条圆柱形，黑褐色，有纵向细条纹，略被短柔毛，当年生枝条多为四棱形，黄褐色，具纵向细条纹，密被灰黄色短绒毛。叶互生或近对生，长椭圆形至近披针形，革质，边缘软骨质，内卷，上面绿色，有光泽，无毛，下面淡绿色，晦暗，疏被黄色短绒毛。圆锥花序腋生或近顶生。花白色，被黄褐色短绒毛。果椭圆形，成熟时黑紫色，无毛。

【生长环境】 现广东、广西、福建、台湾、云南等热带及亚热带地区广为栽培，其中尤以广西栽培为多。

【采制】 秋季果实成熟时，连果梗剪下，置通风处阴干。

【性味功效】 辛、甘，温。发汗解肌，温通经脉，助阳化气，平冲降气。

【应用】 用于风寒感冒，脘腹冷痛，血寒经闭，关节痹痛，痰饮，水肿，心悸，奔豚。

【选方】 **1. 治太阳中风，阳浮而阴弱，阳浮者，热自发，阴弱者，汗自出，啬啬恶寒，淅淅恶风，翕翕发热，鼻鸣干呕者**　桂枝三两（去皮），芍药三两，甘草二两（炙），生姜三两（切），大枣十二枚（擘）。上五味，细切三味，以水七升，微火煮取三升，去滓，适寒温，服一升；服已须臾，啜热稀粥一升余，以助药力，温覆令一时许，遍身漐漐微似有汗者益佳。（《伤寒论》）

2. 治心中痞，诸逆，心悬痛　桂枝、生姜各三两，枳实五枚。上三味，以水六升，煮取三升，分温三服。（《金匮要略》）

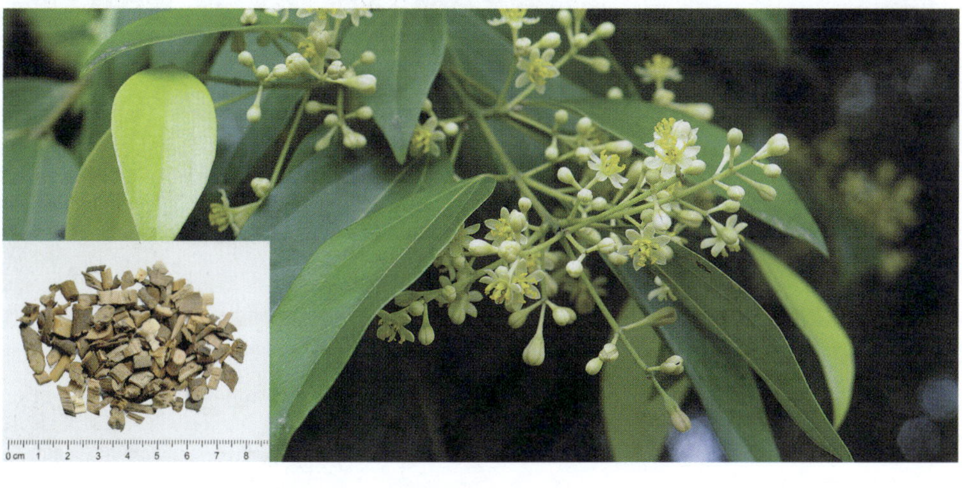

桔梗

【别名】包袱花、铃当花。

【来源】为桔梗科植物桔梗 *Platycodon grandiflorum* (Jacq.) A. DC. 的干燥根。

【植物识别要点】茎通常无毛，偶密被短毛。叶全部轮生，叶片卵形，卵状椭圆形至披针形。花单朵顶生，或数朵集成假总状花序，或集成圆锥花序，花萼钟状五裂片，被白粉；花冠大，长蓝色、紫色或白色。蒴果球状，或球状倒圆锥形，或倒卵状。

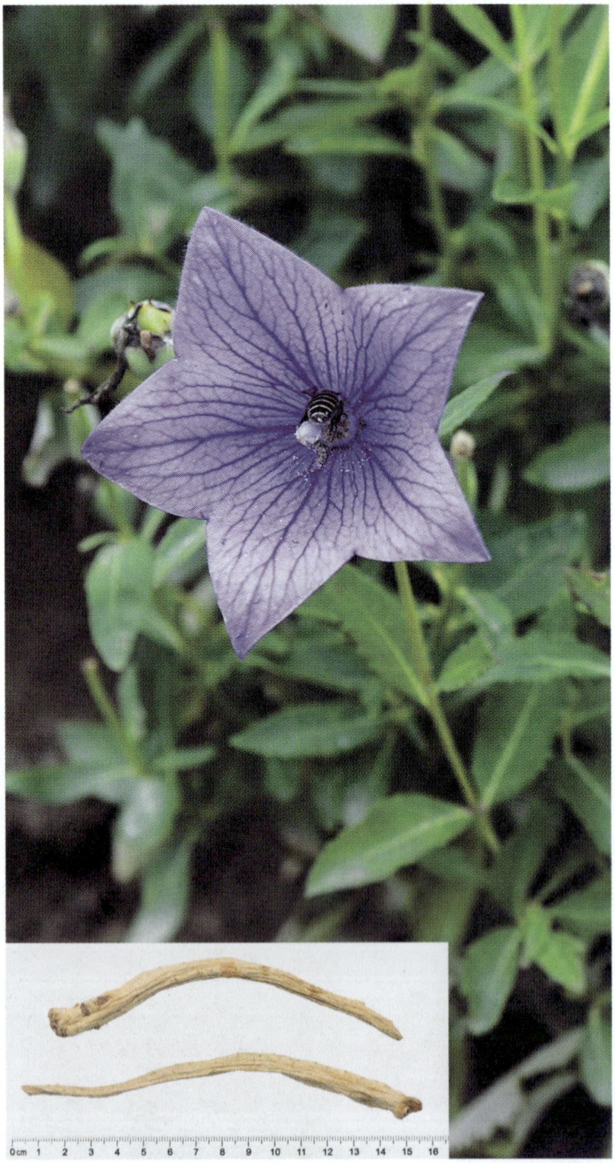

【生长环境】生于阳处草丛、灌丛中，少林下。

【采制】春、秋二季采挖，洗净，除去须根，趁鲜剥去外皮或不去外皮，干燥。

【性味功效】苦、辛，平。宣肺，利咽，祛痰，排脓。

【应用】用于咳嗽痰多，胸闷不畅，咽痛音哑等。

【选方】**治咽喉肿痛** 桔梗 6g，薄荷、牛蒡子各 9g，生甘草 6g。水煎服。(《全国中草药汇编》)

桃仁

【别名】毛桃仁、扁桃仁、大桃仁。

【来源】为蔷薇科植物桃 *Prunus persica* (L.) Batsch 或山桃 *Prunus davidiana* (Carr.) Franch 的干燥成熟种子。

【植物识别要点】乔木，树冠宽广而平展，树皮暗红褐色；叶片长圆披针形、椭圆披针形或倒卵状披针形。花单生，先于叶开放，花瓣长圆状椭圆形至宽倒卵形，粉红色，罕为白色。果实卵形、宽椭圆形或扁圆形，色泽由淡绿白色至橙黄色。

【生长环境】全国普遍栽培。

【采制】果实成熟后采收，除去果肉和核壳，取出种子，晒干。

【性味功效】苦、甘，平。活血祛瘀，润肠通便，止咳平喘。

【应用】用于经闭痛经，癥瘕痞块，肺痈肠痈，跌扑损伤，肠燥便秘，咳嗽气喘。

【选方】**1. 治血滞经闭** 桃仁、红花各 9g，丹参 15g，牛膝 12g。水煎服。(《全国中草药汇编》)

2. 治产后恶露不尽 桃仁 4.5g，红花 6g，丹参、益母草各 12g，川芎 3g，赤芍 9g。水煎服。(《全国中草药汇编》)

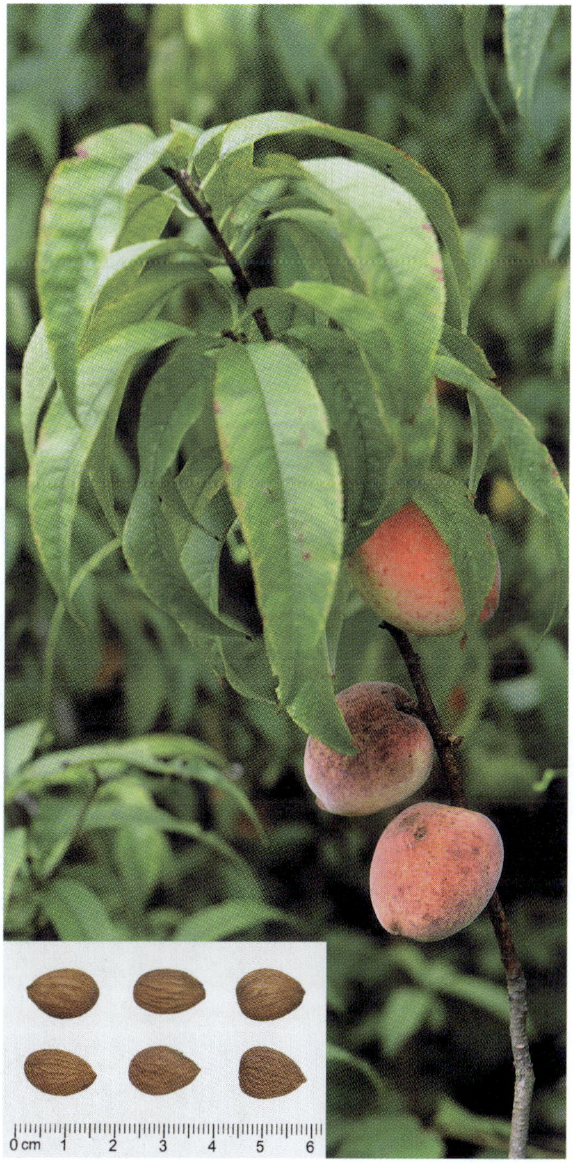

桃金娘

【别名】山稔、当梨子、稔果。

【来源】为桃金娘科植物桃金娘 *Rhodomyrtus tomentosa* (Aition) Hasskarl 的果实。

【植物识别要点】灌木。嫩枝有灰白色柔毛。叶对生，叶片革质，椭圆形或倒卵形，下表面有灰色茸毛，全缘；离基三出脉，网脉明显。花单生，紫红色，有长梗，花萼裂片5，宿存；花瓣5枚，倒卵形；雄蕊红色，多数。浆果卵状壶形，熟时紫黑色。种子多数，每室2列。

【生长环境】生于丘陵坡地，为酸性土指示植物。

【采制】秋季果实成熟时采收，晒干。

【性味功效】甘、涩，平。养血止血，涩肠固精。

【应用】用于血虚体弱，吐血，鼻衄，劳伤咳血，便血，崩漏，遗精，带下，痢疾，脱肛，烫伤，外伤出血。

【选方】1. 治鼻血　稔子干15g，塘虱鱼2条，以清水3碗煎至大半碗，服之则愈。（《岭南草药志》）

2. 治结肠炎　桃金娘果60g，土丁桂、野麻草各30g。水炖服。（《福建药物志》）

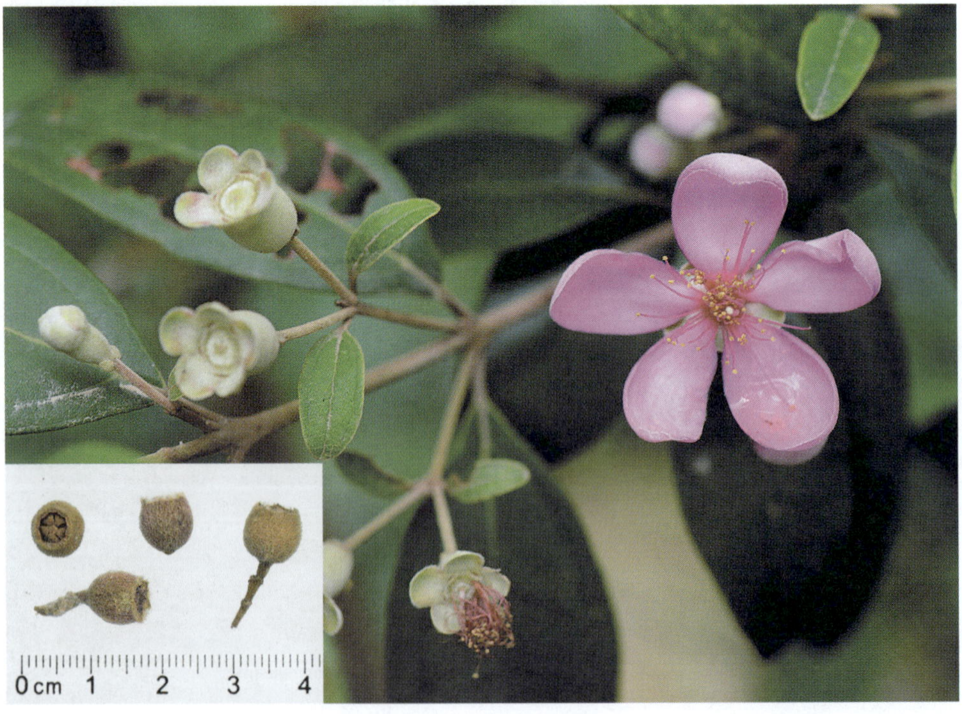

夏天无

【别名】伏地延胡索、一粒金丹、落水珠。

【来源】为罂粟科植物伏生紫堇*Corydalis decumbens*(Thunb.)Pers.的干燥块茎。

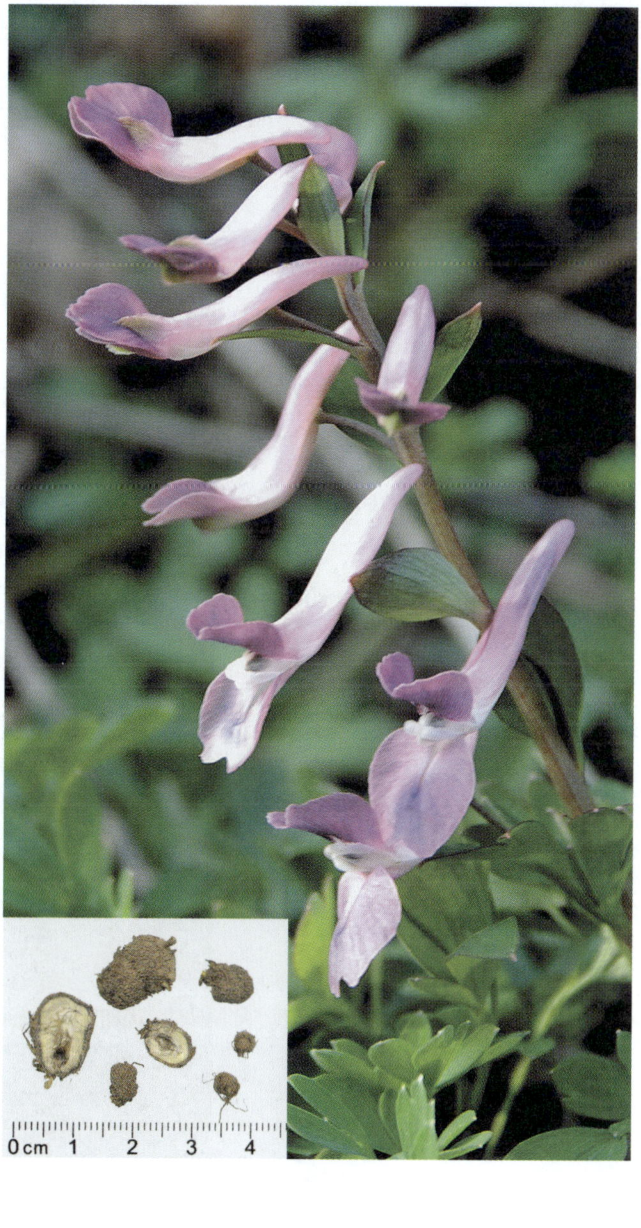

【植物识别要点】茎柔弱,细长,不分枝。叶二回三出,小叶片倒卵圆形,全缘或深裂成卵圆形或披针形的裂片。总状花序。苞片小,卵圆形,全缘。花近白色至淡粉红色或淡蓝色。蒴果线形。种子具龙骨状突起和泡状小突起。

【生长环境】生于丘陵、山脚潮湿的草丛中及水沟边。

【采制】春至初夏采块茎,去泥杂,鲜用或晒干备用。

【性味功效】苦、微辛,温。活血活络,行气止痛,祛风除湿。

【应用】用于中风偏瘫,头痛,跌扑损伤等。

【选方】治高血压　夏天无3g,研粉,开水冲服。(《全国中草药汇编》)

夏枯草

【别名】 棒槌草、铁色草、大头花。

【来源】 为唇形科植物夏枯草 *Prunella vulgaris* L. 的干燥果穗。

【植物识别要点】 多年生草本。茎方形，基部匍匐，全株密生细毛。叶对生；近基部的叶有柄，上部叶无柄；叶片椭圆状披针形。轮伞花序顶生，呈穗状；苞片肾形，背面有粗毛；花萼唇形；花冠紫色或白色，唇形。小坚果褐色，长椭圆形，具3棱。

【生长环境】 生于荒地、路旁及山坡草丛。

【采制】 夏季果穗呈棕红色时采收，晒干。

【性味功效】 辛、苦，寒。清肝泻火，明目，散结消肿。

【应用】 用于目赤肿痛，目珠夜痛，头痛眩晕，瘰疬，瘿瘤，乳痈，乳癖，乳房胀痛。

【选方】 1. **治乳痈初起** 夏枯草、蒲公英各等分。酒煎服，或作丸亦可。（《本草汇言》）

2. **治肝虚目睛疼，冷泪不止，筋脉痛，及眼羞明怕日** 夏枯草半两，香附子一两，共为末。每服一钱，腊茶调下，无时。（《简要济众方》）

3. **治赤白带下** 夏枯草花，开时采，阴干为末。每服二钱，食前米饮下。（《本草纲目》）

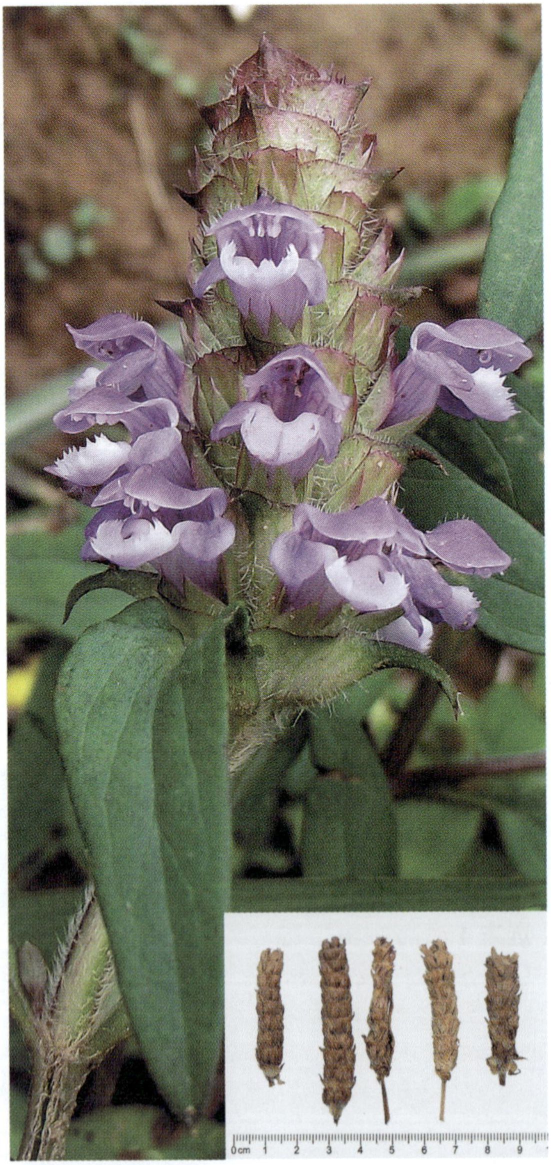

党参

【别名】防党参、上党参、狮头参。

【来源】为桔梗科植物党参 *Codonopsis pilosula* (Franch.) Nannf.、素花党参 *Codonopsis pilosula* Nannf. var. *modesta* (Nannf.) L. T. Shen 或川党参 *Codonopsis tangshen* Oliv. 的干燥根。

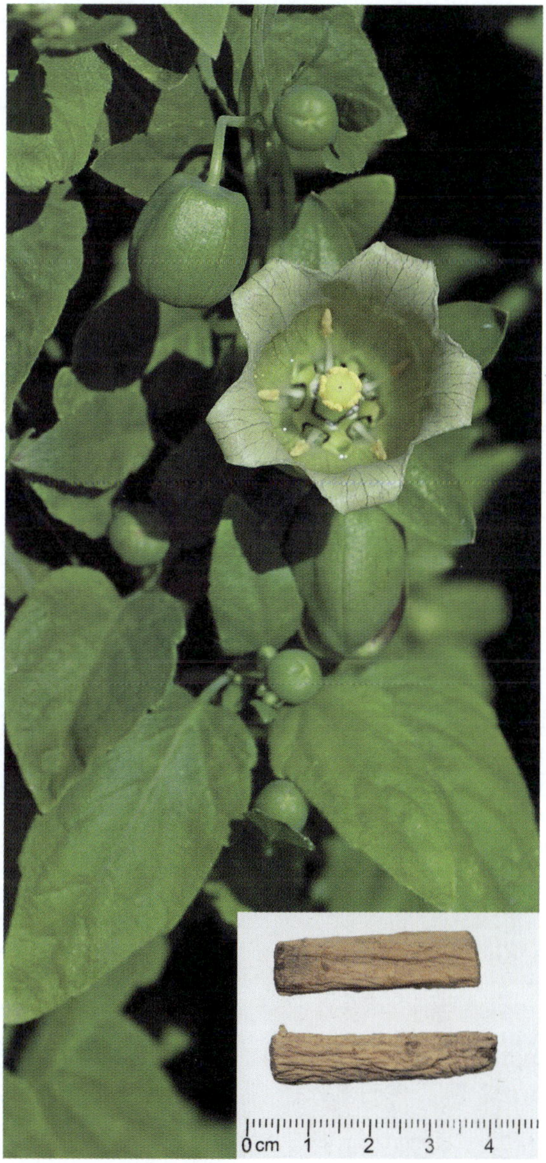

【植物识别要点】茎基具多数瘤状茎痕，根常肥大呈纺锤状或纺锤状圆柱形，表面灰黄色。茎缠绕，具叶，不育或先端着花，黄绿色或黄白色，无毛。叶片卵形或狭卵形。蒴果下部半球状，上部短圆锥状。种子卵形，无翼，棕黄色。

【生长环境】生于山地灌木丛间及林缘、林下。

【采制】秋季9—10月采挖者质佳，洗净泥土，按大小分别用绳穿起，晒至半干，用手或木板搓揉，使皮部与木部贴紧，然后再晒再搓，如此反复3~4次，最后晒干。

【性味功效】甘，平。健脾益肺，养血生津。

【应用】用于脾肺气虚，食少倦怠，咳嗽虚喘等。

【选方】**治慢性腹泻(脾胃虚型)** 党参、茯苓、白术、炙甘草、山药、诃子、莲肉各9g，赤石脂15g，水煎服。(《全国中草药汇编》)

鸭跖草

【别名】兰花草、竹叶草。

【来源】为鸭跖草科植物鸭跖草 *Commelina communis* L. 的干燥地上部分。

【植物识别要点】一年生草本。茎圆柱形，肉质，下部茎匍匐状，节常生根，表面呈绿色或暗紫色，具纵细纹。叶互生，带肉质；卵状披针形。总状花序，花三四朵，深蓝色，着生于二叉状花序柄上的苞片内；苞片心状卵形，折叠状，绿色；花被6枚，2列，绿白色，萼片状。蒴果椭圆形，压扁状。种子呈三棱状半圆形，暗褐色。

【生长环境】生于野外草地、湿地。

【采制】夏、秋二季采收，晒干。

【性味功效】甘、淡，寒。清热泻火，解毒，利水消肿。

【应用】用于感冒发热，热病烦渴，咽喉肿痛，水肿尿少，热淋涩痛，痈肿疔毒。

【选方】**1. 治五淋，小便刺痛** 鲜鸭跖草枝端嫩叶四两。捣烂，加开水一杯，绞汁调蜜内服，每日三次。体质虚弱者，药量酌减。(《泉州本草》)

2. 治水肿、腹水 鲜鸭跖草二至三两。水煎服，连服数日。(《浙江民间常用草药》)

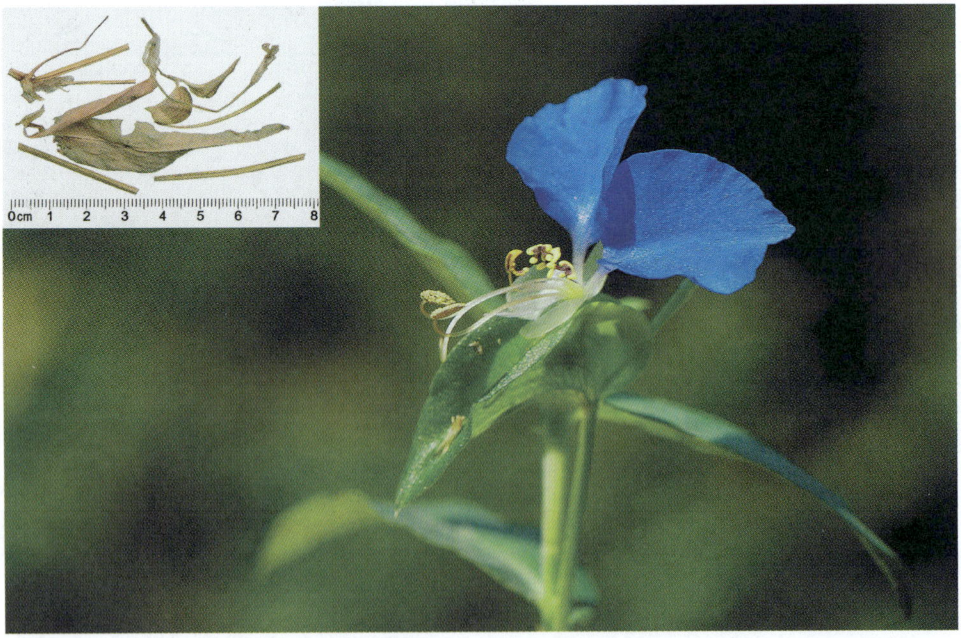

铁苋

【别名】人苋、血见愁、海蚌含珠。

【来源】为大戟科植物铁苋菜 *Acalypha australis* L. 的全草。

【植物识别要点】一年生草本。茎直立，分枝，被微柔毛。叶互生；叶片卵状菱形或卵状椭圆形，先端渐尖，基部楔形或圆形，基出脉3条，边缘有钝齿，两面均粗糙无毛。穗状花序腋生；花单性，雌雄同株；苞片展开时肾形，合时如蚌，边缘有钝锯齿，基部心形；花萼四裂；无花瓣。蒴果小，三角状半圆形，被粗毛。种子卵形，灰褐色。

【生长环境】生于山坡、沟边、路旁、田野较湿润的地方。

【采制】夏、秋季采割，除去杂质，晒干。

【性味功效】苦、涩、凉。清热解毒，利湿，收敛止血。

【应用】用于肠炎，痢疾，吐血、衄血、便血、尿血，崩漏；外治痈疖疮疡，皮炎湿疹。

【选方】**1. 治痢疾坠胀** 铁苋、辰砂草、过路黄。水煎服。（《四川中药志》）

2. 治皮炎，湿疹 铁苋煎水外洗。（《常用中草药手册》）

3. 治肠炎，痢疾，吐血，衄血，便血，咳嗽气喘 铁苋干品一至二两。水煎服。（《常用中草药手册》）

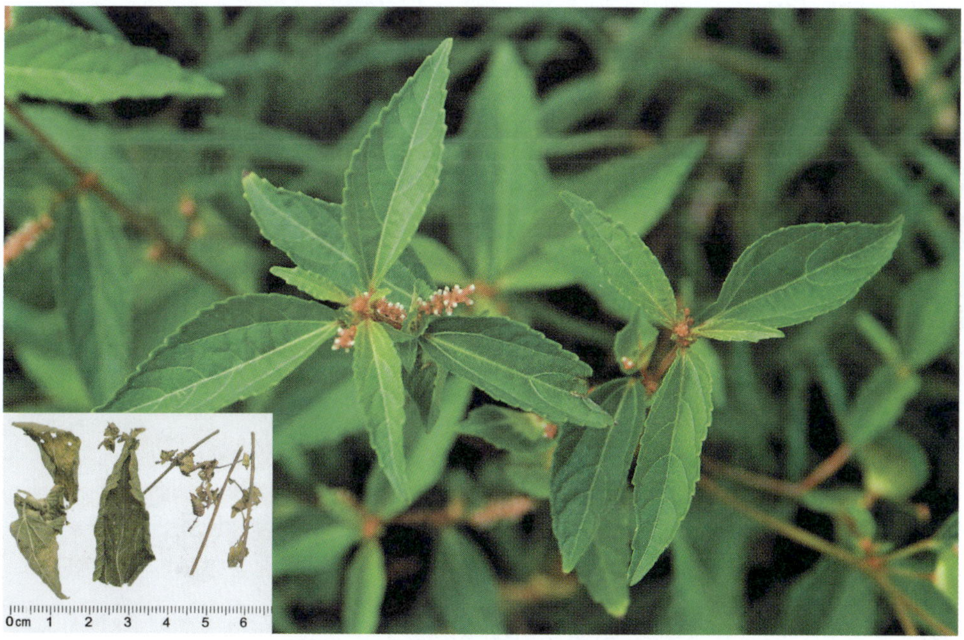

积雪草

【别名】崩大碗、马蹄草。

【来源】为伞形科植物积雪草 *Centella asiatica*(L.) Urb. 的干燥全草。

【植物识别要点】多年生匍匐草本。茎节上生根。单叶互生,叶片圆形或肾形,边缘有钝齿,上面光滑,下面有细毛;叶有长柄。伞形花序单生,伞梗生于叶腋;每一花梗的顶端有花 3~6 朵,通常聚生成头状花序,花序又为 2 枚卵形苞片所包围;花瓣 5,红紫色,卵形;雄蕊 5,短小,与花瓣互生;子房下位,花柱 2。双悬果扁圆形,光滑。

【生长环境】生于路旁、沟边、田坎边稍湿润而肥沃的土地。

【采制】夏、秋二季采收,除去杂质,晒干。

【性味功效】苦、辛,寒。清热利湿,解毒消肿。

【应用】用于湿热黄疸,中暑腹泻,石淋血淋,痈肿疮毒,跌扑损伤。

【选方】**1. 治湿热黄疸** 积雪草一两,冰糖一两。水煎服。(《江西民间草药》)

2. 治石淋 积雪草一两。第二次的淘米水煎服。(《江西民间草药验方》)

3. 治咽喉肿痛 鲜积雪草二两。洗净,放碗中捣烂,开水冲出汁,候温,频频含咽。(《江西民间草药》)

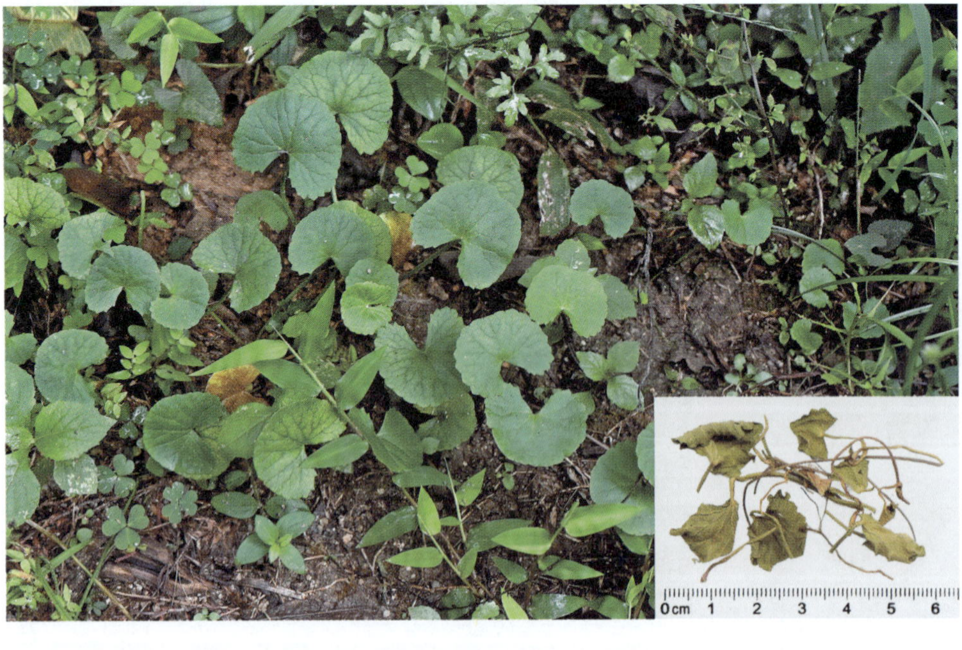

倒地铃

【别名】包袱草、野苦瓜、风船葛。

【来源】为无患子科倒地铃 *Cardiospermum halicacabum* L. 的全草。

【植物识别要点】草质攀缘藤本，茎有5或6棱和同数的直槽，棱上被皱曲柔毛。二回三出复叶，轮廓为三角形；小叶近无柄，薄纸质，顶生的斜披针形或近菱形，顶端渐尖，侧生的稍小，卵形或长椭圆形，边缘有疏锯齿或羽状分裂，腹面近无毛或有稀疏微柔毛，背面中脉和侧脉上被疏柔毛。圆锥花序少花，卷须螺旋状；萼片4，被缘毛，蒴果梨形、陀螺状倒三角形或有时近长球形，褐色，被短柔毛；种子黑色，有光泽，种脐心形。

【生长环境】生于田野、灌丛、路边和林缘。

【采制】四季可采，洗净晒干或鲜用。

【性味功效】苦、微辛，寒。散瘀消肿，凉血解毒。

【应用】用于跌打损伤，疮疖痈肿，湿疹，毒蛇咬伤。

【选方】1. **煎水洗疥痛，少入服剂。**（《岭南采药录》）

2. **煎水洗涤治白泡疮及阴囊肿痛。**（《南宁市药物志》）

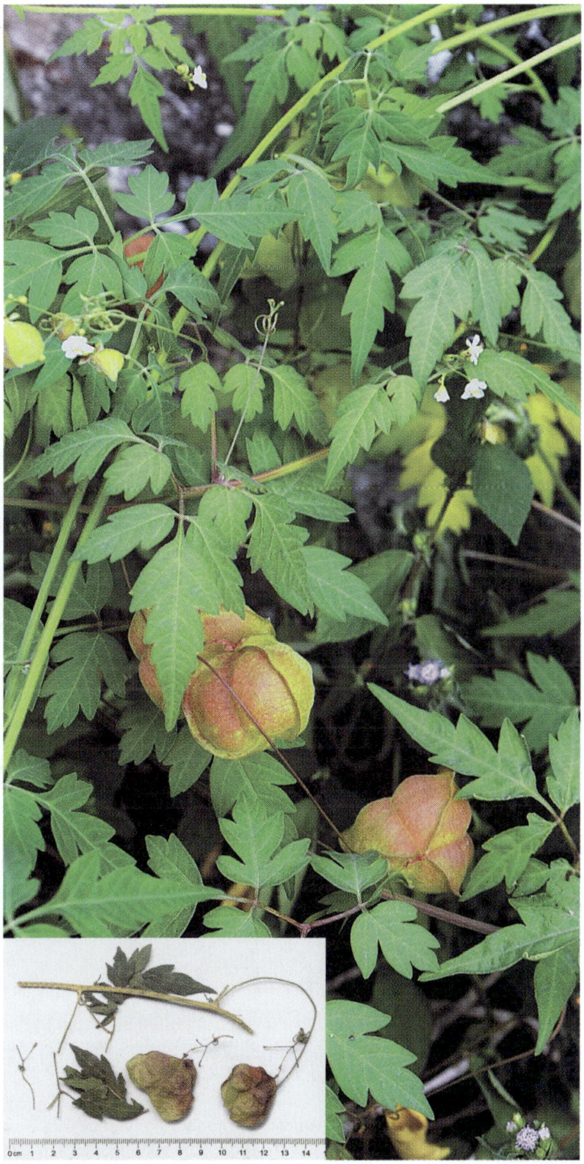

臭牡丹

【别名】矮桐子、大红花、臭枫根。

【来源】为马鞭草科臭牡丹 *Clerodendrum bungei* Steudel. 的根及叶。

【植物识别要点】灌木，植株有臭味。叶片纸质，宽卵形或卵形。伞房状聚伞花序顶生，密集；苞片叶状，披针形或卵状披针形，花萼钟状；花冠淡红色、红色或紫红色。核果近球形，成熟时蓝黑色。

【生长环境】生于山野、路旁、沟谷、林边较阴湿的地方。

【采制】夏季采叶、秋季采根，鲜用或晒干备用。

【性味功效】苦、辛，平。祛风除湿，解毒散瘀。

【应用】用于眩晕，痈疽，疔疮，乳痈，痔疮等。

【选方】**治湿疹**　臭牡丹(全草)晒干研粉，夹单层纱布内，用温开水浸湿后敷患处，并经常用温开水湿透纱布，保持湿润，每日换1次。(《全国中草药汇编》)

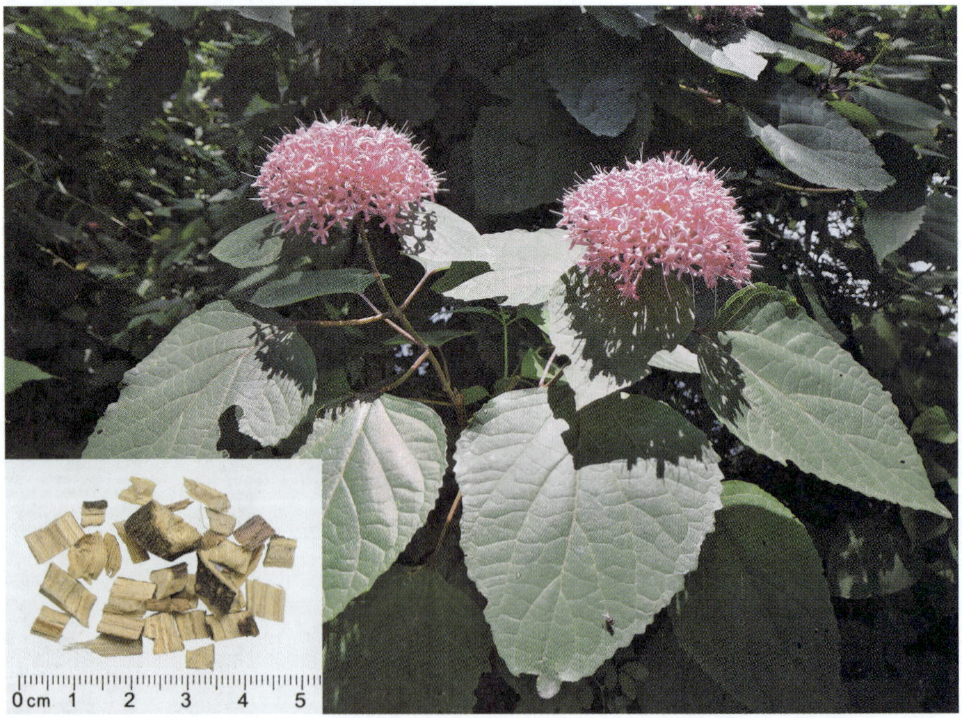

射干

【别名】乌扇、扁竹、较剪草。
【来源】为鸢尾科植物射干 *Belamcanda chinensis* (L.) DC. 的干燥根茎。

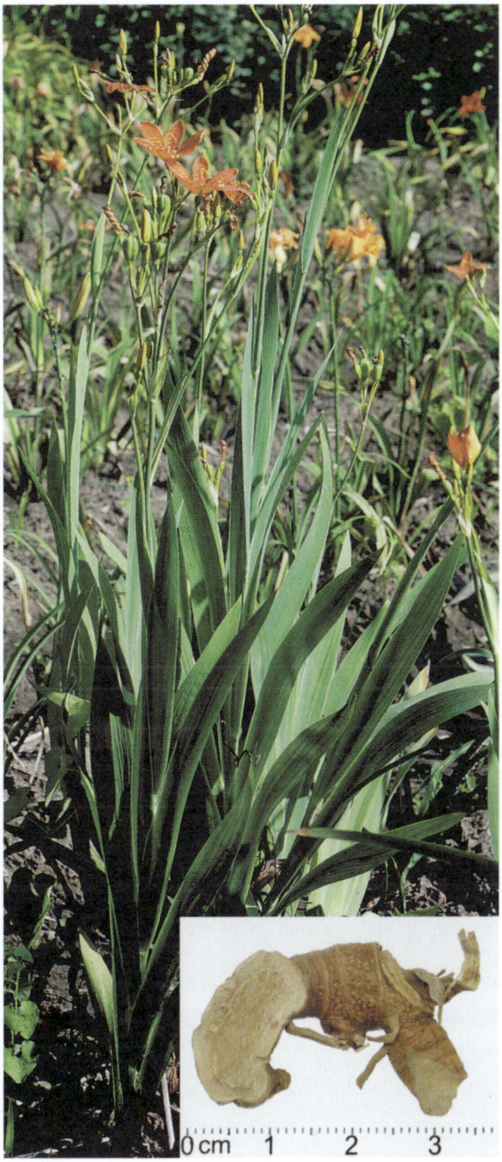

【植物识别要点】多年生草本。茎鲜黄色，须根多数。茎直立。叶2列，扁平，嵌叠状广剑形，绿色，常带白粉，先端渐尖，基部抱茎，叶脉平行。总状花序顶生，二叉分歧；花梗基部具膜质苞片，苞片卵形至卵状披针形，花被片椭圆形，橘黄色而具有暗红色斑点。蒴果椭圆形，具3棱，成熟时3瓣裂。种子黑色，近球形。

【生长环境】生于山坡、草原、田野等空旷地。

【采制】春初刚发芽或秋末茎叶枯萎时采挖，除去须根及泥沙，干燥。

【性味功效】苦，寒。清热解毒，消痰，利咽。

【应用】用于热毒痰火郁结，咽喉肿痛，痰涎壅盛，咳嗽气喘。

【选方】1. **治咽喉肿痛** 射干花根、山豆根。阴干为末。吹喉。(《袖珍方》)

2. **治喉痹** 射干，细锉。每服五钱匕，水一盏半，煎至八分，去滓，入蜜少许，旋旋服。(《圣济总录》)

3. **治瘰疬结核，因热气结聚者** 射干、连翘、夏枯草各等分。为丸。每服二钱，饭后白汤下。(《本草汇言》)

留兰香

【别名】香花菜、绿薄荷、青薄荷、鱼香菜、土薄荷。

【来源】为唇形科植物留兰香 *Mentha spicata* L. 的全草。

【植物识别要点】多年生草本，茎直立，无毛或近于无毛，绿色，钝四棱形，具槽及条纹，不育枝仅贴地生。叶卵状长圆形或长圆状披针形。轮伞花序生于茎及分枝顶端；小苞片线形；花萼钟形；花冠淡紫色。

【生长环境】生于路旁或阴湿地。

【采制】夏、秋二季采收，除去杂质，鲜用或阴干。

【性味功效】辛，微温。疏风清热，解表和中，理气止痛。

【应用】用于感冒头痛，胃痛，咳嗽，腹胀，吐泻，痛经，肢麻，跌扑肿痛。

【选方】**治风热型咽炎** 绿薄荷、橄榄煎水取汁，萝卜 100g 切碎，绞汁合入，代茶饮。(广州部队《常用中草药手册》)

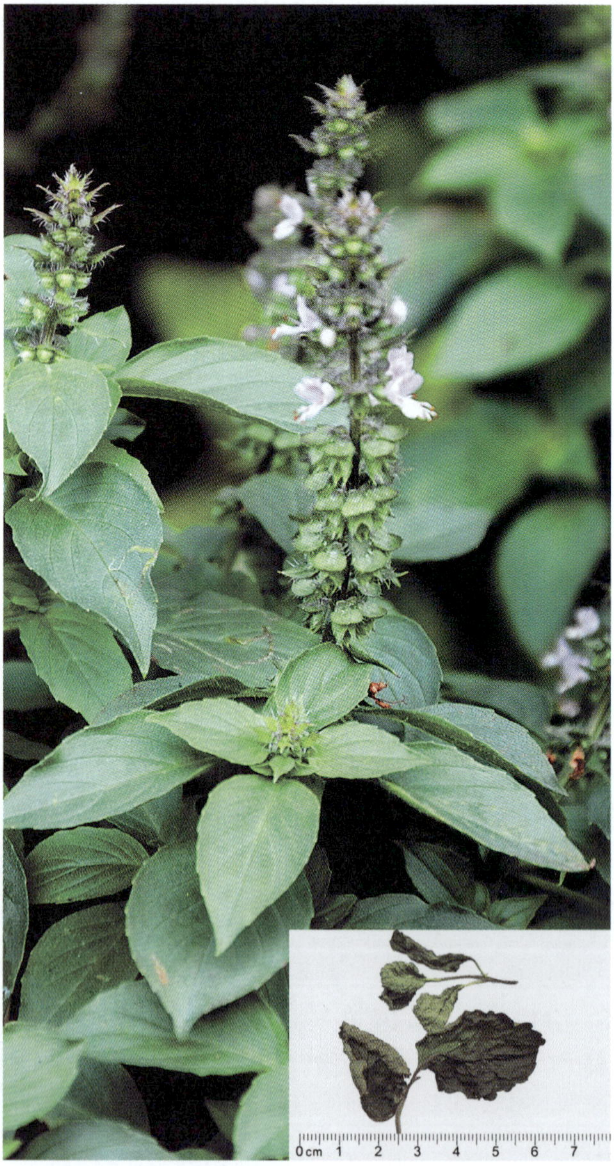

高良姜

【别名】南姜、风姜、小良姜、膏凉姜。

【来源】为姜科植物高良姜 *Alpinia officinarum* Hance 的干燥根茎。

【植物识别要点】根茎延长，圆柱形。叶片线形；叶舌薄膜质，披针形。总状花序顶生，花序轴被绒毛，小苞片极小，花萼管顶端3齿裂，被小柔毛，花冠管较萼管稍短，裂片长圆形；唇瓣卵形，白色而有红色条纹。果球形，熟时红色。

【生长环境】生于荒坡灌丛或疏林中。

【采制】夏末秋初采挖，除去须根和残留的鳞片，洗净，切段，晒干。

【性味功效】辛，热。温胃止呕，散寒止痛。

【应用】用于脘腹冷痛，胃寒呕吐，嗳气吞酸。

【选方】**1. 治霍乱吐痢腹痛** 高良姜，火炙令焦香。每用五两，打破，以酒一升，煮取三四沸，顿服。(《肘后备急方》)

2. 治心脾痛 高良姜、槟榔等分，各炒。上为细末，米汤调下。(《是斋百一选方》)

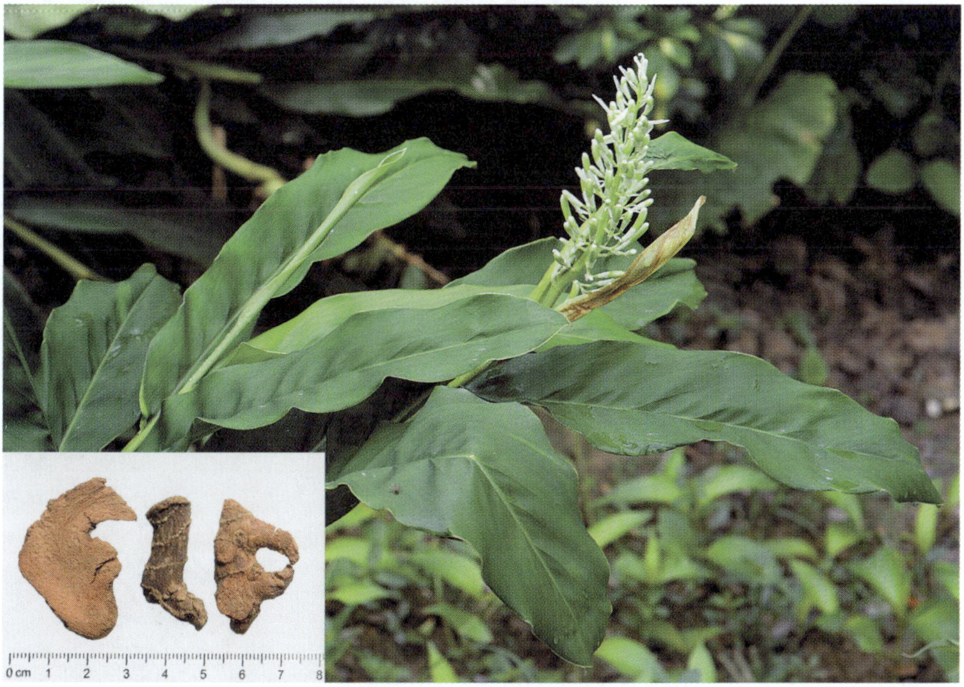

凉粉草

【别名】仙草、仙人草、仙人冻。
【来源】为唇形科植物凉粉草 *Mesona chinensis* Benth. 的干燥地上部分。

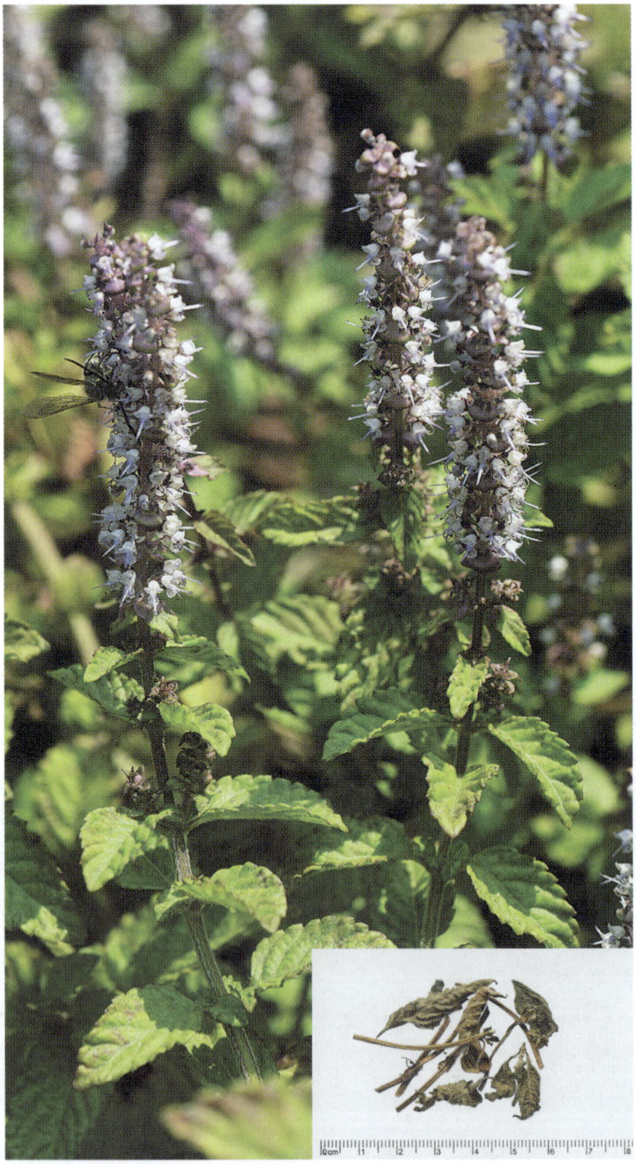

【植物识别要点】一年生草本。茎四棱形，茎下部伏地，上部直立。叶狭卵圆形至阔卵圆形，纸质或近膜质。轮伞花序多数，组成顶生总状花序，苞片圆形或卵圆形，花冠淡红色或白色，雄蕊4，花丝突出。小坚果长圆形，黑色。

【生长环境】生于坡地、林间、沟溪边或沙地草丛中。

【采制】夏秋二季采收，除去杂质，晒干。

【性味功效】甘、淡，凉。清热利湿，凉血解暑。

【应用】用于急性风湿性关节炎，高血压，中暑，感冒，糖尿病。

【选方】**治花柳毒入骨**　仙人冻六两，蒸数次，加生麻雀八只，连毛，浸双料酒四斤，浸二十天。每次服三两为度。（《岭南采药录》）

瓶尔小草

【别名】一支箭、独叶一枝枪、蛇须草、一支枪。

【来源】为瓶尔小草科植物瓶尔小草 *Ophioglossum vulgatum* L. 的全草。

【植物识别要点】根状茎短而直立，具一簇肉质粗根。叶单生，总叶柄埋土中，下半部为灰白色，较粗大。营养叶为卵状长圆形或狭卵形，无柄，全缘，网状脉明显。孢子叶较粗健，自营养叶基部生出，孢子穗先端尖，超出于营养叶之上。

【生长环境】生于林下和山坡灌丛中。

【采制】夏末秋初采收，洗净，晒干。

【性味功效】甘，微寒。清热解毒，消肿止痛。

【应用】用于小儿肺炎，脘腹胀痛，毒蛇咬伤，疔疮肿毒；外用于急性结膜炎，角膜云翳，眼睑缘炎。

【选方】1. **治痔疮、疔疮** 一支箭五钱。水煎服。(《贵州草药》)

2. **治蛇咬伤** 一支箭三至五钱，煎水服；另捣绒敷患处。又以此药含口中，可预防蛇毒。(《贵州草药》)

3. **治心胃气痛，顽固久病** 一支箭干粉，每服五厘，酒送下。(《广西药植图志》)

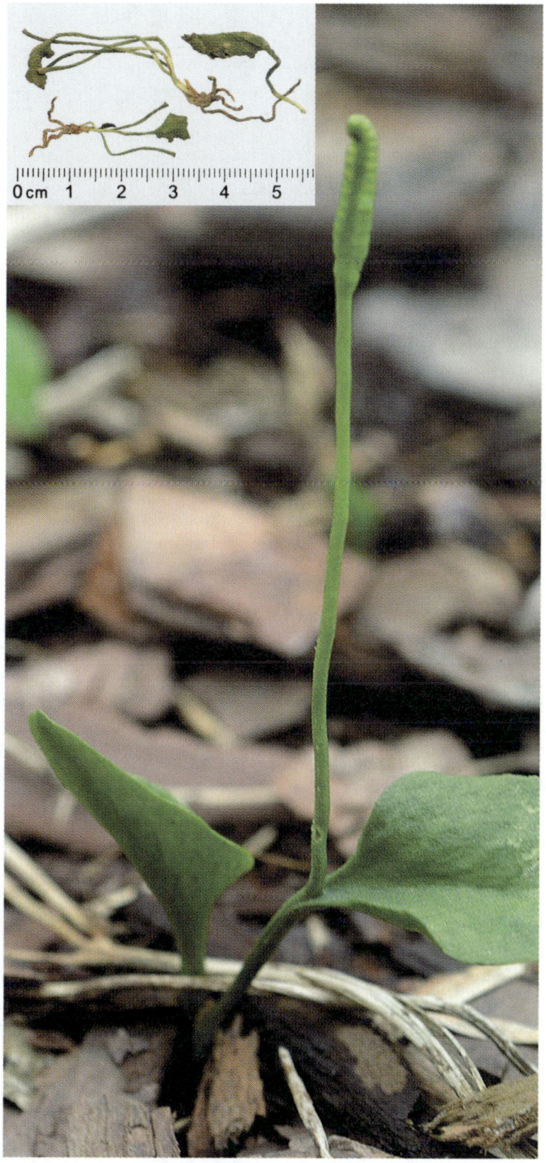

粉葛

【别名】甘葛、粉葛根。

【来源】为豆科植物甘葛藤 *Pueraria thomsonii* Benth. 的干燥根。

【植物识别要点】粗壮藤本，被黄色长硬毛，块状根粗厚。羽状复叶具3小叶，顶生小叶菱状卵形或宽卵形，侧生的斜卵形，全缘或具2~3裂片，两面均被黄色粗伏毛。总状花序，旗瓣近圆形。荚果长椭圆形，扁平。

【生长环境】生于山野灌丛或疏林中，或栽培。

【采制】秋、冬二季采挖，除去外皮，稍干，截段或再纵切两半或斜切成厚片，干燥。

【性味功效】甘、辛，凉。解肌退热，生津止渴，透疹，升阳止泻，通经活络，解酒毒。

【应用】用于外感发热头痛，项背强痛，口渴，消渴，麻疹不透，热痢，泄泻，眩晕头痛，中风偏瘫，胸痹心痛，酒毒伤中。

【选方】**1. 治酒醉不醒** 葛根汁一斗二升，饮之，取醒，止。（《千金要方》）

2. 治心热吐血不止 生葛根汁半大升，顿服。（《贞元集要广利方》）

【附注】华南地区以之作葛根入药。《中国药典》2005年版开始，将葛根与粉葛分开单列。

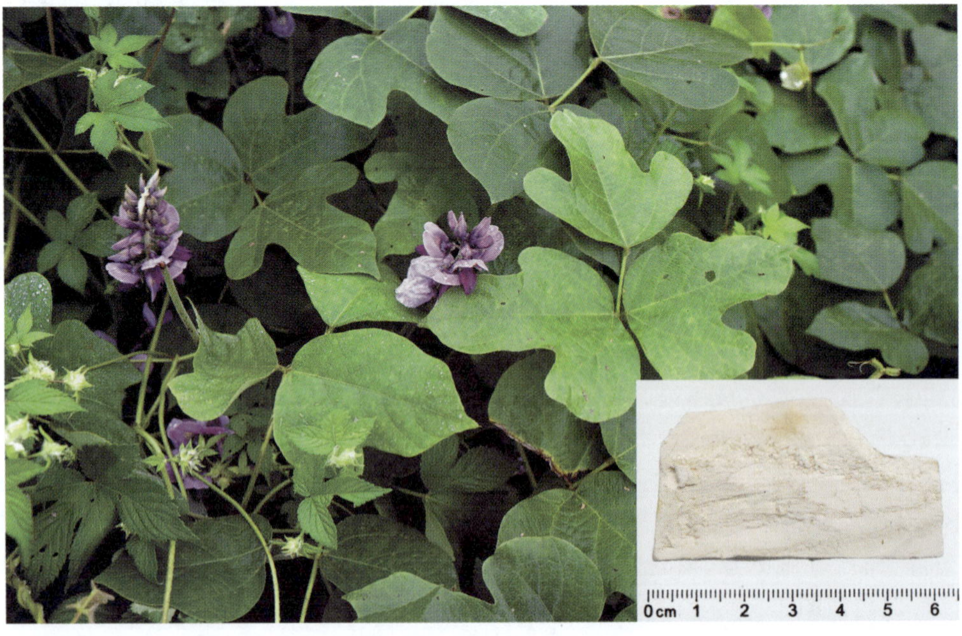

益智

【别名】益智仁、益智子。

【来源】为姜科植物益智 *Alpinia oxyphylla* Miq. 的干燥成熟果实。

【植物识别要点】茎丛生，根茎短。叶片披针形，叶舌膜质。总状花序，花蕾全包藏于一帽状总苞片中。花冠白色；唇瓣倒卵形，粉白色而具红色脉纹。蒴果球形，干时纺锤形，果皮上有隆起的维管束线条。种子不规则扁圆形，被淡黄色假种皮。

【生长环境】生于阴湿的密林或疏林下。

【采制】夏、秋间果实由绿变红时采收，晒干或低温干燥。

【性味功效】辛，温。暖肾固精缩尿，温脾止泻摄唾。

【应用】用于肾虚遗尿，小便频数，遗精白浊，脾寒泄泻，腹中冷痛，口多唾涎。

【选方】**1. 治小儿遗尿，亦治白浊**　益智仁、白茯苓各等分，上为末。每服一钱，空心米汤调下。(《补要袖珍小儿方论》)

2. 治小便赤浊　益智仁、茯神各二两，远志、甘草(水煮)各半斤。为末，酒糊丸，梧子大。空心姜汤下五十丸。(《本草纲目》)

3. 治妇人崩中　益智子，炒研细，米饮入盐服一钱。(《经效产宝》)

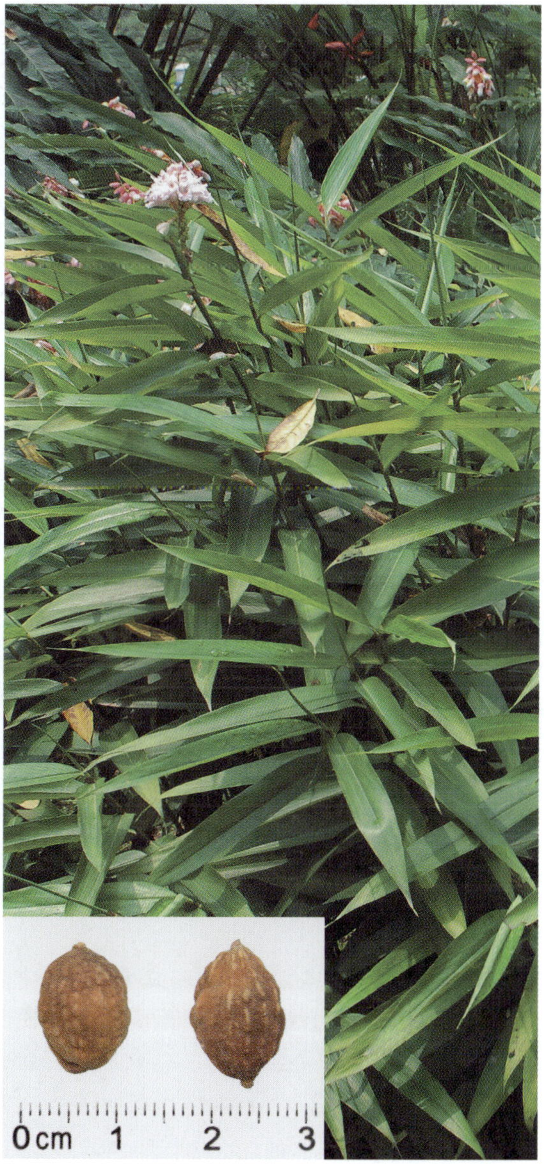

益母草

【别名】益母蒿、坤草、茺蔚。

【来源】为唇形科植物益母草 *Leonurus japonicas* Houtt. 的新鲜或干燥地上部分。

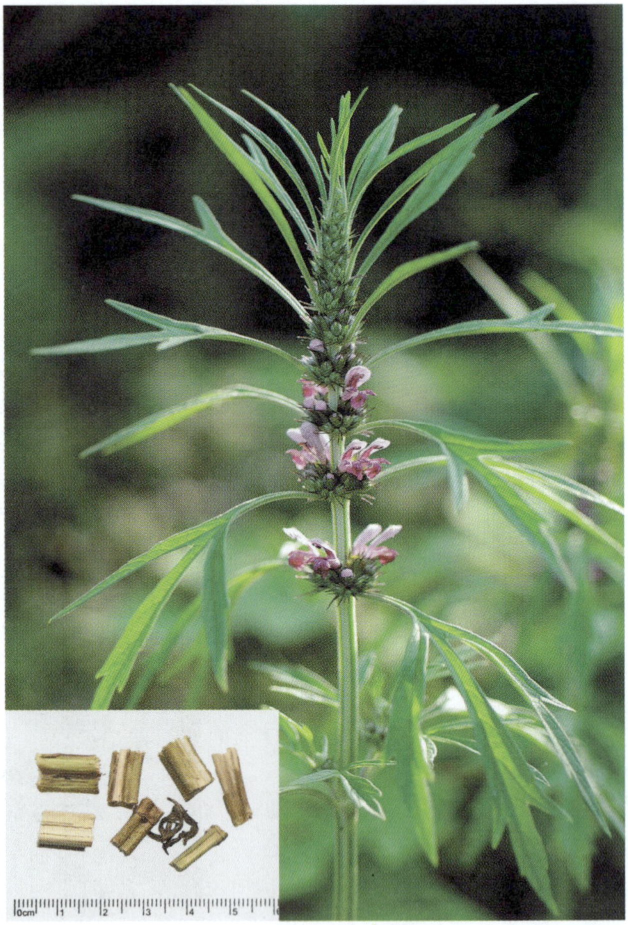

【植物识别要点】草本，茎直立，钝四棱形，微具槽。叶轮廓变化很大。轮伞花序腋生，花冠粉红至淡紫红色，花盘平顶。子房褐色，无毛。小坚果长圆状三棱形，顶端截平而略宽大，基部楔形，淡褐色，光滑。

【生长环境】生于山野、河滩草丛中及溪边湿润处。

【采制】鲜品春季幼苗期至初夏花前期采割；干品夏季茎叶茂盛、花未开或初开时采割，晒干，或切段晒干。

【性味功效】苦、辛，微寒。活血调经，利尿消肿，清热解毒。

【应用】用于月经不调，痛经经闭，恶露不尽，水肿尿少，疮疡肿毒。

【选方】1. **治产后恶露不下**　益母草捣绞取汁，每服一小盏，入酒一合，暖过搅匀服之。(《太平圣惠方》)

2. **治胎死腹中**　益母草捣烂，以暖水少许和，绞取汁，顿服之。(《独行方》)

3. **治尿血**　益母草汁(服)一升。(《外台秘要方》)

海金沙

【别名】铁蜈蚣、金沙截。

【来源】为海金沙科植物海金沙 *Lygodium japonicum*(Thunb.) Sw. 的干燥成熟孢子。

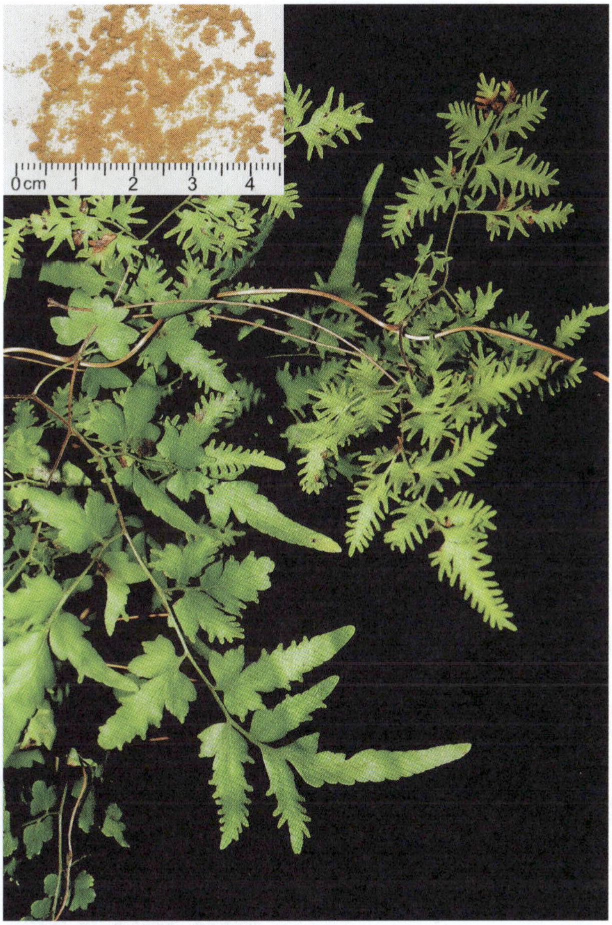

【植物识别要点】草质藤本。叶轴上面有两条狭边,羽片多数,二回羽状,不育羽片尖三角形,能育羽片卵状三角形,叶纸质,干后绿褐色。孢子囊穗长 2~4mm,往往长远超过小羽片的中央不育部分,排列稀疏,暗褐色,无毛。

【生长环境】多生于山坡林边、灌丛、草地及溪谷丛林中。

【采制】秋季孢子未脱落时采割藤叶,晒干,搓揉或打下孢子,除去藤叶。

【性味功效】甘、咸,寒。清利湿热,通淋止痛。

【应用】用于热淋,石淋,血淋,膏淋,尿道涩痛。

【选方】**1. 治小便不通,脐下满闷** 海金沙一两,腊面茶半两,二味捣研令细,每服三钱,生姜、甘草汤调下。(《本草图经》)

2. 治热淋急痛 海金沙为末,生甘草汤冲服。(《泉州本草》)

3. 治小便出血 海金沙为末,以新汲水调下,砂糖水调下亦可。(《普济方》)

通草

【别名】 通脱木、木通树。

【来源】 为五加科植物通脱木 *Tetrapanax papyrifer* (Hook.) K. Koch. 的干燥茎髓。

【植物识别要点】 常绿灌木或小乔木。叶大，集生茎顶，叶片纸质或薄革质。圆锥花序或伞形花序，密生白色或淡棕色星状绒毛。花淡黄白色，密生白色星状绒毛，花瓣4，稀5，三角状卵形。雄蕊和花瓣同数。果实球形，紫黑色。

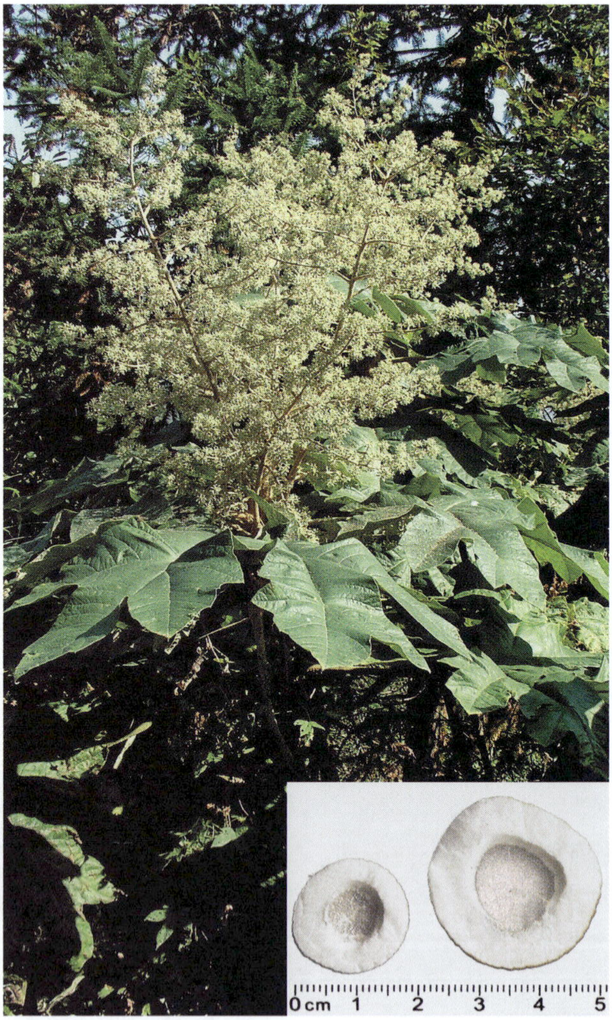

【生长环境】 生于山坡杂木林中或沟旁潮湿地。

【采制】 秋季割取茎，截成段，趁鲜取出髓部，理直，晒干。

【性味功效】 甘，淡，微寒。清热利尿，通气下乳。

【应用】 用于湿热淋证，水肿尿少，乳汁不下。

【选方】 **1. 治热气淋涩，小便亦如红花汁者** 通草三两，葵子一升，滑石四两（碎），石苇二两，以水六升，煎取二升，去滓，分温三服。（《普济方》通草饮子）

2. 治急性肾炎 通草6g，茯苓皮12g，大腹皮9g。水煎服。（《浙江药用植物志》）

桑叶

【别名】家桑、桑树。
【来源】为桑科植物桑 *Morus alba* L. 的干燥叶。

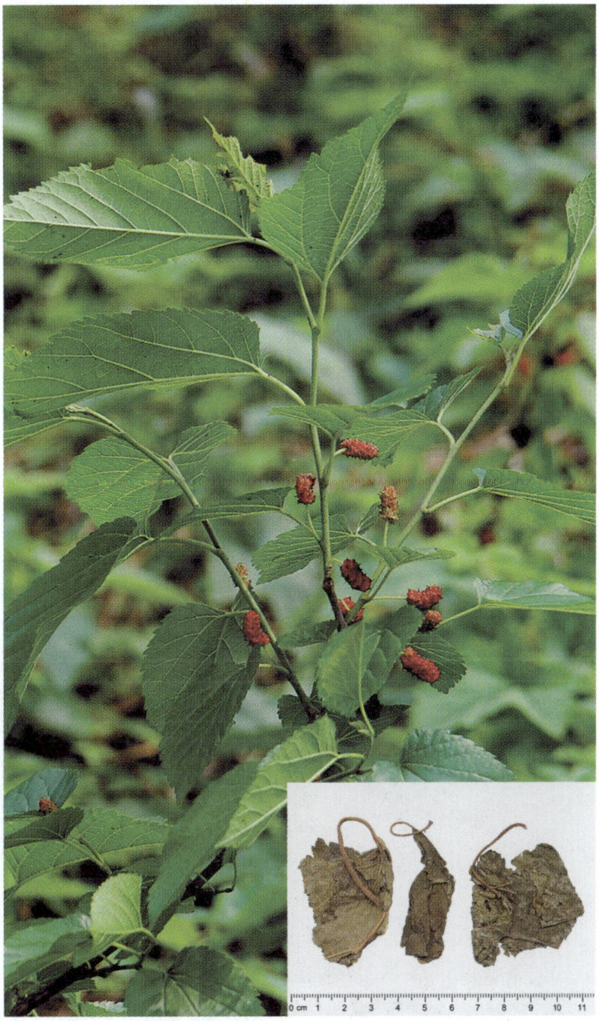

【植物识别要点】乔木或灌木。叶卵形或广卵形，表面鲜绿色，无毛，背面沿脉有疏毛，托叶披针形，花单性，腋生或生于芽鳞腋内，花被片倒卵形，柱头2裂，内面有乳头状突起。聚花果卵状椭圆形，成熟时红色或暗紫色。

【生长环境】生于村旁、田间、地埂或山坡。

【采制】初霜后采收，除去杂质，晒干。

【性味功效】甘、苦，寒。疏散风热，清肺润燥，清肝明目。

【应用】用于风热感冒，肺热燥咳，头晕头痛，目赤昏花。

【选方】1. **治风眼下泪** 腊月不落桑叶，煎汤日日温洗，或入芒硝。(《濒湖集简方》)

2. **治遍身出汗不止** 新桑叶，乘露采摘。晒干研为末。每服二钱，空心米汤调服。(《种杏仙方》)

3. **治小儿渴** 桑叶不拘多少，用生蜜逐叶上敷过，阴干，细切。用水煎汁服之。(《胜金方》)

桑寄生

【别名】 桑上寄生、寄生。

【来源】 为桑寄生科植物桑寄生 *Taxillus chinensis*（DC.）Danser 的干燥带叶茎枝。

【植物识别要点】 灌木。嫩枝、叶密被褐色或红褐色星状毛；小枝黑色，无毛，具散生皮孔。叶近对生或互生，革质，卵形、长卵形或椭圆形。总状花序，花序和花均密被褐色星状毛。花红色，花托椭圆状，花冠花蕾时管状。果椭圆状，黄绿色。

【生长环境】 分布于平原或低山常绿阔叶林。寄生于桑树、桃树、李树、龙眼、荔枝、杨桃、油茶、油桐、橡胶树、榕树、木棉、马尾松或水松等多种植物上。

【采制】 冬季至次春采割，除去粗茎，切段，干燥，或蒸后干燥。

【性味功效】 苦、甘，平。祛风湿，补肝肾，强筋骨，安胎元。

【应用】 用于风湿痹痛，腰膝酸软，筋骨无力，崩漏经多，妊娠漏血，胎动不安，头晕目眩。

【选方】 **1. 治产后乳汁不下** 桑寄生三两握，细锉碎，捣筛。每服一钱匕，水一盏，煎至七分。去滓温服，不拘时。（《普济方》寄生汤）

2. 治妊娠胎动不安，心腹刺痛 桑寄生一两半，艾叶半两（微炒），阿胶一两（捣碎，炒令黄燥），上药，锉，以水一大盏半，煎至一盏，去滓，食前分温三服。（《太平圣惠方》）

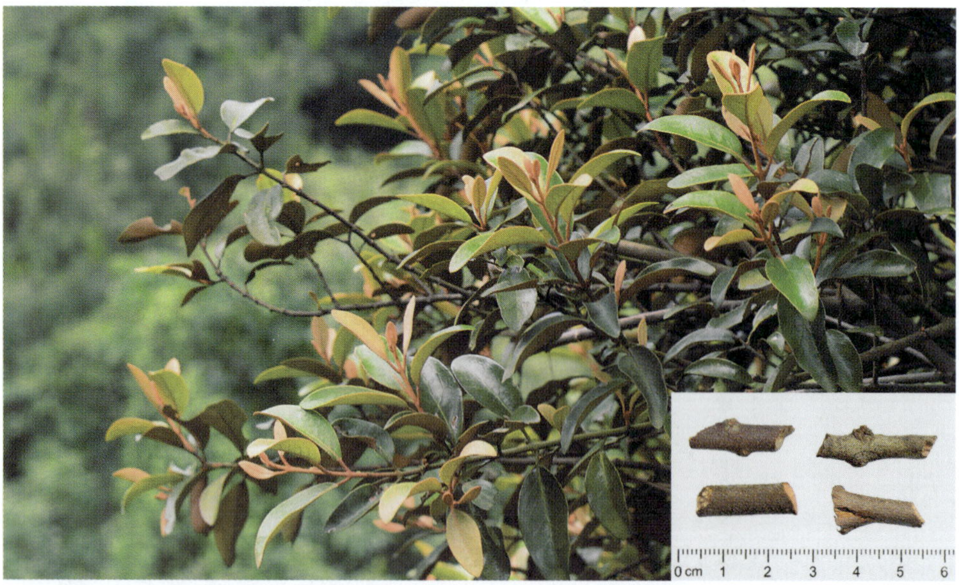

排钱树

【别名】 排钱草、虎尾金钱、钱串草、阿婆钱。

【来源】 为豆科植物排钱树 *Phyllodium pulchellum* (L.) Desv. 的根、叶。

【植物识别要点】 灌木，高 0.5~2m。小枝被白色或灰色短柔毛。托叶三角形，长约 5mm，基部宽 2mm；叶柄长 5~7mm，密被灰黄色柔毛；小叶革质，顶生小叶卵形，椭圆形或倒卵形，长 6~10cm，宽 2.5~4.5cm，侧生小叶约比顶生小叶小一半，侧脉 6~10 对。花萼长约 2mm；花冠白或淡黄色，长 5~6mm。荚果长 6mm，宽 2.5mm，通常有荚 2 节。种子近圆形。

【生长环境】 生于丘陵荒地或山坡疏林。

【采制】 夏、秋采收，切碎，晒干或鲜用。

【性味功效】 淡、涩，平。清热利湿，活血祛瘀，软坚散结。

【应用】 用于感冒发热，疟疾，肝炎，肝硬化腹水，血吸虫病，肝脾肿大，风湿疼痛，跌打损伤。

【选方】 **1. 治感冒、发热** 排钱草干叶三至六钱，水煎服。(广州部队《常用中草药手册》)

2. 治关节炎 排钱草二至四两，黄酒二两，加水适量煎服。(《福建民间草药》)

3. 治腹水 排钱草二至三两，水煎服。(《福建民间草药》)

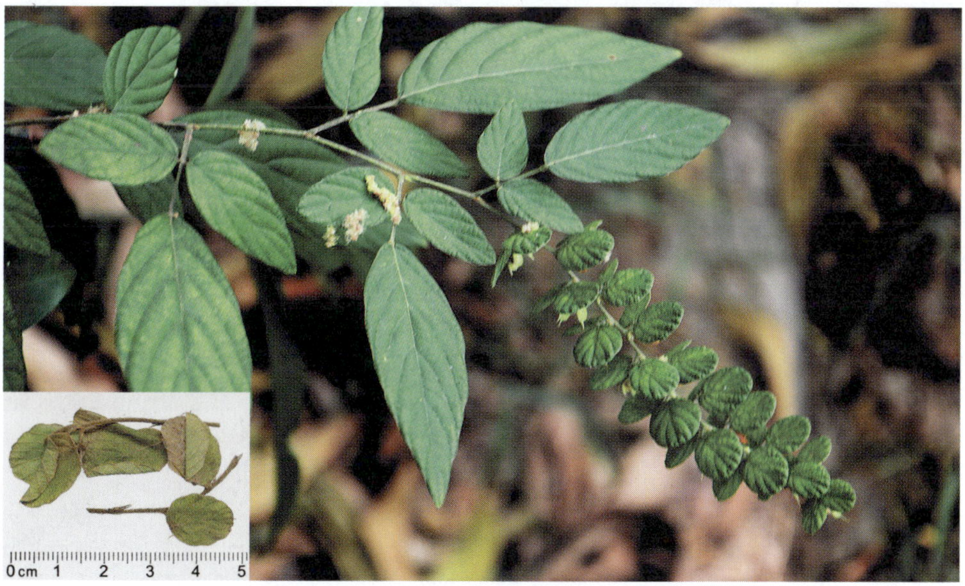

菝葜

【别名】金刚兜、金刚刺、金刚藤。

【来源】为百合科植物菝葜 *Smilax china* L. 的干燥根茎。

【植物识别要点】攀缘灌木。根状茎粗厚，坚硬，为不规则的块状，径 2~3cm。茎长 1~5m，疏生刺。叶薄革质或坚纸质，圆形、卵形或宽卵形，常淡绿色。花绿黄色，外花被片长 3.5~4.5mm，宽 1.5~2mm，内花被片稍窄；雄花花药比花丝稍宽，常弯曲；雌花有 6 枚退化雄蕊。浆果熟时红色，有粉霜。

【生长环境】生于林下、灌丛、河谷或山坡。

【采制】秋末至次年春采挖，除去须根，洗净，晒干或趁鲜切片，干燥。

【性味功效】甘、微苦、涩，平。利湿去浊，祛风除痹，解毒散瘀。

【应用】用于小便淋浊，带下量多，风湿痹痛，疔疮痈肿。

【选方】**1. 治一切伏热，烦躁困闷** 菝葜一两，贯众（摘碎，刮去毛）一两，人参半两，甘草（炙，锉）半两，上为散，每服二钱匕，水一盏，煎至七分，温服，如热渴即冷作饮。（《圣济总录》菝葜散）

2. 治沙石淋重 菝葜二两，上为细散。每服一钱匕，米饮调下，服毕，用地椒煎汤，浴连腰浸，须臾即通。（《圣济总录》菝葜散）

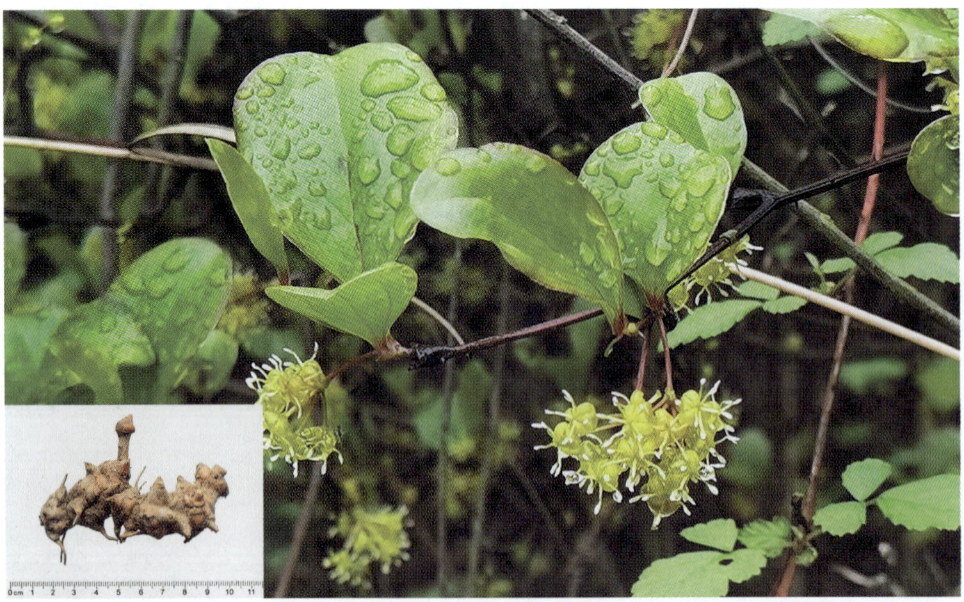

黄芩

【别名】山茶根、黄芩茶、土金茶根。
【来源】本品为唇形科植物黄芩 *Scutellaria baicalensis* Georgi 的干燥根。

【植物识别要点】多年生草本。根茎肉质。茎基部钝四棱形，具细条纹。叶坚纸质，披针形。总状花序顶生，常于茎顶再聚成圆锥花序，花冠紫、紫红至蓝色。小坚果卵球形，黑褐色，具瘤。

【生长环境】生于山野阳坡、荒地或路边。

【采制】春、秋二季采挖，除去须根和泥沙，晒后撞去粗皮，晒干。

【性味功效】苦，寒。清热燥湿，泻火解毒，止血，安胎。

【应用】用于湿温、暑湿，胸闷呕恶，湿热痞满，泻痢，黄疸，肺热咳嗽，高热烦渴，血热吐衄，痈肿疮毒，胎动不安。

【选方】**1. 治痰火咳嗽，气盛喘急**　黄芩三钱，黑山栀、苏子各一钱五分，茯苓、杏仁各一钱，水煎服。（《本草汇言》）
2. 治胎热不安　黄芩、白术各等分。俱微炒，为末，炼蜜丸梧桐子大，每早晚三钱，白汤下。（《丹溪纂要》）

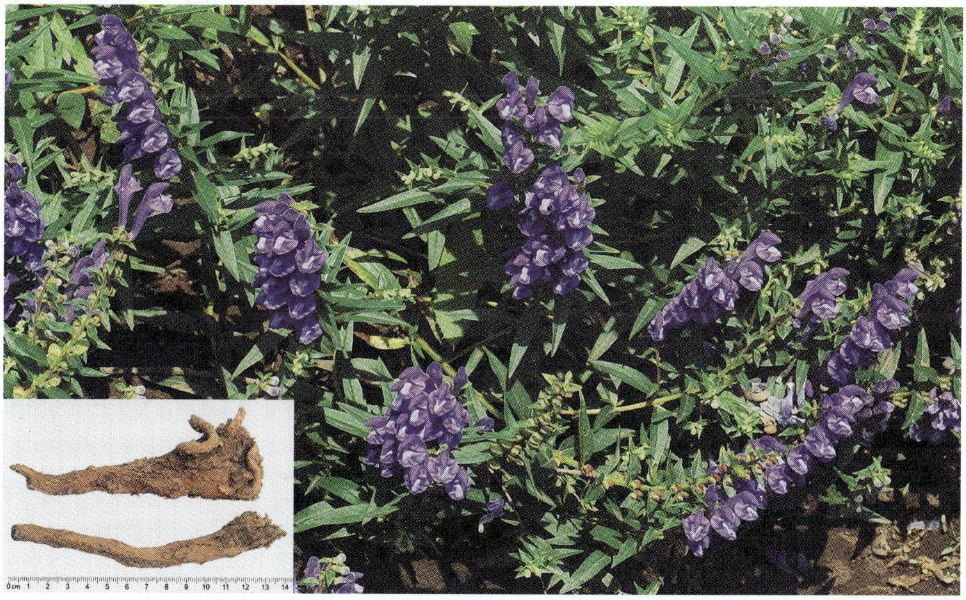

黄芪

【别名】绵芪、绵黄芪、箭芪、黄耆。

【来源】本品为豆科植物蒙古黄芪 *Astragalus membranaceus*(Fisch.)Bge. var. *mongholicus*(Bge.)Hsiao 或膜荚黄芪 *Astragalus membranaceus*(Fisch.)Bge. 的干燥根。

【植物识别要点】多年生草本。茎直立,被白色柔毛。羽状复叶,总状花序稍密,花萼钟状,花冠黄色或淡黄色,旗瓣倒卵形。荚果薄膜质,顶端具刺尖,两面被白色或黑色细短柔毛,果颈超出萼外。

【生长环境】生于向阳山坡、灌丛边缘及旱坡砂质壤土地区。

【采制】春、秋二季采挖,除去须根和根头,晒干。

【性味功效】甘,微温。补气升阳,固表止汗,利水消肿,生津养血,行滞通痹,托毒排脓,敛疮生肌。

【应用】用于气虚乏力,食少便溏,中气下陷,久泻脱肛,便血崩漏,表虚自汗,气虚水肿,内热消渴,血虚萎黄,半身不遂,痹痛麻木,痈疽难溃,久溃不敛。

【选方】**1. 治气虚下陷,血崩,血脱亡阳垂危等证** 人参、黄芪(炙)各三钱,炙甘草一二钱,升麻五七分(炒用),白术(炒)一二钱。水一盅半,煎七八分,温服。(《景岳全书》举元煎)

2. 治表虚自汗 防风一两,黄芪、白术各二两。上㕮咀。每服三钱,水一盅半,加大枣一枚,煎至七分,去滓,食后热服。(《医方类聚》玉屏风散)

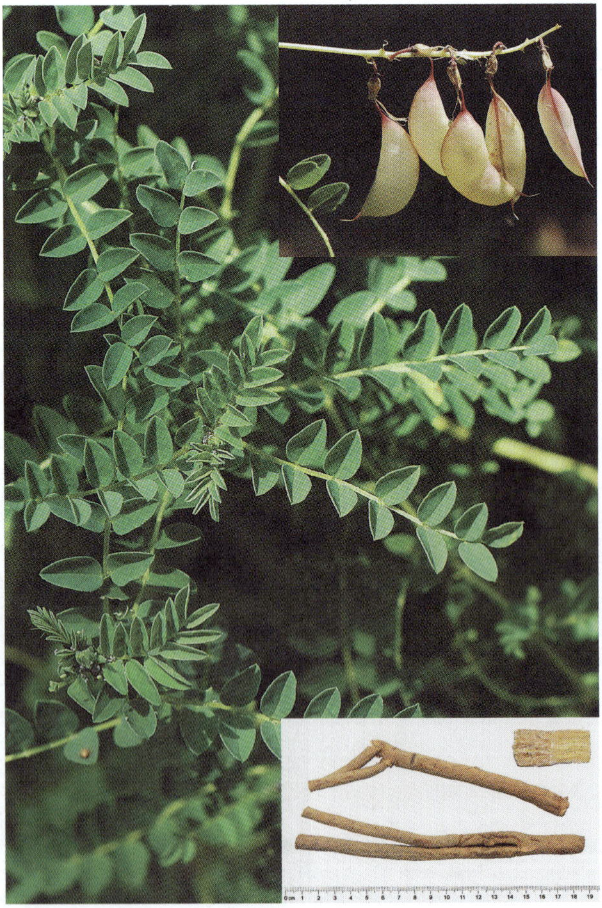

黄连

【别名】味连、川连、鸡爪连。

【来源】为毛茛科植物黄连 *Coptis chinensis* Franch.、三角叶黄连 *Coptis deltoidea* C. Y. Cheng et Hsiao 或云连 *Coptis teeta* Wall. 的干燥根茎。以上三种分别习称"味连""雅连""云连"。

【植物识别要点】多年生草本。叶片稍带革质，卵状三角形，三全裂。二歧或多歧聚伞花序，苞片披针形，萼片黄绿色，花瓣线形或线状披针形。蓇葖果褐色。

【生长环境】生于高寒山地林中潮湿处。

【采制】秋季采挖，除去须根和泥沙，干燥，撞去残留须根。

【性味功效】苦，寒。清热燥湿，泻火解毒。

【应用】用于湿热痞满，呕吐吞酸，泻痢，黄疸，高热神昏，心火亢盛，心烦不寐，心悸不宁，血热吐衄，目赤，牙痛，消渴，痈肿疔疮；外治湿疹，湿疮，耳道流脓。

【选方】**1. 治热病吐血、衄血，发斑、疮疡疔毒**　黄连三两，黄芩、黄柏各二两，栀子十四枚。上四味切，以水六升，煮取二升，分二服。(《外台秘要》黄连解毒汤)

2. 治心经实热　黄连七钱。水一盏半，煎一盏。食远温服，小儿减之。(《太平惠民和剂局方》泻心汤)

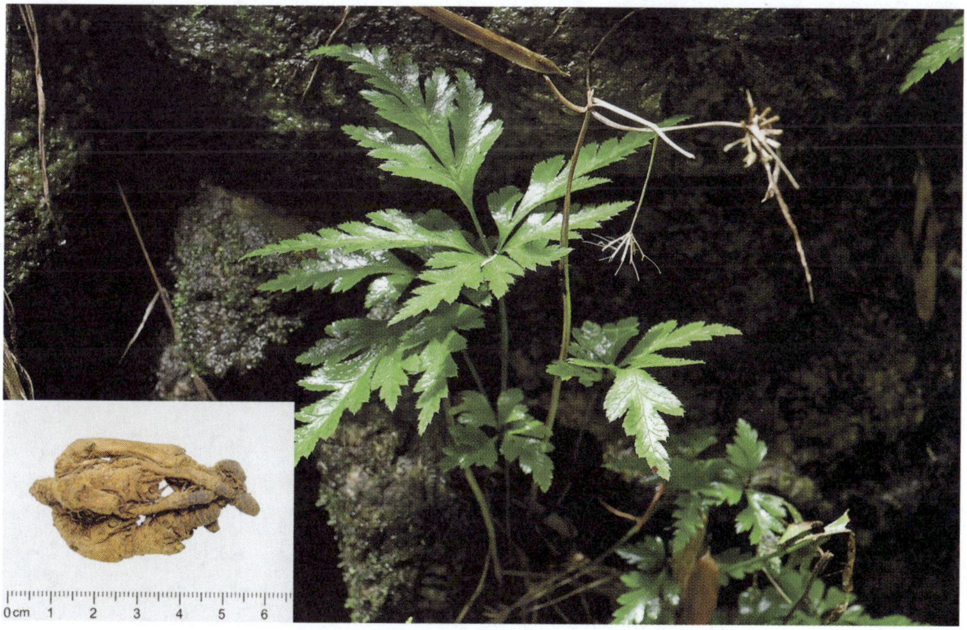

黄柏

【别名】川黄柏。

【来源】为芸香科植物黄皮树 *Phellodendron chinense* Schneid. 的干燥树皮。

【植物识别要点】乔木。树皮内皮鲜黄色，味苦，叶轴及叶柄纤细，小叶薄纸质或纸质，卵状披针形或卵形。花序顶生；萼片细小，阔卵形。花瓣紫绿色，果圆球形，蓝黑色。

【生长环境】生于山上沟边的杂木林中。

【采制】秋季，剥取树皮后，除去粗皮，晒干。

【性味功效】苦，寒。清热燥湿，泻火除蒸，解毒疗疮。

【应用】用于湿热泻痢，黄疸尿赤，带下阴痒，热淋涩痛，脚气痿躄，骨蒸劳热，盗汗，遗精，疮疡肿毒，湿疹湿疮。

【选方】1. **治伤寒身黄，发热**　黄柏二两，肥栀子十五个，甘草一两。上三味，以水四升，煮取一升半，去滓，分温再服。（《伤寒论》栀子柏皮汤）

2. **治血痢**　黄柏、黄连各四两。苦酒五升，煎二升半，温分服无时。（《卫生易简方》）

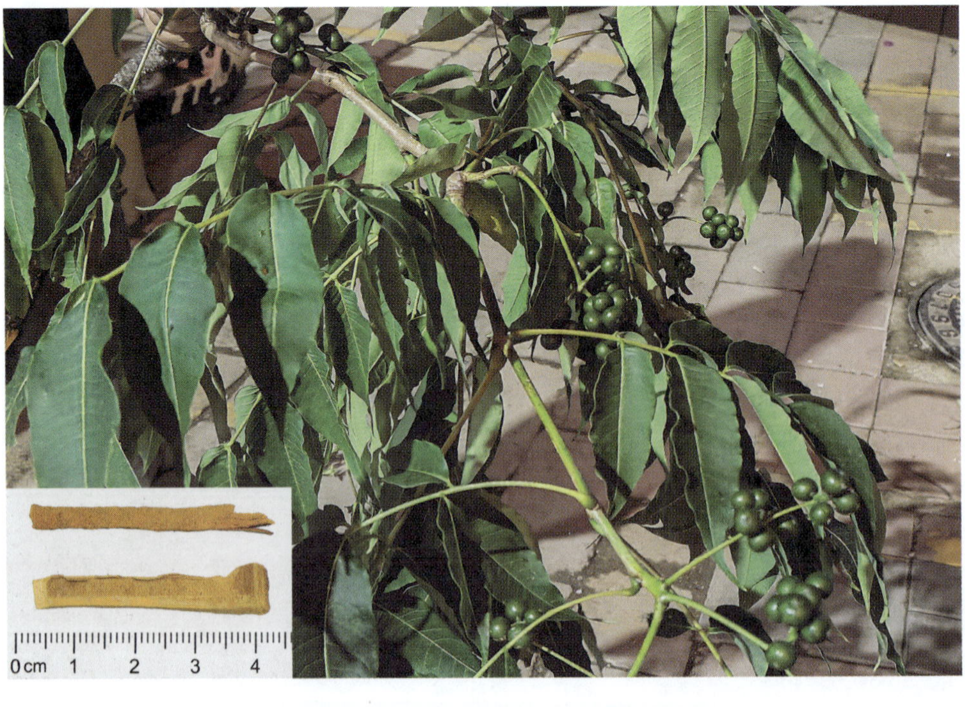

黄独

【别名】黄药、黄药根、苦药子。
【来源】为薯蓣科植物黄独 *Dioscorea bulbifera* L. 的干燥块茎。

【植物识别要点】多年生草本野生藤蔓植物。块茎卵圆形或梨形，外皮紫黑色，密布须根，茎左旋，单叶互生，广心状形，基部宽心形，先端长尾状，叶全缘，单性花，雄花序穗状下垂，丛生于叶腋、花小密集，浅绿白色；雌花紧贴中轴，茎中结有若干卵圆形小球，似山药豆。

【生长环境】该种适应幅度较广，既喜阴湿，又可在阳光充足之地，以及海拔几十米至两千米的高山地区都能生长，多生于河谷边、山谷阴沟或杂木林边缘，有时房前屋后或路旁的树荫下也能生长。

【采制】植株经霜后逐渐萎蔫，此时将枯茎割下，除去支架，用锹将块茎挖出，除净泥土和须根，趁鲜切成0.5~1cm的厚片，晒干或烘干即可。

【性味功效】苦，平，无毒。凉血，降火，消瘿，解毒。

【应用】治吐血，衄血，喉痹，瘿气，疮痈瘰疬。

【选方】**1. 治吐血不止** 黄药（万州者）一两，捣碎，用水二盏，煎至一盏，去滓温热服。（《圣济总录》黄药汤）

2. 治吐血 真蒲黄，黄药等分。用生麻油调，以舌舐之。（《是斋百一选方》）

3. 治鼻衄不止 黄药一两，捣罗为散。每服二钱匕，煎阿胶汤调下。良久，以新汲水调生面一匙投之。（《圣济总录》黄药散）

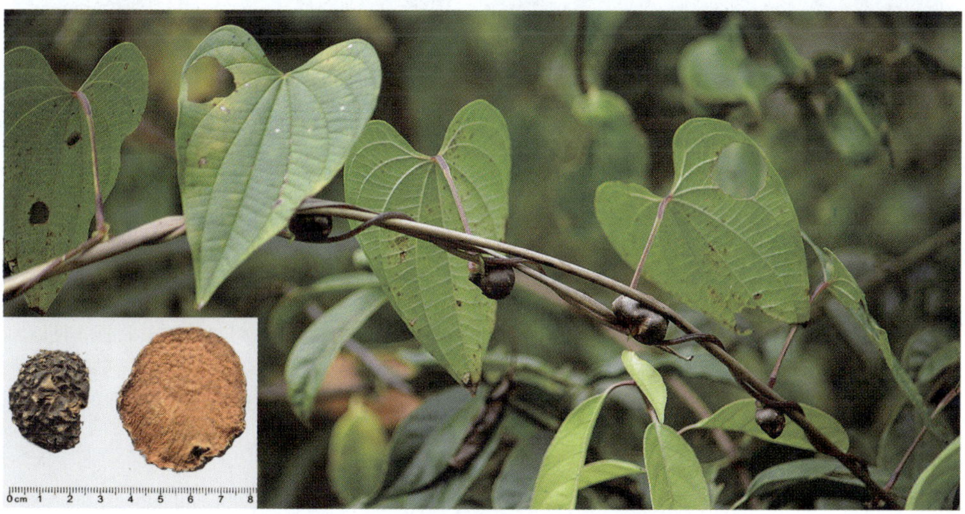

黄精

【别名】鸡头黄精。

【来源】为百合科植物滇黄精 *Polygonatum kingianum* Coll.et Hemsl.、黄精 *Polygonatum sibiricum* Red. 或多花黄精 *Polygonatum cyrtonema* Hua 的干燥根茎。

【植物识别要点】根状茎圆柱状，结节膨大，茎有时呈攀缘状。叶轮生，每轮 4~6 枚，条状披针形，先端拳卷或弯曲成钩。花序具 2~4 朵成伞形，花被乳白色至淡黄色，花被筒中部稍缢缩。浆果黑色。

【生长环境】生林下、灌丛或山坡阴处，海拔 800~2 800m。

【采制】春、秋二季采挖，除去须根，洗净，置沸水中略烫或蒸至透心，干燥。

【性味功效】甘，平。补气养阴，健脾，润肺，益肾。

【应用】用于脾胃气虚，口干食少，肺虚燥咳，内热消渴。

【选方】**治体虚** 用黄精二斤、蔓菁子一斤，共同九蒸九晒，研为细末。每服二钱，米汤送下。(《本草纲目》)

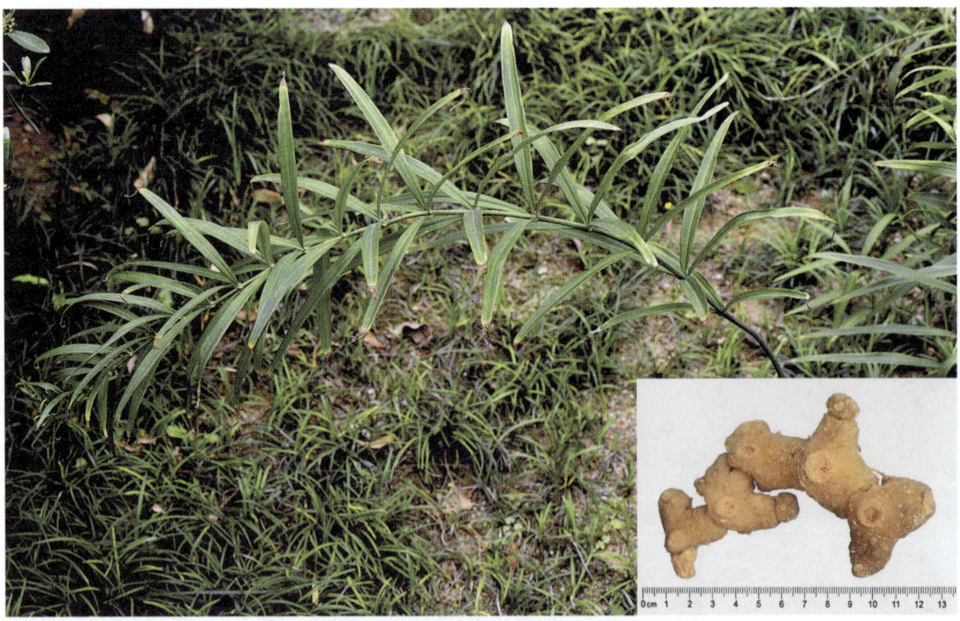

萝芙木

【别名】鸡眼子、麻桑端、野辣椒。
【来源】为夹竹桃科植物萝芙木 *Rauvolfia verticillata* (Lour.) Baill. 的根、叶。

【植物识别要点】直立常绿灌木，具乳汁，茎下部枝条有圆形淡黄色皮孔，上部枝条有棱。单叶对生或3~4叶轮生，长椭圆状披针形，聚伞花序顶生，花萼5深裂，花冠高脚碟形，白色，花冠筒内有许多柔毛；雄蕊5，着生于花冠筒中部。果实核果状。

【生长环境】产于广西西南部。生于海拔500~800m山地沟谷较潮湿地方。

【采制】野生品全年可采，切段晒干。

【性味功效】苦，寒。镇静，降压，活血止痛，清热解毒。

【应用】用于高血压病，头痛，眩晕，外用治跌打损伤，毒蛇咬伤。

【选方】治高血压　萝芙木根二至三钱。水煎服。(《云南中草药》)

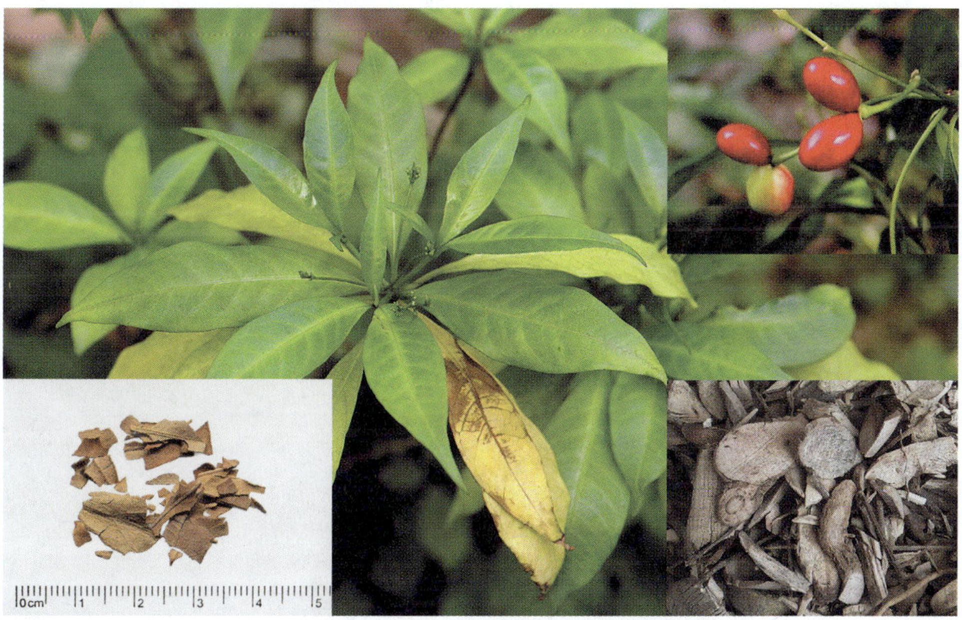

菟丝子

【别名】 菟丝实、无娘藤、无根藤。

【来源】 为旋花科植物菟丝子 *Cuscuta chinensis* Lam. 的干燥成熟种子。

【植物识别要点】 一年生寄生草本。茎缠绕，黄色，纤细。无叶。花序侧生，花簇生成小伞形或小团伞花序，近于无总花序梗。苞片小，鳞片状，花萼杯状，花冠白色，壶形。蒴果球形，成熟时整齐的周裂。种子淡褐色，卵形，表面粗糙。

【生长环境】 生于海拔 200~3 000m 的田边、山坡阳处、路边灌丛或海边沙丘，通常寄生于豆科、菊科、蒺藜科等多种植物上。

【采制】 秋季果实成熟时采收植株，晒干，打下种子，除去杂质。

【性味功效】 辛、甘，平。补益肝肾，固精缩尿，安胎，明目，止泻，外用消风祛斑。

【应用】 用于肝肾不足，阳痿遗精，胎动不安，外治白癜风。

【选方】 **1. 治心气不足，思虑太过，肾经虚损，真阳不固，溺有余沥，小便白浊，梦寐频泄** 菟丝子五两，白茯苓三两，石莲子（去壳）二两。上为细末，酒煮糊为丸，如梧桐子大。每服三十丸，空心盐汤下。常服镇益心神，补虚养血，清小便。（《太平惠民和剂局方》茯菟丸）

2. 补肾气，壮阳道，助精神，轻腰脚 菟丝子一斤（淘净，酒煮，捣成饼，焙干），附子（制）四两。共为末，酒糊丸，梧子大。酒下五十丸。（《扁鹊心书》菟丝子丸）

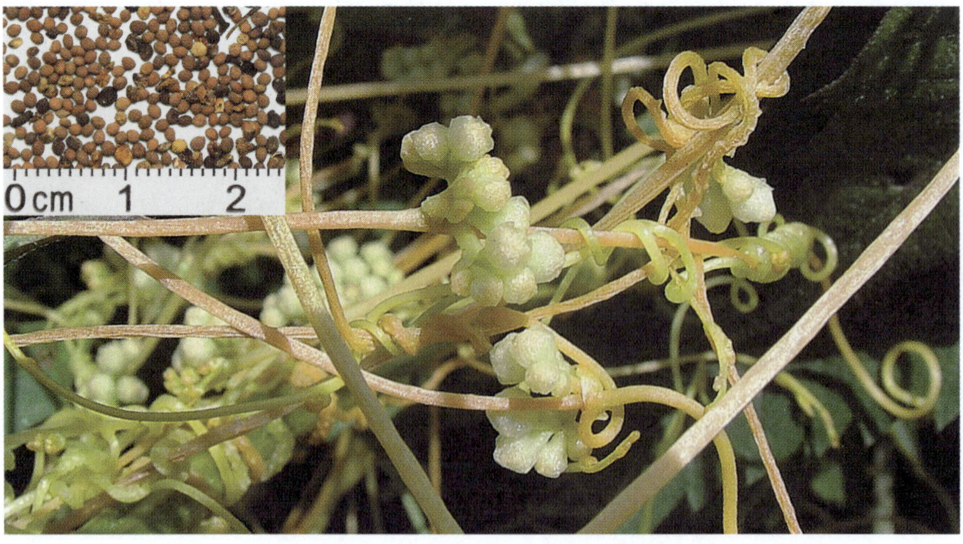

菊花

【别名】秋菊。

【来源】为菊科植物菊 *Chrysanthemum morifolium* Ramat. 的干燥头状花序。

【植物识别要点】多年生草本。茎直立，分枝或不分枝，被柔毛。叶卵形至披针形，羽状浅裂或半裂，有短柄，叶下面被白色短柔毛。头状花序，大小不一。总苞片多层，外层外面被柔毛。舌状花颜色各种。管状花黄色。

【生长环境】喜温暖湿润气候、阳光允足、忌遮阴。耐寒，稍耐旱，怕水涝，喜肥。全国各地均有栽培。

【采制】9—11月花盛开时分批采收，阴干或焙干，或熏、蒸后晒干。

【性味功效】甘、苦，微寒。疏散风热，平肝明目，清热解毒。

【应用】用于风热感冒，头痛眩晕，目赤肿痛，目暗昏花，疮痈肿毒。

【选方】**1. 治风热头痛**　菊花、石膏、川芎各三钱。为末。每服一钱半，茶调下。（《简便单方》）

2. 治太阴风温，但咳，身不甚热，微渴者　杏仁二钱，连翘一钱五分，薄荷八分，桑叶二钱五分，菊花一钱，苦桔梗二钱，甘草八分，苇根二钱，水二杯，煮取一杯，日三服。（《温病条辨》桑菊饮）

3. 治风眩　甘菊花暴干。作末，以米馈中，蒸作酒服。（徐嗣伯　菊花酒）

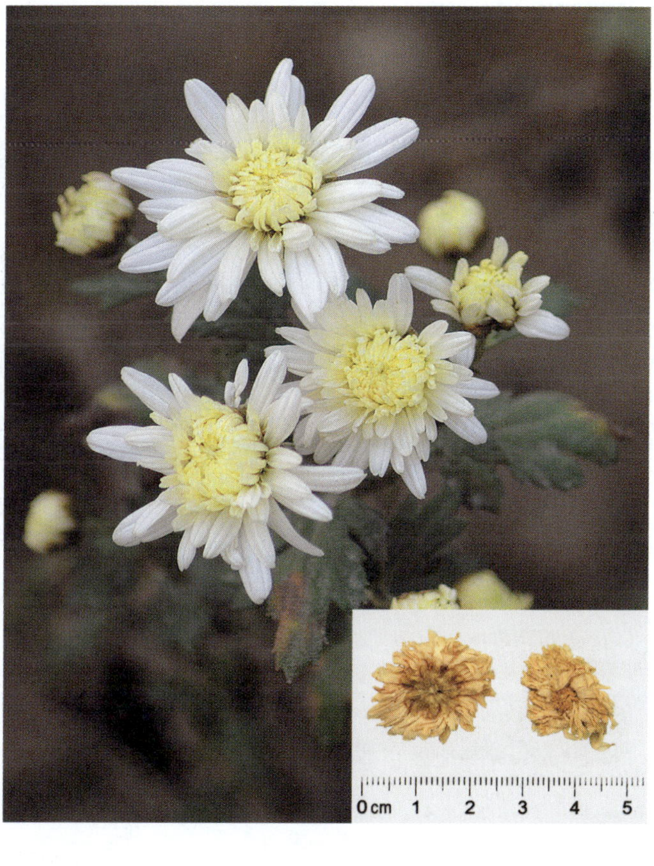

救必应

【别名】铁冬青、熊胆木、白木香、大叶冬青。

【来源】为冬青科植物铁冬青 *Ilex rotunda* Thunb. 的干燥树皮。

【植物识别要点】常绿乔木或灌木。枝灰色,小枝有棱,红褐色。叶互生,卵圆形至椭圆形,两端短尖,全缘,上面有光泽;侧脉8对,两面明显;纸质。花单性,雌雄异株,排列为具梗的伞形花序;雄花花瓣4~5,绿白色,卵状矩圆形;雄蕊4~5;雌花较小,花柄较粗壮。核果球形至椭圆形,熟时红色,顶端有宿存柱头。

【生长环境】生于山下疏林或沟、溪边。

【采制】夏、秋二季剥取,晒干。

【性味功效】苦,寒。清热解毒,利湿止痛。

【应用】用于暑湿发热,咽喉肿痛,湿热泻痢,脘腹胀痛,风湿痹痛,湿疹,疮疖,跌打损伤。

【选方】**1. 治外感风热头痛** 救必应一两,水煎,日服三次。(《广西中草药》)

2. 治跌打肿痛 救必应树皮二钱研粉,白糖一两,开水冲服。(《广西中草药》)

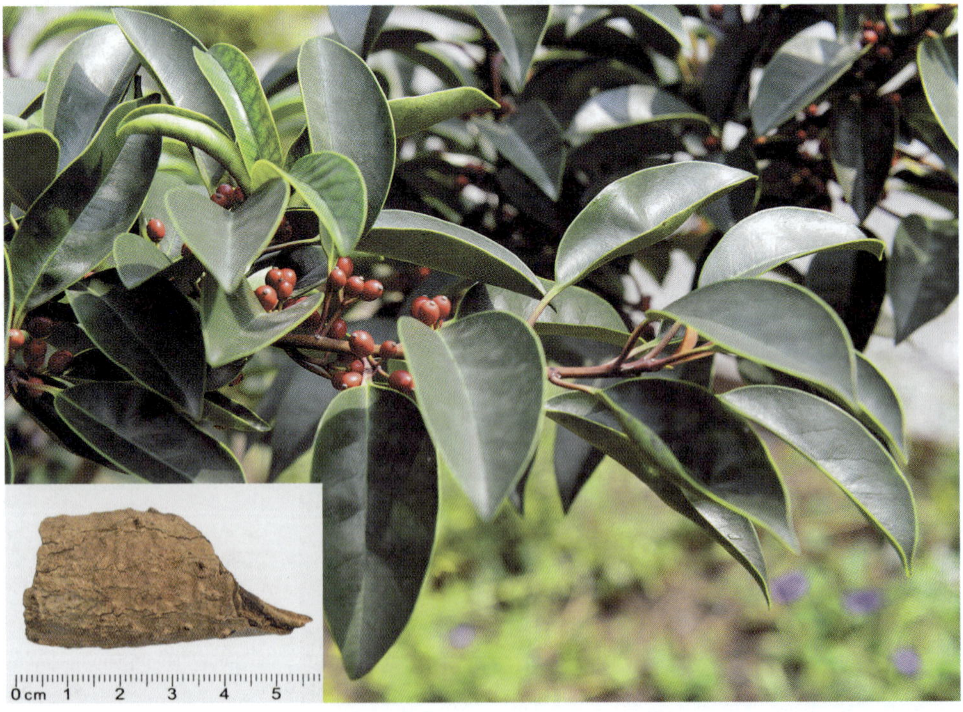

常山

【别名】恒山、土常山，黄常山、白常山。
【来源】为虎耳草科植物常山 *Dichroa febrifuga* Lour. 的干燥根。

【植物识别要点】灌木，小枝圆柱状或稍具四棱，无毛或被稀疏，短柔毛，常呈紫红色。叶形状大小变异大。伞房状圆锥花序顶生，有时叶腋有侧生花序。花蓝色或白色。浆果，蓝色，干时黑色。种子具网纹。

【生长环境】生于海拔200~2 000m阴湿林中。印度、越南、缅甸、马来西亚、印度尼西亚、菲律宾和琉球群岛亦有分布。

【采制】秋季采挖，除去须根，洗净，晒干。

【性味功效】苦、辛，寒，有毒。涌吐痰涎，截疟。

【应用】用于痰饮停聚，胸膈痞塞，疟疾。

【选方】**1. 治山岚瘴疟，寒热往来，或二三日一发** 常山（锉）、厚朴（去粗皮，生姜汁炙熟）各一两，草豆蔻（去皮），肉豆蔻（去壳）各两枚，乌梅（和核）七枚，槟榔（锉）、甘草（炙）各半两。上七味，粗捣筛，每服二钱匕，水一盏，煎至六分，去滓，候冷，未发前服，如热吃即吐。（《圣济总录》常山饮）

2. 治阳经实疟 常山（酒炒）、草果（煨）、槟榔、厚朴、青皮、陈皮、甘草等分。水酒各半煎，露之，发日早晨温服。（《易简方》截疟七宝饮）

3. 治胸中多痰，头疼不欲食及饮酒 常山四两，甘草半两。水七升，煮取三升，内半升蜜，服一升，不吐更服。无蜜亦可。（《补缺肘后方》）

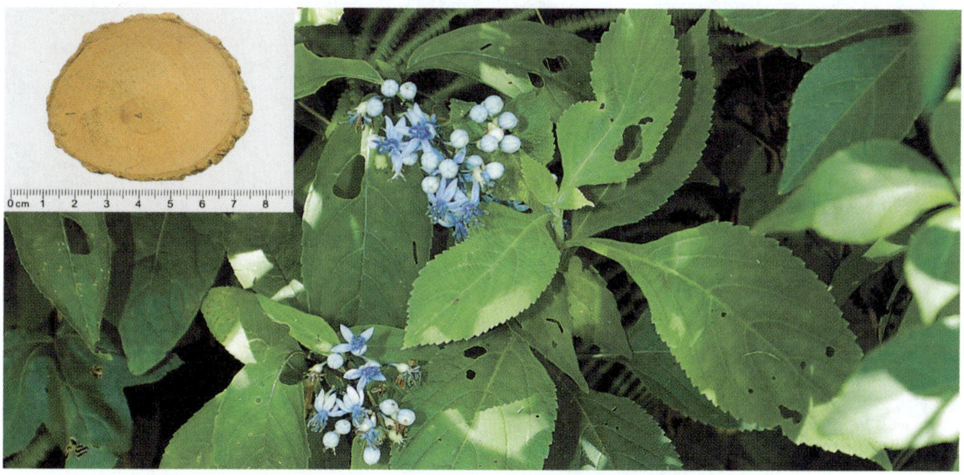

野菰

【别名】 土灵芝草、马口含珠、鸭脚板、烟斗花。

【来源】 为列当科植物野菰 *Aeginetia indica* L. 的全草。

【植物识别要点】 一年生寄生草本。根肉质，具细小分枝。茎黄褐色或紫红色。叶肉红色，卵状披针形或披针形，花常单生茎端，稍俯垂。蒴果圆锥状或长卵球形。

【生长环境】 喜生于土层深厚、湿润及枯叶多的地方，海拔 200~1 800m；常寄生于芒属和蔗属等禾草类植物根上。

【采制】 春、夏季采收，鲜用或晒干。

【性味功效】 苦，凉，有毒。清热解毒，消肿。

【应用】 用于咽喉肿痛，尿路感染，骨髓炎，疔疮，解毒消肿。

【选方】 **1. 治骨髓炎** 野菰根或花捣烂外敷；或用甘草作引子，煎水内服。(《南京民间药草》)

2. 治毒蛇咬伤 野菰花一两，晒干，麝香一分，蜈蚣七条。同浸于麻油内，用时以麻曲外搽。(《江西草药》)

3. 治疔疮 野菰花，麻油少许，捣烂外敷。(《江西草药》)

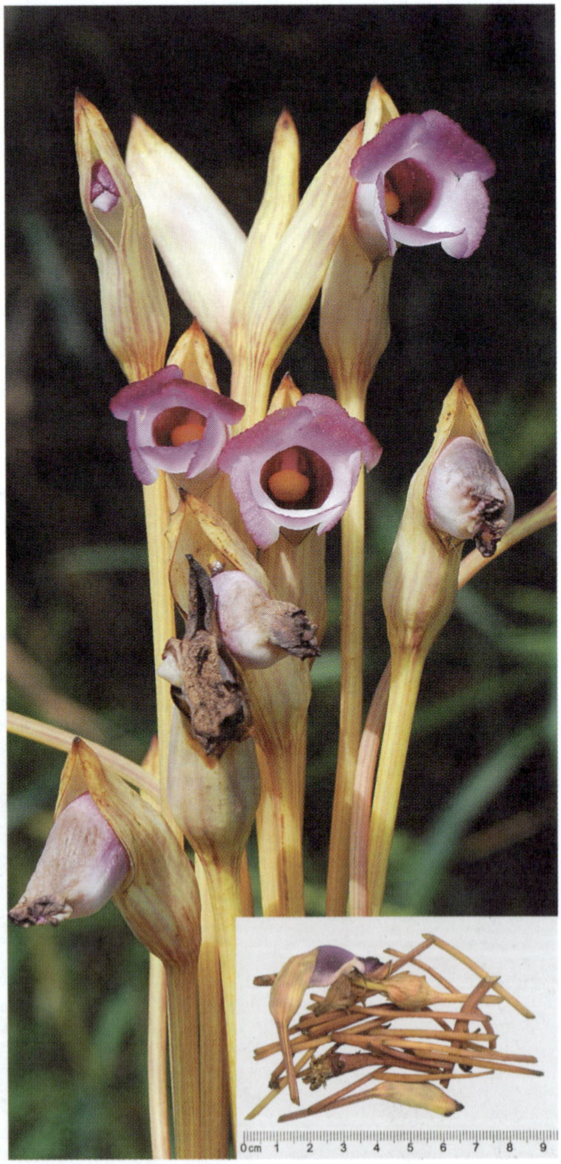

野山楂

【别名】南山楂、小叶山楂、红果子。

【来源】为蔷薇科植物野山楂 *Crataegus cuneata* Sieb. et Zucc. 的干燥果实。

【植物识别要点】落叶灌木。枝密生，有细刺，幼枝有柔毛。叶倒卵形，长2~6cm，宽0.8~2.5cm，先端常3裂，基部窄楔形下延至柄，边缘有不规则尖锐重锯齿。伞房花序，总花梗和花梗均有柔毛，花白色。梨果球形或梨形，红色或黄色，直径约1~1.2cm，宿萼反折。

【生长环境】生于向阳山坡或灌木丛。

【采制】秋季果实成熟时采收，置沸水中略烫后干燥或直接干燥。

【性味功效】同山楂：酸、甘，微温。消食健胃，行气散瘀，化浊降脂。

【应用】同山楂：用于肉食积滞，胃脘胀满，泻痢腹痛，瘀血经闭，产后瘀阻，心腹刺痛，胸痹心痛，疝气疼痛，高脂血症。

【选方】**1. 治小儿积食**　野山楂、淮山药各10g。水煎服。(《中草药大典》)

2. 治冻疮　野山楂，煎水洗擦。(《中草药大典》)

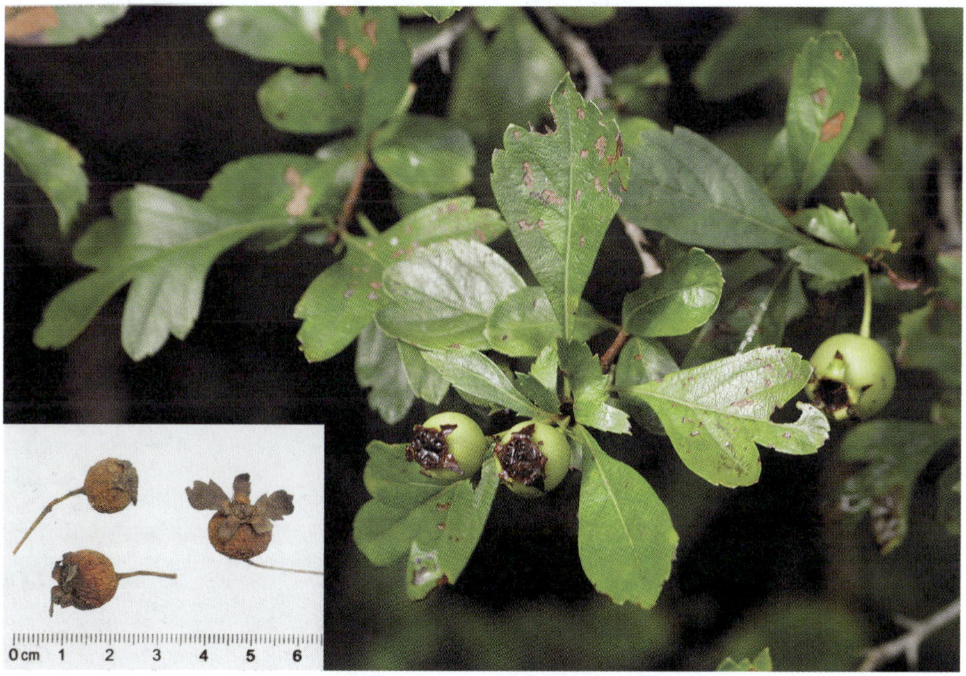

野甘草

【别名】冰糖草。

【来源】为玄参科植物野甘草 *Scoparia dulcis* L. 的全株。

【植物识别要点】直立草本或半灌木。茎多分枝，枝有棱角及窄翅。叶对生或轮生，菱状卵形至菱状披针形，枝上部叶较小而多，顶端钝，基部长渐窄，全缘而成短柄，前半部有齿。花单朵或更多成对生于叶腋，花梗细；雄蕊4，近等长，花药箭形，花柱挺直，柱头截形或凹入。蒴果卵圆形至球形，室间室背均开裂，中轴胎座宿存。

【生长环境】生于荒地及路边。

【采制】全年可采，鲜用或晒干。

【性味功效】味甘，性凉。疏风止咳，清热利湿。

【应用】用于感冒发热，肺热咳嗽，咽喉肿痛，肠炎，痢疾，小便不利，脚气水肿，湿疹，痱子。

【选方】**1. 治脚气浮肿** 鲜野甘草一两，红糖一两，水煎，饭前服，日二次。(《福建民间草药》)

2. 防治麻疹 野甘草水煎作茶饮，连服三天。(《闽南民间草药》)

3. 治湿疹，热痱 鲜野甘草捣汁外擦。(《广西中草药》)

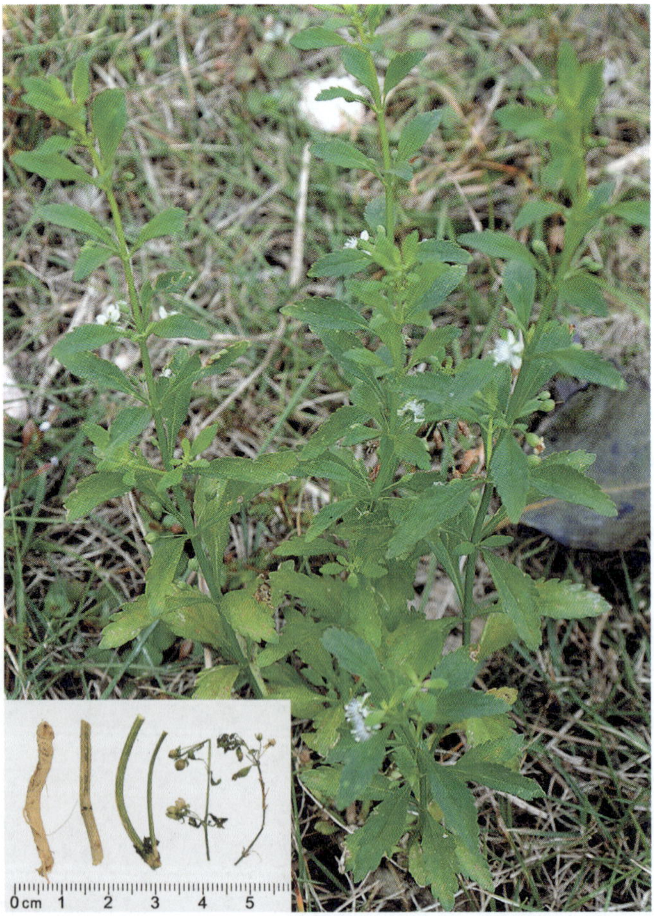

野牡丹

【别名】山石榴、活血丹。

【来源】为野牡丹科植物野牡丹 *Melastoma candidum* D. Don 的根、叶。

【植物识别要点】常绿灌木。分枝多，茎钝四棱形或近圆柱形，密被紧贴的鳞片状糙伏毛。叶片坚纸质，卵形或广卵形，两面被糙伏毛及短柔毛；叶柄密被鳞片状糙伏毛。伞房花序生于分枝顶端，近头状，花 3~5 朵，稀单生；花梗密被鳞片状糙伏毛；花萼密被鳞片状糙伏毛及长柔毛；花瓣玫瑰红色或粉红色。蒴果坛状球形，与宿存萼贴生；种子镶于肉质胎座内。

【生长环境】生于 120m 以下的阳坡松林下、开阔的灌草丛。

【采制】秋季采收根、叶，鲜用或晒干。

【性味功效】甘、酸、涩，平。活血消肿，清热解毒。

【应用】用于跌打损伤，痈肿疔毒，乳汁不行。

【选方】**1. 治膝盖肿痛**　野牡丹八钱，忍冬藤三钱，水煎服，日两次。(《福建民间草药》)

2. 治痈肿　鲜野牡丹叶一至二两，水煎服，渣捣烂外敷。(《福建中草药》)

3. 治乳汁不通　野牡丹一两，猪瘦肉四两，酌加酒水炖服。(《福建民间草药》)

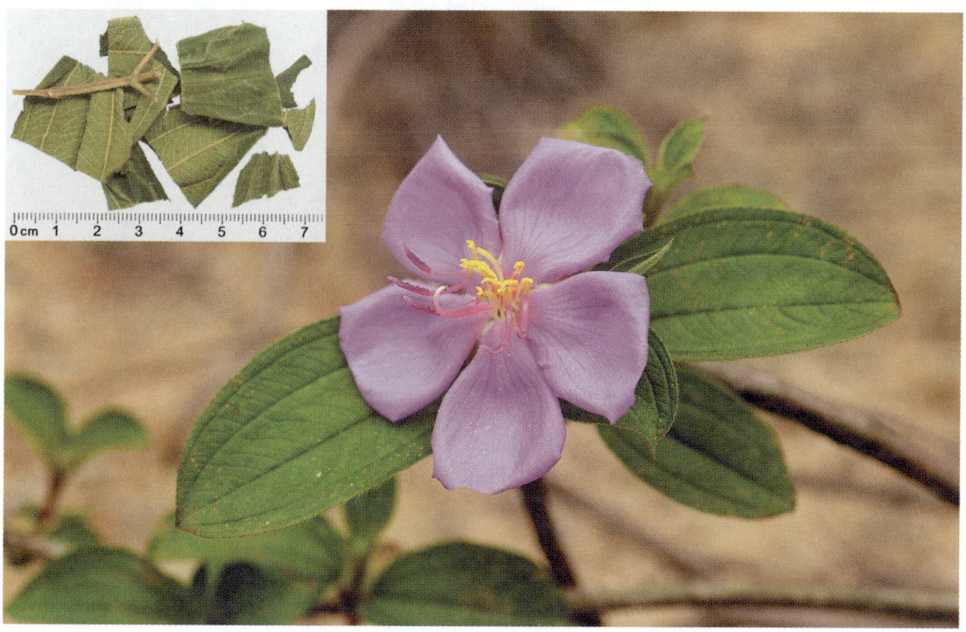

野菊花

【别名】疟疾草、山菊花、黄菊仔、菊花脑。

【来源】为菊科植物野菊 *Dendranthema indicum* L. 的干燥头状花序。

【植物识别要点】多年生草本。茎直立或铺散。基生叶和下部叶花期脱落。中部茎叶卵形、长或椭圆状卵形，基部截形或稍心形或宽楔形。头状花序，多数在茎枝顶端排成疏松的伞房圆锥花序。苞片边缘白色或褐色宽膜质。舌状花黄色。瘦果。

【生长环境】生长于山坡草地、灌丛、河边水湿地等地。

【采制】秋、冬二季花初开放时采摘，晒干，或蒸后晒干。

【性味功效】苦、辛，微寒。清热解毒，泻火平肝。

【应用】用于疔疮痈肿，目赤肿痛，头痛眩晕。

【选方】**1. 治疔疮** 野菊花和黄糖捣烂贴患处。如生于发际，加梅片、生地龙同敷。(《岭南草药志》)

2. 治肠风 野菊花六两(晒干，炒成炭)，怀熟地八两(酒煮，捣膏)，炮姜四两，苍术三两，地榆二两，北五味二两。炼蜜为丸，梧桐子大，每服五钱，食前白汤送下。(《本草汇言》)

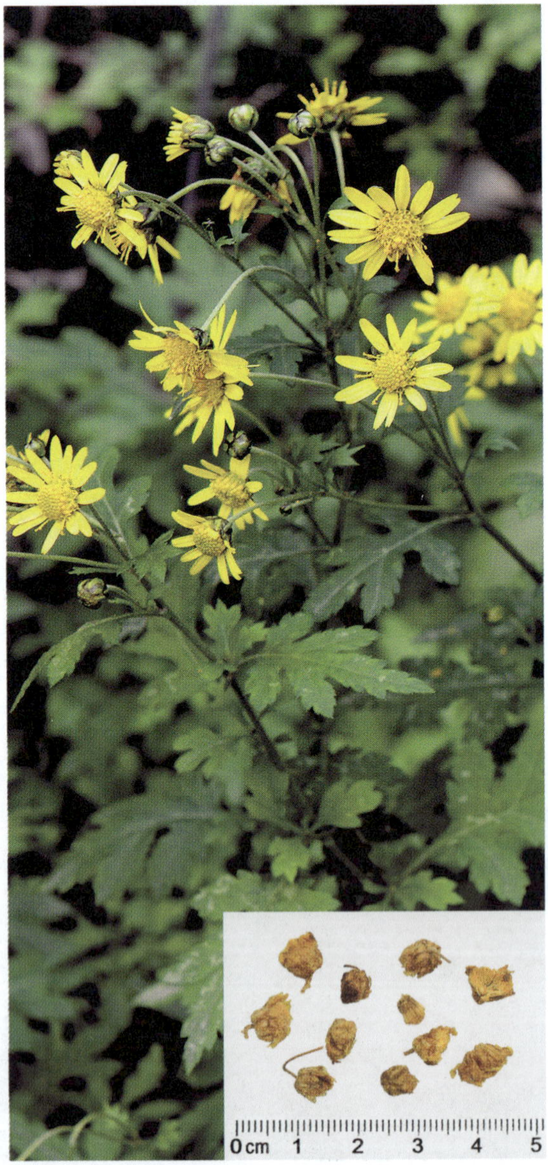

蛇床子

【别名】野茴香、野胡萝卜子、蛇米。

【来源】为伞形科植物蛇床 *Cnidium monnieri*（L.）Cuss. 的干燥成熟果实。

【植物识别要点】一年生草本。根细长圆锥状。茎直立或斜上，多分枝，中空，具深条棱，粗糙。下部叶具短柄，叶鞘短宽，上部叶柄全部鞘状，叶片轮廓卵形至三角状卵形。复伞形花序，小伞形花序，萼齿无，花瓣白色。

【生长环境】生于山坡、草地、路旁、灌丛中及林下，海拔 1 300~3 200m。

【采制】夏、秋二季果实成熟时采收，除去杂质，晒干。

【性味功效】辛、苦，温。燥湿祛风，杀虫止痒，温肾壮阳。

【应用】用于阴痒带下，湿疹瘙痒，湿痹腰痛，肾虚阳痿，宫冷不孕。

【选方】**1. 治阳不起** 菟丝子、蛇床子、五味子各等分。上三味，末之，蜜丸如梧子。饮服三十丸，日三。（《千金方》）

2. 治白带因寒湿者 蛇床子八两，山茱萸肉六两，南五味子四两，车前子三两，香附二两（俱用醋拌炒），枯白矾五钱，血鹿胶（火炙酒淬）五钱。共为细末，山药打糊丸梧子大。每早空心服五钱，白汤送下。（《方脉正宗》）

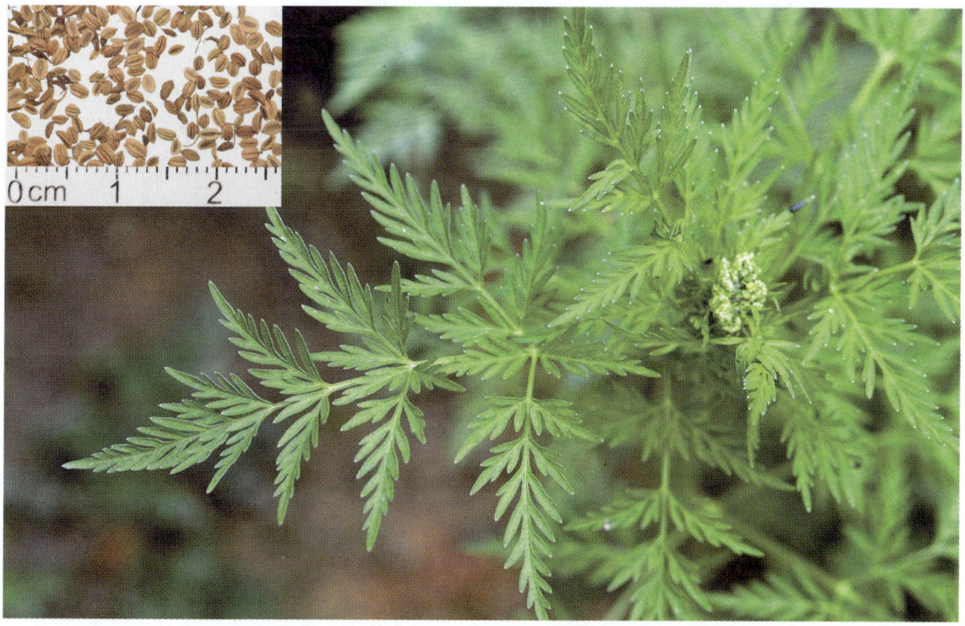

假鹰爪

【别名】山指甲、狗牙花。

【来源】为番荔枝科植物假鹰爪 *Desmos chinensis* Lour. 的根。

【植物识别要点】直立或攀缘灌木，除花外，全株无毛；枝皮粗糙，叶片薄纸质或膜质，长圆形或椭圆形，少数为阔卵形，上面有光泽，下面粉绿色。花黄白色，单朵与叶对生或互生；花梗无毛；萼片卵圆形，外轮花瓣比内轮花瓣大，长圆形或长圆状披针形，两面被微柔毛，内轮花瓣长圆状披针形，花托凸起，果有柄，念珠状，种子球状，夏至冬季开花，6月至翌年春季结果。

【生长环境】生于丘陵山坡、林缘灌木丛中或低海拔旷地、荒野及山谷等地。

【采制】全年均可采收，切片晒干。

【性味功效】辛，温，有小毒。祛风止痛，行气化瘀，杀虫止痒。

【应用】用于风湿痹痛，跌打损伤，产后瘀滞腹痛，消化不良，胃痛腹胀，疥癣。

【选方】**1. 治消化不良** 假鹰爪根/叶 3~15g，水煎服。（《广西本草选编》）

2. 治风湿痹痛，跌打损伤 假鹰爪根 9~15g，水煎服。（《广西本草选编》）

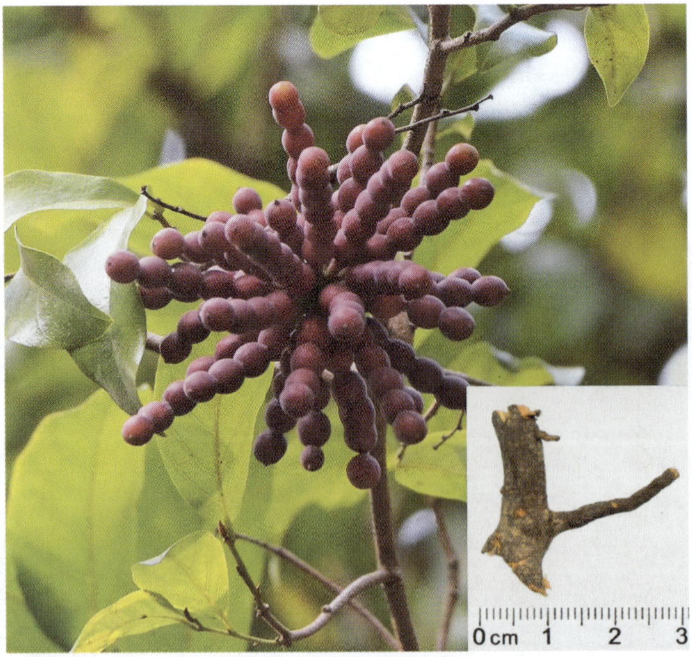

猪笼草

【别名】捕虫草、猴子埕、猪仔笼、担水桶。

【来源】为猪笼草科植物猪笼草 *Nepenthes mirabilis*(Lour.)Merr. 的干燥全草。

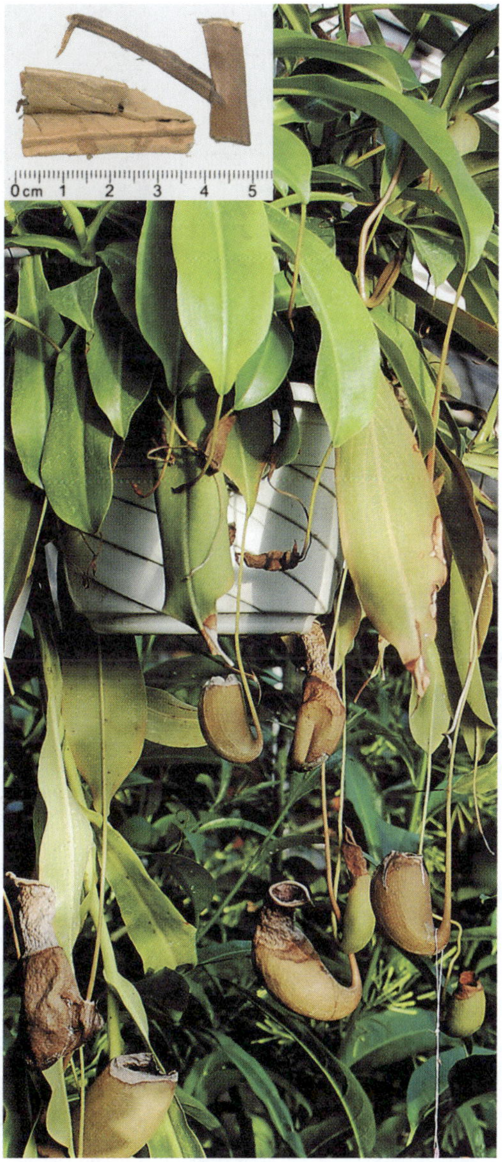

【植物识别要点】直立或攀缘草本,基生叶密集,近无柄,基部半抱茎;叶片披针形,边缘具睫毛状齿;卷须短于叶片;狭卵形或近圆柱形,被疏柔毛和星状毛,具 2 翅,翅缘睫毛状,瓶盖着生处有距 2~8 条,瓶盖卵形或近圆形,内面密具近圆形的腺体。总状花序,被长柔毛,与叶对生或顶生;花被片 4,椭圆形或长圆形。蒴果栗色,熟后开裂为 4 瓣果,狭披针形;种子丝状。

【生长环境】生于海拔 50~400m 的沼地、路边、山腰和山顶等灌丛中、草地上或林下。

【采制】秋季采收,切段晒干。

【性味功效】味甘、淡,性凉。润肺止咳,清热利湿排石,解毒消肿。

【应用】用于肺燥咳血,感冒咳嗽,百日咳,黄疸,痢疾,尿路结石;亦可用于胃及十二指肠溃疡,高血压病,糖尿病,疮疡痈肿。

【选方】治高血压病　猪笼草 1 000g,豨莶草 260g,桑椹子 260g。水煎 2 次,每次 1 小时,浓缩成 1 000ml。口服,每日 3 次,每次 20ml。(《农村中草药制剂技术》降压合剂)

猫爪草

【别名】猫爪儿草、三散草。

【来源】为毛茛科植物猫爪草(小毛茛)*Ranunculus ternatus* Thunb. 的干燥块根。

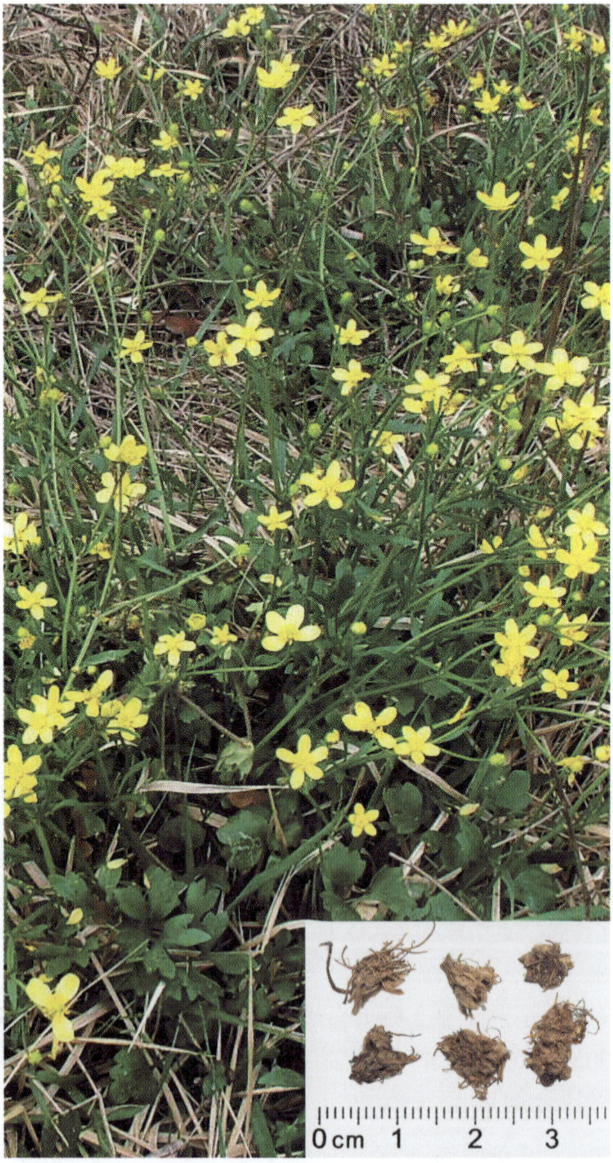

【植物识别要点】多年生小草本。簇生多数肉质小块根,块根近纺锤形或卵球形。茎铺散。基生叶丛生,叶片形状多变,单叶3裂或三出复叶。花序具少数花;花单生茎顶和分枝顶端,花瓣5,亮黄色,基部有爪。瘦果卵球形。

【生长环境】生于平原湿草地或田边荒地。

【采制】春季采挖,除去须根和泥沙,晒干。

【性味功效】甘、辛,温。化痰散结,解毒消肿。

【应用】用于瘰疬痰核,疔疮肿毒,蛇虫咬伤等。

【选方】**治肺结核** 猫爪草二两。水煎,分二次服。(《河南中草药手册》)

麻黄

【别名】龙沙、狗骨、卑相。

【来源】为麻黄科植物草麻黄 *Ephedra sinica* Stapf、中麻黄 *Ephedra intermedia* Schrenk et C.A.Mey. 或木贼麻黄 *Ephedra equisetina* Bge. 的干燥草质茎。

【植物识别要点】草本状灌木，无明显木质茎，表面具细纵槽纹。叶膜质鞘状，先端多为 2 裂，裂片锐三角形，先端急尖。雄球花多成复穗状，淡黄色；雌球花单生，卵圆形或矩圆状卵圆形，成熟时肉质红色，种子通常 2 粒，黑红色或灰褐色。

【生长环境】适应性强，习见于山坡、平原、干燥荒地、河床及草原等处，常组成大面积的单纯群落。

【采制】秋季采割绿色的草质茎，晒干。

【性味功效】辛、微苦，温。发汗散寒，宣肺平喘，利水消肿。

【应用】用于风寒感冒，胸闷喘咳，风水浮肿。

【选方】**1. 治太阳病头痛发热，身疼腰痛，骨节疼痛，恶风无汗而喘者**　麻黄三两（去节），桂枝二两（去皮），甘草一两（炙），杏仁七十个（去皮、尖）。上四味，以水九升，先煮麻黄，减二升，去上沫，纳诸药，煮取二升半，去滓，温服八合，覆取微似汗，不须啜粥。（《伤寒论》麻黄汤）

2. 治太阳病发汗后，不可更行桂枝汤，汗出而喘，无大热者　麻黄四两（去节），杏仁五十个（去皮、尖），甘草二两（炙），石膏半斤（碎，绵裹）。上四味，以水七升，煮麻黄，减二升，去上沫，纳诸药，煮取二升，去滓，温服一升。（《伤寒论》麻黄杏仁甘草石膏汤）

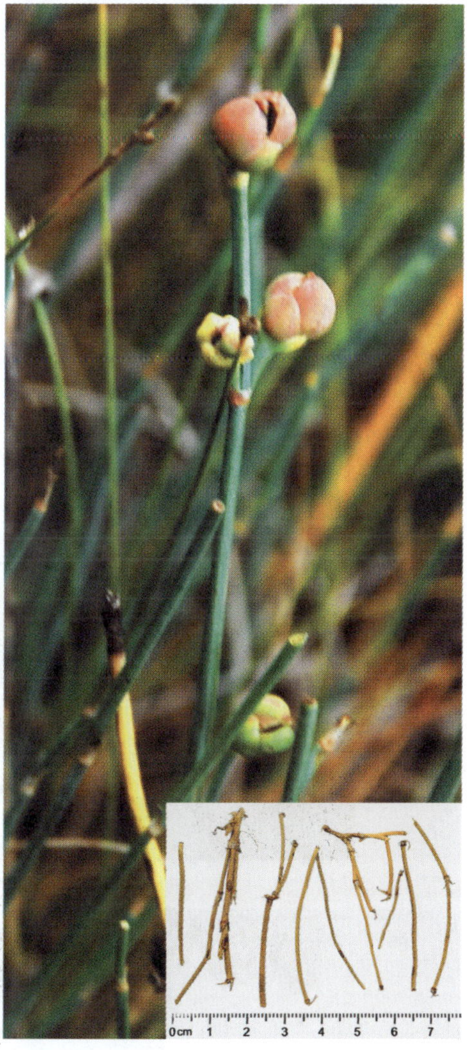

商陆

【别名】章柳、山萝卜、见肿消、倒水莲。

【来源】为商陆科植物商陆 *Phytolacca acinosa* Roxb. 或垂序商陆 *Phytolacca americana* L. 的干燥根。

【植物识别要点】多年生草本，高达1.5m。全株光滑无毛。根粗壮，圆锥形，肉质，外皮淡黄色，有横长皮孔，侧根甚多。茎绿色或紫红色，多分枝。单叶互生，具柄；柄的基部稍扁宽；叶片卵状椭圆形或椭圆形，全缘。总状花序生于枝端或侧生于茎上，花序直立；花被片5，初白色后渐变为淡红色。浆果，扁圆状，有宿萼，熟时呈深红紫色或黑色。花、果期5—10月。

【生长环境】普遍野生于海拔500~3 400m的沟谷、山坡林下、林缘路旁。也栽植于房前屋后及园地中，多生于湿润肥沃地，喜生垃圾堆上。

【采制】秋季至次春采挖，除去须根及泥沙，切成块或片，晒干或阴干。

【性味功效】苦，寒，有毒。逐水消肿，通利二便；外用解毒散结。

【应用】用于水肿胀满，二便不通；外治痈肿疮毒。

【选方】**1. 治水气通身洪肿，喘呼气急，烦躁多渴，大小便不利，服热药不得者**　泽泻、商陆、赤小豆(炒)、羌活(去芦)、大腹皮、椒目、木通、秦艽(去芦)、茯苓皮、槟榔。上等分，细切，每服四钱，水一盏半，生姜五片，煎七分，去滓温服，不拘时候。(《济生方》疏凿饮子)

2. 治产后血块时攻心腹，疼痛不可忍　商陆(干者)、当归(切、炒)各一分，紫葳、蒲黄各一两。上四味捣罗为散，空腹温酒调下二钱匕。(《圣济总录》商陆散)

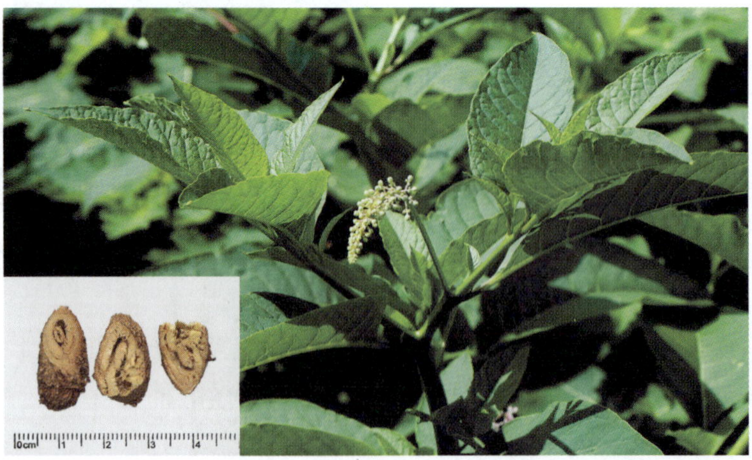

望江南

【别名】金豆子、羊角豆、狗屎豆、野扁豆。

【来源】为豆科植物望江南 *Cassia occidentalis* Linn. 的茎叶。

【植物识别要点】直立、少分枝的亚灌木或灌木，无毛；枝带草质，有棱；根黑色；叶长约20cm；叶柄近基部有大而带褐色、圆锥形的腺体1枚；托叶膜质；花数朵组成伞房状总状花序，长约5cm；苞片线状披针形或长卵形；花长约2cm；花瓣黄色，外生的卵形；雄蕊7枚发育，3枚不育，无花药；荚果带状镰形；果柄长1~1.5cm；种子30~40颗，种子间有薄隔膜。

【生长环境】常生于河边滩地、旷野或丘陵的灌木林或疏林中，也是村边荒地习见植物。

【采制】秋季采收成熟果实，打下种子，晒干；少数地区用成熟果实。夏季采收茎叶，晒干或鲜用。秋季挖根，洗净，晒干。

【性味功效】味苦，性寒。肃肺，清肝、利尿、通便，解毒消肿。

【应用】用于咳嗽气喘，头痛目赤，小便血淋，大便秘结，痈肿疮毒，蛇虫咬伤。

【选方】1. 治肿毒　金豆子叶，晒研，醋和敷，留头即消；或酒下二三钱。（《本草纲目拾遗》）

2. 治血淋　羊角豆全草30g。水煎服。（《福建民间草药》）

【附注】望江南子为本植物的种子。味甘、苦，性凉。清肝，健胃，通便，解毒。用于目赤肿痛，头晕头胀，消化不良，胃痛，痢疾，便秘，痈肿疔毒。

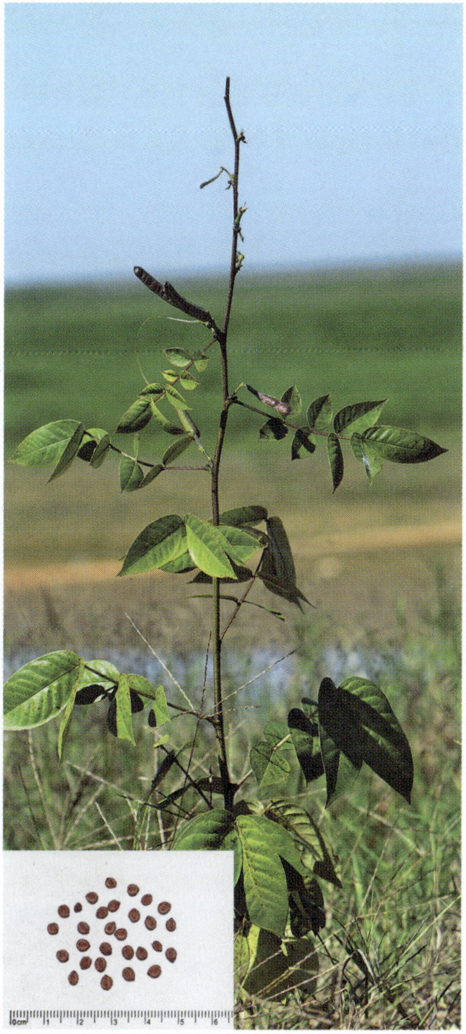

淡竹叶

【别名】竹叶、碎骨子、山鸡米、竹叶卷心。

【来源】为禾本科植物淡竹叶 *Lophatherum gracile* Brongn. 的干燥茎叶。

【植物识别要点】多年生草本，具木质根头。须根中部膨大呈纺锤形小块根。秆直立，疏丛生。叶鞘平滑或外侧边缘具纤毛；叶舌质硬，褐色，背有糙毛；叶片披针形，基部收窄成柄状。圆锥花序，分枝斜升或开展；小穗线状披针形，具极短柄；颖顶端钝，具5脉，边缘膜质；雄蕊2枚。颖果长椭圆形。花果期6—10月。

【生长环境】生于山坡、林地或林缘、道旁蔽荫处。

【采制】栽后3—4年开始采收。在6—7月将开花时，除留种以外，其余一律离地2~5cm处割起地上部分，晒干，理顺扎成小把即成。但在晒时，不能间断，以免脱节；夜间不能露天堆放，以免黄叶。可连续收获几年。

【性味功效】味甘、淡，性寒。清热泻火，除烦，利尿。

【应用】用于热病烦渴，口疮尿赤，热淋涩痛。

【选方】**1. 治眼赤** 淡竹叶10g，黄连4枚，青钱20文，大枣（去皮核）20枚，栀子7枚，车前草10g。上六味，以水四升，煮取一升以洗眼，每日6~7遍。忌猪肉。（《外台秘要》竹叶汤）

2. 治伤寒、温病、暑病之后，余热未清，气津两伤证 竹叶6g，石膏50g，半夏9g，麦门冬20g，人参6g，甘草（炙）6g，粳米10g。上七味，以水一斗，煮去六升，去渣，内粳米，煮米熟，汤成去米，温服一升，日三服。（《伤寒论》竹叶石膏汤）

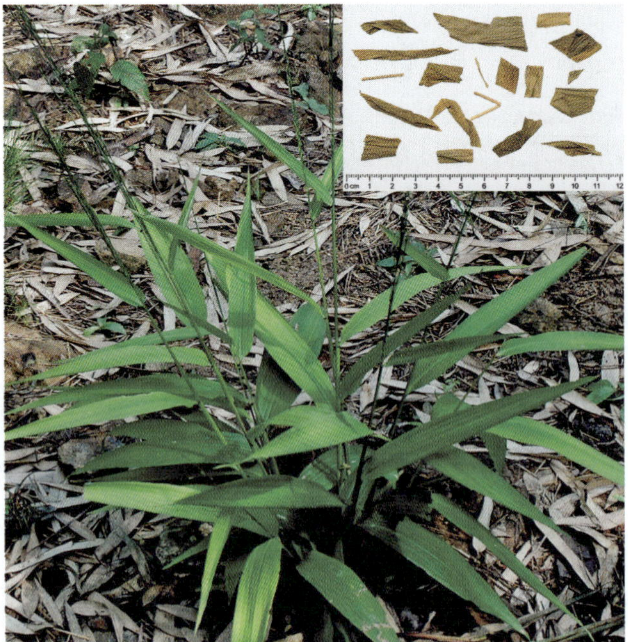

密蒙花

【别名】老蒙花、水锦花、虫见死、黄饭花。

【来源】为马钱科植物密蒙花 *Buddleja officinalis* Maxim. 的干燥花蕾和花序。

【植物识别要点】落叶灌木。小枝略有四棱，密被棕黄色绒毛。叶对生，长椭圆形至披针形，全缘或有小齿，上、下叶表面密被灰白色至棕黄白星状毛。聚伞圆锥状花序顶生，花序及花密被灰白色叉状分枝茸毛；花小淡紫色至白色。蒴果卵形，种子多数，细小，具翅。

【生长环境】生于海拔 200~2 800m 向阳山坡、河边、村旁的灌木丛中或林缘。适应性较强，石灰岩山地亦能生长。

【采制】春季花未开放时采收，除去杂质，干燥。

【性味功效】甘，微寒。清热泻火，养肝明目，退翳。

【应用】用于目赤肿痛，多泪羞明，目生翳膜，肝虚目暗，视物昏花。

【选方】**1. 治风气攻注，两眼昏暗，眵泪羞明，睑生风粟，隐涩难开，或痒或痛，渐生翳膜，视物不明，及久患偏头疼，牵引两眼，渐觉细小，昏涩隐痛，并暴赤肿痛，并皆疗之**　密蒙花（净）、石决明（用盐同东流水煮一伏时，漉出，研粉）、木贼、杜蒺藜（炒，去尖）、羌活（去芦）、菊花（去土）各等分。上为细末，每服一钱，腊茶清调下，食后，日二服。（《太平惠民和剂局方》密蒙花散）

2. 治眼障翳　密蒙花、黄柏根（洗锉）各一两。上二味，捣罗为末，炼蜜和丸，如梧桐子大。每服十丸至十五丸，食后。临卧熟水下，或煎饧汤下。（《圣济总录》密蒙花丸）

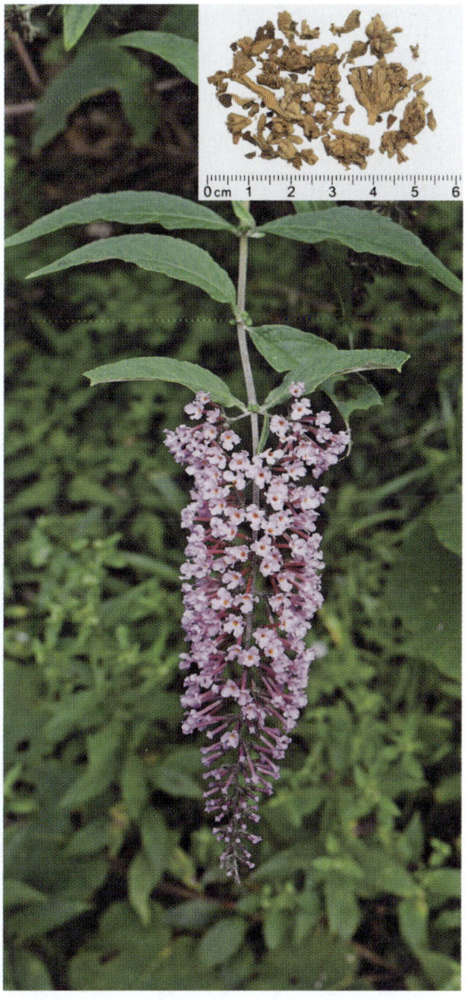

琴叶榕

【别名】牛奶子树、铁牛入石。

【来源】为桑科植物琴叶榕 *Ficus pandurata* Hance 的根或叶。

【植物识别要点】小灌木。高 1~2m，小枝。嫩叶幼时被白色柔毛。叶纸质，提琴形或倒卵形，长 4~8cm，先端急尖有短尖，基部圆形至宽楔形，表面无毛，背面叶脉有疏毛和小瘤点，叶柄疏被糙毛。榕果单生叶腋，鲜红色，椭圆形或球形，基生苞片 3，卵形，雄花有柄，花被片 4，线形，子房近球形，花柱侧生，很短；雌花花被片 3~4，椭圆形。花期 6—8 月。

【生长环境】生于山地、旷野或灌丛林下。喜温暖、湿润和阳光充足环境。

【采制】全年采根，晒干。叶夏季采。

【性味功效】甘、微辛，平。祛风除湿，解毒消肿，活血通经。

【应用】用于风湿痹痛，黄疸，疟疾，百日咳，乳汁不通，闭经，痈疖肿痛，跌打损伤。

【选方】**治腰背酸痛** 琴叶榕干根一至二两，穿山龙干根五钱。酒水煎服。(《福建中草药》)

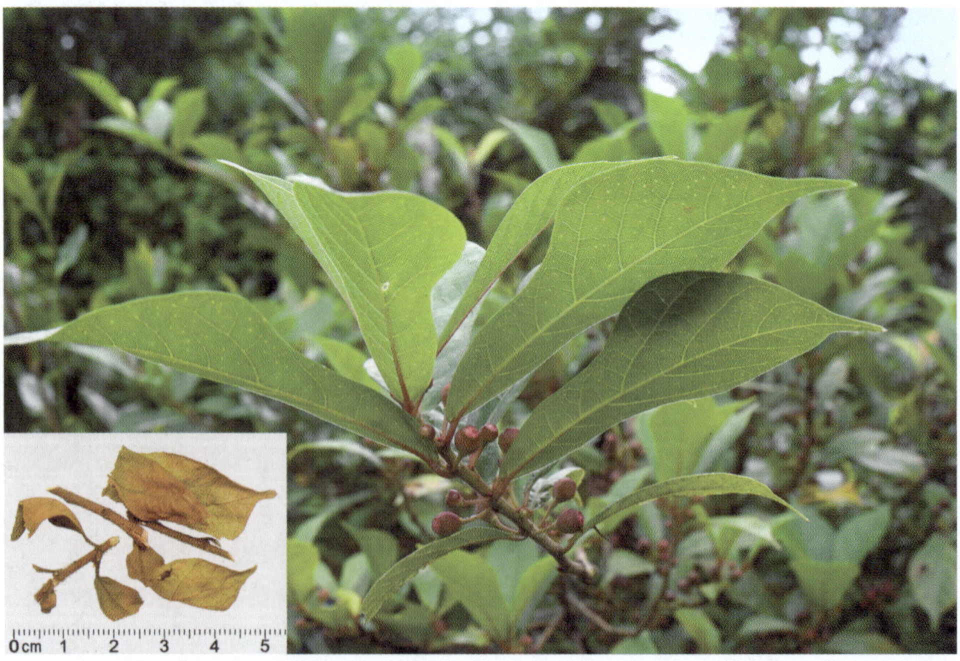

博落回

【别名】 号筒梗、三钱三、泡通珠、博落筒、滚地筒。

【来源】 为罂粟科植物博落回 *Macleaya cordata* (Willd.) R. Br. 的干燥全草。

【植物识别要点】 草本，具乳黄色浆汁。茎多白粉，中空。叶片宽卵形或近圆形，通常 7 或 9 深裂或浅裂，边缘波状、缺刻状、粗齿或多细齿，背面多白粉，被易脱落的细绒毛。大型圆锥花序多花，蒴果狭倒卵形或倒披针形。

【生长环境】 生于路旁、低山林中、灌丛中或草丛间。

【采制】 秋季采收，晒干。

【性味功效】 辛、苦，寒，有大毒。祛风，解毒，散瘀止痛，杀虫。

【应用】 用于疔疮脓肿，急性扁桃体炎，中耳炎，滴虫性阴道炎。大毒，禁内服。

【选方】 **1. 治恶疮，瘿根，赘瘤，息肉，白癜风，蛊毒，溪毒，已上（“上”一作“生”）疮瘘者** 博落回、百丈青、鸡桑灰等分为末敷。（《本草拾遗》）

2. 治蜈蚣、黄蜂咬伤 取新鲜博落回茎，折断，有黄色汁液流出，以汁搽患处。（《江西民间草药验方》）

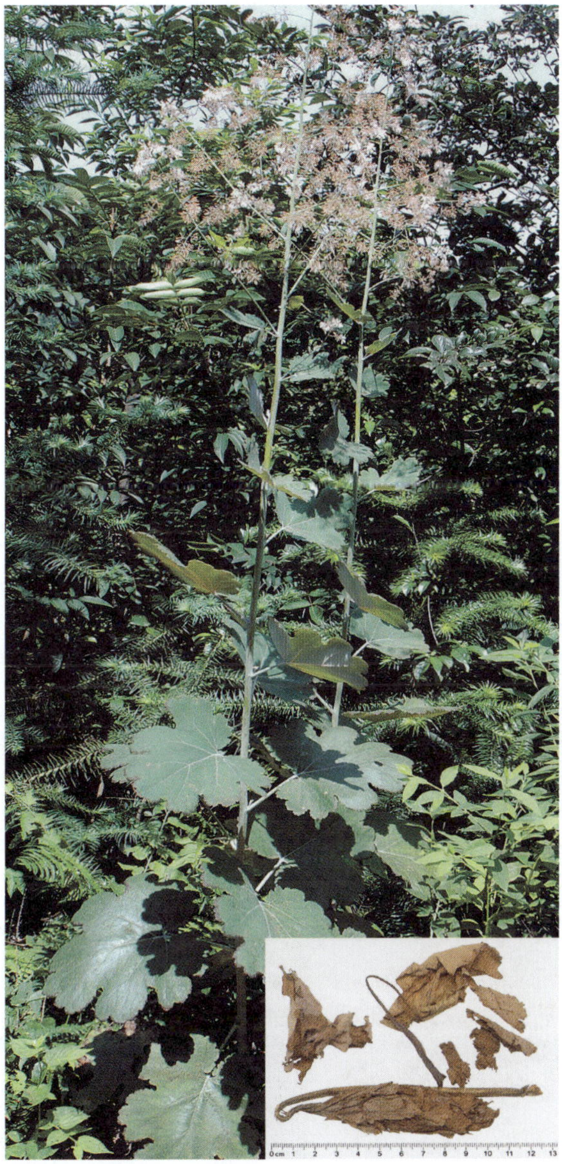

喜树

【别名】千张树、水桐树、旱莲木。

【来源】为珙桐科植物喜树 *Camptotheca acuminata* Decne. 的果实、根及根皮、树枝、叶均入药。

【植物识别要点】落叶乔木。叶互生，纸质，矩圆状卵形或矩圆状椭圆形，全缘。头状花序近球形，上部为雌花序，下部为雄花序。花萼杯状，边缘睫毛状；花瓣5枚，淡绿色，早落。翅果矩圆形，着生成近球形的头状果序。

【生长环境】生于海拔1 000m以下的林边或溪边，亦有栽培。

【采制】秋、冬采果，晒干；根、树皮、树枝四季可采，洗净晒干；叶春至秋季均可采，鲜用或晒干。

【性味功效】苦，辛，有毒。清热解毒，散结消癥。

【应用】用于胃癌，结肠癌，直肠癌，膀胱癌，白血病等；外用治牛皮癣。

【选方】**治牛皮癣**　喜树皮切碎，水煎浓缩，然后加羊毛脂、凡士林，调成10%~20%油膏外搽。另取树皮或树枝一至二两，水煎服，每天一剂。亦可取叶加水浓煎后，外洗患处。（《中药大辞典》）

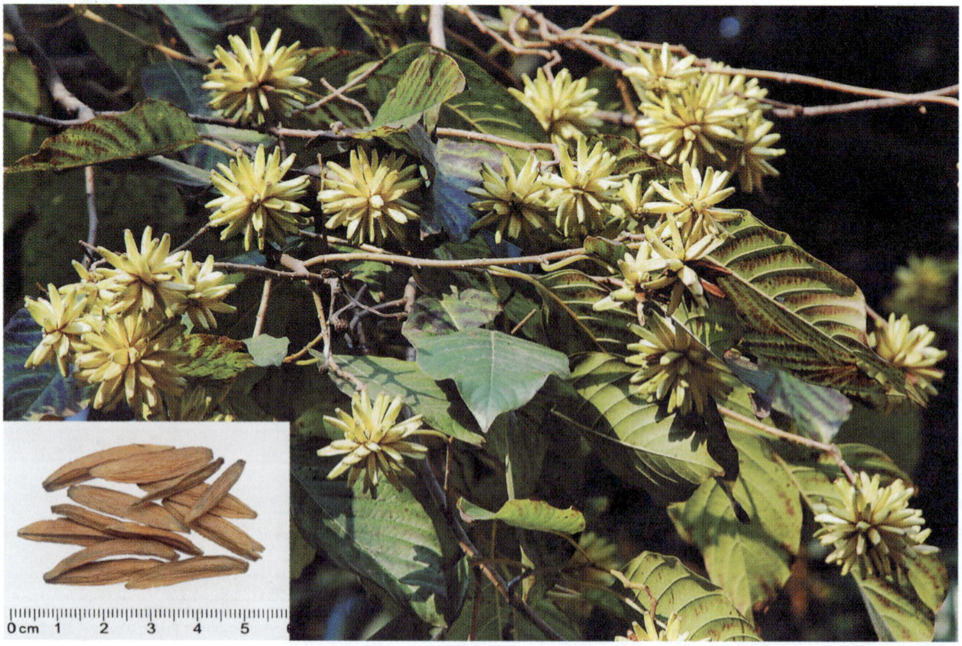

葫芦茶

【别名】牛草虫、迫颈草、金剑草、螳螂草、葫芦叶。

【来源】为豆科植物葫芦茶 *Tadehagi triquetrum*(L.) Ohashi. 的全株。

【植物识别要点】半灌木,枝四棱。单叶互生,卵状矩圆形、矩圆形至披针形,薄革质;叶柄长 1~3cm,有阔翅;托叶 2 枚,披针形。总状花序顶生或腋生,花多数,淡紫色或蓝色,花冠蝶形。荚果。

【生长环境】生于荒地、山地林缘或路旁。

【采制】夏、秋采收,洗净切细,晒干。鲜用随时可采。

【性味功效】微苦、涩,凉。清热利湿,消滞杀虫。

【应用】用于感冒发热,湿热积滞,小便赤涩,水肿腹胀,小儿疳积。

【选方】1. **治咽喉肿痛** 葫芦茶二两。煎水含咽。(《岭南草药志》)

2. **治肺病咳嗽出血** 葫芦茶干全草二两半。清水煎服。(《泉州本草》)

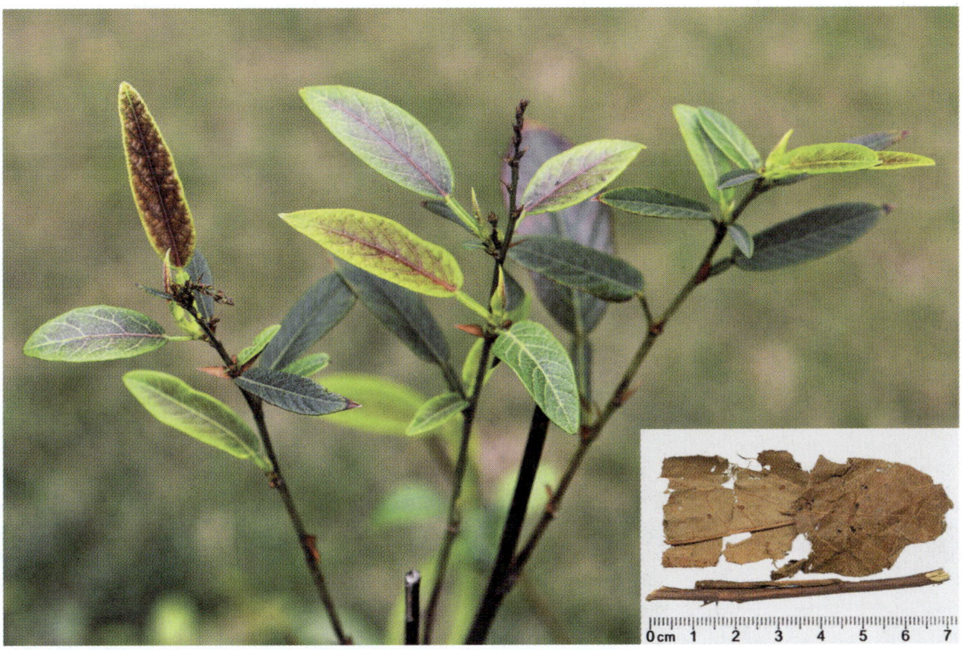

葛根

【别名】 干葛、葛子根、葛条根。

【来源】 为豆科植物野葛 *Pueraria lobata* (Willd.) Ohwi 的干燥根。

【植物识别要点】 藤本，全株被黄褐色粗毛。三出复叶，顶生小叶菱状圆形，侧生小叶斜卵形，背面有粉霜，两面均被白色伏生短柔毛；托叶针状。总状花序，花冠蓝紫色或紫色；荚果线形，种子卵圆形，赤褐色。

【生长环境】 生于山地疏或密林中。

【采制】 秋、冬二季采挖，趁鲜切成厚片或小块，干燥。

【性味功效】 甘、辛，凉。解肌退热，生津止渴，透疹，升阳止泻，通经活络，解酒毒。

【应用】 用于外感发热头痛，热痢，泄泻，中风偏瘫，胸痹心痛，酒毒伤中。

【选方】 **1. 治太阳病，项背强几几，无汗恶风**　葛根四两，麻黄三两(去节)，桂枝二两(去皮)，生姜三两(切)，甘草二两(炙)，芍药二两，大枣十二枚(擘)。上七味，以水一斗，先煮麻黄、葛根，减二升，去白沫，纳诸药，煮取三升，去渣，温服一升，覆取微似汗。(《伤寒论》葛根汤)

2. 治太阳病，桂枝证，医反下之，利遂不止，脉促(表未解也)，喘而汗出　葛根半斤，甘草二两(炙)，黄芩三两，黄连三两。上四味，以水八升，先煮葛根，减二升，纳诸药，煮取二升，去滓，分温再服。(《伤寒论》葛根黄芩黄连汤)

3. 治斑疹初发，壮热，点粒未透　葛根、升麻、桔梗、前胡、防风各一钱，甘草五分。水煎服。(《全幼心鉴》)

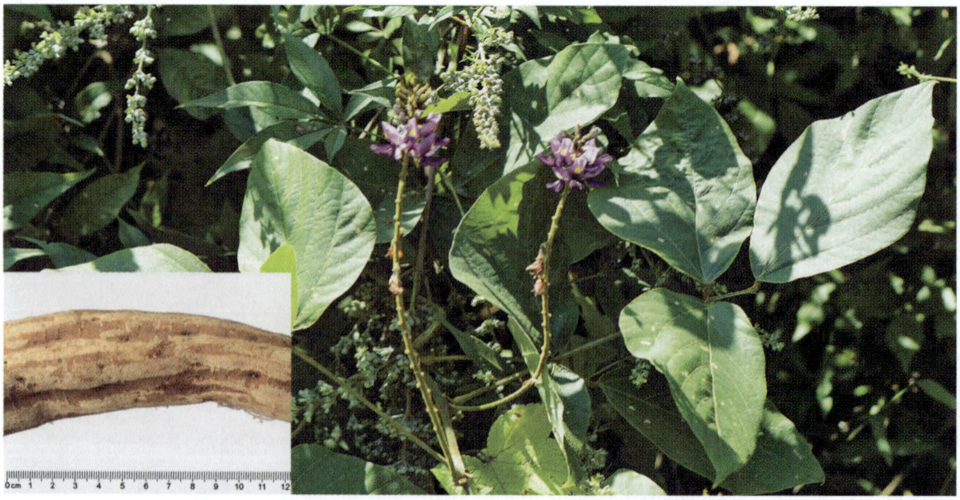

葎草

【别名】刺刺秧、刺刺藤、五爪龙、大叶五爪龙。

【来源】为桑科植物葎草 *Humulus scandens* (Lour.) Merr. 的全草。

【植物识别要点】缠绕草本，茎、枝、叶柄均具倒钩刺。叶纸质，肾状五角形，掌状 5~7 深裂，表面粗糙，疏生糙伏毛，背面有柔毛和黄色腺体，边缘具锯齿。雄花小，黄绿色，圆锥花序；雌花序球果状，瘦果。

【生长环境】常生于沟边、荒地、废墟、林缘边。

【采制】夏、秋采收，晒干。鲜用随时可采。

【性味功效】甘、苦，寒。清热解毒，退热除蒸，利尿通淋。

【应用】用于肺热咳嗽，发热烦渴，骨蒸潮热，热淋涩痛，皮肤湿疹或皮肤瘙痒。

【选方】治膏淋　葎草捣生汁三升，榨二合。相和，空腹顿服，当溺如白汁。(《本草图经》)

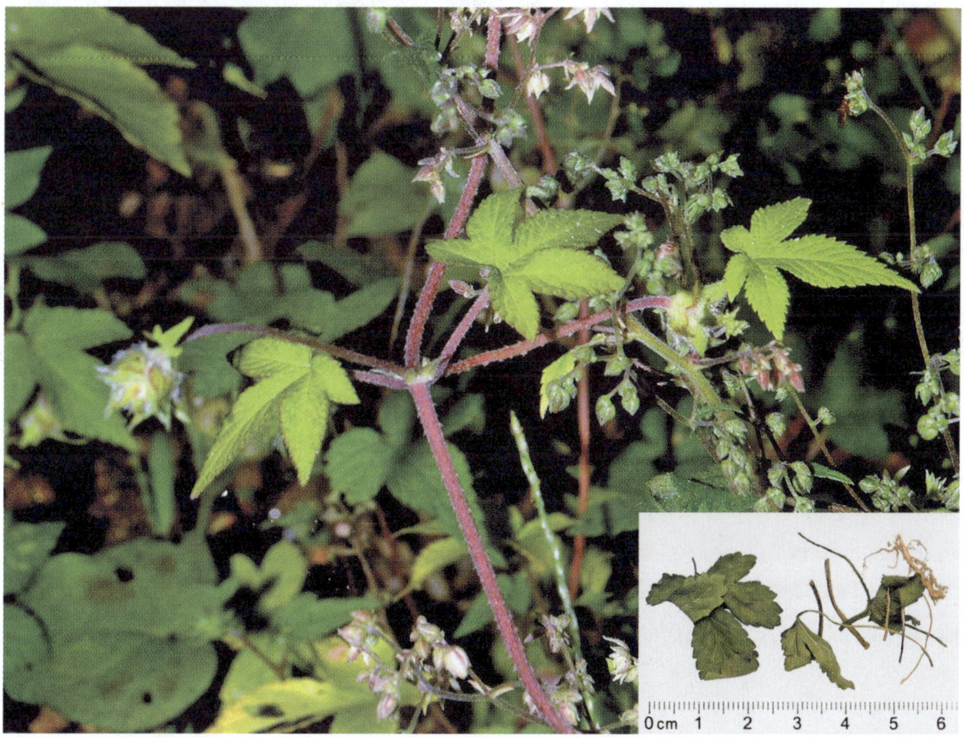

葶苈子

【别名】腺茎独行、辣辣根、芥荠。

【来源】为十字花科植物播娘蒿 *Descurainia sophia*（L.）Webb. ex Prantl. 或独行菜 *Lepidium apetalum* Willd. 的干燥成熟种子。前者习称“南葶苈子”，后者习称“北葶苈子”。

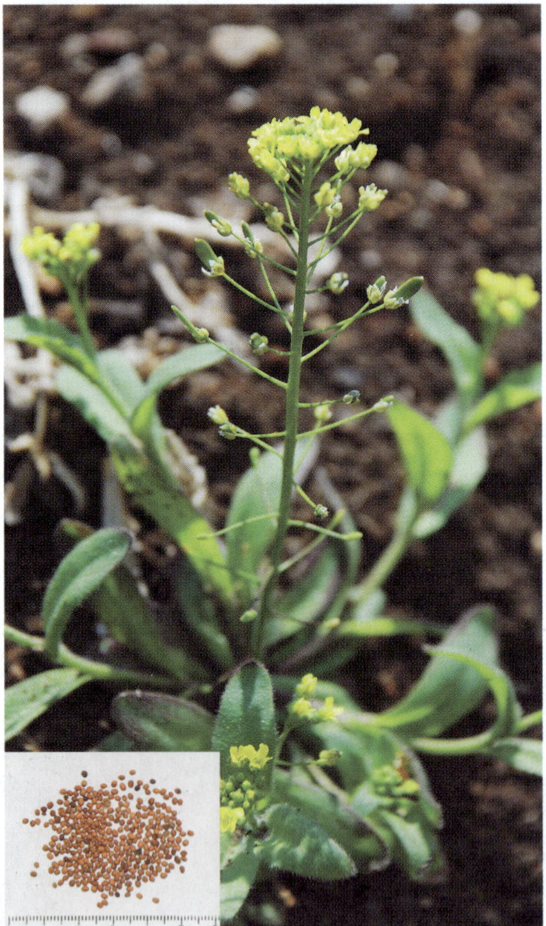

【植物识别要点】草本。茎被微小头状毛。基生叶莲座状，平铺地面，羽状浅裂或深裂，叶片狭匙形；茎生叶狭披针形至条形，有疏齿或全缘。总状花序顶生，花小，白色不明显。短角果近圆形，种子椭圆形，棕红色。

【生长环境】常生于路边、农田、荒地。

【采制】夏季果实成熟时采割植株，晒干，搓出种子，除去杂质。

【性味功效】辛、苦，大寒。泻肺平喘，行水消肿。

【应用】用于痰涎壅肺，喘咳痰多，胸胁胀满，不得平卧，小便不利。

【选方】**1. 治伤寒结胸，心下痛** 葶苈子（隔纸炒）三分，槟榔（锉）半两，桑根白皮（炙，锉）三分，杏仁（汤浸，去皮尖双仁，炒）、大黄（锉，醋炒）各半两，朴消三分。（《圣济总录》卷二十二）

2. 治上气咳嗽，长引气不得卧，或水肿，或遍体气肿，或单面肿，或足肿 葶苈子三升，微熬，捣筛为散，以清酒五升渍之，春夏三日，秋冬七日。初服如胡桃许大，日三夜一，冬日二夜二，量其气力，取微利为度，如患急困者，不得待日满，亦可以绵细绞即服。（《外台秘要方》）

萹蓄

【别名】鸟蓼、扁竹、竹节草、猪牙草、道生草。

【来源】为蓼科植物萹蓄 *Polygonum aviculare* L. 的干燥地上部分。

【植物识别要点】一年生草本，茎具明显的节及纵沟纹。叶互生，披针形至椭圆形，全缘；托鞘膜质，抱茎。花被绿色，结果后边缘变为粉红色。瘦果卵形，具3棱，黑褐色。

【生长环境】生田边路、沟边湿地。

【采制】夏季叶茂盛时采收，除去根和杂质，晒干。

【性味功效】苦，微寒。利尿通淋，杀虫，止痒。

【应用】用于热淋涩痛，小便短赤，虫积腹痛，皮肤湿疹，阴痒带下。

【选方】**治小便不通**　萹蓄一握，水盅半，煎一盅，热服。（《卫生易简方》）

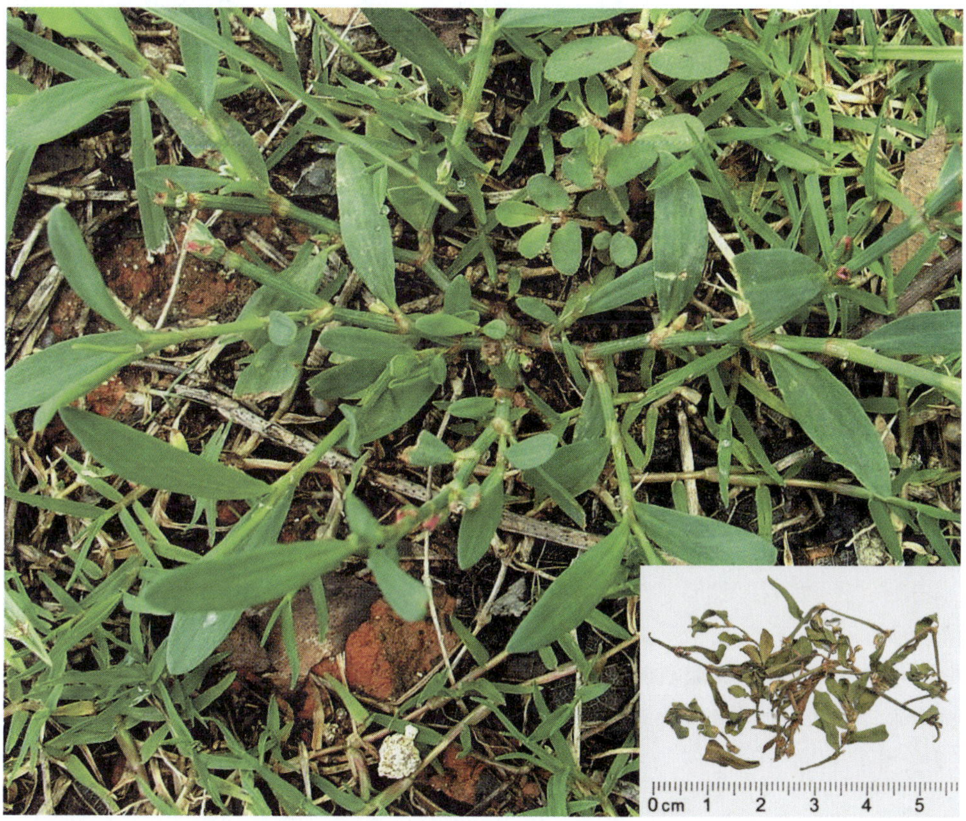

韩信草

【别名】 耳挖草、大力草、顺经草、大叶半枝莲、向天盏。

【来源】 为唇形科植物韩信草 *Scutellaria indica* L. 的全草。

【植物识别要点】 草本，全体被毛。茎四方形。叶对生，圆形、卵圆形或肾形，边缘有圆锯齿，两面密生细毛。花轮有花2朵，花萼钟状，萼筒背生1囊状盾鳞；花冠紫色。小坚果横生，卵圆形，有小瘤状突起。

【生长环境】 生山地或丘陵地、疏林下，路旁空地及草地上。

【采制】 春、夏季采收，洗净，鲜用或晒干。

【性味功效】 辛、苦，寒。清热解毒，活血止血，消肿止痛。

【应用】 用于痈肿疔毒，肺痈，肠痈，瘰疬，跌打肿痛及毒蛇咬伤。

【选方】 **1. 治牙痛** 韩信草、入地金牛各二钱，水煎服。(《贵阳民间草药》)

2. 治痈疽，无名肿毒 鲜韩信草捣烂，敷患处。(《泉州本草》)

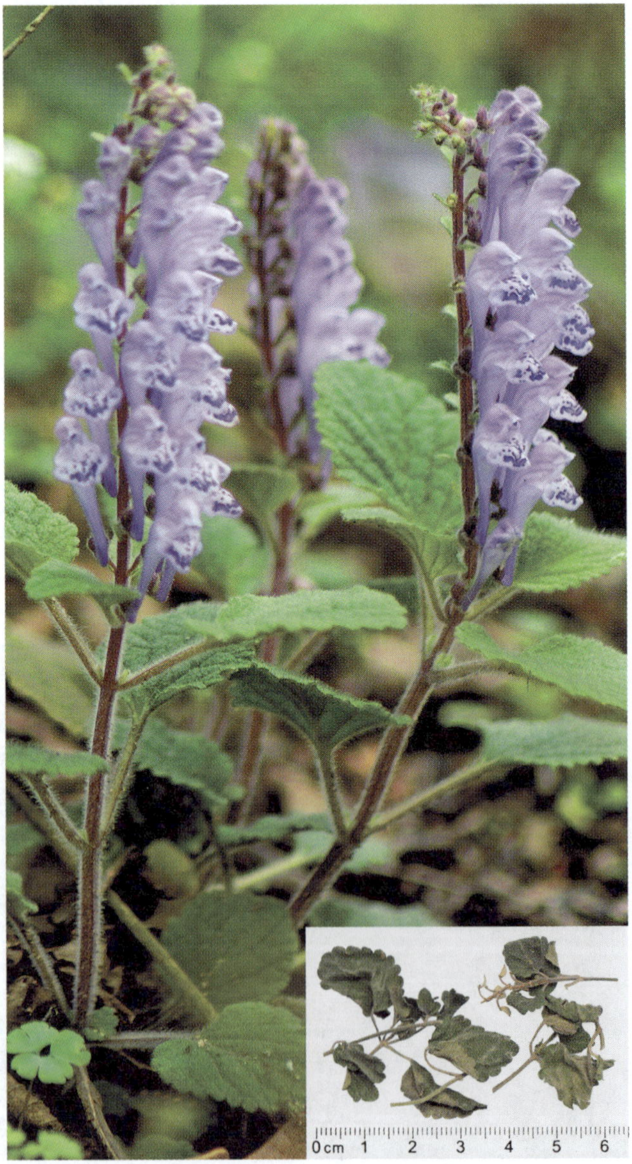

楮实子

【别名】榖木子、纱纸树、构树子。

【来源】为桑科植物构树 *Broussonetia papyrifera* (L.) Vent. 的干燥成熟种子。

【植物识别要点】落叶乔木。高达10m。茎、叶具乳液。叶片卵形，先端尖，基部圆形或心脏形，有时不对称，边缘锯齿状，上面暗绿色，具粗糙伏毛，下面灰绿色，密生柔毛。花单性，雄花为腋生柔荑花序，长约5cm，雄蕊4；雌花为球形头状花序，有多数棒状苞片，花柱丝状，紫色。聚花果肉质球形，直径约2cm，橙红色。花期5月。果期9月。

【生长环境】生于山坡林缘或村寨道旁。

【采制】秋季果实成熟时采摘，洗净，晒干，除去灰白色膜状宿萼及杂质。

【性味功效】甘，寒。补肾清肝，明目，利尿。

【应用】用于肝肾不足，腰膝酸软，虚劳骨蒸，头晕目昏，目生翳膜，水肿胀满。

【选方】**1. 治目昏**　楮实子、荆芥穗、地骨皮各等分。上为细末，炼蜜为丸，梧桐子大。每服二十丸，米汤下。(《儒门事亲》)

2. 治石疽，状如痤疖而皮厚，亦治金疮　楮实子敷之。(《千金要方》)

3. 治水肿　楮实子6g，大腹皮9g，水煎服。(《青岛中草药手册》)

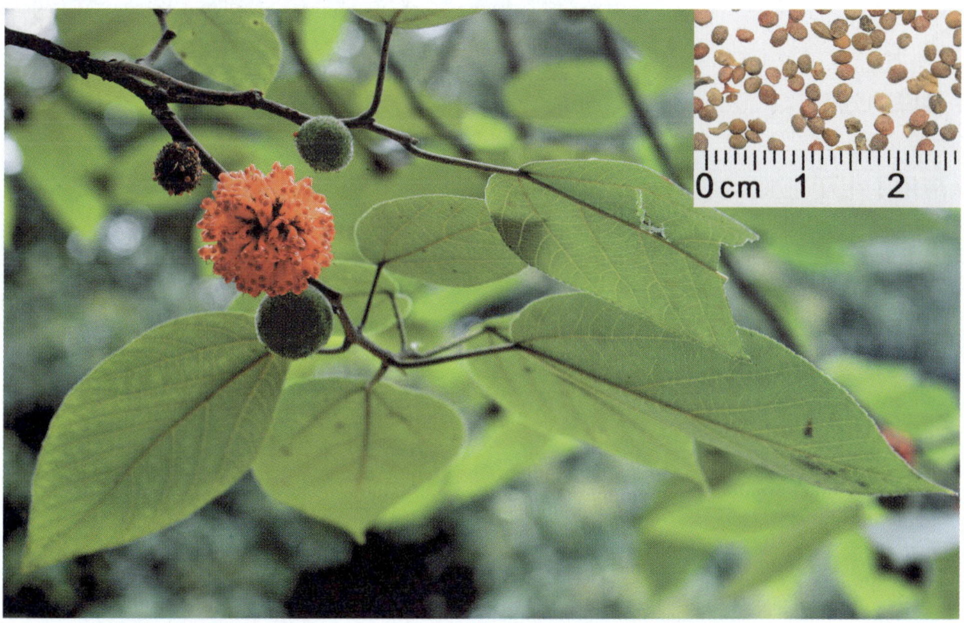

棕榈

【别名】棕衣树、陈棕、棕板、棕骨、棕皮。

【来源】为棕榈科植物棕榈 *Trachycarpus fortunei*（Hook. f.）H. Wendl. 的干燥叶柄。

【植物识别要点】常绿乔木。叶片近圆形，深裂成30~50片具皱折的线状剑形，裂片先端具短2裂或2齿，硬挺或顶端下垂，叶柄两侧具细圆齿。花序粗壮，雌雄异株。果实阔肾形，成熟时由黄色变为淡蓝色，有白粉。

【生长环境】野生于疏林中，长江以南各省区广泛栽培。

【采制】采棕时割取旧叶柄下延部分及鞘片，除去纤维状的棕毛，晒干。

【性味功效】苦、涩，平。收敛止血。

【应用】用于吐血，衄血，尿血，便血，崩漏。

【选方】棕榈、侧柏、卷柏烧存性，饭丸，止远年下血。亦可煎服。（《本草备要》）

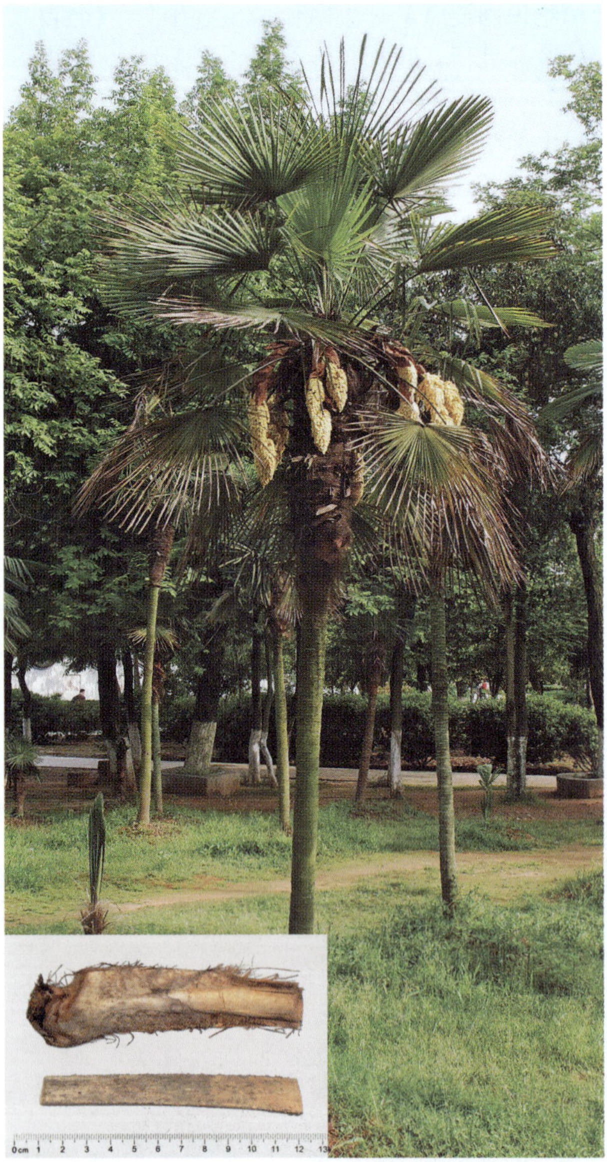

紫荆

【别名】满条红、苏芳花、紫珠、乌桑、箩筐树。

【来源】为豆科植物紫荆 *Cercis chinensis* Bunge. 的干燥花、树皮和果实。

【植物识别要点】乔木或大灌木，叶纸质，基部浅至深心形，托叶矩形，早落。花冠蝶形，紫红色或粉红色，2~10余朵成束，通常先于叶开放，龙骨瓣基部具深紫色斑纹。荚果扁狭长形，种子阔长圆形，黑褐色，光亮。

【生长环境】生于山坡、溪边、灌丛中，各地广泛栽培。

【采制】4—5月采花，晒干。5—7月采收荚果，晒干。7—8月采收树皮，刷去泥沙，晒干。

【性味功效】苦，平。花（紫荆花）：清热凉血，通淋解毒。树皮（紫荆皮）：活血通经，消肿解毒。果实（紫荆果）：止咳平喘，行气止痛。

【应用】花（紫荆花）：主热淋，血淋，疮疡，风湿筋骨痛。树皮：治风寒湿痹，妇女经闭、血气疼痛，喉痹，淋疾，痈肿，癣疥，跌打损伤，蛇虫咬伤。果实：主咳嗽多痰，哮喘，心口痛。

【选方】**1. 治筋骨疼痛，痰火痿软，湿气流痰**　紫荆皮二两（酒炒），秦（当）归五钱，川牛膝三钱，川羌活二钱，木瓜三钱。上好酒五斤，重汤煎一炷香为度，露一夜，去火毒用。（《滇南本草》）

2. 治产后诸淋　紫荆皮五钱。半酒半水煎，温服。（《妇人良方补遗》）。

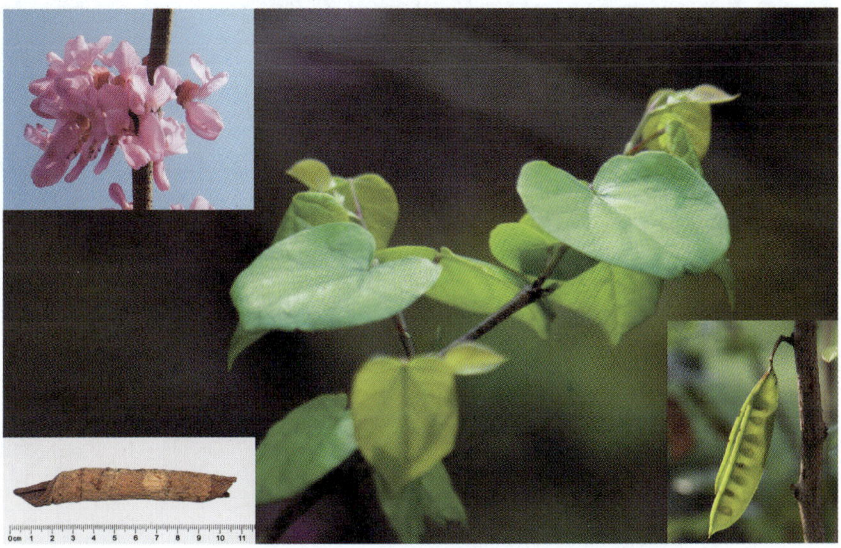

紫珠

【别名】白棠子树、紫荆、紫珠草、止血草。

【来源】为马鞭草科植物紫珠 *Callicarpa bodinieri* H. Lév. 的根或全株。

【植物识别要点】灌木，小枝光滑，略带紫红色，有少量的星状毛，单叶对生，叶片倒卵形至椭圆形，边缘疏生细锯齿。聚伞花序腋生，花多数，花白、粉红、淡紫等色。果实球形，熟时紫色，有光泽，经冬不落。

【生长环境】生于林中、林缘及灌丛中。

【采制】春、夏、秋采植株，鲜用或晒干研末；根四季可采，切片晒干。

【性味功效】苦、涩，凉。收敛止血，清热解毒。

【应用】用于衄血，咯血，胃肠出血，子宫出血，上呼吸道感染；外用治外伤出血，烧伤。

【选方】**1. 治拔牙后出血不止** 用消毒棉花蘸紫珠叶末塞之。（《福建民间草药》）

2. 治跌打内伤出血 鲜紫珠叶和实二两，冰糖一两。开水炖，分二次服。（《闽东本草》）

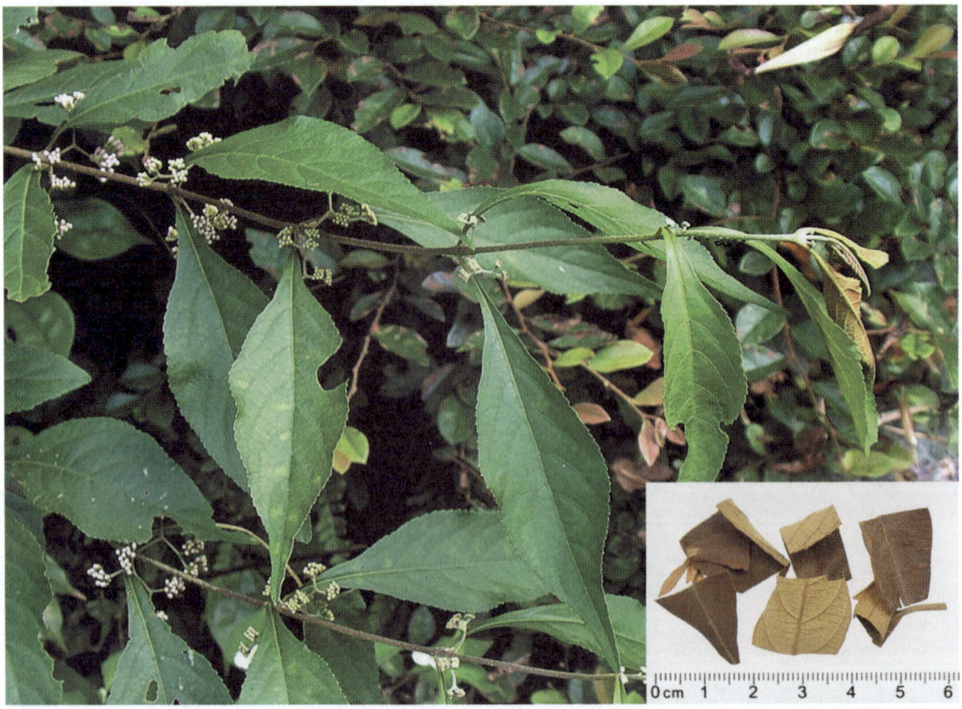

紫菀

【别名】 青苑、紫倩、小辫、返魂草、山白菜。

【来源】 为菊科植物紫菀 *Aster tataricus* L. f. 的干燥根和根茎。

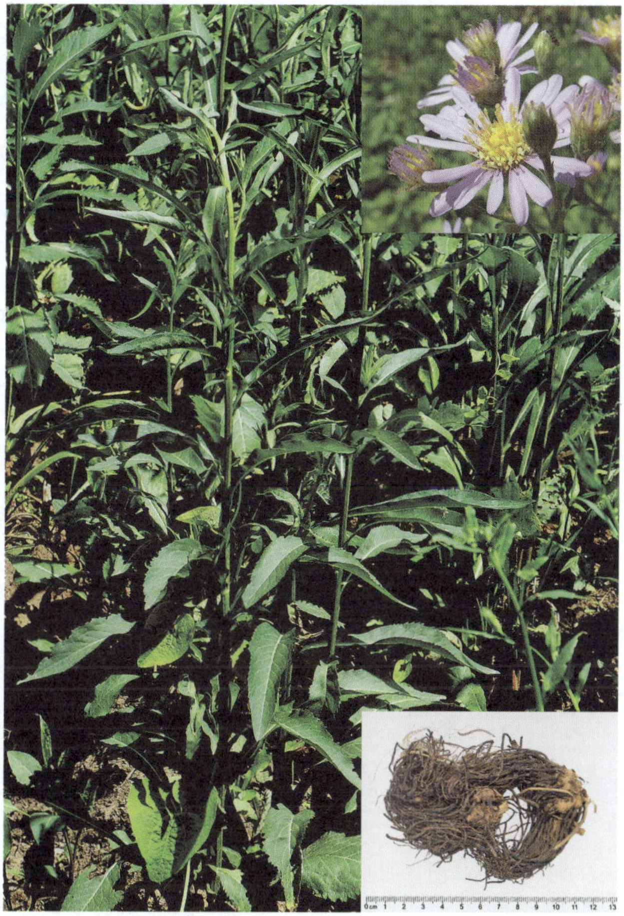

【植物识别要点】 草本，茎被疏粗毛。基部叶在花期枯落，中部叶长圆形或长圆披针形，无柄，全缘或有浅齿，上部叶狭小；叶厚纸质，上、下叶面被毛。头状花序多数，舌状花蓝紫色。瘦果倒卵状长圆形，紫褐色。

【生长环境】 生于低山阴坡湿地、山顶和低山草地及沼泽地。

【采制】 春、秋二季采挖，除去有节的根茎(习称“母根”)和泥沙，编成辫状晒干，或直接晒干。

【性味功效】 辛、苦，温。润肺下气，消痰止咳。

【应用】 用于痰多喘咳，新久咳嗽，劳嗽咳血。

【选方】 **1. 治久嗽不瘥** 紫菀(去芦头)、款冬花各一两，百部半两，三物捣罗为散，每服三钱匕。生姜三片，乌梅一个，同煎汤调下，食后欲卧，各一服。(《本草图经》)

2. 治小儿咳嗽，声不出者 紫菀末、杏仁泥等分。入蜜同研，丸芡实大。每服一丸，五味子汤下。(《全幼心鉴》)

3. 治吐血，咯血，嗽血 紫菀、茜根等分。为细末，炼蜜为丸，炼如樱桃子大。含化一丸，不以时。(《鸡峰普济方》)

紫萼

【别名】紫玉簪、紫萼玉簪、玉棠花。

【来源】为百合科植物紫萼 *Hosta ventricosa* (Salisb.) Stearn. 的全草。

【植物识别要点】多年生草本植物，须根被绵毛。叶基生，卵状心形、卵形至卵圆形，基部心形或近截形，花葶高60~100cm，花单生，盛开时向上骤然扩张为钟状，紫红色。蒴果圆柱状，有三棱。

【生长环境】生于林下、草坡或路旁湿润处。

【采制】全草四季可采，鲜用或晒干。

【性味功效】甘、苦，平。清热解毒、散瘀止痛、明目、理气和血。

【应用】治跌打损伤、胃痛、赤目红肿、乳腺炎、中耳炎、蛇咬伤等。

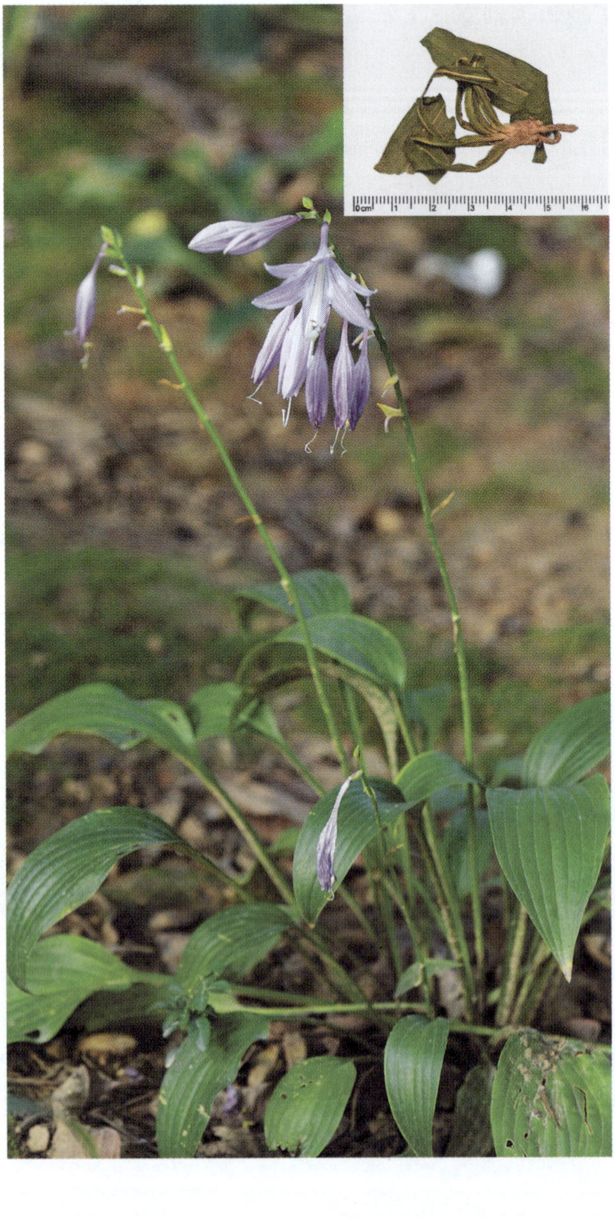

紫薇

【别名】百日红、满堂红、痒痒树、紫金花、紫兰花。

【来源】为千屈菜科植物紫薇 *Lagerstroemia indica* Linn. 的干燥根及树皮。

【植物识别要点】落叶灌木或小乔木。枝干多扭曲，小枝纤细。叶互生或有时对生，纸质，花色玫红、大红、深粉红、淡红色或紫色、白色，顶生圆锥花序。蒴果椭圆状球形或阔椭圆形，幼时绿色至黄色，成熟时或干燥时呈紫黑色，室背开裂；种子有翅。

【生长环境】生于略有湿气之地，亦耐干旱，忌涝。

【采制】根全年均可采，树皮宜在5—6月采收，洗净，晒干或烘干。

【性味功效】微苦、涩，平。活血止血，解毒消肿。

【应用】根用于治疗痢疾、水肿、烧烫伤、湿疹，亦可用于痈肿疮毒、跌打损伤等；树皮用于无名肿毒、咽喉肿痛、疥癣、内外伤出血等。

【选方】**1. 治赤白痢疾，急性传染性黄疸型肝炎**　紫薇根、叶各五钱，煎服。(江西《中草药学》)

2. 治无名肿毒　怕痒树树皮研末，调酒敷患处。(《贵州草药》)

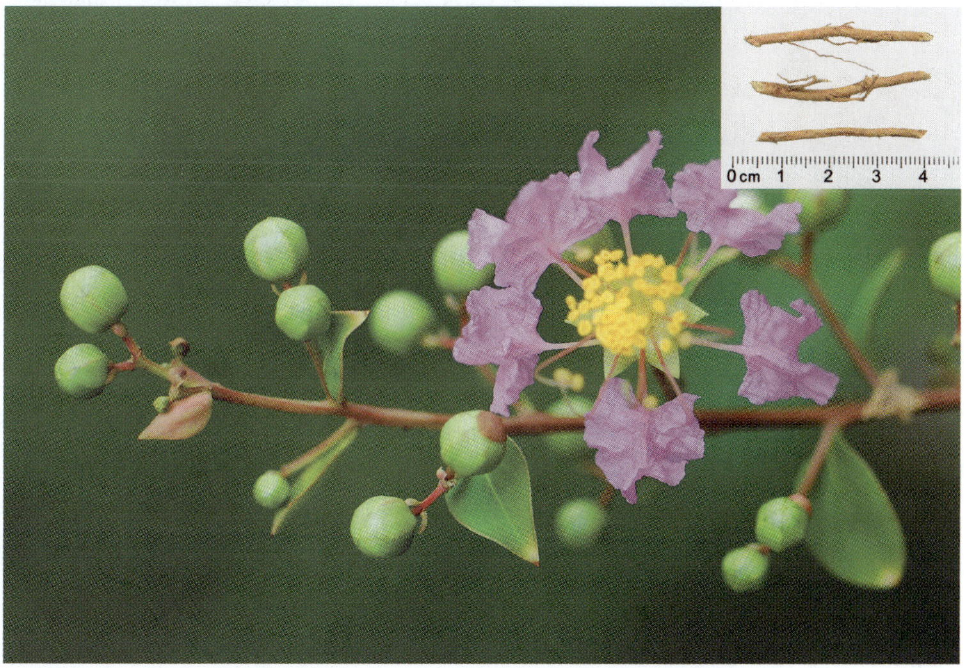

紫花地丁

【别名】箭头草、地丁、角子、独行虎、犁头草。

【来源】为堇菜科植物紫花地丁 *Viola yedoensis* Makino 的干燥全草。

【植物识别要点】多年生草本。叶多数，基生，莲座状，叶柄具狭翅，叶长圆形、狭卵状披针形或长圆状卵形，边缘具圆齿，托叶膜质。花紫堇色或淡紫色。蒴果长圆形，种子卵球形，淡黄色。

【生长环境】生于田间、荒地、山坡草丛、林缘或灌丛中。

【采制】春、秋二季采收，除去杂质，晒干。

【性味功效】苦、辛，寒。清热解毒，凉血消肿。

【应用】用于疔疮肿毒，痈疽发背，丹毒，毒蛇咬伤。

【选方】**治小儿走马牙疳，溃烂腥臭** 紫花地丁根，不拘多少，用新瓦焙为末，搽溃烂处愈。（《滇南本草》）

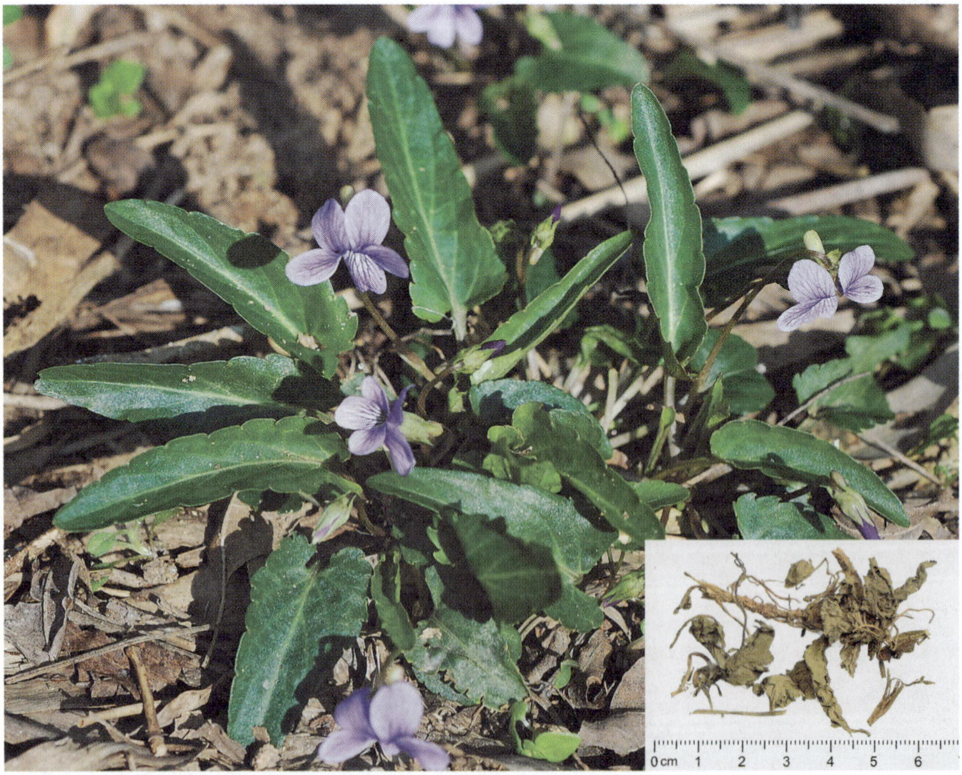

紫苏子

【别名】苏子、黑苏子、赤苏、白苏、香苏。

【来源】为唇形科植物紫苏 *Perilla frutescens* (L.) Britt. 的干燥成熟果实。

【植物识别要点】草本，具有特殊芳香。叶对生，紫红色或绿色，叶片阔卵形、卵状圆形或卵状三角形，两面紫色或仅下面紫色，上下两面均被疏生柔毛，边缘具粗锯齿。轮伞花序，花冠唇形，白色或紫红色。小坚果近球形。

【生长环境】生于路边、草丛中，广泛栽培。

【采制】秋季果实成熟时采收果实，晒干。

【性味功效】辛，温。降气化痰，止咳平喘，润肠通便。

【应用】用于痰壅气逆，咳嗽气喘，肠燥便秘。

【选方】**1. 治小儿久咳嗽，喉内痰声如拉锯，老人咳嗽吼喘** 苏子一钱，八达杏仁一两(去皮、尖)，年老人加白蜜二钱。共为末，大人每服三钱，小儿服一钱，白滚水送下。(《滇南本草》)

2. 治气喘咳嗽，食痞兼痰 紫苏子、白芥子、萝卜子。上三味，各洗净，微炒，击碎，看何证多，则以所主者为君，余次之，每剂不过三钱，用生绢小袋盛之，煮作汤饮，随甘旨，代茶水啜用，不宜煎熬太过。若大便素实者，临服加熟蜜少许，若冬寒，加生姜三片。(《韩氏医通》)

3. 治脚气及风寒湿痹，四肢挛急，脚踵不可践地 紫苏子二两，杵碎，水二升，研取汁，以苏子汁煮粳米二合作粥，和葱、豉、椒、姜食之。(《太平圣惠方》)

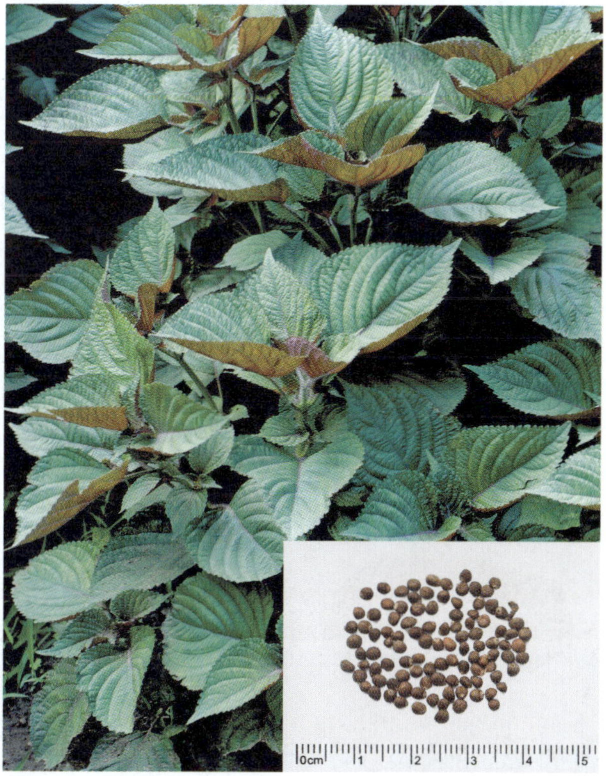

紫茉莉

【别名】胭脂花、粉豆花、夜饭花、状元花、苦丁香。

【来源】紫茉莉科植物紫茉莉 *Mirabilis jalapa* L. 的根及全草。

【植物识别要点】草本，茎具膨大的节。单叶对生，花为紫红色、黄色、白色或杂色（白、黄、红色为其变种）。漏斗状，花午后开放，有香气，次日午前凋萎。瘦果球形，黑色，具纵棱和网状纹理，形似地雷状。

【生长环境】生于路边、灌丛、山坡，广泛栽培。

【采制】秋后挖根，洗净切片晒干。茎、叶多鲜用，随用随采。

【性味功效】甘、淡，凉。清热利湿，活血调经，解毒消肿。

【应用】用于扁桃体炎，月经不调，泌尿系感染；外用于痈疖疔疮，湿疹。

【选方】**1. 去面上癍痣粉刺** 根三至五钱，全草外用适量，鲜品捣烂外敷，或煎汤外洗。（《全国中草药汇编》）

2. 治葡萄疮（皮肤起黄水泡，溃破流黄水） 紫茉莉果实内粉末，调冷水涂抹。（《福建中草药》）

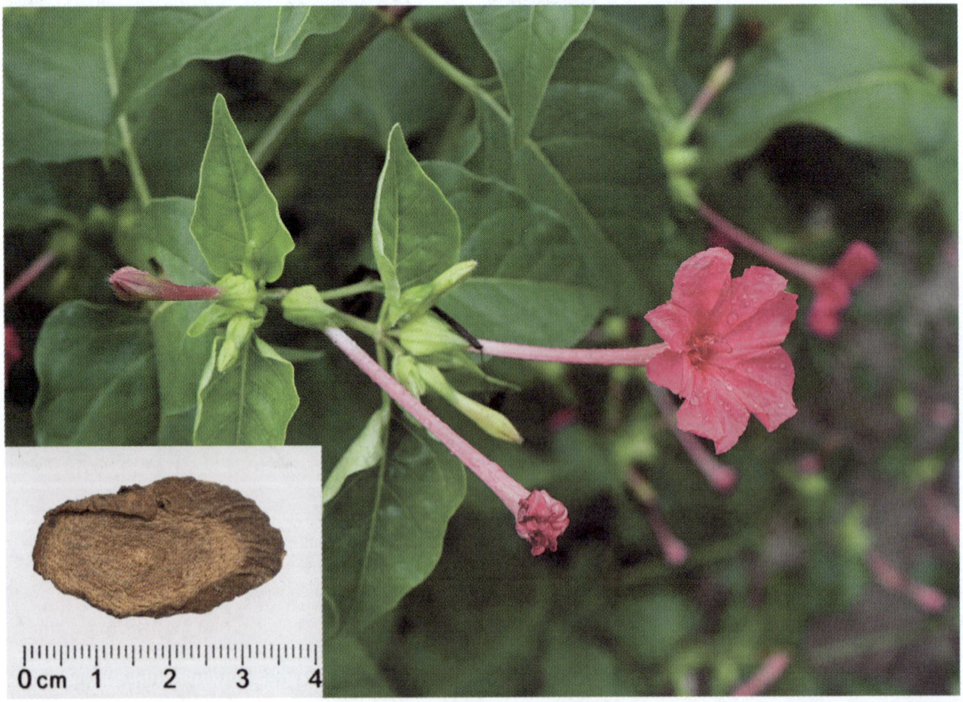

紫金牛

【别名】小青、矮地菜、矮茶风、矮脚樟、平地木。

【来源】为紫金牛科植物紫金牛 *Ardisia japonica*(Thunb.)Blume 的全草。

【植物识别要点】小灌木或亚灌木。茎表面紫褐色,叶对生或近轮生,椭圆形至椭圆状倒卵形,边缘具细锯齿。伞形花序,花瓣粉红色或白色。核果球形,鲜红色转黑色。

【生长环境】生于山间林下或竹林下,阴湿的地方。

【采制】全年可采,洗净,晒干。

【性味功效】辛、微苦,平。化痰止咳,清利湿热,活血化瘀。

【应用】用于新久咳嗽,喘满痰多,湿热黄疸,经闭瘀阻,风湿痹痛,跌打损伤。

【选方】**治肺痈**　紫金牛一两,鱼腥草一两。水煎,二次分服。(《江西民间草药》)。

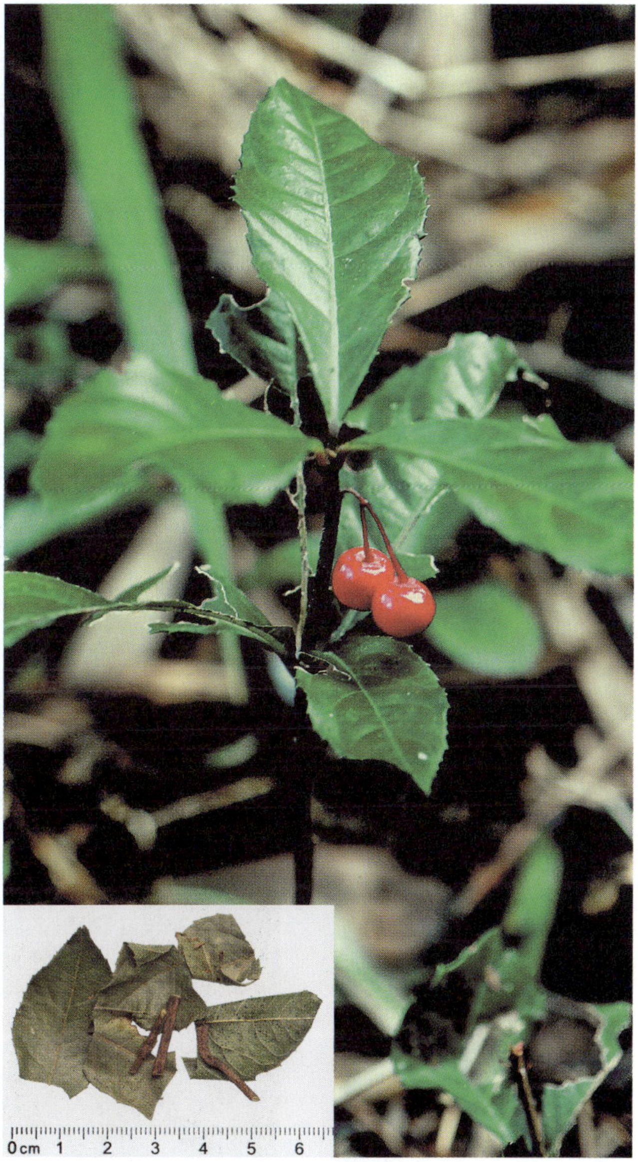

紫萁贯众

【别名】月尔、紫蕨、迷蕨、蕨基、大贯众。
【来源】为紫萁科植物紫萁 *Osmunda japonica* Thunb. 的干燥根茎和叶柄残基。

【植物识别要点】多年生草本，根茎短块状。叶丛生，二型，幼时密被绒毛；营养叶三角状阔卵形，顶部以下二回羽状，小羽片披针形至三角状披针形，边缘有细锯齿、叶脉叉状分离；孢子叶的小羽片极狭，卷缩成线形，沿主脉两侧密生孢子囊，成熟后枯死。

【生长环境】生于林下湿润地或溪边酸性土上。

【采制】春、秋二季采挖，洗净，除去须根，晒干。

【性味功效】苦、寒，有小毒。清热解毒，止血，杀虫。

【应用】用于疫毒感冒，痈疮肿毒，吐血，衄血，便血，虫积腹痛。

【选方】治鼻衄不止　贯众根末，水服一钱。(《普济方》)

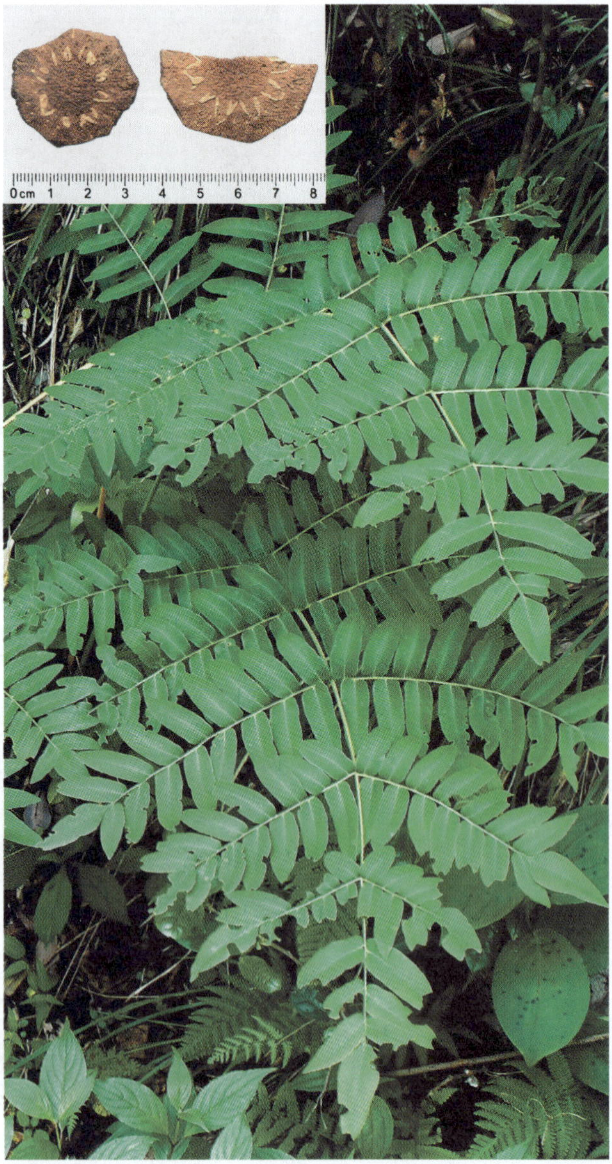

黑老虎

【别名】臭饭团、过山龙藤。

【来源】为木兰科植物黑老虎 *Kadsura coccinea* (Lem.) A. C. Smith 的干燥根。

【植物识别要点】藤本。全株无毛。叶革质,长圆形至卵状披针形,长 7~18cm,宽 3~8cm,先端钝或短渐尖,基部宽楔形或近圆形,全缘,侧脉每边 6~7 条,网脉不明显;叶柄长 1~2.5cm。花单生于叶腋,稀成对,雌雄异株;聚合果近球形,红色或暗紫色,径 6~10cm 或更大;小浆果倒卵形,长达 4cm,外果皮革质,不显出种子。种子心形或卵状心形,长 1~1.5cm,宽 0.8~1cm。花期 4—7 月,果期 7—11 月。

【生长环境】生于海拔 1 500~2 000m 的林中,常缠绕于大树上。

【采制】全年均可采,掘起根部及须根,洗净泥沙,切成小段或割取老藤茎,刮去栓皮,切段,晒干。

【性味功效】辛、微苦,温。接骨,散瘀,消肿,解毒。

【应用】用于行气活血,消肿止痛,治胃病,风湿骨痛,跌打瘀痛,并为妇科常用药。果成熟后味甜,可食。

【选方】1. **治胃及十二指肠溃疡,慢性胃炎,急性胃肠炎** 黑老虎根 9~15g,水煎服,或 0.9~1.5g,研磨服。(《湖南药物志》)

2. **治风湿骨痛** 黑老虎 30g,檫树根 30g,光叶海桐 30g,鸡血藤 15g,豨莶草 15g。水煎服或浸酒内服,并取少许擦患处。(《全国中草药汇编》)

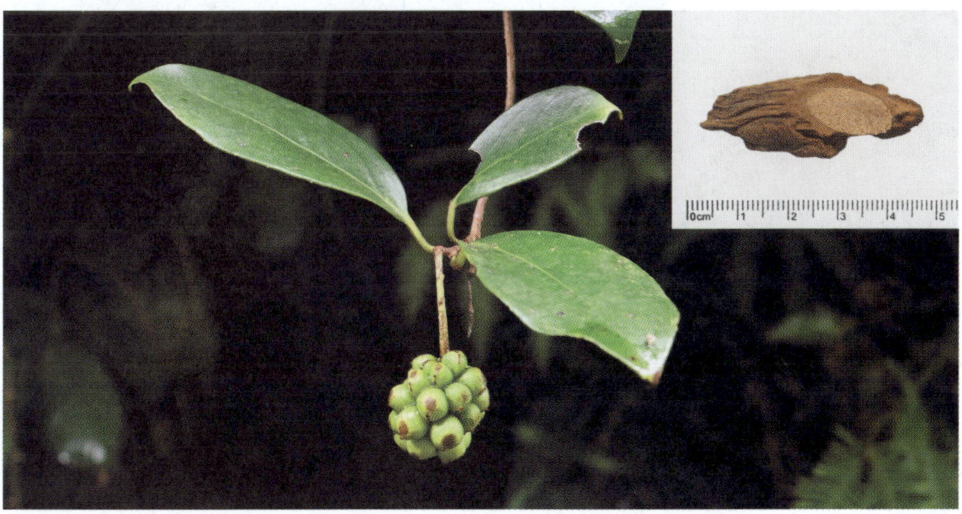

黑面神

【别名】黑面叶、钟馗草、狗脚刺、鬼画符。

【来源】为大戟科黑面神 *Breynia fruticosa* (Linn.) Hook. f. 的干燥全体。

【植物识别要点】灌木。株高达3m，小枝上部扁。叶革质，卵形、宽卵形或菱状卵形，长3~7cm，下面粉绿色，干后黑色，具小斑点，侧脉3~5对；叶柄长3~4mm，托叶三角状披针形。花单生或2~4朵簇生叶腋，雌花位于小枝上部，雄花位于下部，有时生于不同小枝；雄花花梗长2~3mm；花萼陀螺状，6齿裂。蒴果球形，直径6~7mm，花萼宿存。

【生长环境】生于海拔1 000m以下的山坡路边、平地、旷野、荒草丛、灌木丛、林缘等地。

【采制】全年均可采。

【性味功效】微苦，凉，有毒。清热祛湿，活血解毒。

【应用】用于腹痛吐泻，湿疹，缠腰火丹，皮炎，漆疮，风湿痹痛，产后乳汁不通，阴痒。

【选方】**1. 治漆过敏，湿疹**　黑面神叶、百部各60g，水煎冲明矾适量，洗患处。(《福建药物志》)

2. 治乳管不通而乳少　黑面叶捣烂，和酒糟、蜜糖服之。(《岭南采药录》)

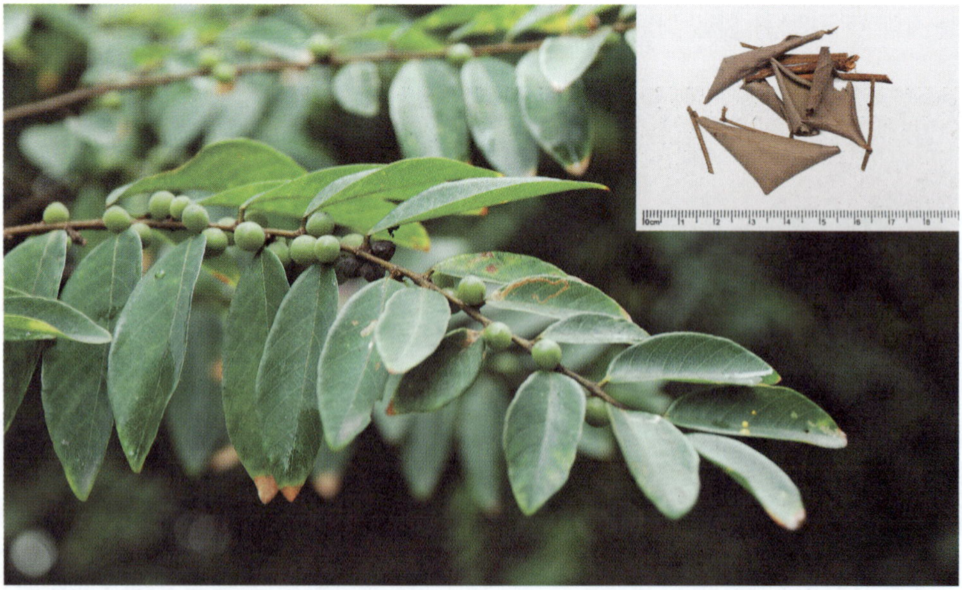

鹅不食草

【别名】球子草、石胡荽、地胡椒、白珠子草。

【来源】为菊科植物鹅不食草 *Centipeda minima*（L.）A. Br. et Aschers. 的干燥全草。

【植物识别要点】一年生匍匐状柔软草本。枝多广展，高 8~20cm，近秃净或稍被绵毛。叶互生；叶片小，匙形，长 7~20mm，宽 3~5mm，先端钝，基部楔形，边缘有疏齿。头状花序无柄，直径 3~4mm，腋生；总苞片约 2 列，边缘膜质；花托平坦或稍隆起；花杂性，淡黄色或黄绿色，管状；瘦果四棱形，棱上有毛，无冠毛。花期 9—11 月。

【生长环境】生于稻田或阴湿处、路旁。

【采制】夏、秋二季花开时采收，洗去泥沙，晒干。

【性味功效】辛，温。发散风寒，通鼻窍，止咳。

【应用】用于风寒头痛，咳嗽痰多，鼻塞不通，鼻渊流涕。

【选方】**1. 治膀胱结石**　鹅不食草 60g。洗净捣汁，加白糖少许，一次服完。（《贵阳民间草药》）

2. 治支气管哮喘　鹅不食草、瓜蒌、莱菔子各 9g。煎服。（《安徽中草药》）

3. 治鼻炎，鼻窦炎，鼻息肉，鼻出血　鹅不食草、辛夷花各 3g。研末，吹入鼻孔，每日 2 次；或加凡士林 20g，做成膏状涂鼻。（《青岛中草药手册》）

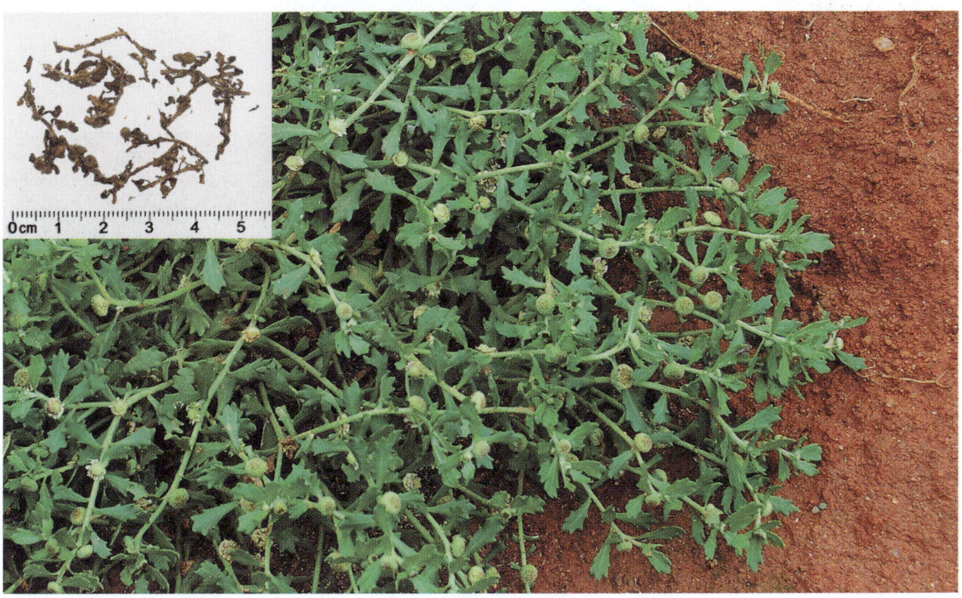

鹅掌柴

【别名】鸭脚木、大叶伞、鸭母树。

【来源】为五加科植物鹅掌柴(鸭脚木)*Schefflera octophylla*(Lour.)Harms.的根皮、根及叶。

【植物识别要点】乔木或灌木。掌状复叶,小叶6~9,最多至11;叶柄疏生星状短柔毛或无毛;小叶片纸质至革质,圆锥花序顶生,花白色,花瓣5~6,开花时反曲,无毛。果实球形,黑色,有不明显的棱。

【生长环境】生于土质深厚肥沃的酸性土中,稍耐瘠薄。

【采制】全年可采,根、根皮洗净,切片晒干备用。叶鲜用。

【性味功效】苦、涩,凉。发汗解表,祛风除湿,活血祛瘀,消肿止痛。

【应用】根用于清热解毒,止痒,消肿散瘀;根皮用于感冒发热,咽喉肿痛,风湿骨痛,跌打损伤;叶外用治过敏性皮炎,湿疹。

【选方】**1. 治风湿骨痛** 鸭脚木皮六两,浸酒一斤。每日服两次,每次五钱至一两。(《广西中草药》)

2. 治感冒发热 鸭脚木叶250g,土独活60g,晒干为末。每服12g,开水送服。(《广东省惠阳地区中草药》)

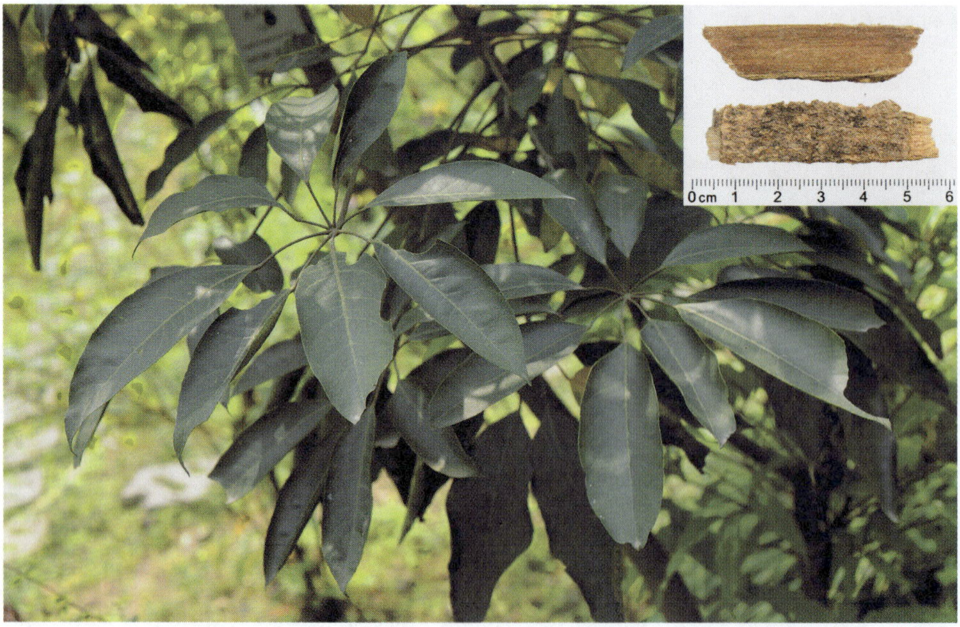

猴头菇

【别名】猴头菌、猴头蘑、刺猬菌、猴菇。
【来源】为齿菌科真菌猴头菌 *Hericium erinaceus* (Bull. ex Fr.) Pers. 的子实体。

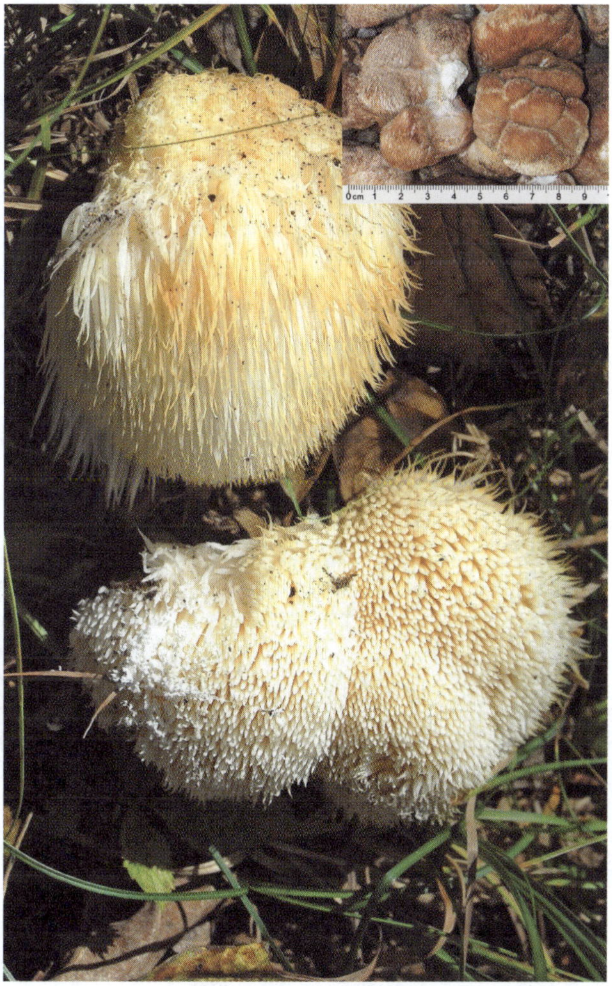

【植物识别要点】子实体呈肉质,形似猴子的头,不分枝(与假猴头菌的区别)。新鲜时呈白色,干燥时变成褐色或淡棕色。子实体基部狭窄或略有短柄。菌刺密集下垂,覆盖整个子实体,肉刺圆筒形。孢子呈球形或近似球形。

【生长环境】生于栎、胡桃等阔叶树种的立木及腐木上。

【采制】猴头子实体长满刺毛,开始弹射孢子时及时采收。

【性味功效】甘,平。行气消食,健脾开胃,安神益智。

【应用】用于食积不消,脘腹胀痛,脾虚食少,失眠多梦。

【选方】**1. 治消化不良** 猴头菌60g,水浸软后,切成薄片,水煎服,每日2次,黄酒为引。(《全国中草药汇编》)

2. 治神经衰弱、身体虚弱 猴头菌(干品)5两,切片与鸡共煮食用,日服1次(或用鸡汤煮食)。(《全国中草药汇编》)

粪箕笃

【别名】田鸡草、飞天雷公、犁壁藤。

【来源】为防己科植物粪箕笃 *Stephania longa* Lour. 的全草或根及根茎。

【植物识别要点】多年生草质藤本。长1~4m或稍过之,枝纤细,有条纹。叶纸质,三角状卵形,长3~9cm,宽2~6cm,顶端钝,有小凸尖;基部近截平或微圆,上面深绿色,下面淡绿色,有时粉绿色,叶柄长1~4.5cm,基部常扭曲。复伞形聚伞花序腋生,雄花萼片8,偶有6,排成2轮,花瓣4或有时3,绿黄色,通常近圆形,雌花萼片和花瓣均4片,很少3片。核果红色。花期春末夏初,果期秋季。

【生长环境】生于灌丛或林缘。

【采制】全年可采。一般多在秋季割取藤叶或连根挖取,洗去泥沙,除去细根,晒干或鲜用。

【性味功效】微苦、涩,寒。利尿消肿,清热解毒,通便。

【应用】用于热病发狂,黄疸,胃肠炎,痢疾,便秘,尿血,疮痈肿毒。

【选方】1. 治脱肛　粪箕笃五钱,马骝卵五钱,猪大肠一节。共煲服。(《陆川本草》)

2. 治风湿痹痛、腰肌劳损　粪箕笃全株15~30g,水煎服。(《广西本草选编》)

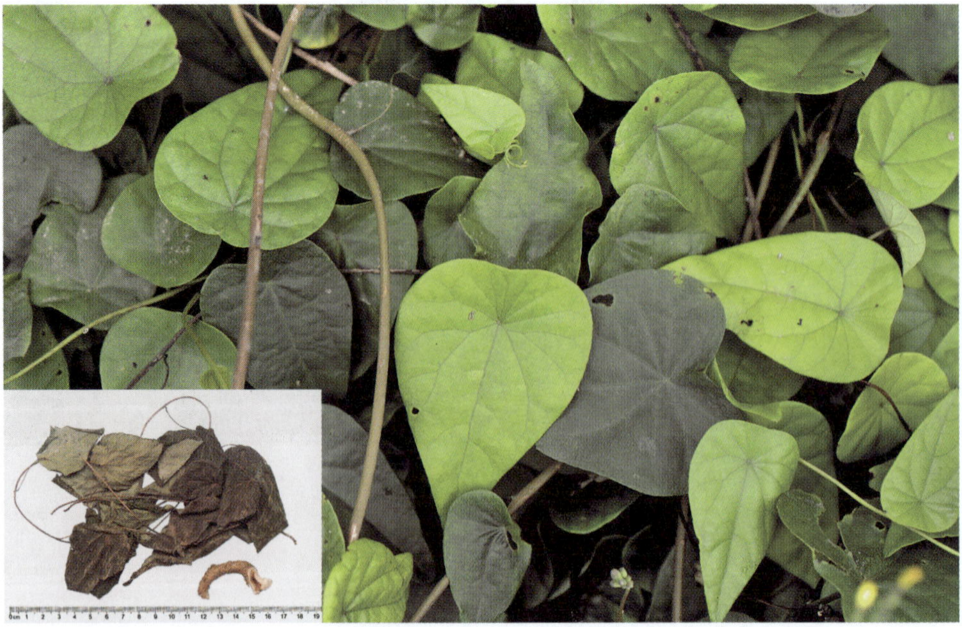

蓖麻子

【别名】蓖麻仁、天麻子果、红蓖麻、大麻子。

【来源】为大戟科植物蓖麻 *Ricinus communis* L. 的干燥成熟种子。

【植物识别要点】灌木。茎绿色或稍带紫色，被白粉。单叶互生，叶片盾状圆形，掌状 7~9 深裂，边缘有不规则锯齿。圆锥状花序顶生或与叶对生，花单性同株，下部生雄花，上部生雌花。蒴果球形，有 3 个纵槽，外有刺状物。种子矩圆形，光滑有斑纹。

【生长环境】生于村旁疏林或河流两岸冲积地。

【采制】秋季果实变棕色，果皮未开裂时分批采摘，晒干，除去果皮，收集种子。

【性味功效】甘、辛，平，有毒。消肿拔毒，泻下导滞，通络利窍。

【应用】用于痈疽肿毒，瘰疬，喉痹，疥癞癣疮，水肿胀满，大便燥结。

【选方】1. 治瘰疬　蓖麻子炒热，去皮，烂嚼，临睡服三二枚，渐加至十数枚。(《本草衍义》)

2. 治疔疮脓肿　蓖麻子二十多颗，去壳，和少量食盐、稀饭捣匀，敷患处，日换两次。(《福建民间草药》)

3. 治耳聋　蓖麻一百颗(去皮)，大枣五枚(去皮、核)。上二味熟捣膏如杏大。纳耳中。(《千金要方》)

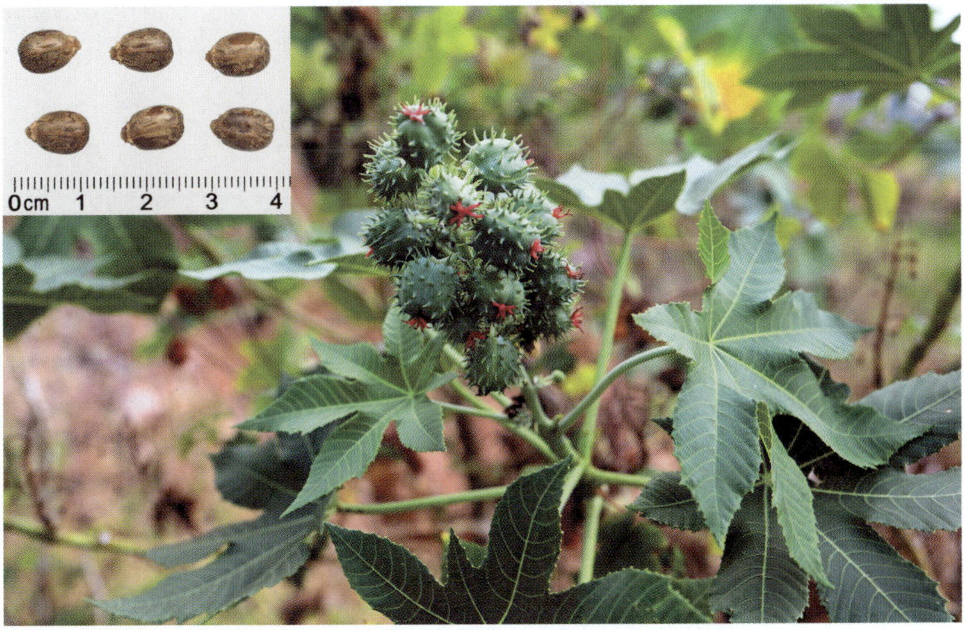

蒺藜

【别名】白蒺藜、蒺骨子、止行、休羽。

【来源】为蒺藜科植物蒺藜 *Tribulus terrestris* L. 的干燥成熟果实。

【植物识别要点】一年生匍匐草本。多分枝，全株有柔毛。偶数羽状复叶对生，小叶 5~7 对，长椭圆形，基部常偏斜，边缘全缘，有托叶。花单生于叶腋，萼片 5，花瓣 5，黄色，早落，雄蕊 10，5 长 5 短，柱头 5 裂。花期 5—8 月，果期 6—9 月。

【生长环境】生于田野、路旁及河边草丛。

【采制】秋季果实成熟时采割植株，晒干，打下果实，除去杂质。

【性味功效】辛、苦，微温，有小毒。平肝解郁，活血祛风，明目，止痒。

【应用】用于头痛眩晕，胸胁胀痛，乳闭乳痈，目赤翳障，风疹瘙痒。

【选方】**1. 治风热所致的皮肤瘙痒、皮疹** 白蒺藜 9g，防风 6g，荆芥 9g，蝉蜕、川芎各 3g，赤芍 6g，首乌、当归各 9g，生地 12g，甘草 3g，水煎服。(《中药临床应用》)
2. 治白癜风 蒺藜研细末，用开水送服，每次 4.5g，每天 2 次，连服一个月。(《常见中草药图谱》)

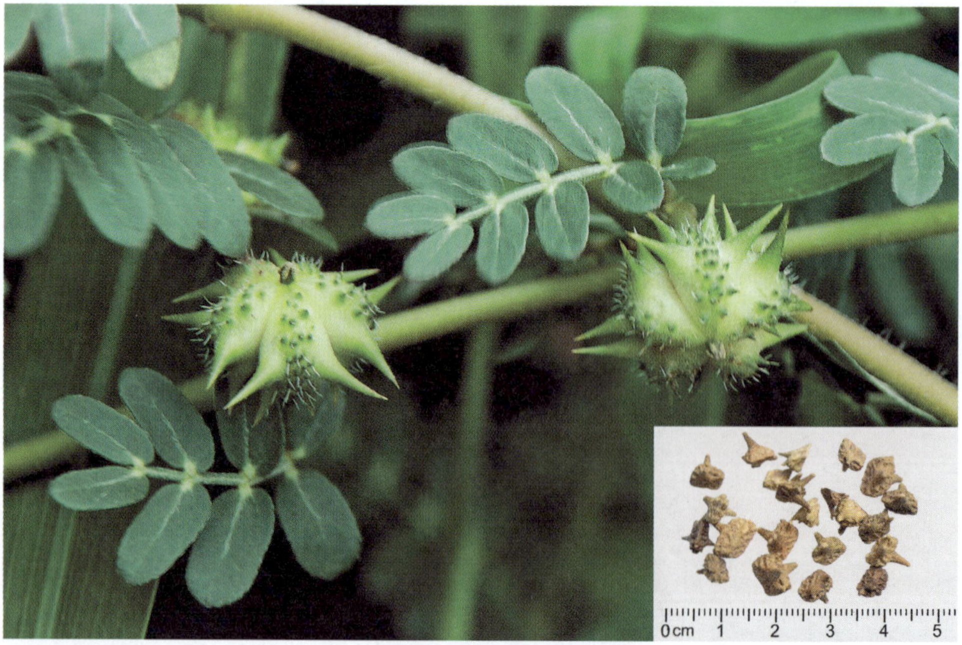

蒲黄

【别名】蒲花、蒲棒花粉、蒲草黄。

【来源】为香蒲科植物水烛香蒲 *Typha angustifolia* L.、东方香蒲 *Typha orientalis* Presl 或同属植物的干燥花粉。

【植物识别要点】草本。根茎乳白色，有须状根。叶条形，海绵质，横切面半圆形，基部叶鞘抱茎。花小，单性，雌、雄花序彼此连接，成顶生蜡烛状肉穗花序，雄花序在上，雌花序在下。小坚果椭圆形，果皮具褐色斑点。

【生长环境】生于池沼、湖泊、河边、水稻田及水湿地。

【采制】夏季采收蒲棒上部的黄色雄花序，晒干后碾轧，筛取花粉。

【性味功效】甘，平。止血，化瘀，通淋。

【应用】用于吐血，衄血，咯血，崩漏，外伤出血，经闭痛经，胸腹刺痛，跌扑肿痛。

【选方】**1. 治小肠积热，因尿血出** 蒲黄二两，郁金二两，生干地黄三两。上件药，捣细罗为散。每服以粥饮调下三钱，日三四服。(《太平圣惠方》)

2. 治漏下不止 蒲黄半升，鹿茸、当归各二两，上三味治下筛，酒服五分匕，日三，不知稍加至方寸匕。(《千金要方》)

3. 治吐血、唾血 蒲黄一两。捣为散，每服三钱，温酒或冷水调。(《简要济众方》)

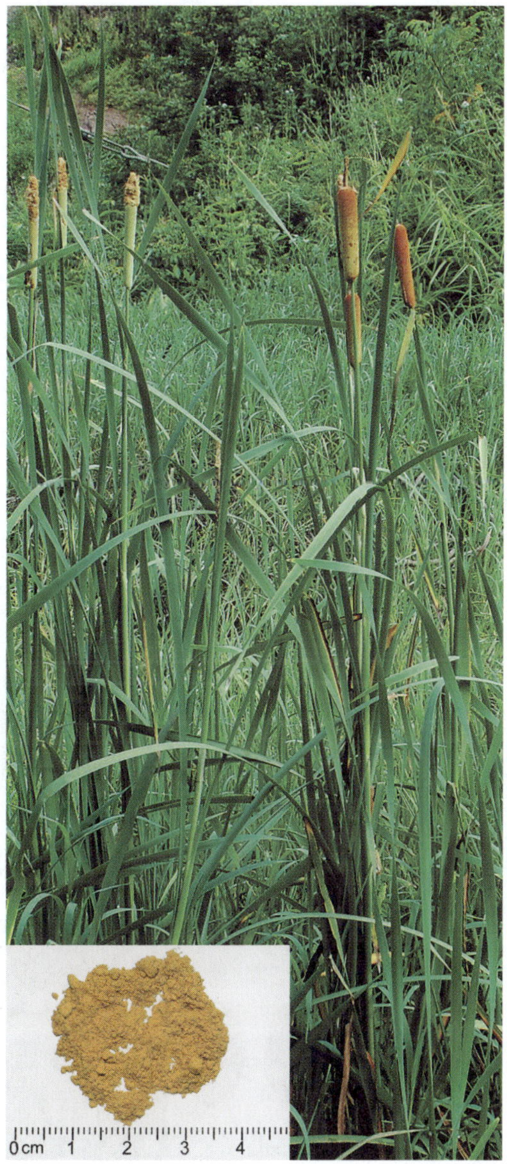

蒲葵

【别名】扇叶葵，葵扇叶，蓬扇树、葵树子。

【来源】为棕榈科植物蒲葵 *Livistona chinensis* R. Brown 的种子及根。

【植物识别要点】常绿乔木。叶丛生茎干顶端，扇形，掌状深裂至中部，裂片条状披针形，先端2深裂，下垂；叶柄下部边缘有倒钩刺。圆锥花序腋生；佛焰苞棕色；花小，黄绿色。核果椭圆形或长圆形，状如橄榄，成熟时黑褐色。

【生长环境】蒲葵喜温暖湿润的气候条件，不耐旱，能耐短期水涝，惧怕北方烈日曝晒。在肥沃、湿润、有机质丰富的土壤里生长良好。

【采制】秋冬果熟时采收种子(葵树子)晒干；根四季可采，洗净晒干。

【性味功效】甘、苦，平，小毒。活血化瘀，软坚散结。

【应用】用于慢性肝炎，癥瘕积聚，外伤出血，妇女崩下漏血以及脘腹痞块胀闷疼痛。

【选方】1. 治血崩　蒲葵叶柄于新瓦上煅灰冲服，或炒香煎水饮。(《岭南采药录》)

2. 治疗各种癌症　葵树子(干品)一两。水煎一至二小时服。或与瘦猪肉炖服。(广州部队《常用中草药手册》)

3. 治肺癌　葵树子、半枝莲各60g。水煎服，每日1剂。(《抗癌本草》引《草药手册》)

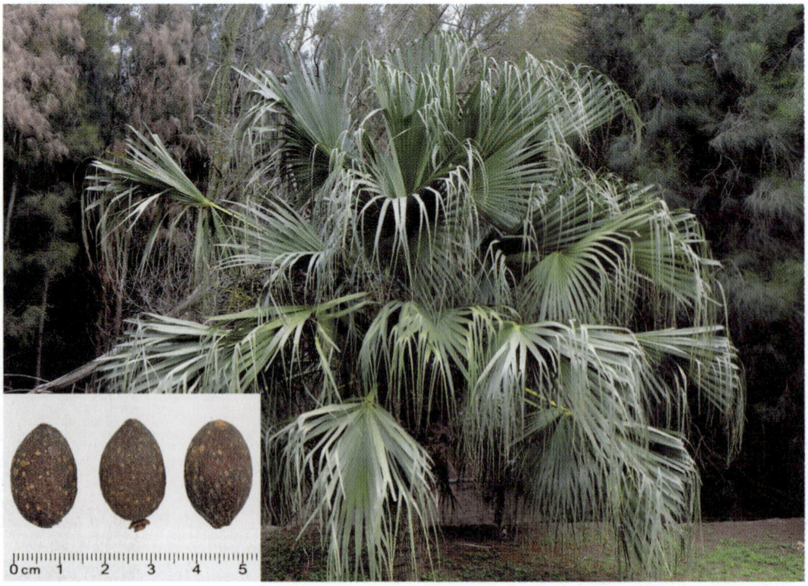

蒲公英

【别名】黄花地丁、婆婆丁。

【来源】为菊科植物蒲公英 *Taraxacum mongolicum* Hand. Mazz. 的干燥全草。

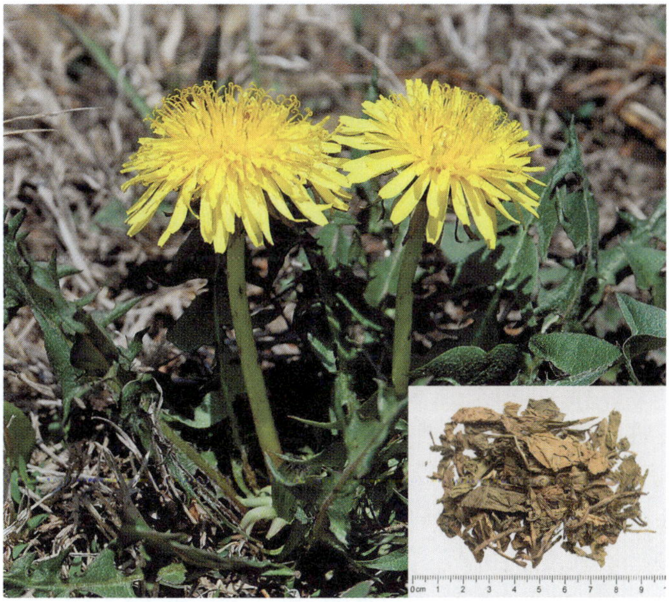

【植物识别要点】多年生草本。根圆柱状，黑褐色，粗壮。叶倒卵状披针形、倒披针形或长圆状披针形，长 4~20cm，宽 1~5cm，基部渐狭成叶柄，叶柄及主脉常带红紫色，疏被蛛丝状白色柔毛或几无毛。花葶 1 至数个，与叶等长或稍长，高 10~25cm，上部紫红色，密被蛛丝状白色长柔毛。头状花序直径约 30~40mm。瘦果倒卵状披针形，暗褐色；冠毛白色，长约 6mm。

【生长环境】广泛生于中、低海拔地区的山坡草地、路边、田野、河滩。

【采制】春至秋季花初开时采挖，除去杂质，洗净，晒干。

【性味功效】苦、甘，寒。清热解毒，消肿散结，利尿通淋。

【应用】用于疔疮肿毒，乳痈，瘰疬，目赤，咽痛，肺痈，肠痈，湿热黄疸，热淋涩痛。

【选方】1. **治乳痈红肿**　蒲公英一两，忍冬藤二两。捣烂，水二钟，煎一钟，食前服。睡觉病即去矣。（《积德堂方》）

2. **治痈肿疔疮**　金银花三钱，野菊花、蒲公英、紫花地丁、紫背天葵子各一钱二分，水一盅，煎八分，加无灰酒半盅，再滚二三沸时，热服，被盖出汗为度。（《医宗金鉴》）

3. **治多年恶疮**　蒲公英捣烂贴。（《救急方》）

槐花

【别名】洋槐花、金药树、护房树、豆槐。

【来源】为豆科植物槐 *Sophora japonica* L. 的干燥花及花蕾。

【植物识别要点】乔木，皮灰褐色，具纵裂纹。羽状复叶对生，纸质，卵状披针形。圆锥花序顶生，皱缩而卷曲，花瓣多散落，完整者花萼钟状，黄绿色，花冠白色。荚果串珠状。

【生长环境】生于山坡原野，南北各地均多栽培，尤以黄土高原及华北平原最为常见。

【采制】夏季采摘花蕾（槐米）或初开放的花（槐花），晒干。

【性味功效】苦，微寒。凉血止血、清肝泻火。

【应用】用于便血，痔血，血痢，崩漏，吐血，衄血，肝热目赤，头痛眩晕。

【选方】1. 治诸痔出血　槐花二两，地榆、苍术各一两五钱，甘草一两。俱微炒，研为细末，每早、晚各食前服二钱。气痔，人参汤调服；酒痔，陈皮、干葛汤调服；虫痔，乌梅汤调服；脉痔，阿胶汤调服。（《本草汇言》引《杜氏家抄方》）

2. 治赤白疾　槐花（微炒）三钱，白芍药（炒）二钱，枳壳（麸炒）一钱，甘草五分。水煎服。（《本草汇言》）

3. 治吐血不止　槐花不拘多少。火烧存性，研细，入麝香少许。每服三钱匕，温糯米饮调下，立效。（《圣济总录》槐香散）

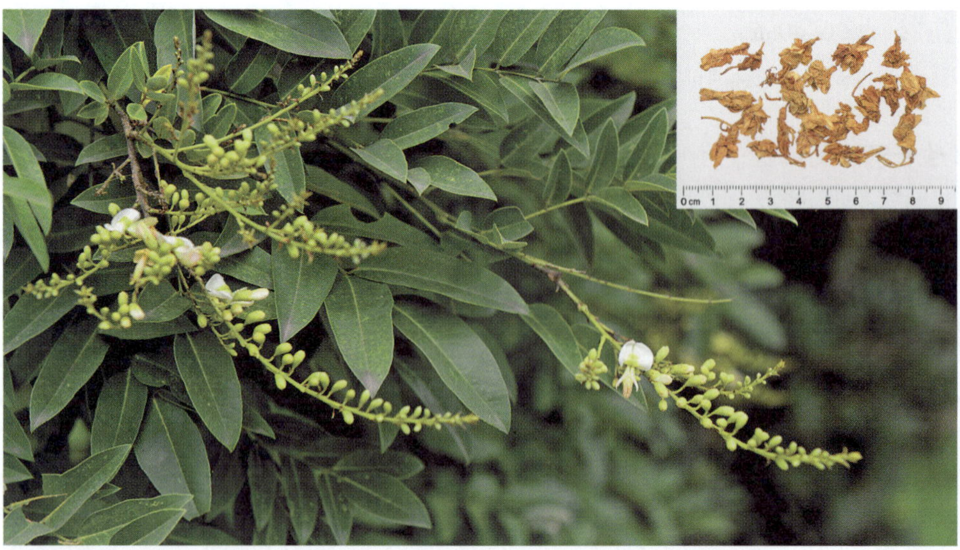

楤木

【别名】鸟不宿、鹊不踏、刺树椿、虎阳刺。

【来源】为五加科植物楤木 *Aralia chinensis* Linn. 的根或根皮。

【植物识别要点】落叶灌木或乔木。茎有直刺，小枝通常淡灰棕色，有黄棕色绒毛，疏生细刺。叶为单数羽状复叶，小叶片卵形、阔卵形或长卵形，上面粗糙，疏生糙毛，下面有淡黄色或灰色短柔毛，边缘有锯齿，圆锥花序大，密生淡黄棕色或灰色短柔毛。伞形花序有花多数，花萼钟状，先端 5 齿裂，花瓣 5，白色，花柱宿存。浆果状核果近球形，具 5 棱。

【生长环境】生于森林、灌丛或林缘路边，垂直分布从海滨至海拔 2 700m。

【采制】9—10 月挖根或剥取根皮，除去泥沙，干燥。

【性味功效】甘、微苦，平。祛风除湿，活血止痛，利尿消肿。

【应用】用于风湿痹痛，腰腿酸痛，淋浊，水肿，臌胀，黄疸，带下，痢疾，胃脘痛，跌打损伤，瘀血经闭，血崩，牙疳，阴疽，瘰疬，痔疮。

【选方】**1. 治风湿关节痛** 楤木皮（刮去表面粗皮）30g。用猪瘦肉 120g 煎汤，以汤煎药服。（《战备草药手册》）

2. 治疟疾 楤木、常山、地骨皮各 15g，白老酒适量。先取鲜常山头用火烤出涎后，合入他药用。炖老酒服。（《闽东本草》）

3. 治急性胆道感染 楤木、白英各 30g。水煎服。（《福建药物志》）

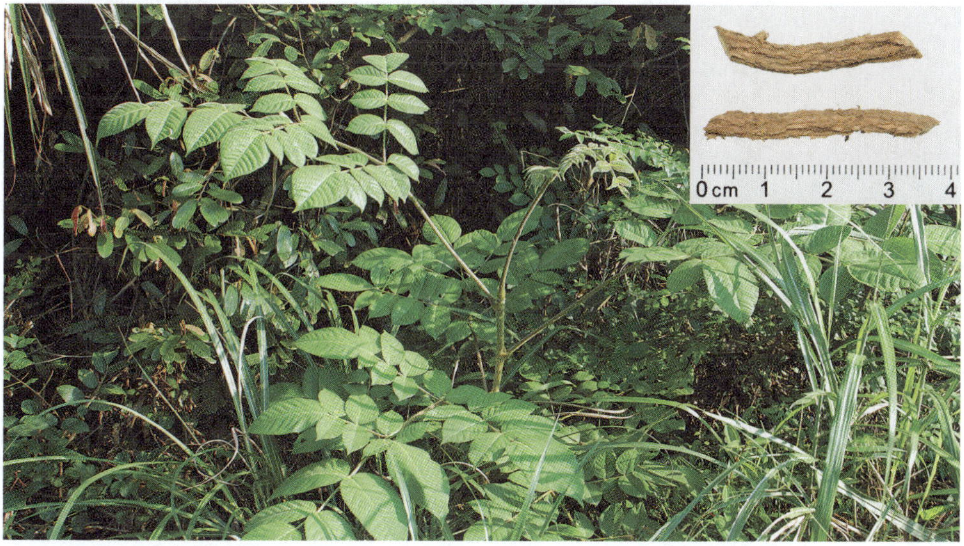

雷公藤

【别名】黄藤、黄腊藤、菜虫药、山砒霜、断肠草。

【来源】为卫矛科植物雷公藤 *Tripterygium wilfordii* Hook. f. 干燥根的木质部。

【植物识别要点】藤本灌木。小枝棕红色，被密毛及细密皮孔。叶椭圆形或卵形，边缘有细锯齿，叶柄密被锈色毛。圆锥聚伞花序，有 3~5 分枝，花序、分枝及小花梗均被锈色毛。翅果长圆状。种子细柱状。

【生长环境】生于山地林内阴湿处。分布于台湾、福建、江苏、浙江、安徽、湖北、湖南、广西等地。

【采制】秋、冬季采挖，除去泥土，须根及外皮（可另作药用），晒干或切成段块状后晒干。

【性味功效】辛、微苦，凉，有大毒。祛风除湿，活血通络，消肿止痛，解毒杀虫。

【应用】主要用于类风湿性关节炎，风湿性关节炎，肾小球肾炎，肾病综合征，红斑狼疮，口眼干燥综合征，白塞病，湿疹，银屑病，麻风病，疥疮，顽癣。

【选方】**1. 治头癣** 取（雷公藤）鲜根剥皮，将根皮晒干后磨成细粉，调适量凡士林或醋，涂患处（预先将患处洗净去掉痂皮），每日 1~2 次。（《全国中草药汇编》）

2. 治烧伤 雷公藤、乌韭各 60g，虎杖 30g，水煎，药液敷创面。（《全国中草药新医疗法展览会资料选编》）

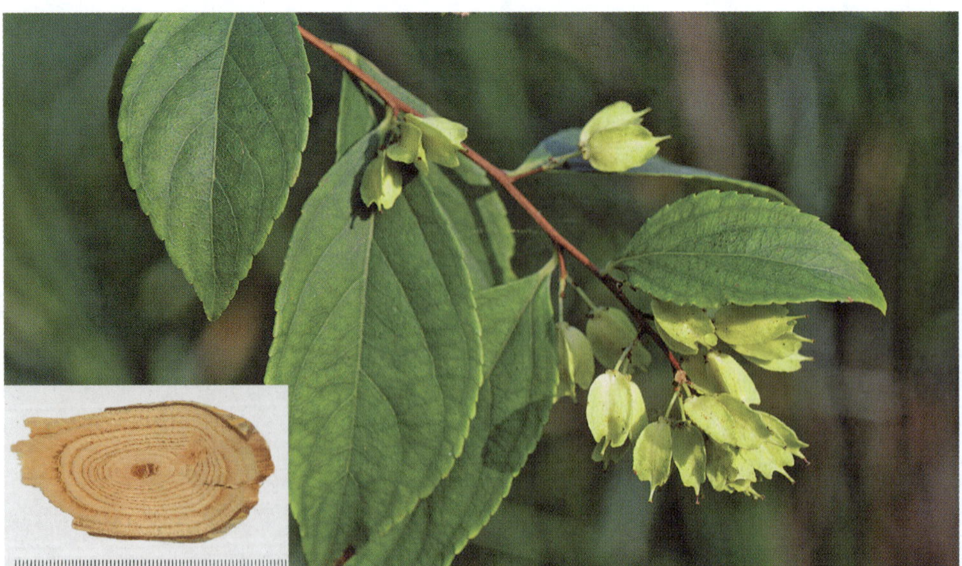

路边青

【别名】柔毛水杨梅、五气朝阳草、追风七、老五叶、海棠菜。

【来源】为蔷薇科植物路边青 *Geum aleppicum* Jacq. 的全草。

【植物识别要点】草本。须根簇生。茎直立，被粗硬毛。基生叶为大头羽状复叶，叶柄被粗硬毛，小叶大小不相等，顶生小叶最大，边缘常浅裂，有不规则粗大锯齿，茎生叶羽状复叶。花序顶生，花瓣黄色。聚合果倒卵球形。瘦果被长硬毛。

【生长环境】分布于东北、华北、西北、西南等地，生于林缘、水边及山坡草丛中，喜温暖湿润和阳光充足环境，不耐高温和干旱，较耐寒，耐水淹。

【采制】6—7月采收全草，9—10月挖根，鲜用或切段，晒干。

【性味功效】苦、涩，凉。清热利湿，解毒消肿。

【应用】用于湿热泄泻，痢疾，湿疹，疮疖肿毒，跌打损伤，外伤出血。

【选方】**1. 治痈肿疮疡** 水杨梅30g，甘草12g。共研末，每服3g，每日2次。或水杨梅15g，忍冬藤15g，野菊花9g，甘草6g。水煎服。(《宁夏中草药手册》)

2. 治咽喉肿痛 追风七根9g，八爪龙6g。水煎服。(《陕西中草药》)

3. 治肠炎，菌痢 水杨梅9g，苦参9g，白头翁9g。水煎服。(《山西中草药》)

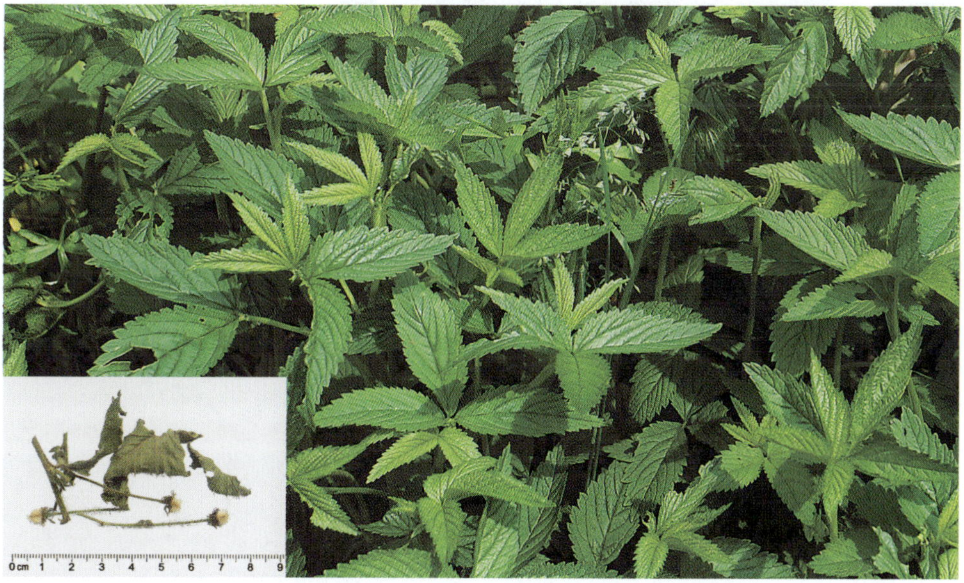

锦葵

【别名】荆葵、钱葵、冬寒菜、旌节花。

【来源】为锦葵科植物锦葵 *Malva sinensis* Cav. 的干燥花、叶和茎。

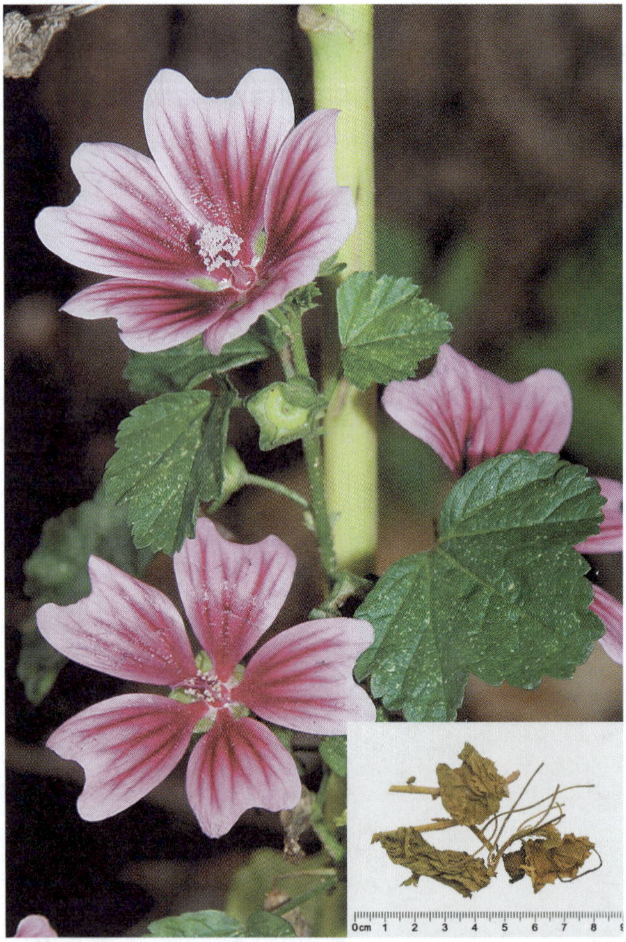

【植物识别要点】草本。茎直立多分枝。叶互生，肾形，叶脉掌状，具锯齿。花簇生于叶腋，花萼杯状，两面均被星状疏柔毛，花冠紫红色，亦有白色。果实扁球形。种子肾形，黄褐色。

【生长环境】我国南北各城市常见栽培，偶有野生。

【采制】夏、秋季采收，晒干。

【性味功效】咸，寒。理气通便、清热利湿。

【应用】用于大小便不畅，带下，淋巴结结核，咽喉肿痛。

【选方】**治大小便不畅，淋巴结结核，带下，脐腹痛**　锦葵研末，每服3g，白开水送服。（《全国中草药汇编》）

锦地罗

【别名】一朵芙蓉花、落地金钱、金线吊芙蓉。

【来源】为茅膏菜科植物锦地罗 *Drosera burmannii* Vahl. 的干燥去花茎的全草。

【植物识别要点】多年生食虫植物，草本。叶基生，旋叠状排列，层层重叠如铜钱，叶片倒卵状匙形，前部边缘有红色腺毛，基部渐狭而成柄，托叶膜质，花茎1~3枚，自叶丛抽出，柔弱无毛。总状花序，小花具柄，苞片小，花萼钟形，花瓣倒卵形。

【生长环境】生于潮湿的平地、山坡、山谷、灌丛或疏林下。

【采制】4—5月采收全草，剪去花茎，晒干。

【性味功效】甘、淡，凉。清热祛湿，凉血解毒。

【应用】用于痢疾，肺热咳嗽，咽喉碎痛，小儿疳积，耳内流脓，咽喉肿痛，疮疡癣疹。

【选方】**1. 锦地罗有红白二种，红治红痢，白治白痢，适量煲瘦肉食汤；作茶饮治小儿生疳。**（《生草药性备要》）

2. 治小儿胎毒，喉烂，溃疡 锦地罗适量，消炎，去腐。（《陆川本草》）

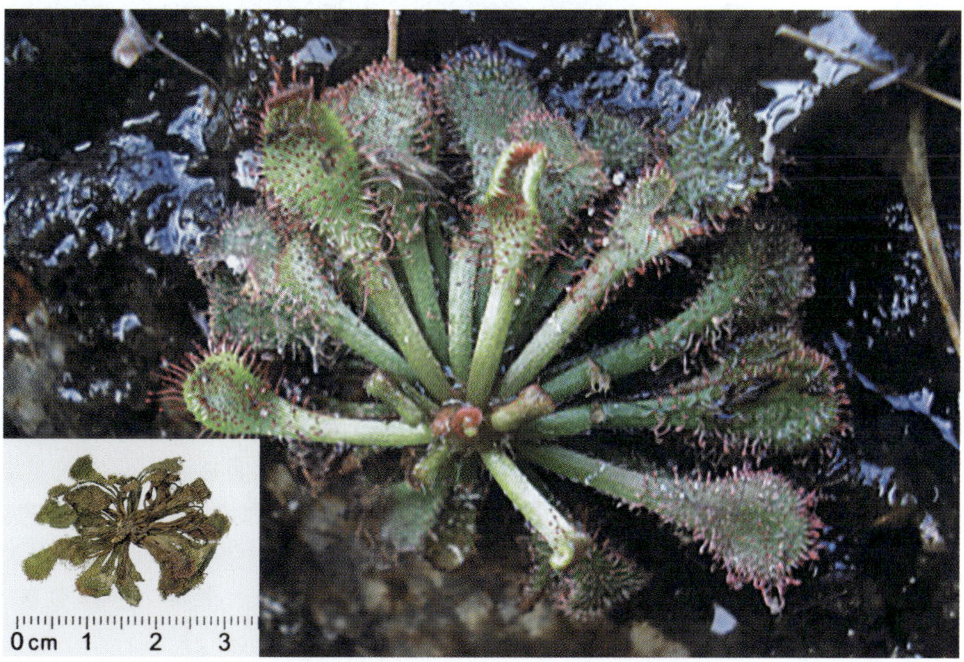

鼠曲草

【别名】田艾、清明菜、棉花草、佛耳草。

【来源】为菊科植物鼠曲草 *Pseudognaphalium affine* (D. Don) Anderb. 的全草。

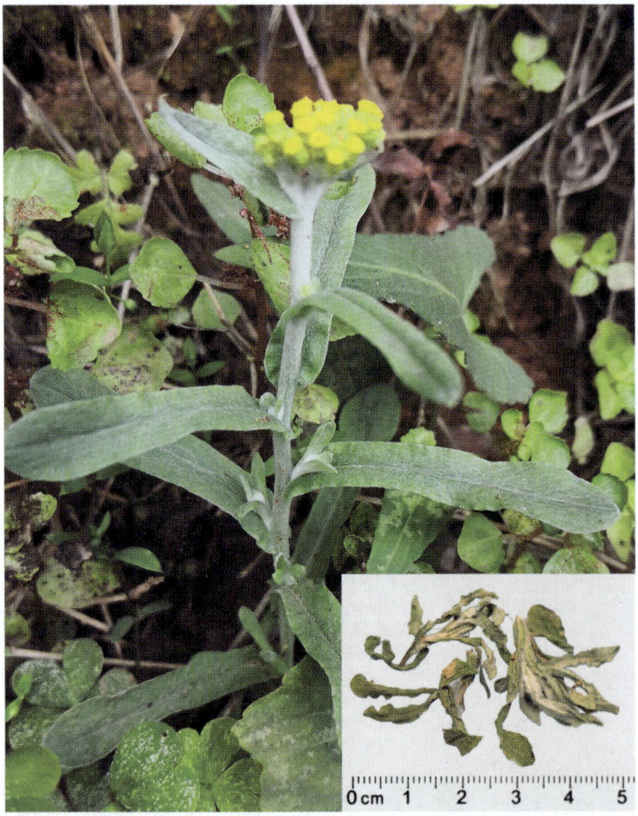

【植物识别要点】一年或二年生草本。高10~50cm,全株密被白色绵毛。茎直立,簇生。叶互生,无柄,基部叶花期枯萎,下部和中部叶片倒披针形或匙形,先端圆,具刺尖头,基部渐狭,全缘。头状花序多数,通常在茎端密集成伞房状,花全为管状,黄色。瘦果长圆形,冠毛白色。花期3—6月,果期8—11月。

【生长环境】多生于路旁、田埂、荒地,尤以稻田最常见。

【采制】春季采收,鲜用或晒干。

【性味功效】甘,平,有毒。止咳化痰,健脾和胃,祛湿解毒。

【应用】用于咳嗽气喘,泄泻,脾虚浮肿,消化不良,高血压,筋骨痛,无名肿痛,皮肤瘙痒,痈肿疔疮。

【选方】1. **预防肝炎** 鲜鼠曲草30g。水煎,加红糖15g。于每年春初服。(《全国中草药汇编》)

2. **治支气管炎,哮喘** 鼠曲草60g,款冬花60g,胡桃肉120g,松子仁120g。水煎混合浓缩,用白蜂蜜50g作膏。每次服1食匙,每日3次。(《安徽中草药》)

3. **治赤白带下** 鼠曲草15g,凤尾草15g,灯心草15g,土牛膝9g。水煎服。(《浙江民间常用草药》)

溪黄草

【别名】熊胆草、山熊胆、风血草、香茶菜、土茵陈。

【来源】为唇形科植物溪黄草 *Isodon serra*（Maxim.）Kudo 的全草。

【植物识别要点】多年生草本，高 60~80cm。茎直立，四方形，分枝，稍被毛。叶对生，揉之有黄色液汁，卵圆形或卵圆状披针形，边缘具粗大内弯的锯齿。聚伞花序生于茎及分枝顶端，花序具梗，花萼钟状，外密被灰白微柔毛，果时花萼增大，呈阔钟形，花冠紫色，上唇外反，先端具相等 4 圆裂，下唇舟形。成熟小坚果具腺点及白色髯毛。

【生长环境】常丛生于山坡、路旁、田边、溪旁、河岸、草丛、灌丛、林下沙壤土上，海拔 120~1 250m。

【采制】夏、秋季采收，晒干；鲜品随时可采。

【性味功效】苦、寒。清热利湿，退黄，凉血散瘀。

【应用】用于湿热黄疸，湿热泻痢，跌打瘀肿。

【选方】**1. 治湿热泻痢** ①溪黄草鲜叶，捣汁冲服；②溪黄草配天香炉、野牡丹，水煎服。（《中医方药学》）

2. 治癃闭 鲜香茶菜二两，鲜石韦、鲜车前草各一两。水煎服。（江西《草药手册》）

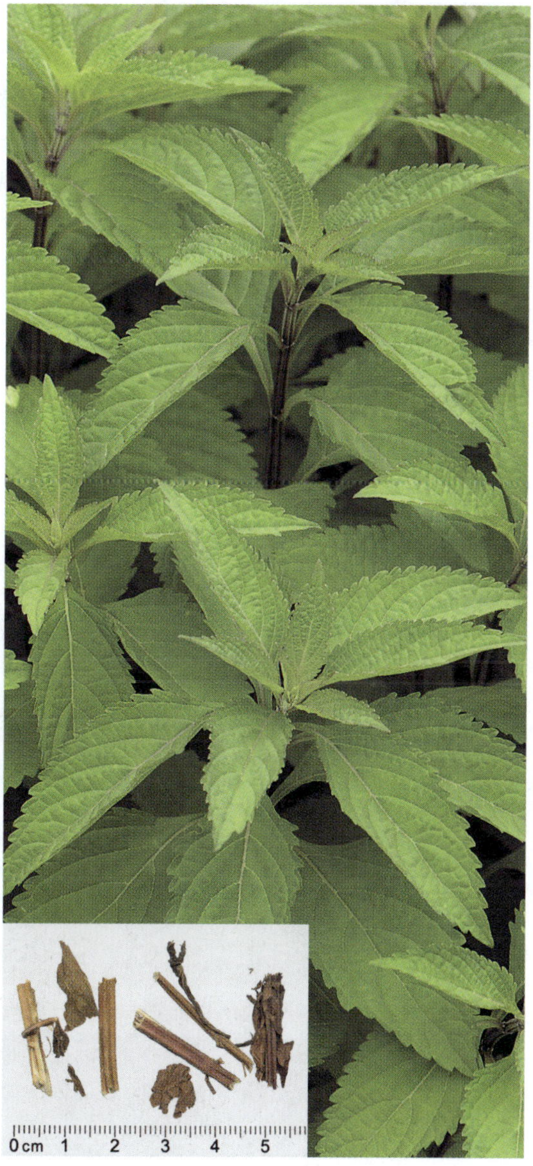

蔓荆子

【别名】蔓荆实、荆子、万荆子、蔓青子。

【来源】为马鞭草科植物单叶蔓荆 *Vitex trifolia* L. var. *simplicifolia* Cham. 或蔓荆 *Vitex trifolia* L. 的干燥成熟果实。

【植物识别要点】灌木。三出复叶对生，背面密被灰白色绒毛。圆锥花序顶生，花序梗密被灰白色绒毛；花萼钟形，顶端5浅裂，外面有绒毛；花冠淡紫色或蓝紫色，花冠管内有较密的长柔毛，顶端5裂，二唇形。核果近球形，果萼宿存，外被灰白色绒毛。

【生长环境】生于平原、沙地、河滩、溪畔及灌丛。

【采制】秋季果实成熟时采收，除去杂质，晒干。

【性味功效】辛、苦，微寒。疏散风热、清利头目。

【应用】用于风热感冒头痛，齿龈肿痛，目赤多泪，目暗不明，头晕目眩。

【选方】1. **治感冒头痛**　蔓荆子、紫苏叶、薄荷、白芷、菊花各9g。水煎服。(《全国中草药汇编》)

2. **治肺热壅盛，痰嗽喘急**　蔓荆实(去白皮)、大黄(锉)、威灵仙(去土)、天麻，各一两，上四味，捣罗为散。每服二钱匕，蜜酒调下。(《圣济总录》蔓荆实散)

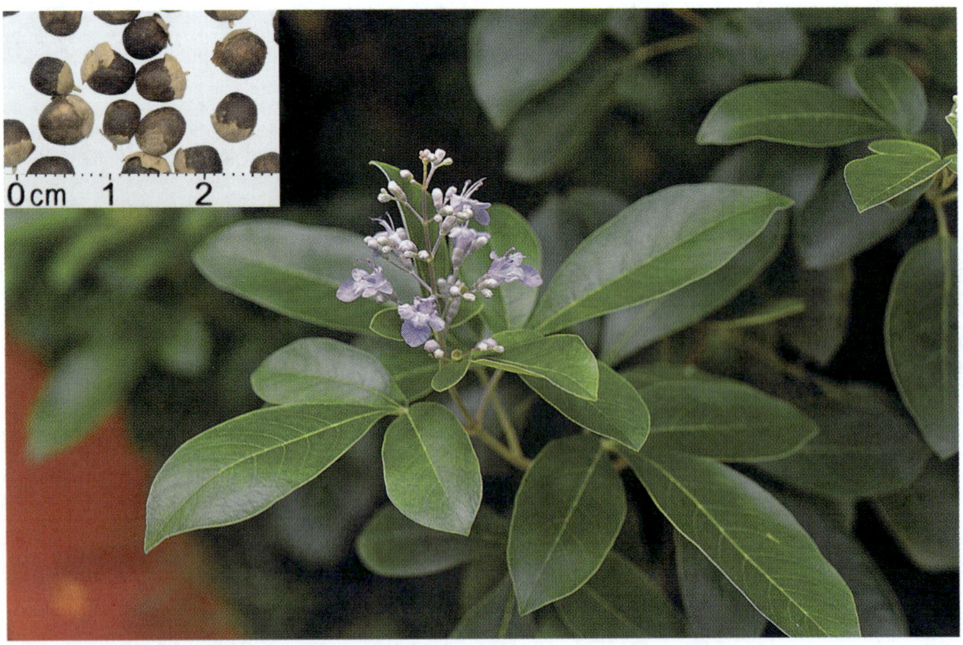

槟榔

【别名】国马、槟楠、青仔、榔玉、宾门。

【来源】为棕榈科植物槟榔*Areca catechu* L.的干燥成熟种子。

【植物识别要点】乔木。茎有明显的环状叶痕。叶簇生于茎顶，羽状复叶大型，裂片多数，狭长披针形，顶端有不规则齿裂。穗状花序多分枝，基部具黄色佛焰苞。果实长圆形或卵球形，中果皮厚，纤维质。

【生长环境】槟榔属温湿热型阳性植物，喜高温、雨量充沛湿润的气候环境。常生于热带季雨林次生林间和富含腐殖质的沟谷、山坎及微酸性至中性的沙质壤土荒山旷野。

【采制】春末至秋初果实成熟时采收，用水煮后，干燥，除去果皮，取出种子，干燥。

【性味功效】苦、辛，温。杀虫、消积、行气、利水、截疟。

【应用】用于绦虫病，蛔虫病，姜片虫病，积滞泻痢，里急后重，水肿脚气，疟疾。

【选方】**1. 治寸白虫** 槟榔二七枚。治下筛。引水二升半，先煮其皮，取一升半，去滓纳末，频服暖卧，虫出。出不尽，更合服，取瘥止。宿勿食，服之。(《千金方》)

2. 治诸虫在脏腑久不瘥者 槟榔半两(炮)为末。每服二钱，以葱蜜煎汤调服一钱。(《太平圣惠方》)

3. 治食积满闷成痰涎呕吐者 槟榔、半夏、砂仁、萝卜子、麦芽、干姜、白术各二钱。水煎服。(《方脉正宗》)

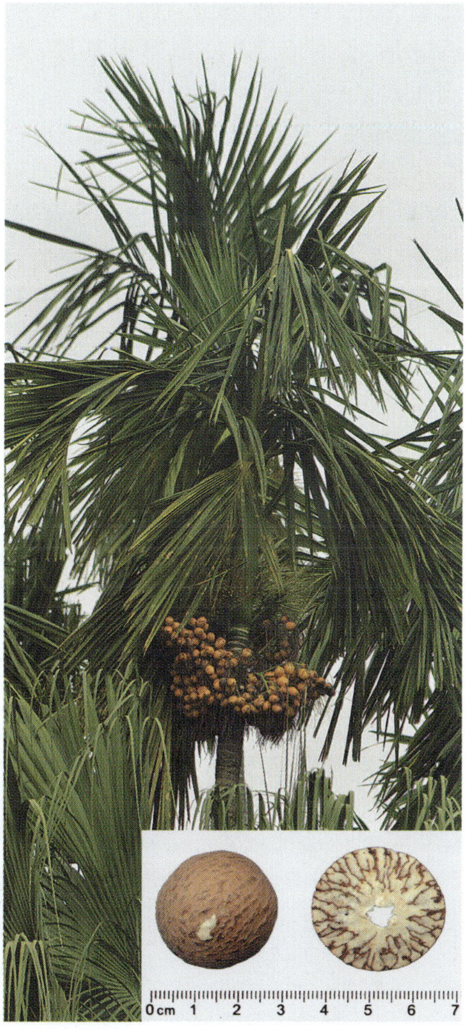

酸橙

【别名】苦橙、皮头橙。

【来源】为芸香科植物酸橙 *Citrus aurantium* Linn. 的果实。

【植物识别要点】小乔木。枝叶茂密，枝三棱形，刺多。单身复叶互生，革质，白色花。花萼有5个宽三角状裂片，花瓣5片，长圆形，复瓦状排列。柑果近球形，橙黄色，果皮稍厚至甚厚，难剥离。

【生长环境】生于村旁、路边、田畦或旷野草地上。

【采制】大暑、小暑间采收已长大未成熟果实，横切为二，晒干备用(枳壳)，小暑前脱落的幼果，横切成两半晒干(枳实)。

【性味功效】苦、辛、酸，微寒。理气宽中、行滞消胀(成熟)；破气消积、化痰散痞(幼果)。

【应用】用于积滞内停，痞满胀痛，痰滞气阻，胸痹，结胸，脏器下垂。

【选方】**1. 治心下坚大如盘，水饮所作** 枳实七枚，术三两，以水一斗，煎取三升，分三服。(《本草图经》枳实术汤)

2. 治脾证胸满不痛 桔梗、枳壳(各三钱)，水盏半煎八分，温服。(《古今医统大全》桔梗枳壳汤)

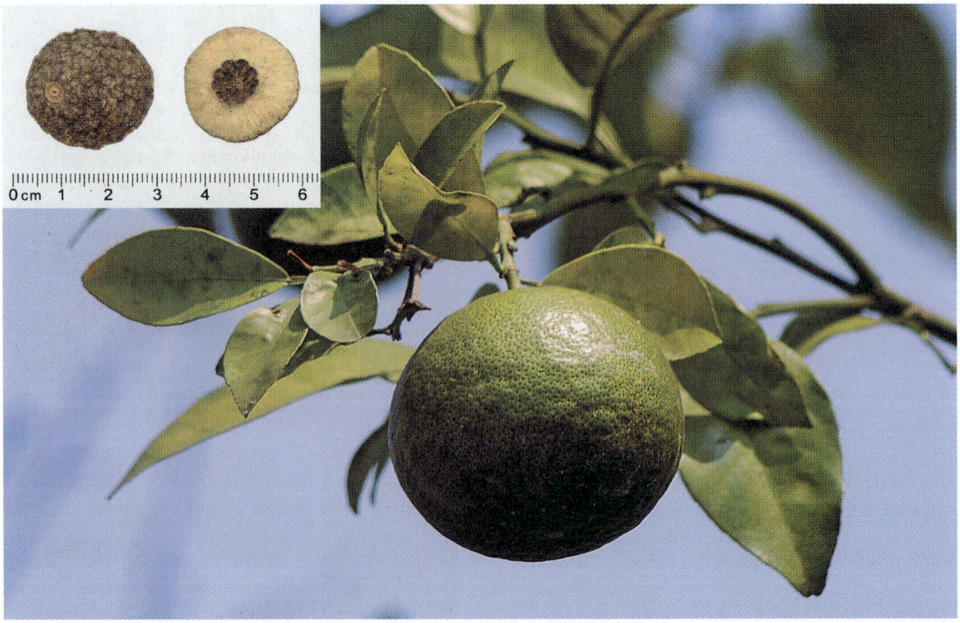

酸枣仁

【别名】枣仁、山枣、刺酸枣、酸枣子。
【来源】为鼠李科植物酸枣 *Ziziphus jujuba* Mill. var. *spinosa* 的干燥成熟种子。

【植物识别要点】灌木或小乔木。小枝呈之字形弯曲，紫褐色。叶互生，叶片椭圆形至卵状披针形，边缘有细锯齿，基部3出脉。花黄绿色，2~3朵簇生于叶腋。核果小，近球形或短矩圆形，熟时红褐色，近球形或长圆形。

【生长环境】生于向阳或干燥的山坡、山谷、丘陵、平原及路旁，常形成灌木丛。

【采制】秋季果实成熟红软后采收，除去果肉晒干，碾去核壳，取净仁。

【性味功效】甘、酸，平。养心补肝、宁心安神、敛汗、生津。

【应用】用于虚烦不眠，惊悸多梦，体虚多汗，津伤口渴。

【选方】**1. 治虚劳虚烦，不得眠** 酸枣仁二升，甘草一两，知母二两，茯苓二两，芎䓖二两。上五味，以水八升，煮酸枣仁得六升，纳诸药煮取三升，分温三服。(《金匮要略》酸枣仁汤)

2. 治骨蒸，心烦不得眠卧 酸枣仁二两。以水二大盏半，研滤取汁，以米二合煮作粥，候临熟，入地黄汁一合，更微煮过，不计时候食之。(《太平圣惠方》酸枣仁粥)

3. 治心脏亏虚，神志不守，恐怖惊惕，常多恍惚，易于健忘，睡卧不宁，梦涉危险，一切心疾 酸枣仁(微炒，去皮)、人参各一两，辰砂(研细，水飞)半两，乳香(以乳钵坐水盆中研)一分。上四味研和停，炼蜜丸如弹子大。每服一粒，温酒化下，枣汤亦得，空心临卧服。(《太平惠民和剂局方》宁志膏)

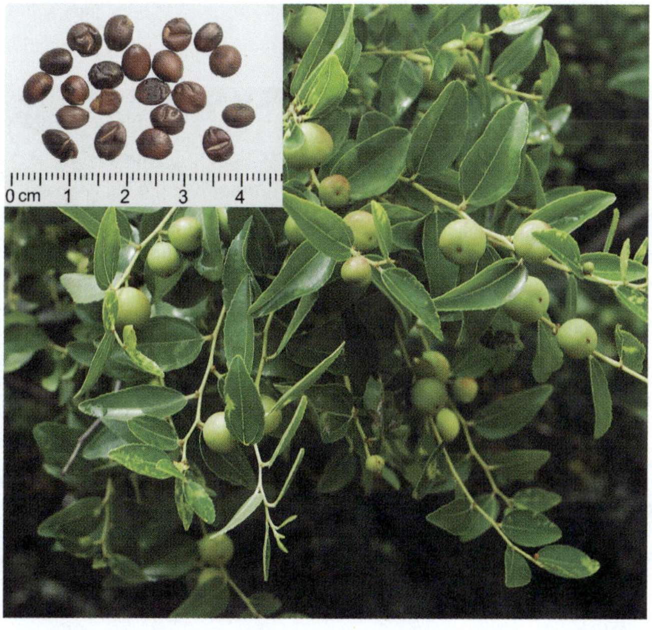

豨莶草

【别名】粘金强子、虾柑草、棉苍狼、粘糊菜、肥猪草。

【来源】为菊科植物豨莶 *Siegesbeckia orientalis* L 的干燥地上部分。

【植物识别要点】一年生草本，茎略呈方柱形，多分枝，长30~110cm，直径0.3~1cm，表面灰绿色、黄棕色或紫棕色，有纵沟及细纵纹，被灰色柔毛，节明显，略膨大，质脆，易折断，断面黄白色或带绿色，髓部宽广，类白色，中空。叶对生，叶片多皱缩、卷曲，展平后呈卵圆形，灰绿色，边缘有钝锯齿，两面皆有白色柔毛，主脉3出。有的可见黄色头状花序，总苞片匙形。气微，味微苦。

【生长环境】生于山野、荒草地、灌丛、林缘及林下，也常见于耕地中。

【采制】夏、秋二季花开前及花期均可采割，除去杂质，晒干。

【性味功效】辛、苦，寒。祛风湿，利关节，解毒。

【应用】用于风湿痹痛，筋骨无力，腰膝酸软，四肢麻痹，半身不遂，风疹湿疮。

【选方】**1. 治肠风下血。**豨莶草，酒蒸为末，炼蜜丸。每服4g，白汤下。(《本草汇言》引《方脉正宗》)

2. 治急性黄疸型传染性肝炎 豨莶草30g，山栀子9g，车前草、广金钱草各15g。加水1 000ml，煎至300ml，分2次服，每日1剂。(《全国中草药汇编》)

3. 治高血压 豨莶草、臭梧桐、夏枯草各9g。水煎服，每日1次。(《青岛中草药手册》)

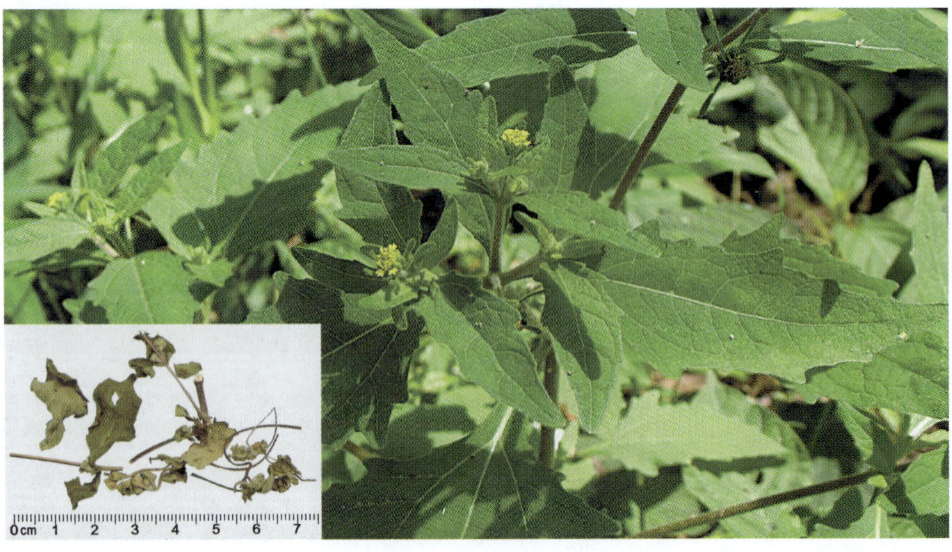

算盘子

【别名】野南瓜、狮子滚球、算盘珠、红毛馒头果。

【来源】为大戟科植物算盘子 *Glochidion puberum*(L.) Hutch. 的果实。

【植物识别要点】直立灌木,高1~2m。小枝有灰色或棕色短柔毛。叶互生,长椭圆形或椭圆形,尖头或钝头,基部宽楔形,上面橄榄绿色或粉绿色,下面稍带灰白色,叶脉有密生毛。花小,单性,雌雄同株或异株,无花瓣,1至数朵簇生叶腋,常下垂,下部叶腋生雄花,近顶部叶腋生雌花和雄花,或纯生雌花,萼片6,分内外2轮排列。蒴果扁球形,顶上凹陷,外有纵沟。种子黄赤色。

【生长环境】生于山坡、溪边灌丛中或林缘。

【采制】秋季采摘,拣净杂质,晒干。

【性味功效】苦,凉,有小毒。清热除湿,解毒利咽,行气活血。

【应用】用于痢疾,泄泻,黄疸,疟疾,淋浊,带下,咽喉肿痛,牙痛,疝痛,产后腹痛。

【选方】1. 治黄疸　算盘子60g,大米(炒焦黄)30~60g。水煎服。(《甘肃中草药手册》)

2. 治尿道炎,小便不利　野南瓜果实15~30g。水煎服。(《湖北中草药志》)

3. 治睾丸炎　鲜野南瓜三两,鸡蛋二个。先将药煮成汁,再以药汁煮鸡蛋,一日二次,连服二天。(江西《草药手册》)

【附注】1. 算盘子根为本植物的根。性苦,凉。清热,利湿,行气,活血,解毒消肿。用于治疗感冒发热,咽喉炎,咳嗽,牙痛,细菌性痢疾,带下病,痛经,闭经,风湿病,跌打损伤和小便淋痛等。

2. 算盘子叶为本植物的叶。味苦、涩,性凉,小毒。清热利湿,解毒消肿。用于湿热泻痢,黄疸,淋浊,带下,发热,咽喉肿痛,痈疮疖肿,漆疮,湿疹,虫蛇咬伤。

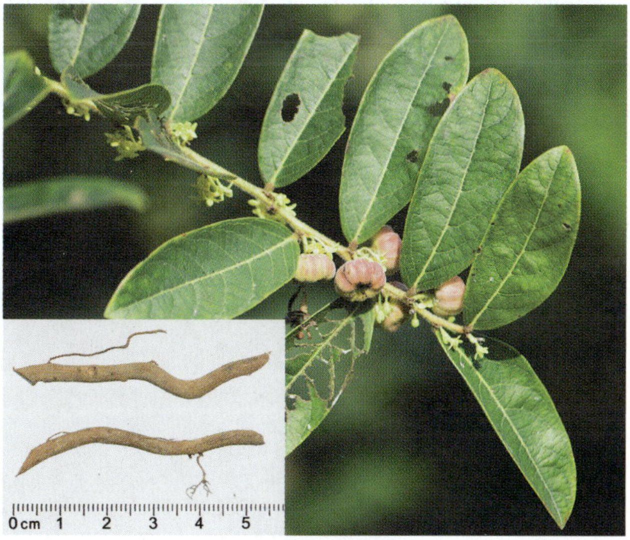

翠云草

【别名】龙鳞草、绿绒草、蓝地柏、翠羽草。

【来源】为卷柏科植物翠云草 *Selaginella uncinata*（Desv.）Spring 的干燥全草。

【植物识别要点】多年生草本。主茎伏地蔓生，有细纵沟，侧枝疏生并多次分叉，分枝处常生不定根。叶卵形，二列疏生。多回分叉。营养叶二型，背腹各二列，腹叶长卵形，背叶矩圆形，全缘，向两侧平展。孢子囊穗四棱形，孢子叶卵状三角形，四列呈覆瓦状排列。孢子二形。

【生长环境】野生于潮湿山谷林下，或溪边阴湿处以及岩洞石缝内。

【采制】3—7 月剪取嫩枝，切成小段，晒干。

【性味功效】甘、淡，凉。清热利湿、止血、止咳。

【应用】用于黄疸，痢疾，水肿，风湿痹痛，咳嗽吐血，喉痛，痔漏，烫伤，外伤出血。

【选方】**1. 治黄疸**　翠云草 30g，秋海棠根 3g。水煎服。（《湖南药物志》）

2. 治肠炎，痢疾　翠云草、马齿苋各 30g。煎服。（《安徽中草药》）

3. 治急、慢性肾炎　翠云草 30g，加水适量，煎至 300ml。每服 150ml，每日 2 次。（《全国中草药汇编》）

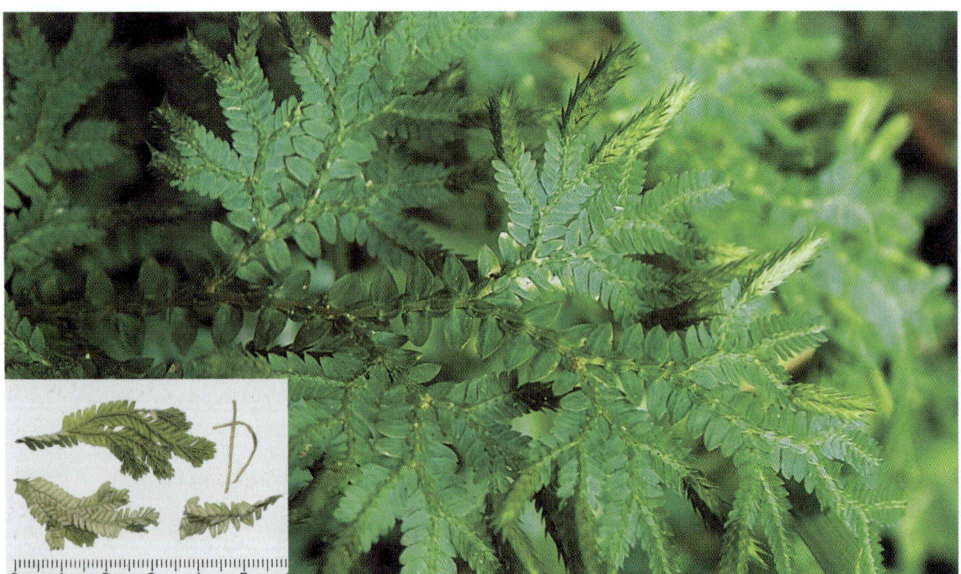

槲寄生

【别名】北寄生、桑寄生、柳寄生、冻青。

【来源】为桑寄生科植物槲寄生 *Viscum coloratum* (Komar.) Nakai 的干燥带叶茎枝。

【植物识别要点】灌木。茎、枝圆柱状，二歧或三歧，节稍膨大。叶对生，革质，长椭圆形至椭圆状披针形，基出脉3~5条。雌雄异株，花序顶生或腋生于茎叉状分枝处，雄花序聚伞状，雌花序聚伞式穗状。果球形，呈黄绿色，果肉有黏质物。

【生长环境】寄生于麻栎树、苹果树、白杨树、松树等各树木，有害于宿主。

【采制】冬季至次春采割，除去粗茎，切段，干燥，或蒸后干燥。

【性味功效】苦，平。祛风湿，补肝肾，强筋骨，安胎元。

【应用】用于风湿痹痛，腰膝酸软，崩漏经多，妊娠漏血，胎动不安，头晕目眩。

【选方】**1. 治腰背痛、肾气虚弱、卧冷湿地当风所得**　独活9g，槲寄生、杜仲、牛膝、细辛、秦艽、茯苓、桂心、防风、川芎、人参、甘草、当归、芍药、干地黄各6g。上十五味细挫，以水一斗，煮取三升。分三服。温身勿冷也。(《千金方》独活寄生汤)

2. 治毒痢脓血，六脉微小，并无寒热　槲寄生100g，防风、大草12.5g，炙甘草15g。为末。每服二钱，水一盏，煎八分，和滓服。(《杨氏护命方》)

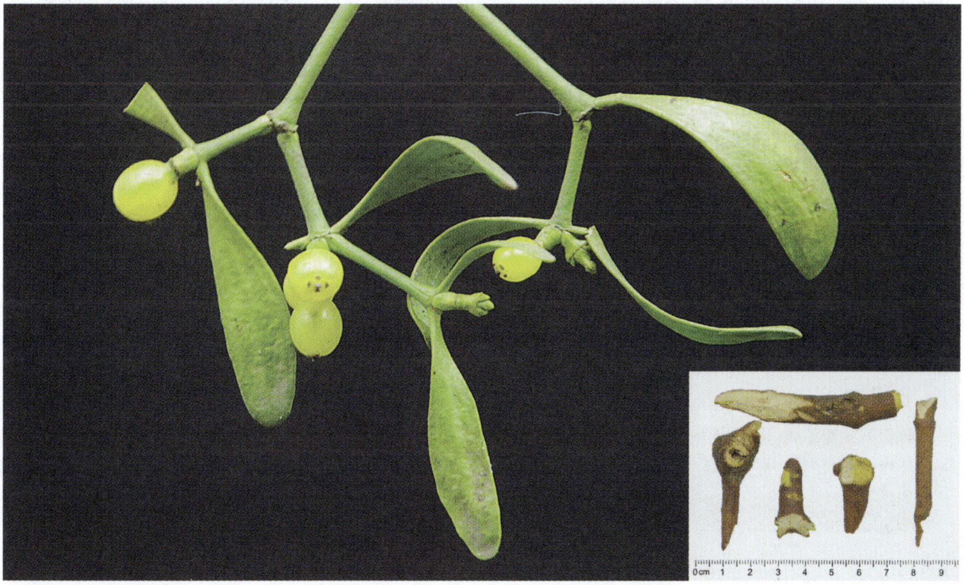

樟

【别名】玉树、牧桂、樟树子。

【来源】为樟科植物樟 *Cinnamomum camphora*(Linn.) Presl 的果实、木材和幼小枝条。

【植物识别要点】常绿乔木。枝、叶及木材均有樟脑气味,树皮黄褐色,有不规则的纵裂。单叶互生,革质,卵状椭圆形,上面绿色有光泽,下面黄绿色,具离基三出脉,脉腋上面明显隆起,下面有明显腺窝。圆锥花序腋生。果卵球形,紫黑色。

【生长环境】生于山地林中。

【采制】夏、秋季采收根、木材、树皮、叶、果实晒干备用。

【性味功效】辛,温。散寒祛湿、行气止痛。

【应用】用于胃腹冷痛,吐泻,脚气,肿痛。

【选方】**治寒性风湿骨痛,胃痛。外治跌打扑伤,散毒行气,止痛。**(《南宁市药物志》)

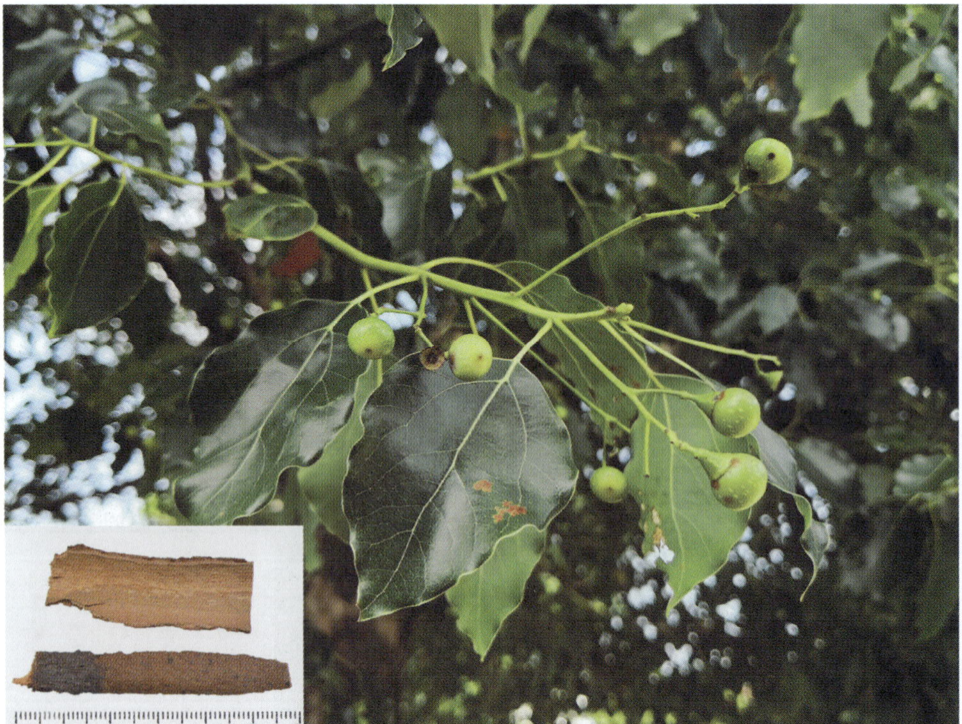

醉鱼草

【别名】闹鱼草、鱼尾草、铁线尾。

【来源】为马钱科植物醉鱼草 *Buddleja lindleyana* Fort. 的干燥全草。

【植物识别要点】落叶灌木。茎褐色。小枝具四棱而稍有翅，棱的两面有短白茸毛，老则脱落。叶对生，卵圆形至矩状披针形，纸质，先端尖，全缘或有小齿，基部浑圆至钝形或楔形；幼嫩时叶面间有茸毛，下面密被绵毛，老时两面均无毛。总状花序顶生；总苞1片，披针形，有茸毛；萼钟状，花冠紫色，有白色闪光的细鳞片；雄蕊4；雌蕊1；子房上位。蒴果，种子细小，略为纺锤状。

【生长环境】生于山地路旁、河边灌木丛中或林缘。

【采制】夏、秋季采收，切碎，晒干或鲜用。

【性味功效】辛、苦，温，有毒。祛风杀虫，活血。

【应用】用于流行性感冒，咳嗽，哮喘，风湿关节痛，蛔虫，钩虫痛，跌打损伤，出血，痄腮，瘰疬，风寒牙痛等。

【选方】**1. 治流行性感冒**　醉鱼草五钱到一两。水煎服。（《单方验方调查资料选编》）

2. 治误食石斑鱼子(中)毒，吐不止　鱼尾草研汁服少许。（《普济方》）

3. 治痄腮　醉鱼草五钱，枫球七枚，荠菜三钱。煮鸡蛋食。（《湖南药物志》）

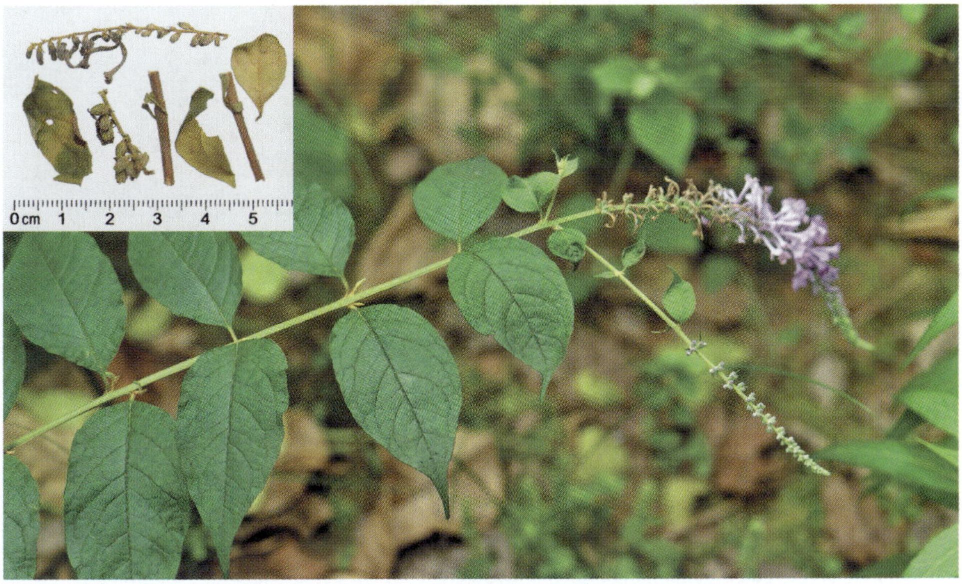

墨旱莲

【别名】墨汁草、旱莲草、墨菜。

【来源】为菊科植物鳢肠 *Eclipta prostrata* L. 的干燥地上部分。

【植物识别要点】一年生草本。茎直立，高达60cm，被贴生糙毛。叶长圆状披针形或披针形，无柄或有极短的柄，长3~10cm，宽0.5~2.5cm，顶端尖或渐尖，边缘有细锯齿或有时仅波状，两面被密硬糙毛。头状花序，有细花序梗；总苞球状钟形，5~6个排成2层；外围的雌花2层，舌状，中央的两性花多数，花冠管状，白色；瘦果暗褐色，雌花的瘦果三棱形，两性花的瘦果扁四棱形。

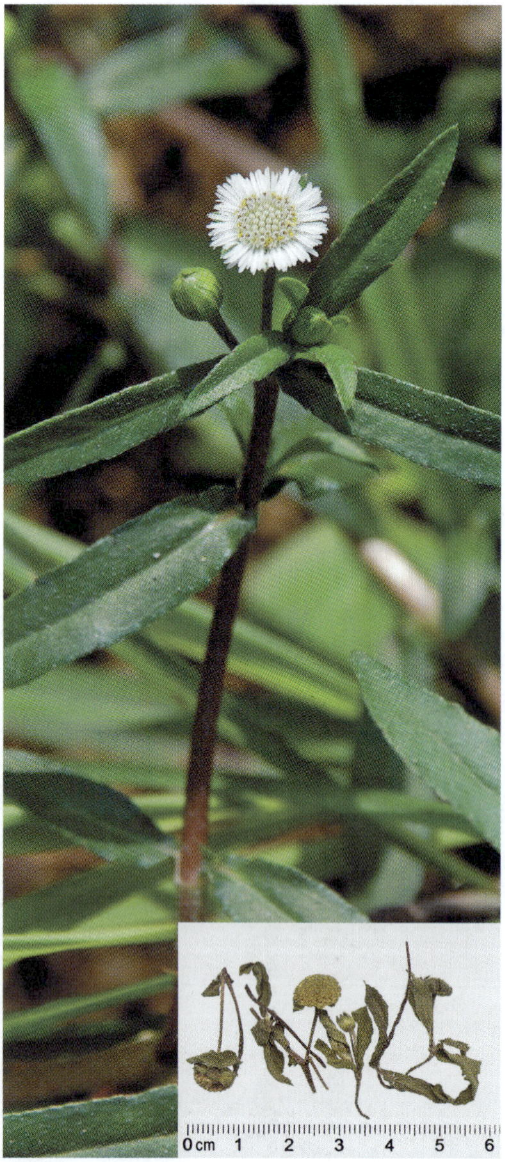

【生长环境】生于河边、田边或路旁。

【采制】花开时采割，晒干。

【性味功效】甘、酸，寒。滋补肝肾，凉血止血。

【应用】用于肝肾阴虚，牙齿松动，须发早白，眩晕耳鸣，腰膝酸软，阴虚血热吐血、衄血、尿血，血痢，崩漏下血，外伤出血。

【选方】**1. 治肾虚齿疼** 旱莲草，焙，为末，搽齿龈上。(《滇南本草》)

2. 治吐血 鲜旱莲草四两。捣烂冲童便服；或加生柏叶共用尤效。(《岭南采药录》)

3. 治白喉 旱莲草二至三两。捣烂，加盐少许，冲开水去渣服。服后吐出涎沫。(《岭南草药志》)

薏苡仁

【别名】薏苡、苡米、薏仁米、沟子米。

【来源】为禾本科植物薏米 *Coix lacryma-jobi* L. var. *mayuen*(Roman.) Stapf 的干燥成熟种仁。

【植物识别要点】一年生粗壮草本，须根黄白色，海绵质。秆直立丛生，具10多节且分枝。叶鞘短于其节间，无毛；叶舌干膜质；叶片扁平宽大，基部圆形或近心形，边缘粗糙，通常无毛。总状花序腋生成束，直立或下垂，具长梗。雌小穗位于花序下部，外面包以骨质念珠状之总苞，总苞卵圆形，珐琅质，坚硬，有光泽；雄蕊常退化；雌蕊具细长之柱头，从总苞之顶端伸出。颖果小，常不饱满。

【生长环境】多生于屋旁、荒野、河边、溪涧或阴湿山谷中。

【采制】秋季果实成熟时采割植株，晒干，打下果实，再晒干，除去外壳、黄褐色种皮和杂质，收集种仁。

【性味功效】甘、淡，凉。利水渗湿，健脾止泻，除痹，排脓，解毒散结。

【应用】用于水肿，脚气，小便不利，脾虚泄泻，湿痹拘挛，肺痈，肠痈，赘疣，癌肿。

【选方】1. **治病者一身尽疼，发热，日晡所剧者，名风湿，此病伤于汗出当风，或久伤取冷所致**　麻黄(去节)半两(汤泡)，甘草一两(炙)，薏苡仁半两，杏仁十个(去皮、尖，炒)。上锉麻豆大，每服四钱，水一盏半，煮八分，去滓温服，有微汗避风。(《金匮要略》麻黄杏仁薏苡甘草汤)

2. **治肠痈**　薏苡仁一升，牡丹皮、桃仁各三两，瓜瓣仁二升。上四味，以水六升，煮取二升，分再服。(《千金方》)

3. **治水肿喘急**　郁李仁二两。研，以水滤汁，煮薏苡仁饭，日二食之。(《独行方》)

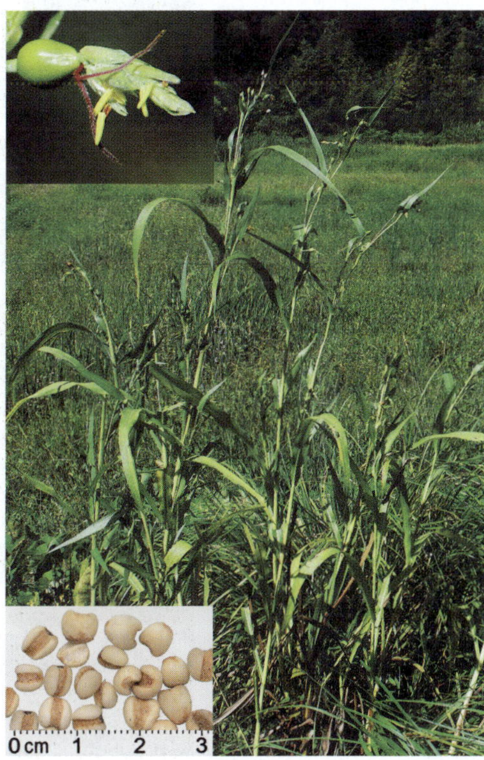

薄荷

【别名】 薄荷菜、苏薄荷、仁丹草、见肿消、夜息香。

【来源】 为唇形科植物薄荷 *Mentha haplocalyx* Briq. 的干燥地上部分。

【植物识别要点】 多年生草本。茎方形,单叶对生;叶柄密被白色短柔毛;叶片长卵形至椭圆状披针形,先端锐尖,基部阔楔形,边缘具细尖锯齿,密生缘毛,上面被白色短柔毛,下面被柔毛及腺点。轮伞花序腋生;苞片 1,花萼钟状,5 裂;花冠二唇形,上唇 1 片,先端微凹,下唇 3 裂片,较小,全缘,花冠外面光滑或裂片被毛,内侧喉部被一圈细柔毛;雄蕊 4,子房 4 深裂。

【生长环境】 生于小溪沟边、路旁及山野湿地,或为栽培。

【采制】 夏、秋二季茎叶茂盛或花开至三轮时,选晴天,分次采割,晒干或阴干。

【性味功效】 辛,凉。疏散风热,清利头目,利咽,透疹,疏肝行气。

【应用】 用于风热感冒,风温初起,头痛,目赤,喉痹,口疮,风疹,麻疹,胸胁胀闷。

【选方】 **1. 治清上化痰,利咽膈,治风热** 薄荷末炼蜜丸,如芡子大,每噙一丸。白砂糖和之亦可。(《简便单方》)

2. 治皮肤银疹不透,瘙痒 薄荷配荆芥、防风、蝉蜕,水煎服。(《四川植物志》)

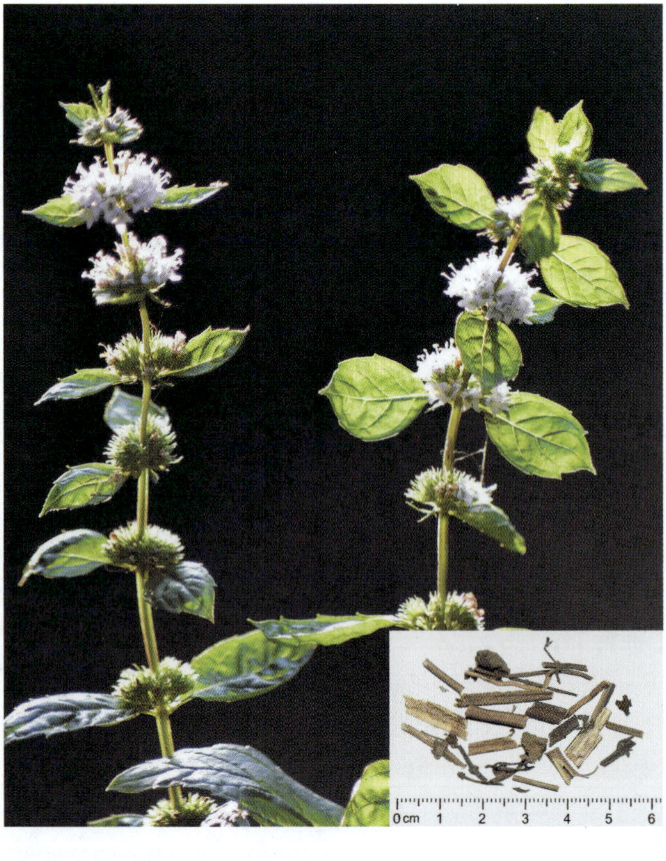

薜荔

【别名】广东王不留行、木馒头、冰粉子、凉粉果。

【来源】为桑科植物薜荔 *Ficus pumila* L. 的干燥果实。

【植物识别要点】常绿攀缘或匍匐灌木。叶两型，营养枝节上生不定根，叶薄革质，卵状心形，先端渐尖，基部稍不对称，叶柄很短；果枝上无不定根，叶革质，卵状椭圆形，先端尖或钝，基部圆或浅心形，全缘，上面无毛，下面被黄褐色柔毛，侧脉 3~4 对，在上面凹下，下面网脉蜂窝状；叶柄长 0.5~1cm，托叶披针形，被黄褐色丝毛。瘦果近倒三角状球形，有黏液。

【生长环境】野生于山坡树木间或断墙破壁上。

【采制】全年均可采取其带叶的茎枝，鲜用或晒干。

【性味功效】酸，凉。祛风除湿，活血通络，解毒消肿。

【应用】用于风湿痹痛，泻痢，尿淋，水肿，痈肿疮疖，跌打损伤。

【选方】**1. 治风湿痛，手脚关节不利** 薜荔藤三至五钱，煎服。(《上海常用中草药》)

2. 治腰痛、关节痛 薜荔藤二两。酒水各半同煎，红糖调服，每日一剂。(《江西草药》)

3. 治疝气 薜荔藤(用结果的主藤)一两，三叶木通根二两。水煎去渣，加鸡蛋一个煮服，每日一剂。(《江西草药》)

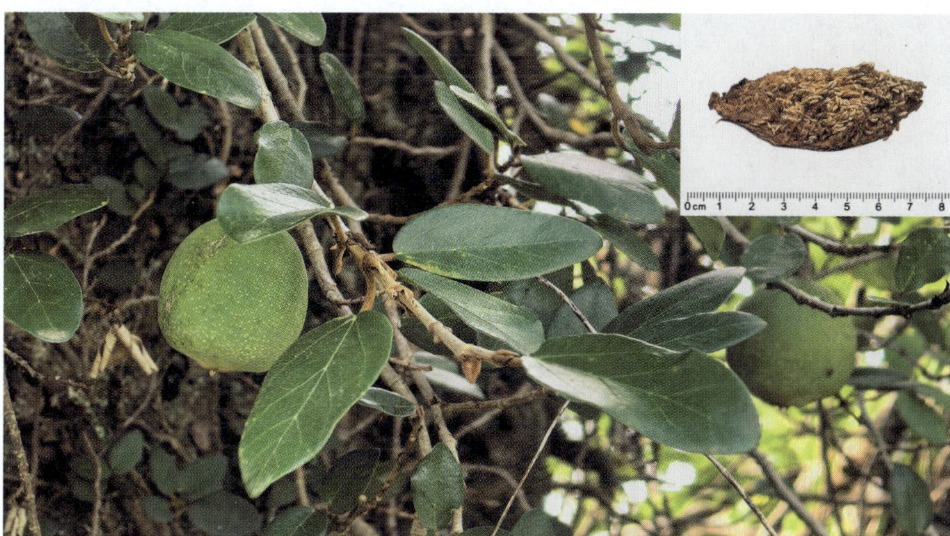

藁本

【别名】香藁本、藁茇、鬼卿。

【来源】伞形科植物藁本 *Ligusticum sinense* Oliv. 或辽藁本 *Ligusticum jeholense* Nakai et Kitag. 的干燥根茎和根。

【植物识别要点】藁本　根茎呈不规则结节状圆柱形，稍扭曲，有分枝，长3~10cm，直径1~2cm。表面棕褐色或暗棕色，粗糙，有纵皱纹，上侧残留数个凹陷的圆形茎基，下侧有多数点状突起的根痕和残根。体轻，质较硬，易折断，断面黄色或黄白色，纤维状。

辽藁本　较小，根茎呈不规则的团块状或柱状，长1~3cm，直径0.6~2cm。有多数细长弯曲的根。

【生长环境】野生于林下、草甸及沟边等阴湿处。

【采制】秋季茎叶枯萎或次春出苗时采挖，除去泥沙，晒干或烘干。

【性味功效】辛，温。祛风，散寒，除湿，止痛。

【应用】用于风寒感冒，巅顶疼痛，风湿痹痛，腹痛泄泻。

【选方】**1. 治风湿关节痛**　藁本9g，苍术9g，防风9g，牛膝12g。水煎服。(《青岛中草药手册》)。

2. 治胃痉挛、腹痛　藁本五钱，苍术三钱，水煎服。(《新疆中草药手册》)。

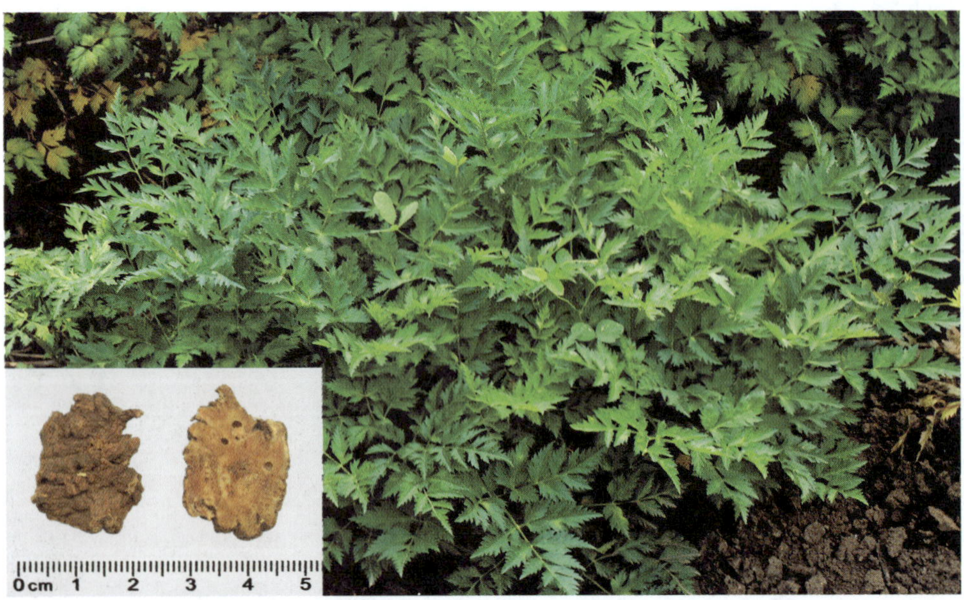

檀香

【别名】白檀、白檀香、白檀木、真檀。

【来源】为檀香科植物檀香 *Santalum album* L. 树干的干燥心材。

【植物识别要点】常绿小乔木，高约10m；枝圆柱状，带灰褐色，具条纹，有多数皮孔和半圆形的叶痕；小枝细长，淡绿色，节间稍肿大。叶椭圆状卵形，膜质，顶端锐尖，基部楔形或阔楔形，边缘波状，背面有白粉，中脉在背面凸起，网脉不明显。三歧聚伞式圆锥花序腋生或顶生；花被钟形，先端4裂，裂片卵圆形，无毛；雄蕊4；子房半下位，花柱柱状，柱头3裂。核果球形。

【生长环境】野生或栽培。

【采制】全年可采。原产地植后30~40年采伐，锯成段，砍去色淡的边材，心材干燥入药。

【性味功效】辛，温。行气温中，开胃止痛。

【应用】用于寒凝气滞，胸膈不舒，胸痹心痛，脘腹疼痛，呕吐食少。

【选方】**1. 治心腹诸痛，属半虚半实者**　丹参一两，白檀香、砂仁各一钱半。水煎服。(《医学金针》丹参饮)

2. 治解恶毒风肿　白檀香、沉香各一块，重一分，槟榔一枚。上三味各于砂盆中以水三盏细磨取尽，滤去滓，银石铫内煎沸，候温，分作三服。(《圣济总录》檀香饮)

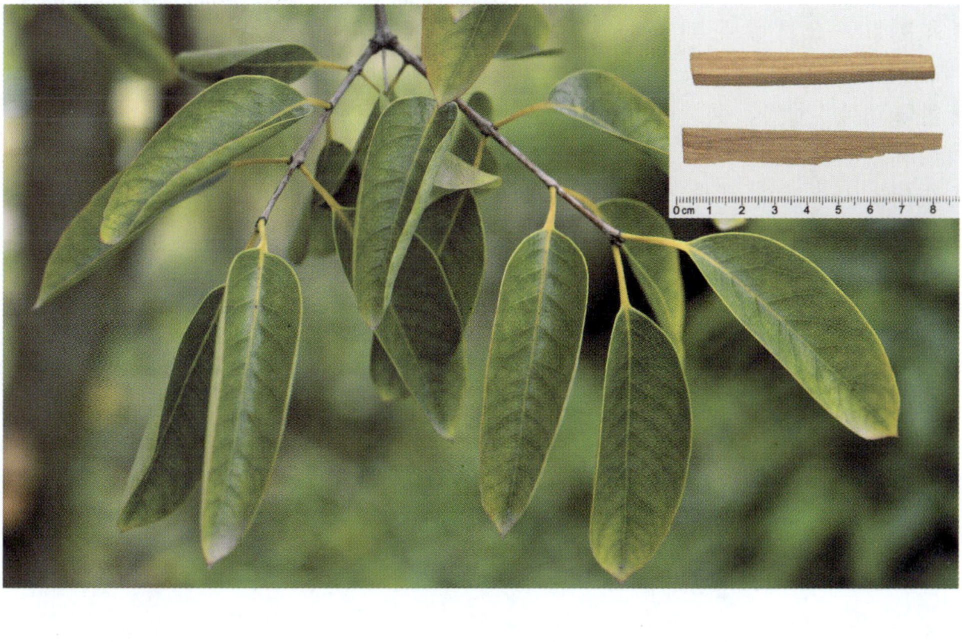

爵床

【别名】小青草、赤眼老母草、鼠尾红、节节寒。

【来源】为爵床科植物爵床 *Rostellularia procumbens* (L.) Ness 的干燥全草。

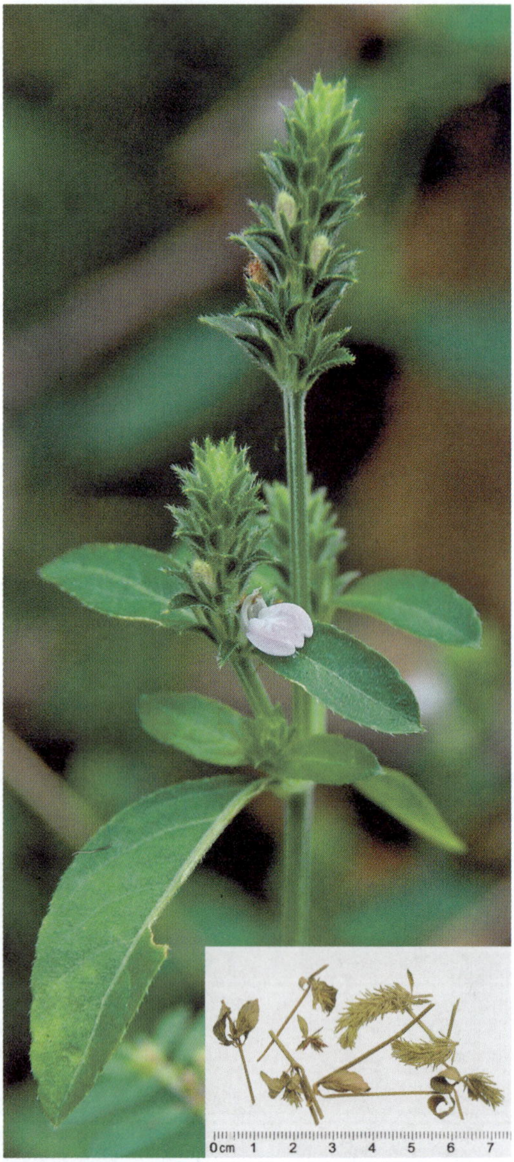

【植物识别要点】一年生草本。茎柔弱，基部呈匍匐状，茎方形，被灰白色细柔毛，节稍膨大。叶对生；叶片卵形、长椭圆形或阔披针形先端尖或钝，基部楔形，全缘，上面暗绿色，叶脉明显，两面均被短柔毛。穗状花序顶生或生于上部叶腋，密生多数小花；苞片2；萼4深裂，雌蕊1，子房卵形，2室，被毛，花柱丝状。蒴果线形，被毛。具种子4颗，下部实心似柄状，种子表面有瘤状皱纹。

【生长环境】生于旷野草地和路旁的阴湿处。

【采制】8—9月盛花期采收，割取地上部分，晒干。

【性味功效】微苦，寒。清热解毒，利尿消肿，截疟。

【应用】用于感冒发热，疟疾，咽喉肿痛，小儿疳积，痢疾，肠炎，肾炎水肿，泌尿系感染，乳糜尿；外用治痈疮疖肿，跌打损伤。

【选方】**1. 治感冒发热，咳嗽，喉痛** 爵床五钱至一两。煎服。(《上海常用中草药》)

2. 治酒毒血痢，肠红 小青草、秦艽各三钱，陈皮、甘草各一钱。水煎服。(《本草汇言》)

藜芦

【别名】黑藜芦、山葱。
【来源】为百合科植物藜芦 *Veratrum nigrum* Linn. 的干燥根及根茎。

【植物识别要点】多年生草本。根茎短而厚，茎具叶，基部常有残存叶鞘裂成纤维状。叶通常阔，抱茎，叶椭圆形、宽卵状椭圆形或卵状披针形。花绿白色或暗紫色，两性或杂性，具短柄，排成顶生的大圆锥花序。

【生长环境】生于海拔 1 200~3 000m 的山坡林下或草丛中。

【采制】5—6 月末抽花茎前采挖根部，除去地上部分，洗净晒干。

【性味功效】辛、苦，寒，有毒。涌吐风痰、杀虫疗疮、祛痰、催吐、杀虫。

【应用】用于中风痰壅，癫痫，疟疾，跌打损伤，头癣，疥疮等症。

【选方】**1. 治诸风痰饮** 藜芦十分，郁金一分，为末。每以一字，温浆水一盏，和服探吐。(《经验方》)

2. 治头痛鼻塞胸闷 藜芦(研)半两，黄连(去须)三分。上二味，捣研为散，每用少许，搐入鼻中。(《圣济总录》通顶散)

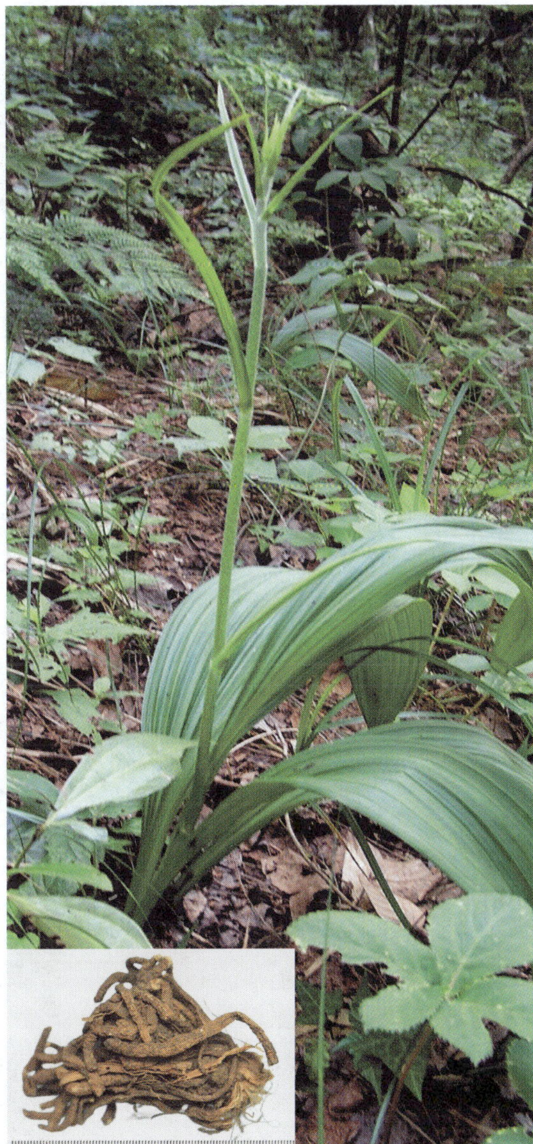

瞿麦

【别名】野麦、竹节草、大石竹、巨麦。

【来源】为石竹科植物瞿麦 *Dianthus superbus* L. 的干燥地上部分。

【植物识别要点】草本。茎丛生,节明显,略膨大,断面中空。叶对生,线状披针形,顶端锐尖,中脉特显,基部合生成鞘状,枝端具花及果实。花萼筒状,花瓣棕紫色或棕黄色,卷曲,先端深裂成丝状。蒴果长筒形,与宿萼等长。

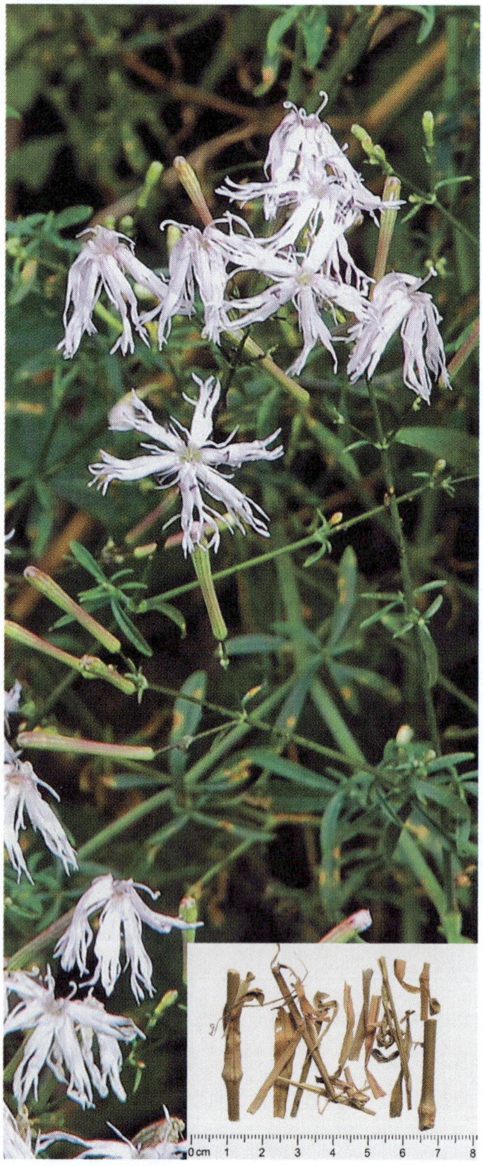

【生长环境】生于山坡草地、林缘、路边。

【采制】夏、秋两季花期割取全草、除去杂质,晒干。

【性味功效】苦,寒。利尿通淋、活血通经。

【应用】用于热淋,血淋,石淋,小便不通,淋沥涩痛,经闭瘀阻。

【选方】**1. 治黄疸,小便赤涩,心神烦闷** 瞿麦、麦门冬(去心)、茵陈、黄芩(以上各一两),栀子(二两),大黄(一两半)。上六味,每服四钱,用水一盏,煎至六分,去滓,不拘时服,以小便利为度。(《奇效良方》瞿麦散)

2. 治肾与膀胱实热,小肠气痛,小腑不通 瞿麦穗、木通(去皮节)、栀子(去壳)、黄芩、连翘、甘草、枳壳(去瓤)、川楝子(去核)各上锉散。每服五钱,水一盏半,灯心二十茎,车前草五茎同煎,空心温服。(《世医得效方》加味通心饮)

藿香

【别名】土藿香、野藿香。

【来源】为唇形科植物藿香 *Agastache rugosus*(Fisch. et Mey.)O. Ktze 的干燥地上部分。

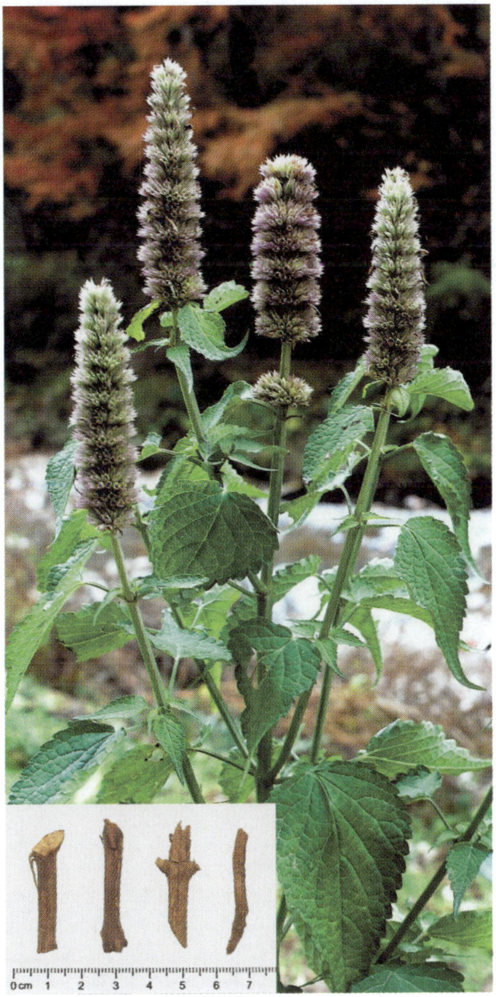

【植物识别要点】多年生草本，高达 1.5m，径 7~8mm；茎上部被细柔毛，分枝，下部无毛；叶心状卵形或长圆状披针形，先端尾尖，基部心形，稀平截，具粗齿，上面近无毛，下面被微柔毛及腺点；穗状花序密集，苞叶披针状线形，花萼稍带淡紫或紫红色，管状倒锥形，被腺微柔毛及黄色腺点，喉部微斜，萼齿三角状披针形；花冠淡紫蓝色，被微柔毛，上唇先端微缺，下唇中裂片长约 2mm，边缘波状，侧裂片半圆形；小坚果褐色，卵球状长圆形，腹面具棱，顶端被微硬毛。

【生长环境】各地广泛分布，常见栽培。

【采制】夏、秋二季枝叶茂盛或花初开时采割，阴干，或趁鲜切段阴干。

【性味功效】辛，微温。祛暑解毒，化湿和胃。

【应用】用于暑湿感冒，胸闷，腹痛吐泻。

【选方】1. **预防伤暑**　藿香、佩兰各等分。煎水饮用。(《吉林中草药》)

2. **治胃寒呕吐，胃腹胀痛**　藿香、丁香、陈皮、制半夏、生姜各 9g。水煎服。(《陕甘宁青中草药选》)

3. **治湿疹，皮肤瘙痒**　用(藿香)茎、叶适量，水煎外洗。(《广西本草选编》)